CHIRURGIE IN EINZELDARSTELLUNGEN

BAND 4

W. BLOCK / DURCHBLUTUNGSSTÖRUNGEN

DIE DURCHBLUTUNGSSTÖRUNGEN DER GLIEDMASSEN

VON

DR. MED. HABIL.

WERNER BLOCK

CHEFARZT DER CHIR. ABTLG. DES ST. GERTRAUDEN-KRANKENHAUSES
DOZENT AN DER FREIEN UNIVERSITÄT
BERLIN

Mit 104, z. T. farbigen Abbildungen

1951

WALTER DE GRUYTER & CO.

VORM. G. J. GÖSCHEN'SCHE VERLAGSHANDLUNG · J. GUTTENTAG, VERLAGSBUCHHANDLUNG · GEORG REIMER · KARL J. TRÜBNER · VEIT & COMP.

BERLIN W 35

vorm. G. J. Göschen'sche Verlagshandlung, J. Guttentag, Verlagsbuchhandlung, Georg Reimer, Karl J. Trübner, Veit & Comp.
Berlin W 35

Archiv-Nr. 51 52 51/4. Printed in Germany
Satz: Walter de Gruyter & Co., Berlin W 35
Druck: Hermann Wendt G. m. b. H., Berlin W 35

Meiner Frau

Vorwort

Die Wahl des Titels dieses Buches „die Durchblutungsstörungen der Gliedmaßen" erfordert eine Begründung. Zunächst einmal ist damit die beabsichtigte Beschränkung der Abhandlung auf die Durchblutungsstörungen der Gliedmaßen ausgedrückt. Das erscheint mir gerechtfertigt, weil trotz der oft, ja meist generalisierten Ausdehnung der zu Durchblutungsstörungen anlaßgebenden Erkrankungen und Fehlleistungen der Gefäße die Durchblutungsstörungen an den Gliedmaßen sich am deutlichsten, häufigsten und oft auch am folgeschwersten zu erkennen geben, ganz abgesehen davon, daß sie am ehesten und meisten unsere ärztliche Hilfe verlangen. Die anderen, unter gleichfalls verhältnismäßig ungünstigen Bedingungen für Zirkulation und Gewebsernährung stehenden Körperspitzen, Ohren und Nase, treten ihnen gegenüber weit zurück. Die Einbeziehung weiterer „peripherer" Durchblutungsstörungen, worunter man das Gehirn ebenso wie die inneren Organe, ja, streng genommen auch die Kranzgefäße des Herzens rechnen müßte, würde den Rahmen schon wieder zu weit spannen. Sie kommen heutzutage in den entsprechenden Spezialabhandlungen und -büchern allenthalben eingehend zur Sprache.

Mit der Wahl des Titels soll weiter von vornherein bekundet werden, daß an eine Insuffizienz des Herz-Kreislaufsystems gebundene periphere Kreislaufstörungen ebenso wie dienzephal oder sonstwie (z. B. durch Blutdruckregler) verursachte Blutverteilungsstörungen hier nicht dargestellt werden sollen.

Durch diese Beschränkungen glaube ich auch das Erscheinen dieses Buches überhaupt rechtfertigen zu können trotz der im deutschen Schrifttum vorhandenen guten einschlägigen Bücher von *Ratschow* und *Sunder-Plassmann.* Insbesondere *Ratschow* gegenüber soll hier die von ihm sehr stiefmütterlich behandelte chirurgische Therapie etwas mehr herausgestellt werden. Ist doch die Mehrzahl der zu Durchblutungsstörungen führenden Krankheiten nachweislich gekennzeichnet durch eine chirurgisch in geeigneten Fällen bestens beeinflußbare Erkrankung des vegetativen, insbesondere sympathischen Nervensystems. Das zu begründen, ist eine der besonderen Aufgaben, die ich mir gesetzt habe. Und gegenüber *Sunder-Plassmann*, der wiederum die konservativen und internistischen Behandlungsmethoden und Untersuchungsmittel reichlich kurz wegkommen läßt, sollen gerade diese hier ausführlicher mit zur Besprechung kommen, während seine histologischen Darlegungen, die bei dem verdienten Verfasser einen besonders breiten Raum einnehmen, wesentlich kürzer gehalten wurden.

Immer habe ich mich bemüht, überall den augenblicklichen Stand unseres Wissens und den Niederschlag der Weltliteratur kritisch wiederzugeben unter Zugrundelegung eigener Erfahrungen an einem großen klinischen Krankengut. Wenn ich die vorwiegend funktionellen Durchblutungsstörungen neben die mit überwiegend entzündlichen und die mit überwiegend degenerativen Gefäßwandveränderungen auf eine Linie stelle mit oft in der genannten Reihenfolge erkenntlicher Entwicklungstendenz, so stehe ich mit dieser Absicht nicht allein. Allerdings ist in der allgemeinen Ausrichtung wohl kaum jemand bisher so weit gegangen wie ich. Daß ich selbstverständlich nicht alle Durchblutungsstörungen in dieser Weise auf einen Nenner bringen kann oder gar die ersteren Gruppen als Prodromalstadien für die letztere betrachte, brauche ich dem gegenüber nicht besonders zu betonen, der mein Buch im ganzen durcharbeitet. Es schien mir an der Zeit zu sein, nach all den vielen aufteilenden Betrachtungen auch einmal wieder einen Versuch der Zusammenschau auf diesem Gebiet zu machen. Ich erwarte keine widerspruchslose Anerkennung, hoffe aber doch, da ich mich allenthalben bemüht habe, das objektiv Nachweisbare von den theoretischen Deutungen zu trennen, daß ich nicht nur den Chirurgen und chirurgisch interessierten, sondern auch den wissenschaftlich und allgemein tätigen Ärzten aus anderen Fachgruppen ein Buch an die Hand gebe aus der Praxis für die Praxis.

Trotz der wirtschaftlich schwierigen Zeitverhältnisse ist der Verlag auf alle meine Wünsche, insbesondere auch hinsichtlich der Abbildungen eingegangen.

Die Abbildungen entstammen mit wenigen Ausnahmen, die besonders kenntlich gemacht sind, meiner Klinik. Die Farbfotos habe ich mit der Leica auf Agfa-Color-Umkehrfilm (K) gemacht. Die farbigen Zeichnungen lieferten mir Herr *Bohm* und Frau *Schindler*, die Strichzeichnungen sowie einige Fotos Herr *Heinrich*. Herr *Schmitz*, Röntgenologe unseres Hauses, überließ mir freundlicherweise die Röntgenbilder. Als Frucht jahrelangen freundschaftlichen Zusammenwirkens mit Herrn *Plenge*, Prosektor am Städtischen Krankenhaus Neukölln, der meine sämtlichen Operationspräparate weiter verarbeitete, konnte ich aus vielen hundert Mikroschnitten die besten auswählen, wofür ich ihm zu ganz besonderem Dank verpflichtet bin.

Berlin, Ostern 1951 *Werner Block*

Inhalt

I. Anatomie und Pathologie

A. Anatomie und Physiologie

1. Die Blutgefäße

Baumartig verzweigt sich das elastische Kanalisationssystem der Arterien vom Herzen bis in die feinsten Kapillaren. Rückläufig wird aus dem in gleicher Weise aufgeteilten Quellgebiet das Blut in immer größer werdende Venen aufgenommen und schließlich dem Herzen wieder zugeführt. Dazwischengeschaltet ist das ähnlich verzweigte Lymphsystem, das in den Venenstrom einmündet und restliche Stoffwechselprodukte aus der Peripherie abführt. So vollzieht sich der Kreislauf des Blutes und die „Gewebsernährung" und „Gewebsventilation" *(W. R. Hess)*. Zentrale Mechanismen in Abhängigkeit von neuralen, hormonalen und chemischen Bedingungen steuern und regeln diese Vorgänge.

Lange schon ist dem zentralen Motor des Herzens seine Monopolstellung in diesem Geschehen abgesprochen. Die periphere Durchblutung unterliegt ganz anderen dynamischen Kräften und Gesetzen. Schon an den großen Gefäßstämmen kennen wir Stellen, von denen „Gefäßeigenreflexe" ausgehen, die, wie z. B. am Karotis-Sinus und am Aortenbogen normalerweise durch einen Druck auf die Innenwand des Blutgefäßes ausgelöst werden. Die diese Reflexe vermittelnden Sinusnerven und Aortennerven werden von *Hering* Blutdruckzügler genannt, weil sie die Aufgabe haben, das Steigen des Blutdrucks zu hemmen. Doch Herz und Kreislauf, für sich und in ihren Wechselbeziehungen, sollen hier nicht abgehandelt werden, obwohl auch sie selbstverständlich nicht ohne Einfluß auf die Durchblutung der Gewebe sind. Hier sollen vielmehr nur die normalen und gestörten anatomischen und physiologischen Grundlagen der Gewebsdurchblutung zur Sprache kommen.

Die normalen anatomischen Verhältnisse der großen und mittleren Gefäße darf ich wohl als bekannt voraussetzen.

Die Arterien zeigen untereinander gewisse bauliche Unterschiede, die ihren unterschiedlichen Funktionsaufgaben entsprechen.

Je größer die Gefäße, z. B. die Aorta, um so mehr elastische Wandanteile weisen sie auf, während kräftige Muskelschichten am stärksten in der Media der Gliedmaßenarterien entwickelt sind; die Aorta muß elastisch dehnbar sein, um den Druckstoß des Blutstromes aus dem Herzen auffangen zu können, auch die Gefäßwände der Iliaca sind noch von elastischen Gebilden durchwirkt, die starken Muskelbildungen in der Media der Gliedmaßenarterien dagegen weisen auf ihre aktive konstriktorische Tätigkeit hin. So wird ein Embolus in den Stammgefäßen elastisch festgehalten, in den Gliedmaßenarterien spastisch umklammert. Infolgedessen haben intraarterielle Gaben von krampflösenden Mitteln nur in den letzteren Fällen Sinn, wogegen sie bei den ersteren zwecklos sind. Die Ernährung der Gefäßwände erfolgt bis zu etwa zwei Dritteln der Media vom Blut aus. Der Endothelmembran werden bestimmte abschränkende Aufgaben zugesprochen, um Störungen in dem Säfteaustausch zwischen Blut und Gefäßwand und damit Ernährungsschäden zu verhüten. Im übrigen erfolgt die Versorgung der Gefäßwand durch die Vasa vasorum, die nach ausgedehnten Untersuchungen *Ostrogorskis* nur höchst selten mal unmittelbar von dem Stamm, welchen sie ernähren, abgehen, vielmehr meistens von den kleinen Muskelästen des entsprechenden Gefäßstammes abzweigen, eine Zeitlang längs des Stammes verlaufen, welchen sie ernähren, um dann die Adventitia zu durchbohren und allmählich in der Gefäßwand zu verschwinden. Die Vasa vasorum ernähren die Adventitia und die Tunica media, nicht die Intima der Gefäße. In den Gefäßwänden lassen sich gefäßarme Zonen feststellen, welche vielleicht die Entwicklung der zu Durchblutungsstörungen führenden Erkrankung an bestimmten Arterien oder in bestimmten Arterienstrecken erklären. Da nun *Hirsch* an den Vasa vasorum das Nervennetz außerordentlich dicht fand, erscheint mir auch aus diesem Grunde die Möglichkeit der Erkrankung der Gefäßwände gerade in der Gegend der Eintrittsstellen der Vasa vasorum besonders groß zu sein, weil in einer hier erfolgenden Vasokonstriktion die Quelle von Ernährungsstörungen gesucht werden kann. Dadurch ließe sich dann m. E. vielleicht auch die Tatsache erklären, daß viele Gefäßerkrankungen, Angiitis obliterans, Arteriosklerose, nicht von vornherein in gleichmäßiger Ausdehnung das ganze Gefäßrohr befallen, sondern zunächst inselförmig beginnen. Für die Periarteriitis nodosa z. B. der großen Gefäße ist dies bereits erwiesen.

In der Endstrombahn unterscheiden wir nach *G. Ricker* Arteriolen — arterielle Kapillaren — sogenannte Schalt- oder Scheitelstücke — venöse Kapillaren — Venolen. Daneben bestehen noch „Kurzschlüsse" über arteriovenöse Anastomosen, die, obwohl auch schon länger bekannt, hauptsächlich erst durch neuere Untersuchungen von *Clara* (1927), *Spanner*, *Havlicek* und anderen unserem Interesse näher gerückt worden sind. Insbesondere bei gewissen pathologischen Störungen und physiologischen Überlastungen einzelner peripherer Gewebs- und Organbezirke können sie große Bedeutung gewinnen, weil durch sie der Kapillarkreislauf ausgeschaltet und umgangen und eine direkte Verbindung zwischen Arterien und Venen hergestellt werden kann.

In ihrem Bau weisen die arteriovenösen Anastomosen, die dem Kapillarsystem vorgeschaltet sind, weitgehende Ähnlichkeiten mit den Rankenarterien, wie sie besonders im Penis zu finden sind, auf. Aus einer zu- und abführenden Schlinge bestehend, können sie im ganzen kurz und gerade oder lang und vielfach gewunden sein. Häufig ist die ganze arteriovenöse Anastomose knäuelartig aufgebaut. Sie wird deshalb auch als Glomus bezeichnet und ist von einer dichten Kapsel kollagenen Bindegewebes umhüllt, in das zahlreiche marklose Nervenfasern einstrahlen. Besonders zahlreich sind die arteriovenösen Anastomosen an Fingern und Zehen in zirkulatorisch ungünstigen und gefährdeten Bezirken. Charakteristisch ist für sie das Fehlen der Elastica interna und eine Umgestaltung der Mediaelemente. In die Ringmuskelschicht sind längsverlaufende Muskelfasern eingelagert oder statt der Muskelfasern epitheloide Zellen *(v. Schumacher)*. Diese epitheloiden Zellen will *Clara* aus derselben Indifferenzstufe des Mesenchyms entstanden sehen, wie die glatte Muskulatur, während *Sunder-Plassmann* sie als wesentliche Bestandteile des vegetativen Nervensystems anspricht, denen neuroplastische Fähigkeiten zukommen. In ihren abführenden venösen Anteilen besitzen die Anastomosen stark ausgebildete Muskelringe als „Drosselvorrichtungen" mit dazwischen gelegenen sackartigen Erweiterungen, wodurch sie verschlußfähig und körpereigenen wie körperfremden Einflüssen zugänglich werden. Hierin liegt ihre große Bedeutung für den Kreislauf.

Sie werden erst geöffnet, wenn Strömungsverlangsamung oder gar Strömungsstillstand im Kapillargebiet behoben werden sollen. *Clara* konnte zeigen, daß Opiumderivate, Gynergen und Hypophysin die Anastomosen zum Schluß bringen, während Sympatol sie öffnet und *Havlicek* auch mit Ultraviolettlicht eine Öffnung erreicht und damit die Verlangsamung des Blutstromes aufheben will. Man muß sich vorstellen, daß die Zellen durch Wasseraufnahme anschwellen und die Lichtung verlegen, während sie nach Wasserabgabe schrumpfen. Die Quellfähigkeit der Kurzschlußzellen ist anscheinend bei gewissen Durchblutungsschäden verändert. So fand *Havlicek* bei der Angiitis obliterans die Eukolloidität tiefgreifend gestört und bei Erfrierungen die arteriovenösen Anastomosen dauernd völlig offenstehend oder aber auch mit völligem Verschluß erstarrt. Die durch die Öffnung der Anastomosen bewirkte Arterialisierung des Venenblutes wird vom Organismus in Kauf genommen und ist sicherlich wohl nur eine nebensächliche Folge der Nebenschlüsse.

Wie schon angedeutet, umspinnt ein ungeheuer feines und reichhaltiges Nervennetz die arteriovenösen Anastomosen, von *Masson* als „Glomus neurovasculaires" und von *Goormaghtigh* als „Segments neuro-myo-artériels" bezeichnet und von *Sunder-Plassmann* dem neurohormonalen Synzytium zugerechnet. Die „neurohormonalen Zellen" sollen nach *Sunder-Plassmann* funktionell überwiegend mit dem Parasympathikus verbunden sein, hormonale Fähigkeiten besitzen und das Azetylcholin produzieren können, das nach *Clara* die Anastomosen öffnet. Die letztere Annahme deckt sich mit der Theorie *v. Schumachers*, daß bei „Entquellung" der epitheloiden Zellen ein gefäßwirksamer Stoff entsteht, der Ähnlichkeit mit Histamin und Azetylocholin aufweisen soll.

Ob diese Schleusen nur bei bestimmten Störungen in der peripheren Blutversorgung geöffnet werden oder ob sie nicht vielmehr auch schon bei den gewöhnlichen physiologischen Stromschwankungen, durch die täglichen Erfordernisse bei der Verdauung oder sonstiger Betätigung der verschiedensten Gewebsabschnitte, regelmäßig in Tätigkeit treten, ist noch gar nicht geklärt. Ausgeschlossen ist jedenfalls, daß das ganze Kapillarsystem stets gleichmäßig gefüllt ist: dafür ist es viel zu ausgedehnt, und die vorhandene Blutmenge viel zu klein, denn *Ebbecke* hat z. B. aus der Strömungsgeschwindigkeit des Blutes errechnet, daß der Gesamtquerschnitt des Kapillarraumes 1000mal so groß ist wie die Weite der Aorta. Zudem wissen wir, daß beispielsweise bei der Verdauung die Blutfülle in den Eingeweiden relativ größer ist als im Gehirn, daß die verschiedenen Organe im Schlaf anders blutgefüllt sind als beim tätigen Menschen. Damit ist aber auch wieder die große Bedeutung erwiesen, die den arteriovenösen Anastomosen als Ausgleichsmechanismus zukommt.

Erwähnt sei noch, daß *Sunder-Plassmann* in Arteriogrammen sofort nachgeschossenen Phlebogrammen arteriovenöse Anastomosen röntgenologisch darstellen konnte, was jedoch nicht allgemein anerkannt worden ist.

Als Arteriolen bezeichnen wir die Gefäßstrecken, die nur mehr aus einer Schicht zusammenhängender Muskulatur bestehen. Im Verein mit den ihnen unmittelbar vorgelagerten Kleinarterien, den Präarteriolen, haben sie offenbar besondere regulatorische Aufgaben, weshalb *Ratschow* diese beiden zusammenfaßt als „Vorflutgefäße".

Bei Weitstellung dieser Gefäßabschnitte strömt mehr Blut hindurch ins Kapillargebiet unter gleichzeitiger Druckerhöhung am Ende der Kapillaren, ohne daß zunächst auch die Kapillaren erweitert werden *(Krogh)*. Dadurch wird die Durchflußgeschwindigkeit erhöht, die durch den Druckunterschied zwischen arteriellem und venösem Schenkel bedingt wird. Infolgedessen kann dann auch das Kapillarstück stärker durchströmt werden. Bei Engstellung der Vorflutgefäße wird das Blut unter gesunden Verhältnissen nicht zurückgestaut, sondern durch die arteriovenösen Anastomosen umgeleitet. Durch die Drosselung der Arteriolen und die Öffnung der arteriovenösen Schleusen wird das Kapillarsystem vor schädigendem Überdruck geschützt.

Das Kapillarsystem, zu dem wir die letzten Endverzweigungen der Gefäße rechnen, die nur noch aus einem Endothelrohr gebildet sind, hat für die Durchblutungsschäden eine wesentlich größere Bedeutung, als man bei oberflächlicher Beschäftigung mit diesem Problem vielleicht erwarten sollte.

Zwar bedingt der anatomische Bau des mannigfach anastomosierenden subkapillären, arteriellen und venösen Netzes, daß die Verlegung einzelner Schenkel im zu- oder abführenden Netz zu keinerlei Stasen in den Kapillaren führen kann, daß eine Verlegung der Arteriolen bzw. Venolen gleichzeitig in vier Kapillaren eine Stase bewirken müßte — da je 4 Kapillarenpaare durch eine gemeinsame Arteriole versorgt werden —, daß aber erst die Verlegung der zum Netz führenden Arterie bzw. Vene größere Kapillargebiete auf einmal zur Stase bringen kann *(Parrisius)*. Infolge dieser Abhängigkeit von den größeren Gefäßen steht bei Durchblutungsstörungen das eigentliche Kapillarsystem an akuter Bedeutung hinter den übrigen Gefäßerkrankungen zurück. Für die Gewebsernährung bleibt letzten Endes jedoch die Funktionstüchtigkeit der Kapillaren von größter Wichtigkeit. Hierfür aber ist, um mit *Ratschow* zu sprechen, die Blutverschiebung in der Längsachse weniger wichtig als der in der Querrichtung laufende Austausch von Flüssigkeit und Aufbaustoffen. Da der Austausch meist abhängig ist von dem Konzentrationsgefälle, ist die Permeabilität der Kapillarwände, die durch ein lockeres bindewebiges Gefüge von den Gewebszellen getrennt werden, von Bedeutung. Im arteriellen Kapillarschenkel übertrifft nach *Landis*' exakten Untersuchungen der hydrostatische Blutdruck den Quellungsdruck (etwa 430 mm H_2O), so daß hier die Filtrationsleistung vorherrscht, in venösen Schenkeln sinkt er auf etwa 160 mm H_2O, so daß hier der Quellungsdruck abfällt und so Wasser aus dem Gewebe in die Blutbahn resorbiert wird. Der onkotische Druck ist weitgehend abhängig von den Blutproteinen und eine Senkung des onkotischen Druckes infolge Hypoproteinämie kann Ödembildung hervorrufen *(Starling)*.

Gegenüber dieser zweifellos vorhandenen physikalisch-chemisch bedingten Bewegung des Blutes innerhalb der Kapillaren wird heute auch eine aktive Eigenbeweglichkeit fast allgemein angenommen, und zwar wird die Kontraktion des Endothelrohres offenbar durch die stark verzweigten Rouget-Zellen vermittelt oder ausgeführt, deren Protoplasmaausläufer die Kapillare umgreifen.

Bier hat bereits 1897 das Zustandekommen einer starken arteriellen Hyperämie selbst unter erschwerten Kreislaufbedingungen durch eine aktive Mitwirkung der feineren Kapillaren erklärt und sogar schon eine periphere Autonomie derselben in Unabhängigkeit von zentralen neuralen Steuerungsmechanismen nachgewiesen. Das Prinzipielle seiner durch zahlreiche Versuche gestützten Anschauungen wurde dann, wenn auch unter anderen physiologischen und anatomischen Begründungen später betätigt von *Krogh*, *Dale*, *Hooker* und vielen anderen. Neben neuralen werden auch hier humorale Faktoren für die Eigenbewegung der Kapillarwand im Sinne peristaltischer Wellen verantwortlich gemacht *(Krogh)*, eine nennenswerte Förderung des Blutstromes ist jedoch dadurch kaum zu erwarten. Das letzte Wort über die Tätigkeit der Kapillaren ist aber noch nicht gesprochen.

Hier ist anscheinend auch der Ort, wo der Lymphstrom seinen Ursprung nimmt, über den wir trotz vieler Untersuchungen noch nicht völlig unterrichtet sind. Offenbar sammeln sich in dem feinen Maschengefüge zwischen Kapillarwänden und Gewebszellen die Stoffwechselschlacken und die wäßrige Flüssigkeit, die wir Lymphe nennen.

Otfried Müller vergleicht in dieser Beziehung die Gewebe mit einem drainierten Acker, in dem spezifische Gefäße die Flüssigkeit aus der Umgebung aufnehmen und abführen. Mag der Flüssigkeitsstrom nach kolloid-chemischen Gesetzen die Zellmembran passieren oder durch vorgebildete Spalträume, Stomata, dringen, „den Strom stört das glücklicherweise nicht" (zit. nach *Ratschow*). Nach *Kaufmann* dagegen ist die frühere Annahme, daß die Lymphkapillaren peripherwärts offen sind und mit den Saftspalten des Bindegewebes kommunizieren, nicht mehr haltbar, es gilt vielmehr als feststehend, daß sie blind enden und die Gewebslymphe durch Osmose in sie hineingelangt. Zellige Elemente können durch nichtpräformierte Interzellularlücken (Stomata) durchtreten. Auch die Lymphkapillaren bestehen aus einem Endothelrohr. In den größeren Lymphgefäßen verflechten sich kreuzweise muskuläre Faserbündel, die nach den äußeren Schichten zu sich mehr zirkulär anordnen. Die eigentlichen Lymphgefäße besitzen reichlich Klappen, die größeren tragen dicke elastische Fasern in der Muskelschicht, die sich zu einer äußeren und inneren Grenzschicht verdichten.

Schörcher hält es durchaus für möglich, daß bei Durchblutungsstörungen der nervöse Reizzustand sich auch auf die Lymphbahn erstreckt. Daß hier tatsächlich Abhängigkeiten bestehen *(Ghitzescu* und *Robacki)*, geht aus der günstigen Beeinflussung lymphatischer Ödeme durch Eingriffe am sympathischen Nervensystem hervor.

Das Kapillarnetz ist nun gleichzeitig das Quellgebiet für die Venen, die sich nach den Untersuchungen von *Gollwitzer-Meier* recht aktiv an der Rückförderung des Blutes beteiligen. Durch Änderung ihres Volumens vermögen sie sich dem örtlichen und allgemeinen Blutbedarf nicht nur anzupassen, sondern regulierend einzugreifen. Auch hier wieder haben wir in den von *Ratschow* sogenannten Nachflutgefäßen, die als subkapilläre Venenplexus bekannt sind und — den Vorflutgefäßen entsprechend — aus Venolen und Postvenolen bestehen, augenscheinlich die wichtigsten Teile für den venösen Rückfluß zu erblicken.

Schon die kleinsten Venen sind imstande, durch Querschnittsänderungen große Mengen Blut zu fassen und nötigenfalls umzulagern, ohne daß dadurch der Widerstand in ihnen sich verstärkt. Je weiter die venöse Strombahn sich einstellt, um so größere Blutmengen können in die Kapillaren einströmen. Bei Weitstellung der venösen Plexus wird nur eine kleine Menge Blut zum Rückfluß abgegeben und das Blut gespeichert, bei Engstellung derselben wird mehr Blut herzwärts befördert und so der Blutspeicher an dieser Stelle entleert. Eng- und Weitstellung erfolgen neural durch zentrale Steuerung, vielleicht auch durch örtliche neurale Einrichtungen (nh-Zellen?), chemisch durch den Wechsel der örtlichen Wasserstoffionenkonzentration und Stoffwechselschlacken, sowie hormonal. Damit allein ist der venöse Rückfluß des Blutes noch nicht gewährleistet. Es kommt noch als weiterer treibender Faktor hinzu ein durch das Kapillarsystem sich hindurch fortsetzender Druck, der als „venöser Anfangsdruck" durch Mikroinjektionsmethode sich noch als recht beträchtlich nachweisen läßt. Daß durch die arteriovenösen Anastomosen hindurch sich systolische und diastolische Schwankungen bis in die Venolen hinein fortsetzen können, darf eigentlich nicht Wunder nehmen. Am bekanntesten für die Förderung des Venenblutes ist der Sog der großen Venen, V. cava cranialis et caudalis, der bis in das venöse Quellgebiet hinein sich auswirkt. Infolge der Zwischenschaltung der Kapillaren zwischen Sog und Druck sind nach *Schade* nur geringgradige Überdrucke nötig, um zwischen Drosselweite und Pulsenergie die Blutströmung zu unterhalten.

In den mittleren und größeren Venen in der Peripherie sorgen neben der Saugwirkung des Herzens vor allem die respiratorischen Schwankungen für den Rücktransport des Blutes. Als zusätzliche Mechanismen gelten das Muskelspiel, die Längenveränderungen der Venen bei Bewegungen des Körpers und die Pulsstöße in den Arterien. Dank der elastischen Wandeigenschaften der Arterien drückt der Pulsstoß in querer Richtung auf die in gemeinsamer Scheide liegende Vene, wobei als Voraussetzung für die Einhaltung der immer gleichen Stromrichtung der Einbau von Klappen in das periphere Venensystem anzusehen ist. Wie das Vorhandensein der Muskelschicht vermuten läßt, besitzen die größeren Venen auch die Fähigkeit zu Eigenbewegungen, die entsprechend den Arterien zentral und örtlich geregelt werden. Diese aktive Kontraktionsfähigkeit ist von *Ratschow* bei Menschen an kontrastgefüllten Venen des blutleer gemachten Armes erwiesen, nachdem sie schon lange (*Hasebroek* u. a.) experimentell wahrscheinlich gemacht worden war. Besonders groß ist die aktive Kontraktionsfähigkeit der Hohlvenen. Ihr Fassungsvermögen ist so beträchtlich, daß *Schretzenmeier* ihnen die Bedeutung von Blutspeichern zuerkennt. Nach Unterbindungsversuchen *Hills* ist die untere Hohlvene für die Speisung des Herzens wichtiger als die obere.

Der Venenstrom ist auf verschiedenste Weise stark beeinflußbar. Z. B. wird der Venendruck gesteigert bei genügend starker Verlangsamung des Herzschlages oder Herzstillstand, durch Vagusreizung, bei übergroßen Widerständen im großen Kreislauf, starker Aufblasung der Lungen, Eröffnung der Brusthöhlen, Kochsalzinfusionen, gesenkt dagegen bei Steigerung des Stromvolumens des Herzens, Aderlaß, Unterbindung der zuführenden Arterie. Eine Steigerung des abdominalen Druckes steigert den Druck und senkt die strömende Blutmenge in den Beinvenen. Bei Tieflage einer Gliedmaße ist die Blutfüllung und die durchströmende Blutmenge größer, bei Hochlage geringer (*Tigerstedt*), wodurch die Angiitiskranken erfahrungsgemäß sich Erleichterung verschaffen, indem sie die Beine aus dem Bett hängen lassen. Diese Beispiele leiten eigentlich schon zu pathologischen Verhältnissen der Blutdurchströmung über, sie seien aber hier gebracht, um die Notwendigkeit der Kenntnisse physiologischen Geschehens für die Beurteilung von Durchblutungsstörungen vor Augen zu führen.

2. Das Gefäßnervensystem

ist ein Teil des allgemeinen vegetativen Nervensystems. Dieses unterscheidet sich in manchem von den zerebro-spinalen Nervensystemen: es ist vor allem in der Peripherie nicht baumartig verzweigt, sondern ein Netz. Ein an einer Stelle gesetzter Reiz hat an entfernten Stellen Wirkungen. Es gibt nirgends eine unmittelbare Verbindung zwischen höher gelegenen Zentren und Erfolgsorganen, überall sind Ganglien als Schaltstellen zwischengefügt. Und es gibt in den letzten Verzweigungen nirgends ein Ende, sondern allenthalben Übergänge und Querverbindungen.

So haben im kranialen Anteil der N. oculomotorius das Ganglion ciliare zwischengeschaltet, der N. facialis das Ganglion spheno-palatinum, der N. vagus das Ganglion jugulare und das Ganglion nodosum, gelegentlich auch noch das Ganglion Wrisbergii (im Bereich des Plexus cardiacus sup.) und der sympathische Grenzstrang seine paravertebrale Ganglienkette und der unterste Abschnitt des vegetativen Systems in den präsakralen Plexus ebenfalls Ganglien eingelagert. Dazu kommen zahlreiche intramurale Ganglien in glattmuskulären Hohlorganen.

Wir unterscheiden:

1. das parasympathische Nervensystem mit seinem kranial-autonomen Anteil, insbesondere dem Vagus, mit dem sakral-autonomen Anteil und den parasympathischen Fasern in den Spinalnerven und
2. das sympathische Nervensystem mit dem Grenzstrang und seinen Ganglien. Manche Forscher rechnen auch
3. die Paraganglien dazu, deren Aufgabe jedoch noch umstritten ist.

Von größter Bedeutung für die Vasomotorik sind die Vasokonstriktoren, die dem Sympathikus zugehören, während die Vasodilatatoren dem Parasympathicus zugerechnet werden. Die Existenz von eigentlichen Vasodilatatoren wird vereinzelt geleugnet, wie auch von manchen die Trennung von Sympathikus und Parasympathikus nicht mehr aufrecht erhalten wird. Wir wollen diese Streitfragen hier nicht weiter verfolgen, sondern aus praktischen Gründen die Unterscheidung der beiden Systeme beibehalten, ohne uns damit der Problematik dieses ganzen Kapitels entziehen zu wollen. Wir werden uns im Gegenteil im Verlauf der Abhandlung noch oftmals mit den Rätseln und Widersprüchen dieses Systems zu beschäftigen haben. In den letzten zwanzig Jahren sind in mühevoller Arbeit von anatomischer, physiologischer und klinischer Seite gerade auf diesem Gebiete viele Bausteine zusammengetragen worden, der Bau wurde größer, aber nicht übersichtlicher. Gerade im Augenblick wird wieder viel daran kritisiert. Ich will mich darum um so mehr bemühen, das Anerkannte und objektiv Nachweisbare gegenüber dem Spekulativen deutlich kenntlich zu machen, und wo Zweifel sind, das Für und Wider zu erörtern. Da insbesondere auf diesem Spezialgebiet die Physiologie vielfach erst aus den krankhaften Reaktionsabläufen und Bildern klar geworden ist, läßt es sich nicht vermeiden, hier schon Ergebnisse der Pathologie mit einzuflechten, um spätere Wiederholung zu vermeiden und das Verständnis zu erleichtern. Vor allem mit Rücksicht auf die chirurgisch-therapeutischen Maßnahmen ist eine breitere Schilderung gerechtfertigt. Hierbei lasse ich jedoch absichtlich alle anderen Aufgaben, die diesem System außer der Regulierung der Gewebsdurchblutung noch zukommen, wie Wärmeregulierung, Schweißbildung, Organfunktion und Organtonus, Schmerzempfindung u. a. mehr außer Betracht.

Die Vasomotorenzentren

Das vegetative Nervensystem ist nicht autonom in dem Sinne, wie es *Langley* noch annahm. Es bestehen vielmehr ausgedehnte Beziehungen zwischen Großhirn und vegetativem System. Beispielsweise werden die durch psychische Vorgänge, Stimmungen, Gemütsbewegungen, Vorstellungen verursachten vegetativen Erscheinungen der Hautblässe oder Hautröte offensichtlich auf dem Wege der Assoziation von der Großhirnrinde ausgelöst. Die vegetativen Funktionen sind die zum Leben notwendigsten Funktionen des Organismus. Es ist darum nicht verwunderlich, daß in dem stammesgeschichtlich ältesten Teil des Gehirns, dem Zwischenhirn, auch der Sitz der Zentralorgane des vegetativen Systems gesucht wurde. Hauptsächlich ist denn auch in dem ventralen Höhlengrau des dritten Ventrikels durch *Karplus* und *Kreidl*, *L. R. Müller*, *Beattie*, *W. R. Hess*, *Gagel*, *Greving*, *Guillaume* u. a. ein supraspinales Vasomotorenzentrum wahrscheinlich gemacht und experimentell bestätigt und schließlich durch *O. Foersters* geniale Beobachtungen auch klinisch sichergestellt worden.

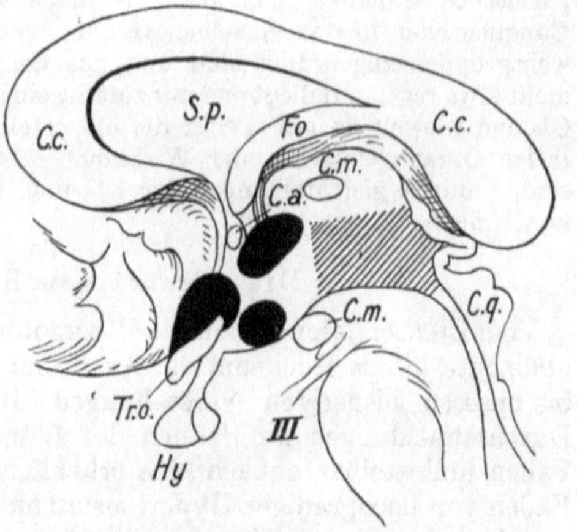

Abb. 1. Schematische Darstellung der Lagebeziehungen der parasympathischen und sympathischen Kerngruppen im Hypothalamus (nach *O. Foerster*, Zbl. Neur. 167) Die ersteren sind schwarz, der Bereich der letzteren ist einfach schräg schraffiert. — Medianschnitt durch das Mittelhirn. Cc. = Corpus callosum; S. p. = Septum pellucidum; C. m. = Commissura mediana; Fo. = Fornix; Tr. o. = Tractus opticus; C. a. = Commissura antica; C. m. = Corpus mammillare; Hy = Hypophyse; C. q. = Corpora quadrigemina

Wird im unteren Hals- oder im oberen Brustmark das Rückenmark total durchtrennt, so tritt trotzdem eine Gefäßerweiterung in Körperabschnitten auf, deren Rückenmarksegmente unterhalb der Verletzungsstelle liegen. Vor allem tritt die Hyperämie der Geschlechtsorgane als Semipriapismus in Erscheinung. Bei Reizung des peripheren Rückenmarkstumpfes verengern sich die Gefäße nach *Landois-Rosemann*. Es muß auf solche Weise also eine supranukleäre Voasokonstriktorenbahn durchtrennt werden, deren Zentrum ins Zwischenhirn zu verlegen ist. *O. Foerster* unterscheidet in diesem dienzephalen Gefäßnervenzentrum im Hypothalamus ein vorderes parasympathisches und ein hinteres sympathisches, von denen das erstere für Pulsverlangsamung und Vasodilatation, das letztere für Pulsbeschleunigung, Vasokonstriktion und Blutdrucksteigerung maßgeblich sein sollen (Abb. 1).

Neuerdings ist man sogar bemüht (*Veil* und *Sturm* u. a.), die im Zwischenhirn gelegenen vegetativen Zentren bei den verschiedensten Krankheiten noch weiter in den Vordergrund zu stellen, und spricht bereits von einer „Diencephalose", womit der zentrale Sitz besonderer Krankheiten mit gewissen abwegigen Funktionen ausgedrückt werden soll. Nach tierexperimentellen Verletzungen im hinteren Teil des Hypothalamus beobachteten *Beattie*, *Brow* und *Long* Degenerationserscheinungen durch den Hirnstamm, die Medulla und das Rückenmark bis in das Seitenhorn der grauen Substanz des Brust- und oberen Lendenteils. Von gleichartigen histologischen Veränderungen bei hierher zu zählenden Krankheitserscheinungen des Menschen ist mir jedoch in der Literatur bisher nur aus dem Institut von *Fedoroff* (vgl. Kap. I, B, 3) etwas bekannt geworden, was zwar bei rein funktionellen Störungen ja auch noch nicht unbedingt erforderlich ist, da Funktionsstörungen auch sonst bei mikroskopisch „noch" normalen Gewebsbefunden durchaus möglich sind, was aber eigentlich doch wohl häufiger zu erwarten ist im Vergleich mit Erkrankungen im Bereich des übrigen zerebro-spinalen Systems. Wenn, um ein Beispiel zu nennen, das *Bier* in seinen Vorlesungen öfter gebrauchte, das Endglied der kleinen Zehe abgesetzt wird, so gibt das Veränderungen bis in die Hirnrinde infolge aufsteigender Degeneration, da hier ja eine kleine winzige Zentralstelle auch für diesen entlegenen Körperabschnitt besteht. Warum sollte da nicht bei Durchblutungsstörungen, die ja oftmals das ganze Glied befallen, oft sogar generalisiert sind, das übergeordnete, subkortikale Vasomotorenzentrum nicht ebenfalls verändert sein! Von einer speziellen Topik innerhalb der dienzephalen vegetativen Zentren wissen wir noch sehr wenig, wissen wir doch noch nicht einmal etwas über die Topik innerhalb der peripheren sympathischen Ganglien. Und dabei ist doch wohl als sicher anzunehmen, daß bestimmte Ganglienzellen in den einzelnen Ganglienknoten ganz bestimmten Körperzellen oder Gewebsgruppen zugeordnet sind und das komplizierte Maschenwerk feinster Nervenzellen nicht etwa regellos daliegt und nur zufällig ein harmonisches Zusammenspiel zustande kommt. Ob und wieweit da nun weiter die unterstellten morphologischen Veränderungen der zentralen Organe Ursache oder Wirkung — beispielsweise der Durchblutungsstörungen — sind, bedürfte gleichfalls noch der Klärung, beides dürfte möglich sein. Das alles ist Zukunftsmusik!

Die vegetativen Rückenmarksbahnen

Vom Dienzephalon ziehen die Vasomotorenbahnen durch den Pons und die Medulla oblongata in das Rückenmark. Auch hier verdanken wir *O. Foerster* (1939) Klarheit in unseren bisherigen Vorstellungen. Bei seinen rund 100 Vorderseitenstrang-Durchschneidungen im Bereich des 1. und 2. Brustsegments fand er in manchen Fällen unmittelbar danach eine erhebliche Blutdrucksenkung, die sogar in einigen Fällen von hochgradiger Hypertension anhielt, und zwar nur dann, wenn die hintersten Faserlamellen des Vorderseitenstranges mit durchtrennt waren. Daraus leitet er die berechtigte Annahme ab, daß in diesen rückwärtigen Teilen der Vorderseitenstrangbahn unmittelbar vor der Pyramidenseitenstrangbahn die im Rückenmark absteigende supranukleäre Vasokonstriktorenbahn verlaufen müsse. Ob sich der Blutdruck bei tieferen Chordotomien in gleicher Weise verhält, läßt er dahingestellt, da ja bei Rückenmarksverletzungen an diesen Stellen die oberen Abschnitte der sympathischen Seitenhornsäule ihrer Beeinflussung durch das vasomotorische Hirnstammzentrum nicht verlustig gehen.

Bei denselben Operationen hat *Foerster* auch regelmäßige Untersuchungen über den Vasokonstriktorenreflex angestellt und gefunden, daß dieser erst im Hirnstamm geschlossen und von der Unversehrtheit der supranukleären dienzephalo-spinalen Vasokonstriktorenbahn abhängig ist. Andere Reflexe bleiben unter Umständen erhalten: bei Totaldurchtrennung des untersten Halsmarks fehlt z. B. wohl der Vasokonstriktorenreflex von Arm zu Arm, der Kältereflex zueinander bleibt dagegen erhalten. Für das Bein verläuft die absteigende supranukleäre Vasokonstriktorenbahn in den rückwärtigen Abschnitten des Vorderseitenstranges mehr lateral, nach dem Ligamentum denticulatum zu, für den Arm mehr medial hiervon in der Grenzschicht zwischen dem hinteren äußeren Rand des Vorderhorns und dem Pyramidenareal (Abb. 2).

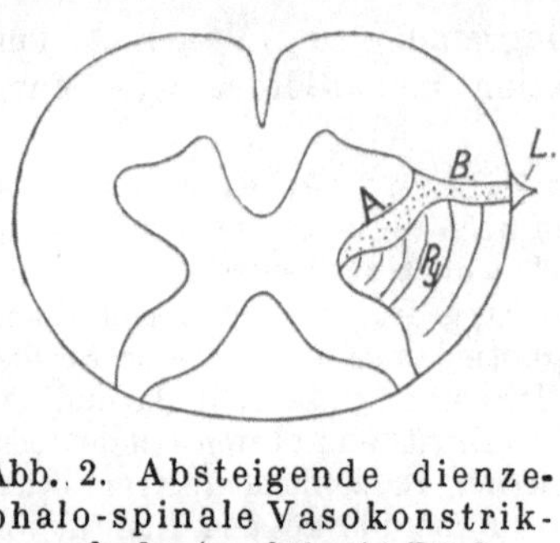

Abb. 2. Absteigende dienzephalo-spinale Vasokonstriktorenbahn (punktiert) i. Rückenmark (nach *O. Foerster*, Zbl. Neur. 167). A = Arm, B = Bein, Py = Pyramide, L = Lig. dent.

Im Gegensatz zum Vasokonstriktorenreflex wird der Vasodilatatorenreflex schon innerhalb des Rückenmarks geschlossen *(L. R. Müller)*.

Da der „Parasympathikus" ja ein physiologischer und kein anatomischer Begriff ist,

ist auch eine morphologische Trennung in sympathische und parasympathische Zellgruppen innerhalb des Rückenmarks anatomisch nicht möglich. Wohl vermutet man den Verlauf der parasympathischen Rückenmarksbahnen in der Übergangszone vom Vorderhorn zum Hinterhorn, in der „Substantia intermedia" *(Greving)*. Dagegen kennen wir schon länger die merkwürdige Tatsache, daß die sympathische Seitenhornsäule des Rückenmarks erst im unteren Abschnitt des 8. Halssegments beginnt und ihr Ende schon im 3. Lendensegment findet. Auf diesem beschränkten

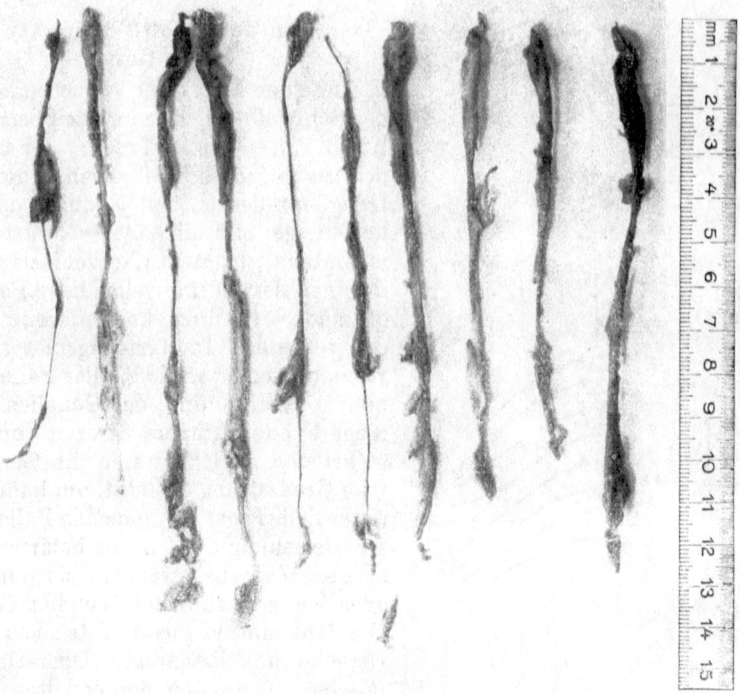

Abb. 3. Operativ entfernte *lumbale Grenzstränge* mit ihren Ganglien von L_2-S_1, wahllos nebeneinander gelegt. Die Einordnung der Ganglien ist ganz regellos.

Raum finden wir die gesamten sympathischen Reaktionen somatotopisch aufgegliedert. Durch Reizungen sind die entsprechenden Feststellungen getroffen worden, letzte Aufschlüsse fehlen aber immer noch, so z. B. harrt die Frage, ob das 7. spinale Brustsegment noch an der Vasokonstriktoreninnervation des Armes oder das 9. und 8. Brustsegment noch an der des Beines beteiligt sind, der endgültigen Lösung.

Aus den Ganglien der sympathischen Seitenhornsäule entspringen die *präganglionären vasokonstriktorischen sympathischen Fasern*, ziehen durch die *vorderen* Wurzeln und die *Rami communicantes albi* in die einzelnen Grenzstrangganglien. Die einzelnen spinalen Wurzeln schicken präganglionäre Fasern mitunter zu mehreren verschiedenen Grenzsstrangganglien *(Langley)*, wodurch die weitverzweigte Reizwirkung und deren Folgeerscheinungen durch postganglionäre Fasern auf verschiedene Organe gleichzeitig und die Längenausdehnung der Reaktionsabläufe an den Gefäßen verständlich werden.

Vasodilatatorische Parasympathikusfasern verlassen dagegen im ganzen Verlauf das Rückenmark segmentär mit den hinteren Wurzeln. Unterstützung finden sie im kranialen Teil durch Fasern aus dem Ganglion ciliare, spheno-palatinum, vor allem aber aus dem N. vagus und seinen Ganglien jugulare und nodosum und im sakralen Teil durch Fasern aus dem Plexus pudendus. Daß im N. vagus auch sympathische Fasern einherziehen *(W. Fick)*, sei nur am Rande vermerkt.

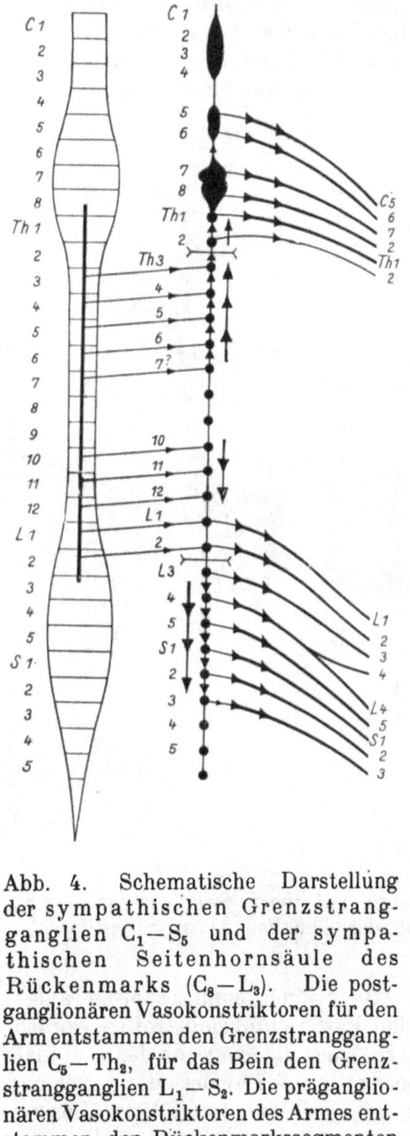

Abb. 4. Schematische Darstellung der sympathischen Grenzstrangganglien $C_1—S_5$ und der sympathischen Seitenhornsäule des Rückenmarks ($C_8—L_3$). Die postganglionären Vasokonstriktoren für den Arm entstammen den Grenzstrangganglien $C_5—Th_2$, für das Bein den Grenzstrangganglien $L_1—S_2$. Die präganglionären Vasokonstriktoren des Armes entstammen den Rückenmarkssegmenten $Th_{3—7}$, die des Beines $Th_{10}—L_2$. Durchtrennung des Grenzstranges zwischen $Th_{2—3}$ unterbricht alle präganglionären Vasokonstriktoren des Armes, Durchtrennung zwischen $L_{2—3}$ die überwiegende Mehrzahl der präganglionären Vasokonstriktoren des Beines (nach *Foerster*, Zbl. Neur. 167).

Der sympathische Grenzstrang und seine Ganglien

Zu beiden Seiten der Wirbelsäule zieht von der Schädelbasis bis zum Steißbein der sympathische Grenzstrang, der meist spindelförmige Anschwellungen, die gehäuft Ganglienzellen enthalten, durch unterschiedlich lange und dicke, gewöhnlich einfache, mitunter auch geteilte Nervenfaserzüge, Rami internodales, in unregelmäßiger Folge, rechts oft anders als links, knotenförmig miteinander verbindet. Im Lendengebiet fand *Faragasanu* in mehr als 43% aller Fälle die internodale Verbindung der Ganglien auf eine längere oder kürzere Strecke doppelt oder mehrfach; in 34% waren die Ganglien weit vom Grenzstrang entfernt, am häufigsten tief unter dem Psoas, in manchen Fällen in inniger Beziehung zu den Lumbalarterien. Auch in den Zwischensträngen sind noch mehr oder weniger zahlreiche Ganglien eingelagert. Die Unkenntnis dieser Tatsachen kann die Ursache unvollständiger Operationen oder falscher Deutungen der erzielten Resultate sein. Zur Illustration der Vielgestaltigkeit der lumbalen Grenzstränge gebe ich die Photographie einer wahllos herausgegriffenen Reihe von 10 resezierten Grenzsträngen von $L_2—S_1$ aus meinem Krankengut (Abb. 3). Über die besondere Lage der hauptsächlich für Operationen bei Durchblutungsstörungen der Gliedmaßen in Betracht kommenden Hals-, Brust- und Lendengrenzstrangabschnitte unterrichten die Operationsskizzen und die Beschreibung der Operationsverfahren im Kap. VI, B, 2.

Vom Rückenmark her kommen, wie schon erwähnt, die Rami communicantes albi (albi: weil sie im wesentlichen markhaltige Nervenfasern führen), die in die Ganglienknoten einmünden. Aus den Grenzstrangganglien heraus treten die Rami communicantes grisei (grisei: weil sie im wesentlichen marklose Fasern enthalten) in die spinalen Nerven ein. Außer den Rami internodales und den aus den Spinalnerven kommenden bzw. in sie hineinziehenden Rami communicantes albi et grisei gehen auch noch weitere Äste aus den Ganglienknoten ab zu den verschiedenen Organen und unmittelbar zu den Gefäßen.

Ehe die Rami communicantes den Grenzstrang erreichen, entsenden sie noch feine Ästchen, die sich mit einem meist aus der hinteren Wurzel entspringenden Nervenfädchen zum N. sinuvertebralis *(Luschka)* vereinigen, der Rückenmarkshülle und Wirbel versorgt.

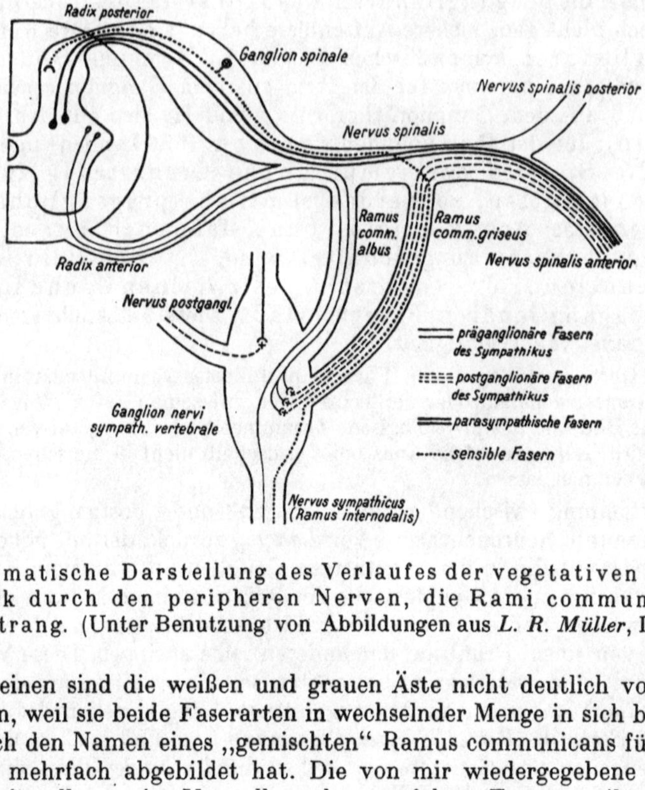

Abb. 5. Schematische Darstellung des Verlaufes der vegetativen Bahnen vom Rückenmark durch den peripheren Nerven, die Rami communicantes und den Grenzstrang. (Unter Benutzung von Abbildungen aus *L. R. Müller*, Lebensnerven).

Im allgemeinen sind die weißen und grauen Äste nicht deutlich voneinander zu unterscheiden, weil sie beide Faserarten in wechselnder Menge in sich bergen, so daß sie daher auch den Namen eines „gemischten" Ramus communicans führen, wie ihn *L. R. Müller* mehrfach abgebildet hat. Die von mir wiedergegebene schematische Skizze (Abb. 4) soll nur eine Vorstellung der ungefähren Faserverteilung vermitteln.

In die verwirrende Fülle früherer unterschiedlicher Meinungen über den Ursprung und die Leitung der Vasomotorenbahn für die Gliedmaßen hat *O. Foerster* (1939) System hineingebracht. Auf seiner Schilderung ist auch die folgende Wiedergabe aufgebaut.

Die Vasodilatatoren haben ihr Ursprungsgebiet im gesamten Verlauf des Rückenmarks und treten durch die hinteren Wurzeln in die spinalen Nerven ein. Sie verlaufen also nicht durch die Rami communicantes grisei, sondern gehen im weiteren Verlauf der spinalen Nerven mit einem Teil der postganglionären sympathischen Fasern zusammen in die Peripherie (vgl. Abb. 5). Wird die hintere Wurzel durchtrennt und ihr distaler Stumpf elektrisch gereizt, so kommt es zu einer scharf umschriebenen Hyperämie des entsprechenden Hautbezirkes im zugehörigen Dermatom. Diese Wirkung wird als antidrome Leitung der sensiblen Hinterwurzel aufgefaßt und von *Foerster* und *Gagel* als Beweis für die mehrfach bestrittene Existenz efferenter Hinterwurzelfasern beim Menschen betrachtet, zumal in dem zentralen Stumpf der durchtrennten Hinterwurzel noch nach 3—4 Jahren markhaltige Nervenfasern nachgewiesen werden konnten, die also doch wohl ihren Ursprung nur im Rückenmark haben können. Durch seine Operationstechnik, die eine breite Lücke in der hinteren Wurzel schafft und gleichzeitig 4—6 benachbarte Wurzeln in derselben Weise reseziert, widerlegt *Foerster* die Einwände, daß es sich um Regeneration oder um Fasern aus benachbarten Spinalganglien handeln könne.

Die Vasokonstriktoren treten aus dem Brust- und obersten Lendenmarkabschnitt durch die vorderen spinalen Wurzeln in die Grenzstrangganglien. Während wir über die präganglionären Vasokonstriktorenbahnen des Armes und Beines noch nicht ganz sichere Aufschlüsse haben, sind unsere Kenntnisse über die postganglionären sympathischen Fasern für Arm und Bein dagegen hinreichend gesichert: sie kommen für den Arm aus dem Ganglion cervicale medium und inferius und aus dem Ganglion thoracale I und II, also aus den Grenzstrangganglien C_5—Th_2; für das Bein kommen sie aus den fünf Lenden- und drei Kreuzbeinganglien L_1—S_3. Wird der sympathische Grenzstrang zwischen Th_2 und Th_3 durchschnitten, so werden sämtliche präganglionären Vasokonstriktoren des Armes erfaßt, ohne daß auch nur eine einzige postganglionäre Faser ausgeschaltet wird. Für das Bein werden mit der Durchschneidung des Grenzstranges zwischen L_2 und L_3 die Mehrzahl aller präganglionären Fasern erfaßt. Diese Feststellungen sind für die chirurgische Praxis von Wichtigkeit.

Ohne Zweifel treten auch Vagus- bzw. Parasympathikusfasern unmittelbar in sympathische Ganglien des Grenzstrangs ein oder verflechten sich mit seinen Ästen *(Greving)*, wodurch das anatomische Bild und das physiologische Zusammenspiel des vegetativen Systems noch komplizierter wird. Ich habe solche Anastomosen deshalb nicht in die schematische Skizze der Abb. 5 einzeichnen lassen.

Die Unterscheidung zwischen „präganglionären" und „postganglionären" Fasern geht auf die veraltete Neuronentheorie von *Langley* zurück, der mit Nikotin die Reizleitung einer Nervenbahn in den vegetativen Ganglien unterbrechen konnte. Durch eine „Synapse" sollte in der Ganglienzelle der Reiz von einem Neuron auf das andere umgeschaltet werden und so, wie *Stöhr jr.* sich ausdrückte, „gleich einem elektrischen Funken von einem Draht auf den anderen" überspringen. Diese Vorstellungen sind als überholt und widerlegt zu betrachten seit der Auffindung des nervösen Terminalretikulums auch an den vegetativen Ganglienzellen des intramuralen Systems durch *Stöhr jr.*, *Reiser*, *Sunder-Plassmann* u. a. und auch in den sympathischen Ganglienzellen des Grenzstrangs selbst durch *Sunder-Plassmann*. Erst die letzten zwanzig Jahre Forschung haben vor allem mittels der Färbetechnik nach *Bielschowsky-Gros* und eines neuzeitlichen Mikroskops bei 2000facher und noch mehr Vergrößerung unsere Anschauungen gänzlich umgewandelt. Zwar sind diese neuen histologischen Untersuchungsergebnisse in ihrer Deutung noch z. T. umstritten *(Kornmüller*, die Spanische Schule u. a.), ihre Anerkennung setzt sich aber immer mehr durch, wenn auch die Physiologie und Pharmakologie noch hartnäckig an den Synapsen festhalten, da sie einstweilen für viele Erscheinungen noch keine anderen Erklärungsmöglichkeiten haben.

Unter mikroskopischer Betrachtung mit geringerer Vergrößerung erscheint die sympathische Ganglienzelle durch eine verschieden große Anzahl (3—20) plasmatischer Ausläufer morphologisch gekennzeichnet, so daß durch diese gestaltliche Verschiedenheit allein schon keine einzige Zelle der anderen gleicht. Sie enthält einen (nur in Samenblase und Prostata mehrere) bläschenförmigen hellen Kern mit meist einem oder zwei stark hervortretenden Kernkörperchen. Fibrillen von ungeheurer Feinheit durchziehen den gesamten Zelleib, sich überkreuzend und sich miteinander verflechtend, und konvergieren zu den Zellfortsätzen hin, um vor ihrem Austritt parallel gerichtet zu sein. Wegen der Vielzahl der Neurofibrillen bleibt in den Maschen zwischen ihnen nur wenig Raum für Nissl-Granula, so daß das Tigroid niemals grobschollig, sondern feinst verteilt erscheint. Pigmentkörnchen treten mit zunehmendem Alter vermehrt auf und sind oft nur auf einen Teil der Zelle beschränkt. Dendriten und Neuriten sind nicht voneinander zu unterscheiden.

In stärkster Vergrößerung bieten sich die Zellen der sympathischen Grenzsstrangganglien nicht mehr streng abgekapselt dar, sondern Neuroplasma und Hüllplasmodium erscheinen miteinander verzahnt und verschmolzen (*Stöhr jr.*). In dem Hüllplasmodium sind zahlreiche „Nebenzellen" mit großen hellen und kleinen dunklen

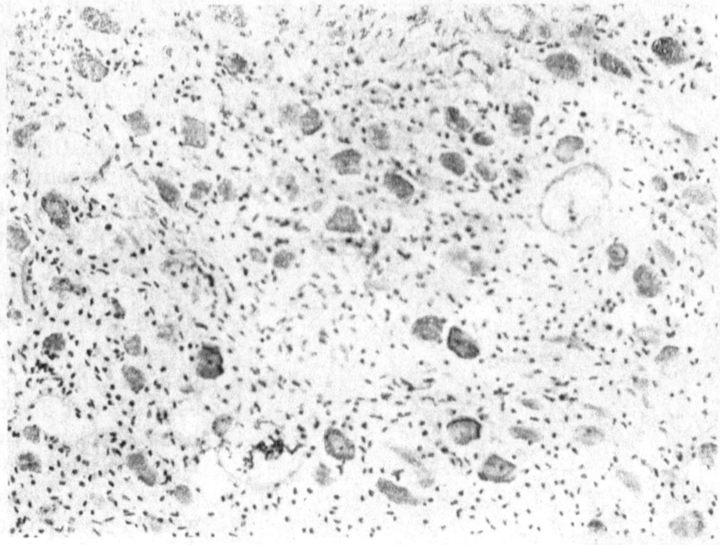

Abb. 6. E. F., 45jähr. ♀. Vergleichsfall. Übersichtsbild eines „normalen" Lendenganglions. *Kresyl*. Vergr.: 175.

Kernen eingefügt, die nicht nur morphologisch, sondern auch funktionell mit dem Nervensystem in Zusammenhang stehen (Abb. 7). Diese Zellen, schon 1903 von *Kohn* als „neurogene Nebenzellen" bezeichnet und auch von anderen wiederholt beschrieben, sind von *Stöhr jr.* in ihren Beziehungen zu den sympathischen Ganglienzellen eingehend studiert worden. Man sieht nirgends ein knopfförmiges Gebilde, das als das Ende einer präganglionären Faser gedeutet werden könnte, vielmehr zieht sich durch den ganzen Ganglienknoten ein geschlossenes, viele Ganglienzellen miteinander verknüpfendes, dem nervösen Terminalretikulum angehörendes ungeheuer feines Netz, das synzytial mit allen Zellen, den eigentlichen Ganglienzellen sowohl wie den Zellen des Hüllplasmodiums, verwoben ist und innigste plasmatische Beziehungen mit ihnen eingeht, ja sogar direkt ohne Unterbrechung in das Ausbreitungsgebiet der retikulären Ganglienzellenausläufer übergehen kann (Abb. 8). Bei solcher feingeweblichen Strukturaufteilung der aus den präganglionären Nervenästen kommenden Fasern und ihren unmerklichen Übergängen in die zu postganglionären Fasern führenden Gebilde ist von den vielbesprochenen „Synapsen" nichts zu sehen. Man kann sich daher der Erklärung *Stöhrs* nicht verschließen, der die erwähnte *Langley*sche Nikotinreaktion als eine Vergiftung und dadurch bedingte chemisch abwegige Reaktion des Hüllplasmodiums mit Unterbrechung der Reizleitung verständlich zu machen versucht. Alles, was das Hüllplasmodium mit seinem perizellulären Terminalretikulum, den Faserkörben und Faserknäueln an die Ganglienzelle bindet, soll der Reizübertragung dienen.

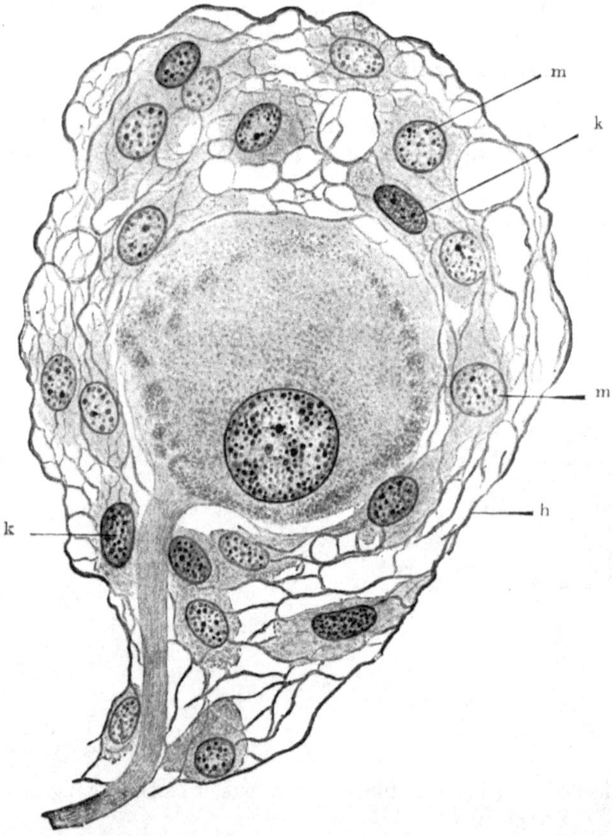

Abb. 7. Normale sympathische Ganglienzelle in ihrem „Hüllplasmodium". Ganglion cervciale craniale des Menschen. m = große helle Kerne, k = kleine dunkle Kerne, h = Hüllmembran. Methylgrün - Säurefuchsin - sin-Orange. Vergr.: 1500 (nach *Stöhr* aus *Sunder-Plassmann*, 1943).

In kolbigen, platten- und ringförmigen und spiraligen Gebilden um die Ganglienzellen herum will die Spanische Schule *(Cajal)* und in einem äußeren Gespinst von Fadennetzen, das sich an den Ganglienzellen gegen ein anderes inneres Gespinst abgrenzt und auf bestimmte Zellfortsätze übergeht, will *Kornmüller* Endigungen von Neuronen, also doch Synapsen sehen.

Gegen die neurale Natur des Retikulums wird allerdings von *Nonidez* (1936) u. a. geltend gemacht, daß es auch mit der Silberkarbonat-Technik (nach *Rio Hortega*), die keine Nervenfasern färbt, dargestellt werden kann, und daß andererseits mit der *Cajal*-Methode, die nur Nerven färbt, die Darstellung nicht gelingt. Diese Einwände hat *Sunder-Plassmann* auf dem Deutschen Chirurgenkongreß 1949 meiner Meinung nach überzeugend entkräftet durch die Vorweisung von Mikrophotogrammen, die in immer stärker werdenden Vergrößerungen immer desselben Präparatenabschnittes einen ununterbrochenen Zusammenhang einwandfreier größerer Nervengebilde mit dem Terminalretikulum unmißverständlich und eindeutig zur Darstellung brachten.

Das Endausbreitungsgebiet der Vasomotoren

Unseren größeren Blutgefäßen werden zunächst außer vom vegetativen Nervensystem zum Teil auch von den Gehirnnerven, zum größeren Teil von den Zerebrospinalnerven Äste zugeführt. Der Plexus aorticus, von zahlreichen Ganglienzellen durchsetzt, ist mit seinen nervösen Ausläufern eine ganze Strecke lang auf der Wand

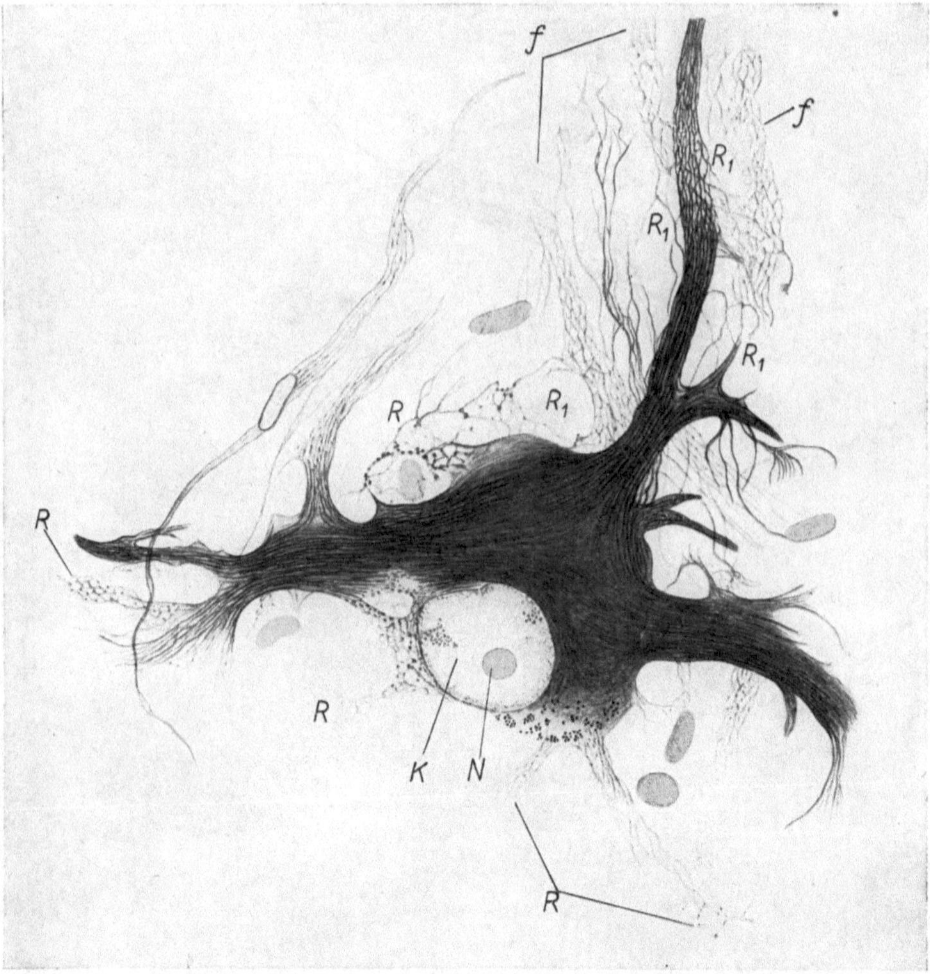

Abb. 8. Sympathische Ganglienzelle im Ganglion stellatum eines 27jähr. Mädchens. K = Kern, N = Kernkörperchen, R = feinste retikuläre Ausläufer der Ganglienzellfortsätze, f = feinste intraganglionäre Nervenfäserchen vom Charakter des Terminalretikulums, die bei R_1 mit den Ganglienzellfortsätzen in kontinuierliche Verbindung treten. Vergr.: 2000. *Bielschowsky*-Methode (aus *Sunder-Plassmann*, 1943).

der großen Arterienäste durch Präparation freizulegen bis in den Truncus brachiocephalicus, die Arteria subclavia, iliaca ext. und int.

Aus den sympathischen Grenzstrangganglien treten die Vasomotoren als Rami communicantes grisei teils unmittelbar an die Gefäße und Organe heran, teils mittelbar mit den Gehirn- und Rückenmarksnerven in die Peripherie, um hier segmentär auf die Gefäße überzugehen. Von *Braeucker* werden die letztere Art als „vasomotorische Hauptbahnen", die direkt an die Gefäße herantretenden Nerven als „vasomotorische Nebenbahnen" bezeichnet. Ob sogenannte „lange" Gefäßnervenbahnen vorhanden sind, ist noch unentschieden. Makro- wie mikro-

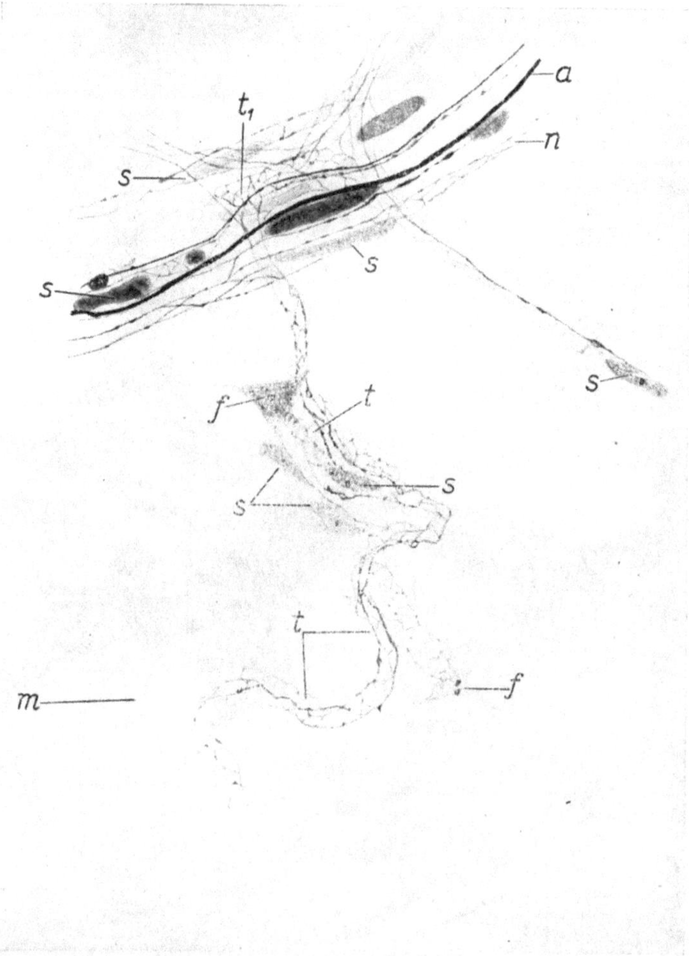

Abb. 9. Die Vasomotoren: Kontinuierlicher Zusammenhang des nervösen Terminalretikulums der Adventitia und Media innerhalb der Gefäßwand. Art. carotis int. des Menschen. Das Präparat zeigt das nervöse Terminalretikulum (t), das sich ohne Unterbrechung von nervösen Präterminalplexen (n) abzweigt, und synzytial Fibrozyten (f) der Adventitia und glatte Muskelfasern der Media (m) innerviert; s = Kerne des *Schwann*schen Terminalplasmodiums; a = gröberer Achsenzylinder; t_1 = Nervenfäserchen vom Charakter des Terminalretikulums. Vergr.: 1800. *Bielschowsky*-Methode. (Aus *Sunder-Plassmann*, 1943.)

skopisch läßt sich die Entscheidung nicht treffen, denn im periadventitiellen Bindegewebe wird das nervöse Geflecht sowohl vom vegetativen wie vom spinalen Nervensystem gebildet, die hier unentwirrbar miteinander verflochten sind und wahrscheinlich auch in dem Terminalretikulum aufgehen.

In der gleichen Weise, wie schon bei den Ganglienzellen geschildert, enden die Vasomotoren in den Gefäßen. Auch hier wieder stellt ein nervöses Terminalretikulum *(Stöhr jr.)* mit seinem Maschenwerk die denkbar feinste Vereinigung mit der einzelnen Zelle nicht nur in der Adventitia, wie man früher allein annahm, sondern ebenso in der Media und Intima, ja auch in der Kapillarwand her. Allenthalben finden sich in diesem peripheren neuralen Netzwerk *Schwann*sche Kerne und interstitielle Zellen, in die das vegetative Terminalretikulum teils eingebettet erscheint, während es andernteils in dem Plasma der einzelnen Zelle des Erfolgsorgans aufgeht. Der von *Boeke* hierfür geprägte Ausdruck „sympathischer Grundplexus“ wird von *Sunder-Plassmann* als irreführend vermieden, weil ja die sympathische oder parasympathische Funktion nicht aus den morphologischen Befunden abzulesen ist, er betrifft aber ebenso wie der von dem gleichen Autor auch gebrauchte Ausdruck „Terminalretikulum“ die gleichen Nervengebilde. *Reiser* braucht statt dessen den Ausdruck „präterminales Retikulum“, was wiederum *Stöhr jr.* ablehnt, der die hier meist schon retikulär aufgeteilten Nervenfäserchen vielmehr dem eigentlichen Terminalretikulum zurechnet. Darum hält *Sunder-Plassmann* es für zweckmäßig, die der biologischen Einheit des Terminalretikulums vorgelagerten, mit sehr vielen Kernen wechselnden Aussehens ausgestatteten nervösen Plexuszüge für sich als „neurovegetativen Präterminalplexus“ zusammenzufassen.

Da die feinst verteilten Nervenfäserchen nicht für sich bestehen bleiben oder ineinander übergehen, vielmehr in innigste protoplasmatische Verbindung zu den verschiedenen Zellen der Organe, Organkomplexe, Gefäße usw., treten, spricht man mit Recht *(Stöhr jr.)* von einem großen Synzytium (Abb. 9). In der Adventitia stellen sich die meisten vegetativen Nervenfasern marklos dar, doch finden sich auch solche mit dicken markhaltigen Hüllen, deren Zugehörigkeit zu rezeptiven, afferenten Gefäßnerven vermutet wird. Daß auch ein Teil der zerebro-spinalen Fasern in der Adventitia verläuft, soll nur noch einmal betont werden. Ganz besonders reichhaltig ist nach *Sunder-Plassmann* die synzytiale Verflechtung des nervösen Maschenwerks mit den glatten Muskelzellen der Media. Die Abb. 9 läßt das plasmatische Ineinandergreifen deutlich erkennen.

Als rezeptive Nervenorgane finden sich an bestimmten Stellen der Gefäße anscheinend gehäuft knäuelartig gebaute, sensible Endapparate *(Hirsch)*, von einer bindegewebigen Kapsel umgeben mit Zellen spezifischen Aufbaues *(Stöhr jr.)*. Eine überragende Stellung in der Regulation des gesamten Kreislaufes nimmt seit den physiologischen Untersuchungen *Hering*s der Sinus caroticus ein, in dessen Rezeptorenfeldern *Sunder-Plassmann* wiederum Zellen nachweisen konnte, die seinen neuro-hormonalen Zellen entsprechen. Außer im Sinus caroticus, der aus dem ersten Ast des N. glossopharyngeus stammt, gibt es ähnlich gebaute nur noch im Arcus aortae, von wo der N. depressor seinen Ursprung nimmt.

Vielleicht sind die als rezeptiv und afferent vermuteten Gefäßnerven mit markhaltigen Hüllen bei schweren Durchblutungsstörungen der Weg für eine fortschreitende Degeneration bis in die Ganglienzellen, falls man die entsprechende Veränderung in diesen als sekundär ansprechen will? — Wir kommen auf andere Möglichkeiten in dem Abschnitt über die Pathogenese noch zu sprechen. — Andererseits aber erklärt gerade die ungeahnte Ausdehnung der synzytialen Verflechtung des Terminalretikulums mit seinen massenhaften *Schwann*schen Kernen die weitgehende periphere Selbständigkeit des vegetativen Nervensystems und die Tatsache, daß es durch gewöhnliche operative Durchschneidung übergeordneter Nervenbahnen nicht zur Degeneration zu bringen ist *(Stöhr jr., Boeke, Reiser, Sunder-Plassmann)*. Hiermit steht meine soeben vorgebrachte Vermutung über das Fortschreiten degenerativer Veränderungen nicht unbedingt im Widerspruch, da diese über die afferenten Nervenfasern zu denken wäre. Wir müssen da noch sehr viele weitere Untersuchungen abwarten.

Im neurovegetativen Präterminalplexus liegen zahlreiche, unscheinbare Kerne, zumeist perivasal, die polyvalente Eigenschaften besitzen sollen. Sie werden von *Sunder-Plassmann* einem von ihm sogenannten nh-Zellsystem zugeordnet und scheinen den *Stöhr*schen neurogenen „Nebenzellen" in den vegetativen Ganglien gleichartig zu sein. Im Indifferenzstadium zeigen diese neurohormonalen (nh)-Zellen neuroplastische Eigenschaften, sie sollen sich aber auch zu glatten Muskelzellen ausdifferenzieren können. Schließlich sollen sie befähigt sein, das gefäßerweiternde Azetylcholin zu produzieren, also hormonal zu wirken, weshalb ihnen ihr Name gegeben wurde und sie nicht nur funktionell mit dem Parasympathikus verbunden zu betrachten sind, sondern nach *Sunder-Plassmann* sogar „bis zu einem gewissen Grade" das morphologische Substrat der Endausbreitung des Parasympathikus darzustellen scheinen. Das ist mir nicht wahrscheinlich, da sie ja auch die Eigenschaft zu wandern besitzen sollen. Die Hüllzellen, auch Mantelzellen genannt, stehen untereinander und mit den Ganglienzellen in plasmatischem Zusammenhang, der durch bindegewebige Fasern verstärkt sein kann. Trotzdem handelt es sich nach *Hoepke* bei dem Hüllplasmodium keineswegs um eine bindegewebige Kapsel, sondern seine Zellen sind den Neuroblasten, der embryonalen Vorstufe der Ganglienzellen wahrscheinlich sehr ähnlich. In den nh-Zellen sieht *Sunder-Plassmann* andererseits die Bestandteile für die periphere Autonomie bei Ausfall übergeordneter Zentren. Damit könnten auch *Biers* bekannte Beobachtungen hyperämischer Raektionen am isoliert durchbluteten Schweinebein erklärt werden, die dieser wegen der völligen Trennung vom übrigen Organismus als unabhängig vom Nervensystem hinstellte. Die Berechtigung von einem neurovegetativ-sekretorischen System zu sprechen, wird auch von *Gaupp jr.* anerkannt, dem es gelungen ist, in den sympathischen Ganglien Kolloidbildungen nachzuweisen, die nicht pathologischer Natur sind und den histologischen Befunden an den Zwischenhirnkernen entsprechen sollen.

Bei den Kapillaren stehen die feinen Nervenfäserchen, die wir uns nicht einfach als langstreckige Fortsetzung der Arteriennerven vorstellen dürfen, ebenfalls in engster ununterbrochener Verbindung mit dem großen peripheren vegetativen Neurosynzytium, das in gleicher Weise das Erfolgsorgan bedient, von dem die Kapillaren eben nur ein Teil sind. Als Kapillarnerven sind (nach *Stöhr jr.*) nur solche zu bezeichnen, die mit den Elementen der Kapillarwand, den Perizyten oder Rougetzellen und den Endothelzellen, in engster plasmatischer Verbindung stehen, so daß „auch nicht ein einziges Blutkörperchen die Kapillarwand verlassen kann, ohne daß das vegetative Nervensystem daran beteiligt ist." In derselben Weise wie andernorts finden wir auch hier einen Präterminalplexus vorgeschaltet, dem mit seinen neurohormonalen Zellen vielleicht gerade hier besondere regulatorische Aufgaben zufallen. *Sunder-Plassmann* macht in seiner Abb. 17 besonders aufmerksam auf die knötchenförmigen Anschwellungen der marklosen Neurofibrillen im Präterminalplexus, die nach *Stöhr jr.* ein untrüglicher Beweis für ihre neurale Natur sind, weil sie den Varikositäten gröberer Nervenfasern in Parallele zu setzen sind.

Ähnlich wie die Arterien werden die Venen und ihr Quellgebiet nervös versorgt. Auch in der Venenbahn findet sich als Endausbreitung das alle Zellen zu einer synzytialen Einheit verbindende nervöse Terminalretikulum. Wenn ich darauf nicht ausführlicher eingehe, so soll sich darin keine Geringschätzung der entsprechenden anatomischen Befunde ausdrücken. Ich glaube, sie an dieser Stelle nur deshalb vernachlässigen zu dürfen, weil ich Wiederholungen vermeiden möchte. Eine Verlangsamung der Durchströmungsgeschwindigkeit kann, um nur ein Beispiel zu nennen, durch einen Spasmus der Arteriolen wie auch durch Kontraktionen und darauf folgende Stauung im venösen Anteil der Strombahn verursacht sein. Das letztere wird namentlich bei der Entwicklung des Ödems angenommen, was auf eine Steigerung des Flüssigkeitsaustausches im Gewebe zurückgeführt wird. In den Kapiteln über die Pathogenese und das klinische Bild der Durchblutungsstörungen werden wir noch hinreichend Gelegenheit finden, die Bedeutung der Venen zu unterstreichen.

Die Paraganglien

gelten als „neurogene Nebenorgane". Es sind von *Zuckerkandl* zuerst beschriebene chromaffine Gebilde, die zur Zeit der Geschlechtsreife nach vorhergehender Verringerung der Zellelemente, Wucherungen der Gefäße und des Bindegewebes und Verlust ihrer chromaffinen Eigenschaften verschwinden. Dieser Vorgang ist vielleicht als ontogenetische Fortsetzung der phylogenetischen Entwicklung des vegetativen Nervensystems zu betrachten, bei der die Plexus und Ganglien immer bedeutender und ausgedehnter werden, wogegen die verstreut verteilten, Adrenalin erzeugenden Zellen sich mehr und mehr sammeln und schließlich beim erwachsenen Menschen die Nebennieren bilden. Einzelne chromaffine Zellelemente, die sich dann an vielen Stellen entlang den peripheren Sympathikusästen vom Kopf bis zum Schwanzbein finden, können jedoch sehr lange erhalten bleiben. Von vielen werden sie eben wegen ihrer Verbundenheit mit dem sympathischen System als „sympathische Nebenorgane" betrachtet, während andere *(Azbukin)* sie den „parasympathischen" Organen zurechnen und wieder andere *(da Costa)* sie gemischt von Vagus und Sympathikus gespeist sehen wollen. Darin drückt sich unsere noch völlige Unkenntnis über ihre Funktion aus. *Hirt*, der im Verband des Sympathikus immer Organkomplexe zusammenfassen will, deren jeder eine Gruppe von Organen innerviert, weist diesen Organkomplexen ein für die vasomotorische Wirkung in Betracht kommendes Zentrum in Form eines Chromatinkörpers zu. So finden wir in einer oberen Gruppe für Schilddrüse, Thymus, Herz, Lunge usw. Chromatinkörperchen im Glomus caroticum, für die abhängigen Organe Magen, Leber, Milz, Bauchspeicheldrüse in den Nebennieren und für die unteren Bauchorgane und die Beckeneingeweide im Paraganglion abdominale, sowie weiter im Glomus coccygeum und vereinzelt allenthalben im peripheren Verlauf des Sympathikus. Außerordentlich zahlreiche, meist marklose Neurofibrillen vereinigen sich wiederum in feinster Netzverzweigung aufs engste mit epitheloiden, großkernigen Zellen, denen eine chemische Produktionsfähigkeit eigen sein dürfte *(Sunder-Plassmann)*. Auch hier müssen uns weitere Untersuchungen noch Aufklärung bringen.

3. Das vegetative Nervensystem und die anderen mitwirkenden Faktoren im Zusammenspiel bei der Gewebsdurchblutung

Nach der Schilderung der Anatomie der Gefäße und ihrer Nerven und des ungeahnt großartigen feingeweblichen Gefüges ihrer letzten Endausbreitungen wird sich niemand dem Eindruck verschließen können, daß es sich hier um ein vegetatives Synzytium größten Ausmaßes handelt, ein Verflochtensein von Zellverbänden verschiedener Art und lebensnotwendiges Zusammenwirken verschiedener Systeme, bei dem eins vom anderen abhängt, ja abhängen muß, bei dem aber funktionell dem Nervensystem augenscheinlich eine beherrschende Stellung zukommt. Wenn man von unserem Spezialgebiet einmal abschweift zu anderen biologischen und pathologischen Vorgängen unseres Organismus und sich der *Ricker*schen Theorie erinnert, daß keine Körperzelle selbsttätig, sondern ihre Leistung stets von der zugehörigen innervierten Strombahn abhängig sei, so kommt man zu dem Schluß, daß gerade hier der *Ricker*sche Relationsgedanke in den letzten Jahren eine morphologisch gut fundierte Untermauerung bekommen hat. Nun sind aber weiter auch Blutgefäße und Nerven weder für sich noch zusammen imstande, eine für den ganzen Organismus bestmögliche, ja, um einen vielen nicht genehmen Ausdruck zu gebrauchen, zweckdienliche Funktion auszuführen. Auch Blutgefäße und Nerven sind wiederum von anderen Faktoren, und zwar in Wechselbeziehungen, abhängig, um das harmonische Zusammenspiel aller Kräfte im Interesse des Ganzen zu gewährleisten. Als mitwirkende Faktoren dieser Art gelten vor allem chemische, humorale und hormonale, aber auch physikalische, mechanische, thermische und elektrische, und noch manche andere, wie seelische Einflüsse und dergleichen mehr. Alle diese Faktoren wirken jedoch fast ausschließlich als Reize auf das Nervensystem, zumindest mittelbar. Vom Nervensystem aus wird dann den örtlichen oder allgemeinen, physiologischen oder pathologischen Anforderungen des Körpers entsprechend der Kreislauf reguliert, die Durchblutung gesteuert und die Gewebsernährung sichergestellt.

Von den Beziehungen zwischen vegetativem Nervensystem und Blutgefäßen haben wir einige schon kennengelernt, die einen geordneten Ablauf der Durchblutung der Gewebe bewirken, sowie andere, die gerade für krankhafte Prozesse oder besondere Versuchsanordnungen an dem Ausfall von Funktionen das biologische Geschehen erkennen lassen. Bei den komplexen Mechanismen am Gefäßrohr zwischen solchen, die neural, und solchen, die durch Gewebsreizung vermittelt werden, zu unterscheiden, halte ich nicht mehr für berechtigt, da letztlich alle Reize, die exogenen wie die endogenen, auf dem Wege über das Nervensystem vermittelt und weitergeleitet werden und Reaktionsformen am Gefäßsystem auslösen. Ich erinnere an den Satz *Stöhrs jr.*, daß kein Blutkörperchen eine Kapillare ohne Mitwirkung des Nervensystems verläßt. So führt uns gerade die synzytiale Verflechtung der letzten Endausbreitungen des vegetativen Nervensystems mit jeder einzelnen Körperzelle auch zur Ganzheitsbetrachtung des gesunden wie des kranken Menschen.

Außer der wichtigen Grundtatsache, die durch den gelungenen anatomischen Nachweis des vegetativen Neurosynzytiums gegeben ist, stehen uns noch die Ergebnisse der experimentellen Physiologie und die klinischen Beobachtungen an kranken und operierten Menschen zur Beurteilung von Zusammenhangsfragen zur Verfügung. Leider sind die Ergebnisse oft sehr schöner Tierexperimente nicht einmal auf alle Tierarten gültig zu übertragen, z.B. unterscheiden sich Hund und Katze in mancher Beziehung wesentlich hinsichtlich ihres vegetativen Systems, worauf in der Literatur wiederholt hingewiesen ist (*Cannon*, *Gask-Ross* u. a.). Die Nervensysteme der Tiere nun weichen auch in vieler Hinsicht von den menschlichen Nervensystemen ab. Zudem sind die experimentellen Eingriffe oft sehr roh und sehr unphysiologisch, so daß mit *Gask-Ross* die Erfahrungen und Beobachtungen der Klinik, vor allem der Chirurgie, als die fruchtbarste Methode anzusehen sind, um den Problemen näher zu kommen. Auch dabei darf nicht außer acht gelassen werden, daß eine ganz große Zahl von klinischen Operationen bei kranken Individuen mit oft krankhaft verändertem sympathischen Nervensystem vorgenommen wurde. Weiter müssen wir uns hüten, oft bestechende Anfangserfolge unserer chirurgischen Therapie zu überwerten; wir dürfen vielmehr erst nach Jahr und Tag das Endergebnis unserer chirurgischen Bemühungen beurteilen. Wer sich viel mit der Chirurgie des sympathischen Nervensystems praktisch befaßt, erlebt nicht nur viel Freude, dem tun sich auch fast täglich neue Rätsel und Merkwürdigkeiten auf, die dem allgemeinen Erfahrungsschatz manchmal schwer einzuordnen sind.

So ist eine der erstaunlichsten Tatsachen z. B. die, daß auch der Mensch weitgehend desympathisiert werden kann, ohne daß er dauernde Einbuße an der Regelung seiner lebensnotwendigsten körperlichen Funktionen erleidet. Ich habe einige Kranke mit Erfrierungen und auch vereinzelt solche mit Angiitis obliterans, denen eine Gliedmaße von anderer Seite bereits amputiert worden war, die ihren drei verbliebenen Gliedmaßen zugehörigen Grenzstrangganglien radikal (über die Technik s. Kap. IV) reseziert. Die Kranken verlangten nach dem erfolgreichen Eingriff, der zunächst nur eine Gliedmaße betraf, inständigst auch Operation an den übrigen; sie sind nicht nur von ihren quälenden Beschwerden befreit, sondern auch wieder arbeitsfähig geworden. Von Katzen, Hunden und Affen ist es bekannt *(Cannon)*, daß sie nach vollständiger Exstirpation beider Grenzstränge vom Ganglion stellatum bis zu den Sakralganglien unter der Obhut des Laboratoriums noch Monate und Jahre weiterleben konnten, wenn auch der Grundumsatz vermindert, die Leistungsfähigkeit bei stärkerer Beanspruchung herabgesetzt, der Blutzuckerspiegel beträchtlich gesenkt und eine Insulinüberempfindlichkeit aufgetreten war. Bei Abkühlung fällt die Körpertemperatur der Tiere stark ab, die allgemeine Wärmeregulation ist gestört, bei Kälte treten heftiges Körperschauern und bei nur mäßig erhöhten Temperaturen schon leicht Hitzschlag ein. Alle diese Störungen stellen sich jedoch nur bei total sympathektomierten Tieren ein, sie sind unter normalen äußeren Bedingungen auch bei Tieren meist nur geringfügig. Nur ein einziger meiner Patienten unter mehr als 150 Sympathektomierten, ein Werkmeister, dem ich wegen schwerer Angiitis obliterans nach erfolgreicher Ausrottung eines Lendengrenzstrangs auch den andern auf seinen besonderen Wunsch nach einiger Zeit ebenfalls mit bestem Erfolg entfernt habe, klagte spontan über allgemeine Leistungsminderung im Beruf und schon bei geringen körperlichen Anstrengungen. Diese Tatsache, daß total sympathektomierte Tiere und großenteils sympathektomierte Menschen überhaupt weiterleben, muß zunächst stutzig machen. Man möchte fragen, wozu brauchen wir denn dann überhaupt das sympathische Nervensystem?

Eine andere merkwürdige Tatsache, die in der Literatur auch von anderen wiederholt beschrieben ist (z. B. *Leriche*, *Gohrbandt*), erleben wir bei Operationen wegen Durchblutungsstörungen gar nicht so selten: Nach Resektion des zugehörigen Grenzstranges einer Gliedmaße treten nicht nur an dieser, sondern auch an der kontralateralen, bisweilen auch an der höheren oder unteren gleichseitigen oder gegenüberliegenden Gliedmaße gleichzeitig entsprechend gleichsinnige Änderungen, „Umstimmungen" im Ablauf der vegetativen Funktionen auf. Ja auch widersinnige Reaktionen zeigen sich und selbstverständlich auch sympathische Reaktionsabläufe anderer Art an inneren Organen, u. a. doppelseitiger massiver Lungenkollaps nach Entfernung der Hals-Brust-Ganglienkette, Besserung der Darmtätigkeit nach Resektion des unteren Lendengrenzstranges usw. Ich habe darüber ausführlicher in einer Arbeit in *Bruns* Beiträgen berichtet und verweise deshalb an dieser Stelle darauf. Im Kap. „Therapie" komme ich außerdem noch einmal darauf zu sprechen.

Diese operativ gewonnenen Erfahrungstatsachen vermitteln Eindrücke von der vielgestaltigen Zusammengehörigkeit und Kompliziertheit der Funktionen des gesamten vegetativen Nervensystems, wie man sie wohl kaum erwartet: auf der einen Seite nach der vollständigen Entfernung der ganzen paravertebralen sympathischen Ganglienkette nur anscheinend wenig bemerkbare Funktionsausfälle, auf der anderen Seite nach teilweiser Entfernung der paravertebralen sympathischen Ganglienkette weitgehende Rückwirkungen auch auf andere entlegene Teile derselben. Auf der einen Seite also ohne Zweifel ein Beweis entweder für die weitgehende periphere Autonomie des ganzen Systems oder für eine „Umschaltung auf einen ganz anderen Stromkreis", nämlich auf die in den spinalen Nerven unmittelbar von dienzephalen Zentren aus verlaufenden sympathischen Fasern, auf der anderen Seite umgekehrt ein Mitreagieren des „Gesamtstromnetzes" des sympathischen Systems.

Wenn ich hier von „anderem Stromkreis“ und „Gesamtstromnetz“ spreche, so sollen damit nur bildliche Vergleiche gezogen werden, ohne daß ich die rein elektrische Natur dieser Erscheinungen damit behaupten will, obwohl auch gerade in dieser Richtung Hypothesen bereits vorliegen, die in alte Vorstellungen von der elektrischen Vermittlung des Nervenimpulses ausmünden. *Huneke* z. B., der in Deutschland die weitaus größte Erfahrung mit therapeutischen Novocaineinspritzungen (er benutzt Impletol, eine komplexe Verbindung von Novocain mit Coffein) bei den allerverschiedensten Krankheitserscheinungen und funktionellen Störungen hat, verwirft den Begriff der „Blockade“ der vegetativen Nervenbahnen als Erklärung einer Lokalanästhesie. Statt dieser will er eine „Bahnung“ der Nervenfasern darin erblicken, bei der es im Gefolge einer Betäubung zum „Abfließen der biologischen Spannung“ und damit zu einer „bleibenden Zustandsänderung im Sinne einer Reinigung“ komme, denn „alles Lebensgeschehen sei mit elektrischen Vorgängen verknüpft“. „Zur Erklärung der Fernwirkungen mit der dazu gehörigen Beseitigung von krankmachenden Sperrungen genügt vielleicht schon die Annahme einer Quantenverschiebung in der elektrischen Struktur der vegetativen Bahnen“. Vorstellungen dieser Art muten reichlich mystisch an, sie gewinnen aber festeren Boden durch die neueren Untersuchungen von *Fleckenstein* und *Hardt* über den Wirkungsmechanismus der Lokalanästhetika und Antihistaminkörper. Außerdem weiß man seit langem, daß die komplizierten chemischen Umsetzungen, die in den Zellen unseres Körpers vor sich gehen, zum größten Teil von elektrischen Erscheinungen begleitet werden, sind wir doch heute sogar schon in der Lage, die bei der Denkarbeit im Gehirn auftretenden Aktionsströme zu messen und graphisch darzustellen.

Wo leitende Stoffe vorhanden sind, entstehen elektrische Spannungen und fließen elektrische Ströme. Nach neueren Forschungen (zit. nach *Möbus*) entstehen die elektrischen Potentiale, die einen Nerven erregen, durch Azetylcholin, das unter dem Einfluß von ionisiertem Kalium aus einer inaktiven Vorstufe gebildet wird, und von dem wir gehört haben, daß seine Entstehung auch in den Zellen des neurohormonalen Synzytiums der vegetativen Endausbreitung vermutet wird. Bei Verschwinden des ionisierten Kaliums wird das Azetylcholin in seine inaktive Vorstufe zurückverwandelt. Kommt das stark depolarisierende Azetylcholin mit der Lipoidschicht der Nervenfasern in Berührung, so werden die elektrischen Vorgänge ausgelöst und es entsteht ein sogenanntes Grenzphasenpotential. Die Lipoidschicht soll nach der Berührung mit dem Azetylcholin den elektrischen Widerstand der Nervenfasern zu vermindern und damit die elektrische Leitfähigkeit zu erhöhen imstande sein. Der elektrische Widerstand und die damit verbundene Minderung der Leitfähigkeit der Nerven werden nach Beendigung der Nerventätigkeit wieder in ihr Gegenteil verkehrt, wenn das Azetylcholin von der Cholinesterase fermentativ teilweise abgebaut und durch Verschwinden der Kaliumionen in seine inaktive Vorstufe zurückgeführt wird. Ob und inwieweit nicht gerade der Gegenspieler des Azetylcholins, das Adrenalin, ebenfalls eine Rolle bei dieser elektrischen Erregung mitspielt, muß weiteren Untersuchungen überlassen bleiben; denn andere Forscher glauben, daß durch Reizung der Nerven zwischen deren Endigungen und den von ihnen innervierten Geweben ein Stoff freigemacht wird, der von *Cannon* als „Sympathin“ bezeichnet wird und der entweder Adrenalin selbst oder ihm chemisch nahe verwandt sein soll. Adrenalin gilt als ausgesprochenes Sympathikusreizmittel, wogegen Azetylcholin eine parasympathische Wirkung auslöst. Aus diesen beiden Komponenten der Zellreaktion im sympathischen Sinne sowie der parasympathikuskompensatorischen Reaktion formt *Danielopolu* den Begriff des „Amphomimetismus“. *Dales* hat die Auffassung, daß die präganglionären sympathischen Neuronen cholinergisch sind und Azetylcholin sezernieren, während die postganglionären Neuronen adrenergisch sind und Adrenalin sezernieren.

Die marklosen Nerven unterscheiden sich (*Regelsberger*) von den markhaltigen Spinalnerven in elektrischer Beziehung durch die geringere Größenordnung der auftretenden Ströme überhaupt, ferner durch die langsamere Erregungsleitung und den im ganzen gedehnteren Ablauf der Erregungswelle. Bekannt ist auch, daß die vegetativen Nerven elektrischen Strömen gegenüber geringer erregbar sind. Aus der 60—100mal geringeren Leitungsgeschwindigkeit in efferenten sympathischen Nerven gegenüber einem somatischen kann man sogar Rückschlüsse auf die Zugehörigkeit zum einen oder anderen System ziehen.

S. G. Zondek stellt sich als primären Effekt der normalen Nervenerregung eine Änderung der Kolloidstruktur der Zelle vor, während sich die Elektrolytverteilung im Inneren der Zelle sekundär dieser Änderung anpasse, und er deutet im Falle einer Vagusreizung die Konzentrationsänderung der Elektrolyte in der Richtung des Kaliums, im Falle einer Sympathicusreizung in der des Kalziums. Zu diesen Überlegungen ist er auf Grund der elektrochemischen Untersuchungen von *Nerz* gekommen, der das Wesen der elektrischen Muskelreizung in einer Konzentrationsänderung von Ionen sah. Es soll aber nicht verschwiegen werden, daß ein so erfahrener Fachmann wie *Cannon* die Vermittlung des Nervenimpulses für vollständig chemischer Natur hält.

Nach *Fleckenstein* und *Hardt* wird als Grundprozeß der Nerven- und Muskelerregung die rasche Permeabilitätserhöhung und elektrische Entladung der Fasergrenzflächen (Depolarisation) im Aktionsstrom angesehen. Durch Lokalanästhetika gelingt es umgekehrt, diesen Erregungsprozeß abzubremsen bzw. zu verhindern, indem die Kaliumabgabe blockiert und damit die Membranen wieder abgedichtet und stabilisiert und somit also die depolarisierten Nerven wieder leitfähig gemacht werden. Mit diesen Experimenten lassen sich die therapeutischen Erfolge einer Reihe später zu besprechender Heilmaßnahmen bei Durchblutungsstörungen, wie z. B. vor allem die paravertebrale Grenzstrangblockade auch nicht vollbefriedigend erklären (vgl. Kap. IV, B, 2). Im übrigen haben auch die Calciumionen, Antihistaminkörper und atropinähnliche Stoffe gleiche permeabilitätseinschränkende Grundwirkung.

So ganz abwegig ist also der oben herangezogene Vergleich des vegetativen Nervensystems mit einem Stromnetz und verschiedenen Stromkreisen nicht! Wir sind damit bei den Ursprüngen der Erregung des vegetativen Systems angelangt und haben damit auch gleichzeitig eine theoretische Begründung für mancherlei therapeutische Maßnahmen, wie Diät, Blockaden usw., gegeben. Kehren wir aber noch einmal zu den Leitungsbahnen zurück, die die Erregung weiter vermitteln.

Es ist anzunehmen, daß die verschiedenen Abschnitte des vegetativen Nervensystems und namentlich ihre verschiedenen zentralen Einrichtungen auch verschiedene Aufgaben zu erfüllen haben, wobei wir nicht nur sympathische von parasympathischen sondern dürfen. Wir können hier nicht einfach, wie beim zerebrospinalen System, zwischen Hirnzentren und Peripherie oder zwischen afferenten und efferenten Bahnen unterscheiden. Das vegetative Nervensystem ist vielmehr ein riesengroßes Netzsystem, bei dem die kleinste, irgendwo erfolgende Reizung sich im gesamten System auswirken kann, bei dem aber auch andererseits periphere Bezirke sich weitgehend unabhängig vom übrigen System erweisen können, und bei dem selbstverständlich auch das dienzephale Zentrum maßgeblich mitspielt. Vielleicht kommt den vegetativen Zentren im Zwischenhirn im wesentlichen — immer nur mit dem Blick auf die Durchblutung und unter Außerachtlassung der übrigen Funktionen — die Rolle der allgemeinen Blutverteilung zu, deren Vermittlung durch die Rückenmarksbahnen über die spinalen Nerven durch die paravertebrale Ganglienkette weitergeleitet wird, während die besondere Aufgabe der Ganglienkette und vor allem des ausgedehnten synzytialen Terminalretikulums in der Regelung der örtlichen Gewebsdurchblutung besteht. Die Debatte hierüber ist noch voll im Gange (vgl. *Ratschow*).

Eine scharfe Abgrenzung der Aufgabengebiete gibt es nach unseren heutigen Kenntnissen nicht. So haben wir in der Peripherie am Sinus caroticus und am Aortenbogen schon wichtige Gebilde kennengelernt, die als Blutdruckzügler gelten *(Hering)* und als rezeptive Organe Beobachtungsposten für das dienzephale Organisationszentrum sein dürften. Der gesteigerte Karotissinusreflex ruft nicht nur Bradykardie, sondern auch Dilatation der peripheren Gefäße hervor. Auf die Gefahren dieses Reflexes bei örtlichen sowohl wie bei allgemeinen Betäubungen habe ich in einer besonderen Arbeit hingewiesen *(Block)*. An den unteren Gliedmaßen soll der Konstriktorentonus größer sein als an den oberen; hierauf werden die besseren Erfolge bezüglich der Gefäßerweiterung der lumbalen Sympathektomie für die Beine, gegenüber der zervikothorakalen für die Arme, von *Woollard* und *Weddell* zurückgeführt. Daß am Boden des dritten Ventrikels in der Hypothalamusgegend Vasomotorenzentren für Konstriktion und Dilatation — außerdem noch — angenommen werden, spricht nicht gegen die soeben wiedergegebene Hypothese, daß hier vor allem die Blutverteilung geregelt wird.

Eine vom zentralen Nervensystem mittels Durchschneidung der Nervenstämme ausgeschaltete Gliedmaße reagiert nicht mehr reflektorisch auf Reize, die außerhalb der gelähmten Gliedmaße angreifen, wohl aber rufen thermische, mechanische, elektrische Reize direkt an dieser Gliedmaße örtliche Gefäßreaktionen hervor. Diese offenbar autochthonen Gefäßreaktionen, die den gewöhnlichen Wirkungen gleich sind, aber auch unverkennbare Eigenlaunen haben, sind damit zu erklären, daß zwar die überwiegende Mehrzahl der vasokonstriktorischen und vasodilatatorischen Nervenfasern erst innerhalb der Gliedmaße sukzessiv, oder wie man auch sagt segmentär, von den peripheren Nerven an die Gefäße herantreten, daß mit Unterbrechung dieser Bahnen die Gliedmaße vasomotorisch jedoch noch keineswegs lahmgelegt ist, weil ein ansehnliches Geflecht von Nerven direkt ohne den Umweg über die Rami communicantes grisei und die peripheren Nerven aus dem sympathischen Grenzstrang an die A. subclavia und die A. iliaca geht, das sich, wie wir schon gehört haben, eine ganze Strecke weit präparatorisch verfolgen läßt. Außerdem trägt das periarterielle Nervennetz selbst noch Ganglien. In diesen anatomischen Besonderheiten liegt u. a. die weitgehende periphere Autonomie des vegetativen Nervensystems begründet und gleichzeitig auch die Unmöglichkeit, ein Glied oder einen Gliedabschnitt völlig vegetativ zu entnerven. Aus der entwicklungsgeschichtlichen Tatsache, daß, phylogenetisch betrachtet, die frühesten Formen des sympathischen Nervensystems nicht aus Nervenplexus, sondern verstreut verteiltem, adrenalinbildendem Gewebe bestehen, kann man vielleicht diese Fähigkeit zur peripheren Autonomie herleiten.

Die elektrische Reizung eines freigelegten peripheren spinalen Nerven hat sichtbar stets nur eine Vasodilatation im Gefolge. Dabei herrscht nicht der geringste Zweifel, daß in den spinalen Nerven auch vasokonstriktorische sympathische Nervenfasern in Massen vorkommen, und *Foerster* vermutet, daß unsere Reizversuche im allgemeinen zu primitiv sind, um auch deren Tätigkeit auszulösen. Umgekehrt führt eine Reizung des Grenzstranges stets zu einer Vasokonstriktion, eine Unterbrechung zu einer Aufhebung derselben bzw. zu Vasodilatation. *D. Schneider* konnte bei elektrischen Reizversuchen des Grenzstranges mit niedrigen Frequenzen neben den Konstriktoren auch die Dilatatoren reagieren sehen. Jede mechanische Reizung eines Gefäßes, beispielsweise bei der Operation, stumpfe Gefäßverletzungen *(Küttner-Baruch)*, aber auch jede chemische Reizung, bewirkt eine streckenweise Verengerung des Gefäßrohres, die nach einiger Zeit wieder nachläßt. Durch sympathische Denervierung der Arterienstämme sowohl wie durch Grenzstrangdurchschneidung und -ausrottung jenseits des Eintritts der Rami communicantes albi erzielen wir u. a. eine weitgehende Aufhebung der Vasokonstriktion und ein Überwiegen der Vasodilatatoren. Auch hier ist die Aufhebung der Vasokonstriktion nicht vollständig, zunehmend stellt sich mit der Zeit eine vegetative Harmonie im zugehörigen Gliedmaßenbereich wieder her.

Cannon hat nachgewiesen, daß da, wo ein Nerv degeneriert ist, eine gesteigerte Reizbarkeit auf Adrenalin, Sympathin und Azetylcholin eintritt. Eine hochgradige Reizempfindlichkeit zeigt sich nach der Durchschneidung der postganglionären Fasern, eine gemäßigte nach der der präganglionären. Das ist praktisch von Wichtigkeit für die Wahl des operativen Eingriffs, insbesondere für die Höhe der Durchtrennung des Grenzstranges. Eine starke und lang dauernde Vasodilatation folgt der Lendenganglienentfernung, bei welcher nur die präganglionären Fasern zum Ischiadikus durchschnitten werden, während nach der postganglionären Durchschneidung, wie sie meistens bei der Verletzung der peripheren Nerven oder bei der zervikothorakalen Ganglionektomie erfolgt, zuerst eine vollkommene Dilatation eintritt, der bald wieder ein gewisser Grad von Vasokonstriktion folgt. Jedenfalls tritt nach der Grenzstrangdurchtrennung, der Ganglionektomie oder der periarteriellen Sympathektomie in dem abhängigen Gefäßbereich niemals eine komplette Sympathikuslähmung ein. Aber auch die Adrenalinüberempfindlichkeit läßt nach einer gewissen Zeit nach, um schließlich ganz zu verschwinden *(Simmons* und *Sheehan)*, wodurch unter Umständen der arterienerweiternde Erfolg der Sympathektomie ausbleiben oder nur sehr gering sein kann. Vielleicht ist in dieser Überempfindlichkeit gegen die genannten Stoffe auch zum Teil die Ursache für die pathologischen Erscheinungen der Durchblutungsstörungen zu suchen, bei denen wir ja immer eine mehr oder weniger erhebliche Degeneration der zugehörigen Grenzstrangganglien nachweisen können. Gerade der Erfolg der operativen Ausschaltung dieser erkrankten Ganglien scheint für diese Ansicht zu sprechen, weil mit ihnen der von ihnen ausgehende Dauerreiz in Fortfall kommt.

Wie sehr die örtliche Regelung der Blutzufuhr mit der übergeordneten zentralen Regulation zusammenhängt, möge aus folgenden Beispielen hervorgehen.

Bei der reaktiven Hyperämie, die eine örtliche Kreislaufumstellung bedeutet, fanden *Rein* und *D. Schneider* den örtlichen Stoffwechsel nicht der kurzdauernden Drosselung entsprechend abgesunken, sondern de Blutsauerstoff stärker ausgenutzt und die Milchsäureproduktion unverändert. Durch die reaktive Hyperämie wird das infolge der Minderdurchblutung eingetretene Stoffwechseldefizit wieder ausgeglichen. Während der Blutsperre tritt eine Vasokonstriktion nicht ein, jedoch nicht aus Sauerstoffmangel, sondern, wie *Rein* annimmt, durch eine plötzliche zentrale Unterbrechung als Folge einer Sensibilisierung des medullären Zentrums gegen Kohlensäure eben durch den steigenden Sauerstoffmangel. Schreitet die Sauer toffverarmung des Blutes fort, so kommt es zur Hyperventilation, in deren Folge die Kohlensäurespannung weiter absinkt, und es fehlt schließlich der allein adäquate Reiz für die Konstriktion der Gefäße, so daß eine örtliche periphere Dilatation der Gefäße resultiert.

Einen weiteren Beweis für das Zusammenspiel zwischen örtlicher und zentraler Steuerung der Durchblutung sieht *Ratschow* in der quantitativ angepaßten Arbeitshyperämie, die *Rein* in bezug auf die Kapillaren für eine örtlich-chemische Angelegenheit, in bezug auf die dabei erfolgende Mehröffnung der Arteriolen aber an die Mitwirkung chemo-sensibler Nerven gebunden hält. In beiden Fällen wird die Reaktion zunächst durch die bei der Muskelarbeit vermehrt anfallende Milchsäure, weiter aber durch andere Gewebsreizstoffe und die Verschiebung der Wasserstoffionenkonzentration nach der sauren Seite hin zentral ausgelöst.

Bei jeder Art von Hyperämie spielt die Kapillarversorgung eine nicht unwichtige Rolle. Früher war man geneigt, den Kapillaren eine Bedeutung im wesentlichen für den Gewebsstoffwechsel und weniger für die Durchblutung zuzusprechen, das ist aber nicht richtig. Der alte Streit um die Kontraktilität der Kapillaren dürfte in positivem Sinne entschieden sein *(O. Müller, Magnus, Krogh, Hintze* u. a.). *Rieder*, desgleichen *Brown* u. a. beobachteten die Erweiterung der Kapillaren nach sympathischer Denervierung, was bereits 1926 *Gabbe* experimentell nachgewiesen hat. Ferner die Tatsache, daß das gesamte Blut ja das Kapillarsystem passieren muß in seinem regelmäßigen Kreislauf, und weiter die anatomische Versorgung und die Einbeziehung der Kapillaren in das vegetative Neurosynzytium lassen vermuten, daß auch die Kapillaren aktiven Anteil an der Gewebsdurchblutung haben, wenn auch dieser Anteil verhältnismäßig gering ist, zum mindesten geringer als der der ihnen vorgeschalteten Arteriolen. Jedenfalls haben die Auswirkungen der Ganglionektomie bei Durchblutungsschäden eine größere Auswirkung auf die Arteriolen erkennen lassen *(Brown)*. Bei Besprechung der arterio-venösen Anastomosen haben wir dies schon ausführlich abgehandelt und ich wiederhole darum als Ergebnis unserer Betrachtung nur, daß das hier reichlich ausgebildete neurohormonale Synzytium Azetylcholin produzieren soll, das die Öffnung dieser Schleusen bewirkt *(Clara)*.

Bei peripheren Gefäßerkrankungen stehen die arterio-venösen Anastomosen anscheinend großenteils oder lange Zeit offen, denn *Harpuder*, *Stein* und *Beyer* konnten bei Angiitis obl. in dem Blut der Beinvenen den O_2-Gehalt stets erheblich höher, den CO_2-Gehalt dagegen meist niedriger als im Armvenenblut finden. Nach Arbeitsleistung steigt der O_2-Gehalt im venösen Blut noch weiter an, zugleich auch die Milchsäure. Es ist damit keineswegs eine bessere Blutversorgung des Kapillarblutes ausgedrückt, sondern das Gegenteil, weil durch die arteriovenösen Nebenschlüsse das Blut vorzeitig wieder abgeführt wird.

Wir können also mit einigem Recht mit *Brüggemann* hier an zwei verschiedenen Strombahnabschnitten ablaufende Dilatationen unterscheiden: Die Arbeits- und reaktive Hyperämie läuft an den glattmuskulären Strombahnteilen, den Vorflutgefäßen ab, und zwar unabhängig von afferenten oder efferenten Bahnen, und ist chemisch bedingt durch einen Nervenreizübertragungsstoff, der wahrscheinlich durch das Azetylcholin verkörpert wird, für den in den neurovegetativen Präterminalplexen die „nh-Zellen" als Ursprungsort angesehen werden können *(Sunder-Plassmann)*. Die Kapillaren verhalten sich dabei mehr passiv. Die Entzündungshyperämie ist dagegen kapillärer Natur und abhängig von übergeordneten autonomen Zentralstellen. Damit einher geht eine Permeabilitätssteigerung, die sich in einer Sekretion äußert. Körpereigene und körperfremde Wirkstoffe (Eiweißabbauprodukte des Gewebsstoffwechsels, Bakterientoxine), die eine Kapillardilatation wie bei der Entzündung hervorrufen, sind nicht bekannt. Vielleicht wird letztere durch ein Reflexgeschehen begünstigt, dessen efferenter und afferenter Schenkel in der hinteren Wurzel verlaufen.

Die Kontraktilität der Kapillarwand wird durch die Rouget-Zellen gewährleistet, deren Verbundenheit mit dem nervösen Terminalretikulum wir ebenfalls schon kennen. Sie unterstehen denselben Tonusgesetzen wie glatte Muskelzellen, das heißt, sie können ohne Ermüdungserscheinungen in einem bestimmten Spannungszustand längere Zeit verharren, wodurch gewisse Hautverfärbungen zutage treten. Dicht nebeneinanderliegende kleine Bezirke reagieren dabei oft unterschiedlich, z. B. auf Abkühlungsreize, wodurch dann die „Marmorierung" mit ihren fleckigen Farbtönungen zustandekommt; denn der Kapillartonus kann selbst bei dicht nebeneinanderliegenden Kapillaren unabhängig vom Tonus wechseln.

Durch den gleichen Wirkungsmechanismus entstehen auch die Weiß- und Rotreaktion der Haut: Nach leichter mechanischer oder thermischer Reizung der Haut bildet sich innerhalb $^1/_2$ bis 1 Minute ein deutlicher weißer Streifen, der nach

3 bis 5 Minuten verschwindet. Bei stärkerer Reizung mit einem stumpf-spitzen Gegenstand entsteht dagegen im Verlauf des ausgeführten Striches innerhalb ebenfalls $^1/_2$ bis 1 Minute eine rote Linie, die aber erst nach mehreren Minuten wieder abblaßt, wobei Hauttemperaturerhöhungen um $0{,}5^0$ in dem gereizten Bereich nachgewiesen sind, die die Gefäßerweiterung und beschleunigte Durchströmung des gereizten Bezirkes anzeigen. Ob die für diese beiden Reaktionen geläufige Erklärung, die auch *Ratschow* anführt, zutrifft, daß hier Faktoren eingreifen, die nicht allein in der Gefäßwand ihre Ursache haben, sondern vielmehr durch den Reiz in den Gewebszellen bis dahin inaktiv vorhandene, dem Histamin ähnliche Substanzen *(Lewis)* frei und vasoaktiv machen, erscheint mir fraglich. Das Problem der Gewebsreizung überhaupt scheint mir nämlich einer Überprüfung zu bedürfen, denn alle bisherigen Erklärungsversuche gehen an der freilich erst in der allerletzten Zeit bekannt gewordenen Tatsache der synzytialen Verbindung des nervösen Terminalretikulums mit jeder einzelnen Organ- und Gewebszelle noch vorbei, die nach *Stöhr jr.* und *Sunder-Plassmann* eine Trennung nach der einen oder anderen Seite kaum mehr möglich erscheinen lässt. Das gilt nicht nur für das Histamin und seine Verwandten, sondern ebenso für das mehr zentralwärts, an den Arteriolen, wirksame Azetylcholin und das Adenosin wie auch für andere, vielleicht für alle anderen chemisch-vasoaktiv bezeichneten Substanzen. Auch die höher gelegenen Gefäßabschnitte, Arteriolen, arterio-venösen Anastomosen usw. besitzen ein nervöses Terminalretikulum, dem wir anatomisch ja nicht ansehen können, ob es dem Sympathikus oder dem Parasympathicus gehorcht, dessen Reaktion dann aber augenscheinlich in dem einen Falle sympathisch und im anderen Falle parasympathisch anspricht.

Wird der örtliche Hautreiz noch weiter verstärkt, so vermehren sich auch die Reaktionen über die eigentliche Stelle der örtlichen Reizung hinaus und es treten außer der örtlichen Reizung ein roter Hof und Quaddelbildung auf als sogenannte „dreifache Reaktion" von *Lewis*. Für diese Reaktionen nimmt *Ratschow* eine Reizwirksamkeit dann nicht nur auf die Reizstelle, sondern darüber hinaus auf sensible Nervenendigungen des Endstrombahnnetzes an und erklärt sie als „Axonreflex". Mir will scheinen, daß es sich hier gar nicht um grundsätzliche, sondern nur gradliche Unterschiede gegenüber der vorerwähnten Weiß- und Rotreaktion handelt. Daß hier wie dort ein „Axonreflex" vorliegt, unter dem man nach *Langley* eine Reizleitung versteht, die zentripetal über einen Ast der postganglionären Hauptfaser geleitet wird, dann auf die Hauptfaser an unbekannter Stelle übergeht und nun in einem anderen Ast zentrifugalwärts zum Organ, hier also zu dem Gefäßabschnitt gelangt, daran zweifle ich auch nicht. Am Ende dieses Reflexbogens werden dann chemische Reaktionen ausgelöst, die auf die Kapillaren und Arteriolen und die Permeabilität der Endothelmembranen unterschiedlich einwirken.

Außer den „Axonreflexen" gibt es noch Organreflexe, die teilweise über spinale und vegetative Bahnen zugleich verlaufen. Afferente Erregungen können zum Beispiel aus den inneren Organen an spinale vegetative Nervenzentren vermittelt werden, wo sie reflektorische Vorgänge auslösen, die von Organen wiederum auf Organe wirken: viszero-viszerale Reflexe (z. B. Erbrechen bei Gallensteinkoliken), viszero-motorische Reflexe (z. B. Muskelabwehrspannung), viszero-sensible Reflexe (z. B. Schmerzüberempfindlichkeit der Haut, *Head*sche Zonen), sensero-viszerale Reflexe (Haut- und Schleimhautreize, die über das Rückenmark auf vegetative Bahnen umgeleitet werden und in vegetativ innervierten Organen Reaktionen wecken, *Greving*). Die letzteren kann man auch kuti-viszerale Reflexe nennen und hierzu eine Reihe von Reaktionsabläufen an den Gefäßen zählen; denn es steht wohl nichts im Wege, die Blutstrombahn oder auch nur Teile derselben in dieser Beziehung den Organen gleichzusetzen.

Nur als Beispiel möchte ich hier den Kältereflex auf die Gliedmaßengefäße nennen, der vasokonstriktorisch im Diencephalon geschlossen wird und bei Anwendung von Kältereizen beispielsweise an einer Hand auch an der anderen Gefäßverengerungen hervorruft. Ein Beweis hierfür läßt sich auch aus der therapeutischen Anwendung der „Massage reflektorischer Zonen im Bindegewebe" von *Leube-Dicke* bei Durchblutungsstörungen erbringen. Ähnlich wie bei den *Head*schen Zonen für die inneren Organe sind ganz bestimmte Haut-Bindegewebsbezirke des Rumpfes bei Durchblutungsstörungen der Gliedmaßen überempfindlich und auch qualitativ verändert. Durch eine eigenartige Strichtechnik mit der Fingerspitze lassen sich von diesen Hautstellen aus nicht nur Funktionsbesserungen in der Durchblutung ferner Gliedabschnitte erzielen, sondern rückläufig auch ganz unterschiedliche Reaktionen an anderen Körperabschnitten auslösen. Durch Heilung schwerer Durchblutungsstörungen an sich selbst ist Frau *Dicke* überhaupt zur Entdeckung dieser Methode gekommen, die dann weiter durch *Leube* systematisch ausgearbeitet wurde. Die Technik und die Erfahrungen mit dem Verfahren näher zu schildern, würde hier zu weit führen.

Auf diese, wenn ich sie so nennen darf, „gemischten Reflexe" in ihrer Bedeutung für die Durchblutung ist noch kaum jemand eingegangen, außer *F. Hartmann*, der allerdings schon vor vielen Jahren die Entstehung von Organneurosen durch den Zusammenhang des vegetativen Nervensystems mit dem in den verschiedenen zugehörigen Abschnitten des Rückenmarks vorhandenen Schaltapparaten des zentralen Nervensystems zu erklären versuchte.

Nach *Sturm* sollen Dauererregungszustände des sympathischen Beinnervenstammes die Hirnstammfunktion beeinflussen und evtl. umstimmen können, so daß umgekehrt sogar durch diese Innervationslage eine erhöhte vasokonstriktorische Ansprechbarkeit der Beingefäße auf leichte Reize schon normalerweise gegeben sein kann. So wird der weiße Dermographismus der Oberschenkel als erhöhter Sympathikotonus angesehen und hiermit von *Ratschow* die Bereitschaft zu Gefäßkrankheiten gerade in diesen Gliedmaßen in Verbindung gebracht. Auf diesen normalerweise an den Beinen gegenüber den Armen erhöhten Sympathikotonus werden auch die meist besseren operativen Erfolge nach Sympathikusunterbrechung bei Durchblutungsstörungen der unteren Gliedmaße zurückgeführt.

In gleicher Weise wie die Arterien sind auch die Venen in den neurovegetativen Regulationsmechanismus einbezogen, und zwar gleichsinnig, was vor allem *D. Schneider* mit der Thermostromuhr von *Rein* nachweisen konnte. Das kann unter Umständen von Nachteil sein, beispielsweise bei Operationen am Sympathikus, wenn nämlich die Venenwand weniger verändert ist als die Arterienwand, was freilich in der Mehrzahl der Fall ist, weil dann bei Weitstellung der Venen und Ausbleiben der vor allem erwarteten Weitstellung der Arterien das Glied leicht blutleer laufen kann. Ich habe jedenfalls bei einigen Kranken, bei denen die Operation keine Besserung, sondern eine deutliche Verschlechterung gebracht hat, keine andere Erklärung hierfür gehabt. Wie weit sich darüber hinaus besondere hämodynamische Kräfte namentlich bei Erkrankungen und funktionellen Störungen der Venen geltend machen, die in der Pathogenese gewisser Durchblutungsschäden und bei ihrer Therapie zu berücksichtigen sind, wird später noch zur Besprechung kommen.

Aus allen diesen Darlegungen, die physiologischerseits bestätigen, was nach anatomischen Erkenntnissen zu erwarten war, geht eindeutig die überragende Rolle des vegetativen Nervensystems bei der Gewebsdurchblutung hervor, mag man die Vasomotorik der Gefäße oder das neurohormonale Synzytium einer Betrachtung unterziehen. Eine Wertunterscheidung einzelner Abschnitte des vegetativen Nervensystems ist vorderhand nicht möglich, eine funktionelle Trennung innerhalb dieses Systems erscheint dagegen berechtigt. Damit kommen wir wieder auf die Anfangsbetrachtungen dieses Kapitels zurück.

Ich möchte in Ergänzung dazu abschließend noch einige Eigentümlichkeiten des vegetativen Nervensystems herausstellen, die bei der Gefäßversorgung und Gewebsdurchblutung besonders in die Augen springen.

Nicht nur die Gegensätzlichkeit der Innervation der Gefäße läßt auch hier eine Unterscheidung in sympathische und parasympathische Nerven oder eine Unterscheidung, die man neuerdings macht, in ein ergotropes und trophotropes System zweckdienlich erscheinen, selbst wo wir sie morphologisch nicht trennen können. Wir wissen, daß vor allem unlustbetonte Empfindungen und Vorstellungen unter assoziativer Mitwirkung des Gehirns mit einer Steigerung des Sympathikotonus (Gefäßverengerung), lustbetonte Empfindungen und Vorstellungen mit einer Steigerung des Parasympathikotonus (Gefäßerweiterung) einhergehen, daß synergistisch sympathische und parasympathische Bahnen auch über die Gefäße bei der Regulation des Stoffwechsels, des Wasserhaushalts und der Körperwärme mitwirken und daß davon die Lebensharmonie abhängt. Aber auch im Ausbreitungsgebiet der vegetativen Nerven erscheinen Unterscheidungen angebracht. Wir können nicht nur übergeordnete Steuerung aller vegetativen Funktionen, also auch der Gefäßfunktionen, durch die Zentren im Zwischenhirn und Rückenmark feststellen, sondern müssen auch eine weitgehende periphere Selbständigkeit des ganzen Systems anerkennen. Eine Sonderstellung nimmt dabei die paravertebrale sympathische Ganglienkette ein, die ein kompliziertes Schaltwerk für die dauernd wechselnden Funktionsforderungen des Systems ist. Durch Enthülsung der Arterienstämme sowohl wie durch Grenzstrangdurchtrennung und -ausrottung ist eine weitgehende Aufhebung der Vasokonstriktion bei Durchblutungsstörungen zu erzielen, also eine Ausschaltung der sympathischen Anteile des vegetativen Nervensystems, und ein Überwiegen der Vasodilatatoren, also der parasympathischen Anteile. Das ist besonders deutlich bei Leitungsunterbrechung des Grenzstranges von Th_{2-3} und L_{1-3}, weil hier noch keine einzige Vasodilatatorenfaser für Arm oder Bein getroffen wird *(Foerster)*. Das nervale Terminalretikulum empfängt und leitet afferente wie efferente Reize. Der in ihm sich abspielende Reflexmechanismus kann peripher wie spinal und zentral geschlossen und gesteuert werden *(Althoff)*. Jeder Punkt dieses Netzwerkes kann eine Erregung aufnehmen und vielfältig weiterleiten. Reizintensität, Ansprechbarkeit und Leitungsvermögen der Nervenbahnen sowie der Zustand der als Schaltstellen übergeordneten Ganglienzellen geben die graduellen Unterschiede für Wirkungsmöglichkeiten schon unter physiologischen Bedingungen in verschieden verlaufenden Reflexbögen ab (kuti-viszerale, viszero-kutane, viszeroviszerale Reflexe usw.), wobei Verbindungen mit sensiblen und motorischen Nervenbahnen mit im Spiele sein können.

Eine Besonderheit des vegetativen Nervensystems sind plötzliche Umstimmungen und inverse oder Paradoxreaktionen. Nach dem Prinzip der bipolaren Gegenreaktionen wird eine vegetative Wirkungsumkehr von *Selbach* in den Rahmen des *Wilder*schen Ausgangswertgesetzes gestellt und als „Kippschwingungsprinzip" bezeichnet. Das *Wilder*sche Gesetz lautet: „Je höher der vor der Einwirkung vorhandene Erregungszustand ist, desto geringer fällt die fördernde und desto stärker die hemmende Reaktion aus". Normalerweise vollzieht sich die Umstellung der vegetativen Partner Sympathikus und Vagus von einer Tonuslage in die andere gleitend, die krisenhafte Gegenregulation dagegen in Form der Kippschwingung, die stets nur als Notfallsreaktion zu werten ist. Solche Kipphänomene bei den Durchblutungsstörungen anzunehmen, haben wir jedoch keinen Anlaß, sie könnten aber vielleicht eine Erklärung sein für manche Zwischenfälle in der chirurgischen Therapie derselben bei Eingriffen am Sympathikus, und deshalb erwähne ich sie hier (vgl. Kap. „Chir. Therapie“!).

Wenn man von den Blutgefäßen und insbesondere von Durchblutungsstörungen spricht, so darf man eigentlich das Blut nicht von der Besprechung ausschließen. Das würde uns aber zu weit vom Thema abbringen. Immerhin sei zur Vervollständigung wenigstens anhangweise noch angeführt, daß auch die Blutzusammensetzung vegetativ reguliert wird. Interessenten seien auf die zusammenfassende Darstellung von *Hoff* aufmerksam gemacht. Das Blutbild hängt von vasomotorischen, hormonalen, toxisch-infektiösen und physikalisch-chemischen Zustandsänderungen ab, die alle mit Erregungsänderungen im vegetativen Nervensystem einhergehen. Die myeloischen, lymphatischen und retikuloendothelialen Blutbildungsstätten sind alle reichlich mit vegetativen Nervenfasern versorgt und lassen morphologische Zusammenhänge erkennen. Der Säure-Basenhaushalt, die Reaktionsfolge der Leukozyten, Veränderungen des weißen Blutbildes usw., alles ist in seiner feineren Einstellung vegetativ gesteuert, nicht nur in den gesetzmäßigen physiologischen, sondern auch in den pathologischen Schwankungen. Eine Abhängigkeit des Blutbildes auch von anderen Einflüssen (Hormone, Toxine, Infektionserreger, Blutzerfall, Leistungsfähigkeit der blutbildenden Organe) besteht nebenher.

Weitere mitwirkende Faktoren bei der Gewebsdurchblutung

Bei den durch chemische, hormonale und physikalische Faktoren mitverursachten Einwirkungen auf die Gewebsdurchblutung handelt es sich durchweg um Reaktionskomplexe, die eine nervöse und eine nicht nervöse Komponente aufweisen. Meine persönliche Auffassung, daß die nicht nervöse Komponente sich hierbei der nervösen unterordnet, habe ich schon dargetan und mit der insbesondere von *Stöhr jr.* und *Sunder-Plassmann* ebenfalls vertretenen Ansicht begründet, daß alle früheren Auffassungen und Hypothesen die inzwischen erfolgte Auffindung des synzytialen Terminalretikulums des vegetativen Nervensystems nicht berücksichtigen. Mit Berufung auf diese Tatsache will ich mich hier kurz fassen, um nicht naheliegenden Spekulationen zu verfallen. Ich betone aber gleich vorneweg, daß ich, auch wenn ich die bislang vorherrschenden Meinungen hier vortrage, mich nicht ohne weiteres zu ihnen bekenne, da sie mir unter dem neuen Blickwinkel der synzytialen Netzausbreitung der vegetativen Endnerven revisionsbedürftig erscheinen.

Mit der dilatatorischen oder konstriktorischen Eigenschaft ist die Wirkungsweise vieler chemischer Substanzen nicht erschöpft. Eine ganze Reihe verändert gleichzeitig auch die Durchlässigkeit der Gefäßwand und kann dadurch namentlich Entzündungsabläufe beeinflussen.

Organische und anorganische vasoaktive Substanzen

Am besten bekannt, weil am leichtesten pharmakologisch zu kontrollieren, sind die chemischen Substanzen, die elektiv auf die Kapillaren wirken. Ich bringe hier nur die körpereigenen physiologischen; einige pathologische werden später noch aufgeführt und das große Kapitel der pharmakologisch-therapeutischen Mittel gesondert abgehandelt (s. Kap. IV).

a) Als organische vasoaktive Substanzen gelten solche, die die kontraktilen Elemente der Kapillaren und kleinen Gefäße vor allem angreifen. Wir finden sie unter pathologischen Verhältnissen im Körper, aber auch in unserem Arzneischatz. Doch nicht nur bei krankhaften Zuständen (Infektions-, Ernährungskrankheiten), sondern auch bei Menstruation und Schwangerschaft ist eine Veränderung der Kapillarfunktion zu beobachten. Ja, bei jeder Organtätigkeit entstehen Stoffwechselprodukte, die nach *Ebbecke* Gefäßerweiterung bewirken. Sauerstoffmangel, Kohlensäure- und Milchsäureanreicherung in den Geweben ebenso wie Änderung des Säurebasengleichgewichtes unter physiologischen und pathologischen Bedingungen sind von Einfluß nicht nur auf das Zentralnervensystem, sondern auch auf die örtliche Durchblutung. Dabei ist die dilatatorische Säurewirkung nicht von der Natur der Säure, sondern nur vom H-Ionengehalt abhängig. Verschiebungen des Kalziumgehaltes nach der negativen Seite wirken sich gleichfalls gefäßerweiternd aus. Die von *Bier* und seiner Schule *(Ritter)* sogenannten „Zersetzungsstoffe", die das „Blutgefühl" der Kapillaren und den „Bluthunger" der Gewebe bedingen, spielen hier eine Rolle. *Krogh* wie auch *Gaddum* nehmen mehrere Substanzen dieser Art an, weil nach *Dale* und *Richards* sowohl Kapillaren als auch Arteriolen dadurch erweitert werden, andererseits aber kein einziger Stoff im Gewebe bekannt sei, der beide Wirkungen gleichzeitig verursache. Experimentelle Beweise für das Freiwerden solcher spezifischen vasoaktiven Stoffe unter physiologischen Bedingungen hält *Gaddum* noch nicht für erbracht, ihre Wirksamkeit sei vielmehr nur teleologisch begründet. Die durch Eiweißabbauprodukte des Stoffwechsels ausgeübten Reize stellen sicherlich den wichtigsten Faktor für die örtliche Regelung der Durchblutungsverhältnisse dar.

Das am besten in seiner Wirkung aufgeklärte organische Kapillargift Histamin, im Gewebe aus der Aminosäure Histidin durch CO_2-Abspaltung entstehend, ruft an den Kapillaren eine Dilatation und an den vorgeschalteten Arterien zugleich eine Kontraktion hervor und schafft damit günstigste Bedingungen zur Transsudation und Quaddelbildung. Bei zunehmender Degeneration der Nerven ist auch Zunahme des Histamins im Nerven nachzuweisen. Erst das Zusammenwirken von Histamin und Azetylcholin macht Schmerzen, jede Substanz für sich allein nicht. Ähnlich, doch ohne gleichzeitige Veränderung der Arterienlichtung, wirkt das Urethan. Es scheint aber noch andere dem Histamin verwandte Substanzen zu geben, die *Lewis* jedoch alle für ein und dieselbe Substanz ansieht.

Azetylcholin, in fast allen Organen vorhanden, ist ein Ester des Aminoalkohols Cholin mit Essigsäure und zerfällt durch ein spezifisches Ferment, die Cholinesterase, rasch wieder in seine Ausgangsprodukte Essigsäure und Cholin. Das letztere hat zwar dieselbe Wirkung, jedoch erst in 1000fach stärkerer Konzentration. Das Azetylcholin erweitert die Arteriolen und öffnet auch die arterio-venösen Anastomosen. Die erzielte Mehrdurchblutung hält aber nicht an, weil der arterielle Mitteldruck absinkt. Unter bestimmten Bedingungen kann es nach *Danielopolu* und *Crivetz* jedoch auch sympathikomimetisch wirken. Es ist noch in einer Verdünnung von 1 : 1 Million wirksam und besonders reichlich in Milz und Plazenta gefunden. Seine Entstehung wird aber auch in den neurohormonalen Zellen des vegetativen Synzytiums vermutet *(Sunder-Plassmann)*. Dem Azetylcholin nahe steht das pflanzliche Muscarin und das synthetische Doryl.

Adenosinverbindungen gelten als Produkte der Muskeltätigkeit. Ihre Wirksamkeit ist geringer als die der vorgenannten Substanzen. Die Adenylsäure ist ein Nukleotid, sie soll während der Arbeitshyperämie und reaktiven Hyperämie nach Sauerstoffmangel sowie während der vermehrten Durchblutung tätiger Organe eine maßgebende Wirkung haben *(Zipf)*. Therapeutisch besonders wirksam, 70mal stärker als die reine Adenylsäure, soll die Adenosintriphosphorsäure sein *(Fleisch* und *Domenjoz)*.

Von *F. Lange* wurde neben Histamin und Cholin noch ein weiterer Stoff, der „vierte Stoff", im Preßsaft vieler Organe, am stärksten der Plazenta, Milz und des Darmansatzes des Mesenteriums gefunden. Die blutdrucksenkende Wirkung dieses Stoffes ist an die kleinen Gefäße gebunden, und zwar soll er an der kontraktiven Zelle, nicht am Strombahnnerven angreifen *(Bierhaus)*.

Das Arterenol (= nor-Adrenalin) unterscheidet sich vom Adrenalin nur durch das Fehlen einer Methylgruppe und läßt sich im Harn nachweisen. Es ist gleichzeitig zentral antagonistisch seiner eigenen peripheren Wirkung *(Holtz)* und macht stets Blutdrucksteigerung, systolisch wie diastolisch. Das Arterenol wirkt peripher konstriktorisch, das Adrenalin hingegen dilatatorisch.

b) Anorganische vasoaktive Substanzen kommen unter physiologischen Bedingungen für die Gewebsdurchblutung nicht in Betracht. Sie sind daher im Kap. I, B, 4 zusammengefaßt.

Vasoaktive Hormone

Mannigfaltig ist die wechselseitige Einwirkung der Hormone auf den peripheren Kreislauf. Erwiesen ist ein solcher Einfluß für die Inkrete der Hypophyse, der Schilddrüse, der Bauchspeicheldrüse, der Nebennieren und der Keimdrüsen.

Die Hypophyse scheint auch hinsichtlich der Gewebsdurchblutung ihre beherrschende Stellung in dem Ring der endokrinen Drüsen zu bekunden. *Krogh* bezeichnet das Hypophysin als „das" Kapillarhormon. Seine Wirkung besteht bei Einspritzung ebenso wie die des aus der Hypophyse gleichfalls gewonnenen Vasopressin in der Erzeugung eines allgemeinen Kapillarkrampfes. Diese Inkrete sind weiter wichtig für das antidiuretische Hormon und damit für die Nierensekretion und überhaupt den Wasserhaushalt. Schon die nahen anatomischen Beziehungen, die vom Hinterlappen der Hypophyse deutliche Züge zu den vegetativen Kernen im Hypothalamus zeigen (*Ramson* und *Magonn*, zit. nach *White*) lassen funktionelle Einwirkungen auf die vasomotorischen Zentren vermuten, deren Erkenntnis immer sicherer wird.

Das Schilddrüsenhormon Thyroxin hat Einfluß auf Herz und Kreislaufgeschwindigkeit, aber auch auf die Peripherie, wo es direkt auf die Kapillaren wirkt und insbesondere für die Permeabilität ihrer Wandungen verantwortlich ist. Gerade hier sind die hormonale und neurogene Wirkungsweise nicht voneinander zu trennen, vielmehr unbedingt als biologische Einheit zu betrachten (*Sunder-Plassmann*, *Stöhr jr.*, *v. Bergmann*).

In der Bauchspeicheldrüse hat *E. K. Frey* das Kallikrein als vasoaktiven Stoff aufgefunden, der als Padutin in die Therapie aufgenommen wurde. Das Insulin des Pankreas wirkt kapillarverengernd und hindert die Resorption von Flüssigkeit aus den Geweben, was zum „Insulin-Ödem" führen kann. Das Kallikrein kompensiert diese Schädigung durch Erweiterung der Arteriolen und Förderung der Resorption. Nach *Freys* Angaben ist es in der Strombahn inaktiv und wird erst durch Anreicherung saurer Stoffwechselprodukte im Gewebe freigemacht.

Aus den Nebennieren stammt das Adrenalin. Es erscheint zwar gewöhnlich als der Typus eines vasokonstriktorischen Stoffes, doch kann es bei Änderung der Konzentration und des Elektrolytmilieus auf die Arteriolen bald verengernd, bald erweiternd wirken. In entzündetem Gebiet ist es unwirksam (*Ricker*, zit. nach *Heubner*). Im allgemeinen ist seine Wirkung mit einem Reizzustand des Sympathikus zu vergleichen. Es gilt als der Gegenspieler des Azetylcholins und wird besonders in den Kreislauf „ausgeschüttet" bei allen unlustbetonten Empfindungen und steigert den Sympathikotonus, wobei die Vasokonstriktion, die das Blut aus den Hautgefäßen treibt, an der Hautverfärbung neben anderen Erscheinungen gut sichtbar wird. Während die Hautgefäße verengt werden, sollen die Gefäße im Muskel und in anderen Gebieten eher erweitert werden (*Wiemers*). *Rein* bezeichnet es als das Blutverteilungshormon. Seine Wirksamkeit ist sehr flüchtig, so daß eine Hyperadrenalinämie als Ursache krankhafter Gefäßverengerungen oder von Durchblutungsstörungen nach *Ratschow* niemals sicher bewiesen worden ist. Neuere Untersuchungen von *Goldenberg*, *Apgar*, *Deterling* und *Pines* über Adrenalin haben erkennen lassen, daß dieses aus zwei Komponenten besteht, die beide im Nebennierenmark gebildet werden: das Epinephrin und sein entsprechendes Amin, das Norepinephrin. Dadurch erklärt sich die unter bestimmten Bedingungen gelegentlich sich zeigende Doppelwirkung des Adrenalin, denn die erste Komponente wirkt in physiologischen Dosen gefäßerweiternd, die zweite gefäßverengernd.

Neuerdings schreibt man auch dem Kortikosteron, dem Inkret der Nebennierenrinde, eine Mitbeteiligung an der Regulierung der peripheren Durchblutung zu. Niedriger Blutdruck, schlechte periphere Durchblutung und Veränderung der Permeabilität, die eine Verschiebung des Gleichgewichts vor allem von Ca, Na und Cl, eine Eindickung des Blutes,

Verminderung des Blutvolumens und Erhöhung des Blutcholesteringehalts bedingen, lassen eine Nebennierenrindeninsuffizienz erkennen.

Die Keimdrüsenhormone des weiblichen wie des männlichen Körpers zeigen ausgesprochen parasympathikomimetische Eigenschaften, die nicht nur in einer Kapillarerweiterung und Steigerung der Durchlässigkeit ihrer Wandungen sich ausdrücken, sondern auch auf die mittleren Gefäße übergreifen und Blutumlagerungen im ganzen Organismus herbeiführen. Eine generelle Mobilisierung von Azetylcholin wird als Ursache für die Hyperämisierung vermutet. *Mc Grace*s Experimente an Ratten, die durch Ergotamingaben eine Schwanzgangrän bekamen, welche bei weiblichen Tieren durch vorherige hohe Gaben von weiblichen Sexualhormonen verhindert, während männliche Tiere durch weibliche Sexualhormone nicht geschützt werden konnten, wurden von *Ratschow* fortgesetzt. Dieser fand, daß umgekehrt männliche Tiere durch hohe Dosen von Testoviron vor der Gangrän bewahrt werden konnten, weibliche Tiere durch Behandlung mit männlichen Sexualhormonen dagegen besonders starke Schäden davontrugen. Wiederholte kleine Gaben sollen dabei besser wirken als einmalige hohe. Abgesehen von klinischen Krankheitsbildern, bei denen ein Sexualhormonmangel erwiesen ist, wie z. B. bei der Arkrozyanose der jungen Mädchen und Frauen, kennen wir Chirurgen alle die Tatsache der Beeinflussung der Gewebsdurchblutung durch die weiblichen Sexualhormone aus der stärkeren Blutungsneigung der Frauen im Zustand und kurz vor der Menstruation, wenn wir uns zu dringlichen Operationen genötigt sehen. Eine erhöhte Blutungsbereitschaft fand *Jürgens* auch in der Pubertät bei beiden Geschlechtern. In Klimakterium und Schwangerschaft sind weiter abnorme Gefäßreaktionen bekannt.

Physikalische Faktoren

Der normale Tonus der Gefäßmuskulatur ist nach *Ebbecke* ein unter geringem Energieaufwand bestehender mittlerer Kontraktionszustand, aus welchem das Gefäß durch kontraktorische und expansorische Erregung in dem einen oder anderen Sinne herausgedrängt werden kann. Unabhängig von Einflüssen der Umgebung weist dieser Tonus rhythmische Intensionsschwankungen auf. Durch diese Art von Spontankontraktionen können im Experiment an Gefäßstreifen Verkürzungen um 10% bewirkt werden. Alle tonuserhöhenden Mittel setzen derartige rhythmische Bewegungen in Gang, die an entzündeten Organen abgeschwächt sind, die jedoch wegen ihres ungeregelten Ablaufes nicht als mechanische Vorbedingung für eine Förderwirkung angesehen werden. Bei den Venen wird durch die Kontraktionen der umgebenden quergestreiften Muskulatur eine ansaugende und auspressende Wirkung ausgeübt.

Als mechanisch bedingt sind weiter Änderungen im Kreislauf und in der Gewebsdurchblutung aufzufassen, die durch die veränderte Hämodynamik bei Wechsel unserer Körperlage veranlaßt werden. Im Stehen z. B. ist der Abfluß aus den Venen behindert und füllen sich die Krampfadern an den Beinen weit stärker als im Liegen, da ja die Varizen oft umgekehrt, paradox durchblutet werden (*Magnus* u. a.). Daß hierdurch die Gewebsdurchblutung verändert werden muß, liegt auf der Hand und wird durch das Auftreten von Krampfadergeschwüren erwiesen, die letzten Endes ihre Entstehungsursache in der Behinderung der Abschwemmung der Stoffwechselschlacken haben. Nach *Ebbecke* wird wahrscheinlich die durch den Wechsel der Körperlage bedingte schnelle Veränderung der Blutverteilung in der Hauptsache durch vasomotorische Innervation ausgelöst.

Thermische Reize wirken auf Arterien wie Venen in gleicher Weise: Erwärmung erweitert, Abkühlung verengt die Gefäße. Das geschieht jedoch nicht unmittelbar, sondern auf dem Umwege über einen Reflex, von dem wir schon Kenntnis genommen haben. Zunahme der Durchflußmenge mit steigender Temperatur beim Durchspülungsversuch soll nach *Roskam* durch die gleichzeitige Viskositätsabnahme der Flüssigkeit bedingt sein. Unter bestimmten Bedingungen tritt auch eine zentrale Regulation ein. Erwärmung des Karotisblutes veranlaßt, wie *Kahn* beobachtet hat, eine Verminderung der Wärmebildung und Steigerung der Wärmeabgabe. Ähnliche Vorgänge haben wir beim Fieber, das in der Peripherie Gefäßerweiterungen verursacht. Von dieser Tatsache machen wir gegebenenfalls bei manchen Durchblutungsstörungen durch künstliche Fiebererzeugung aus therapeutischem Anlaß Gebrauch.

Auch für physikalische Reize ist eine unmittelbare Wirkung auf die Kapillaren im Experiment nachgewiesen. Nur bei stärksten Reizgraden sollen physikalische Reizungen auf dem Umwege über die Nerven Kapillarreaktionen auslösen, während die natürlichen Gefäßreaktionen an den Kapillaren zweifellos unmittelbar nerval oder mittelbar durch Gewebsreizung hervorgerufen werden *(Ebbecke)*.

Faradische Reizung des vasomotorischen Nerven bedingt örtliche Verengerung, Anodenanwendung örtliche Erschlaffung der Gefäße. Mittels Kurzwelle läßt sich bei geringer Stärke und mittlerer Dauer der Durchblutung eine Gefäßerweiterung und Beschleunigung des Blutkreislaufs erreichen, bei übertriebener Stärke und allzu langer Dauer aber eine Stockung oder gar völlige Stillegung. Nach Untersuchungen von *Rintelen* ist die Wirkung der Kurzwellen als antisympathisch anzusehen und nicht ausschließlich auf Wärme zurückzuführen, sondern mit aller Wahrscheinlichkeit auf Besonderheiten der damit erzielten Energieumsetzungen. Denn durch Wärme und vielleicht andere Molekular- und Micellarvorgänge werden dabei kreislaufaktive Stoffe frei, die sich auf dem Wirken eines Stoffes wie Azetylcholin aufbauen. Man erhält durch dieses Beispiel wiederum einen Einblick in die komplexen Regulationsmechanismen der Durchblutung, wie sie auch bei anderen physikalisch-therapeutischen Maßnahmen, Massage, Bäderbehandlung usw. im Spiele sind.

B. Allgemeine Pathologie und Pathogenese der Durchblutungsstörungen der Gliedmaßen

Zwei Tatsachen sind nach den neuesten Forschungen im Begriff, unsere Anschauungen über die allgemeine Pathologie und Pathogenese der Durchblutungsstörungen von Grund auf zu wandeln: einmal die pathologisch-anatomische Erkenntnis, daß die Gefäßveränderungen der bisher streng voneinander unterschiedenen Krankheitsbilder histologische Übergänge zeigen, und zum anderen die pathologisch-anatomische Erkenntnis, daß bei allen Durchblutungsschäden in den zugehörigen neurovegetativen Gebilden, insbesondere in den Grenzstrangganglien, gleichsinnige entzündliche und vor allem degenerative Veränderungen gefunden werden. Danach scheint eine exakte Trennung der meisten bekannten Krankheitsbilder in funktionelle, entzündliche und degenerative nicht mehr aufrecht erhalten werden zu können, denn es handelt sich nicht um grundsätzlich, sondern nur gradlich unter bestimmten Bedingungen verschiedene Reaktionsweisen des Organismus, besonders der Gefäße. Die Berechtigung zu einer solchen synthetisierenden Betrachtung auf Grund der vorliegenden meist analysierenden Untersuchungen hoffe ich im folgenden erbringen zu können. Mit Absicht ist im folgenden, mehr noch als das auch *Ratschow* getan hat, bei der Schilderung der pathologischen Befunde das Gemeinsame als das Trennende hervorgekehrt. Aus den extremsten Entwicklungsstadien heraus ist eine derartige Synthese schwer glaubhaft zu machen, aus den Anfangs- und Übergangsstadien jedoch ist eher ein weitgehend einheitliches Bild zu formen, das dann natürlich die verschiedensten Entwicklungsmöglichkeiten bietet. Daß es sich hierbei um einen Erklärungsversuch handelt und nicht um letzte positive Erkenntnis, brauche ich wohl nicht besonders zu betonen. Doch lassen wir zunächst einmal die Tatsachen sprechen, wobei ich von vornherein allerdings zu bedenken geben möchte, daß auch die histologischen Zustandsbefunde nur Augenblicksbilder aus dem pathologischen Geschehen darstellen, das bei der mikroskopischen Untersuchung oft noch gar nicht abgeschlossen ist.

1. Die Veränderungen an den Gefäßen

Eine sehr schöne anatomisch-klinische Studie haben *Gery*, *Fontaine* und *Branzen* den Gliedmaßenarterien bei chronischen Obliterationen gewidmet. Sie unterscheiden 1. die gewöhnlichen Altersveränderungen der Arterien, die sich unabhängig von jeder Schädigung einstellen und atrophischer und regressiver Art sind, 2. die Veränderungen,

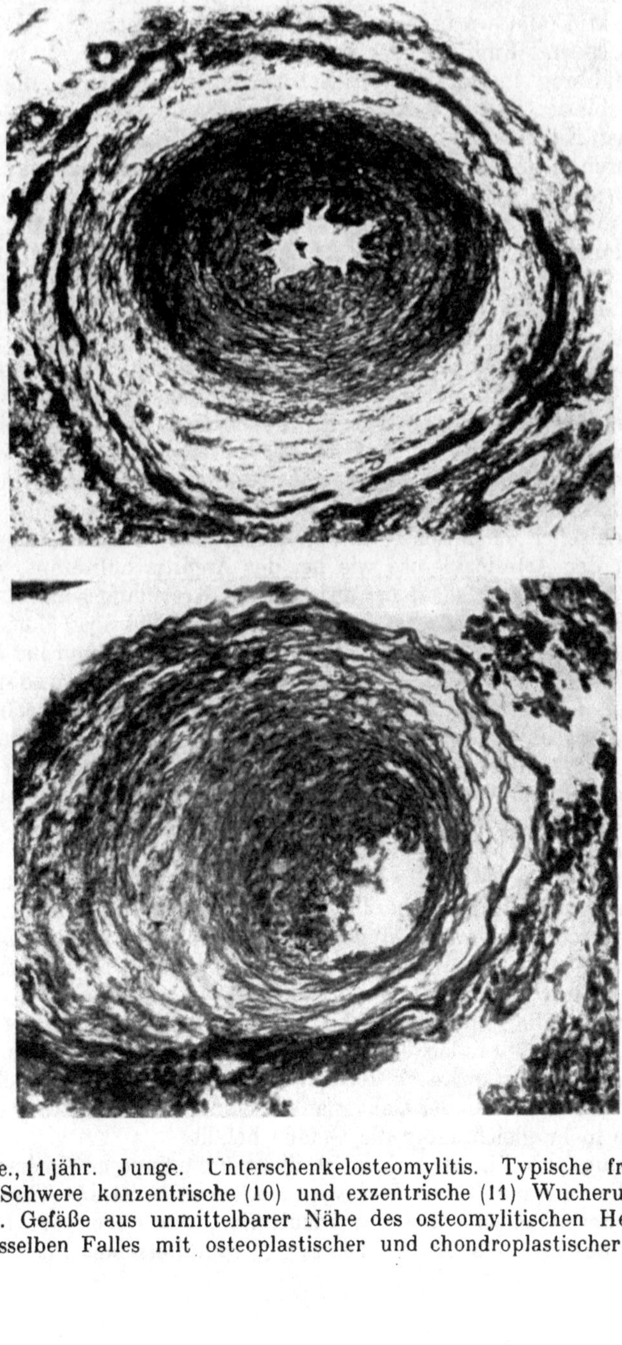

Abb. 10/11. Se., 11 jähr. Junge. Unterschenkelosteomylitis. Typische frische Angiitis obliterans. Schwere konzentrische (10) und exzentrische (11) Wucherung aller Gefäßwandschichten. Gefäße aus unmittelbarer Nähe des osteomylitischen Herdes. (Vgl. die Abb. 23/24 desselben Falles mit osteoplastischer und chondroplastischer Degeneration.)

die mehreren der drei Wandschichten obliterierter Arterien angehören und degenerative und entzündliche sowie proliferative Vorgänge erkennen lassen: Sklerosen, Nekrosen, hyaline Degeneration, Leukozyteninfiltration und die Anwesenheit von Riesenzellen, welche die Reaktion des retikulären Systems ausdrücken und als Makrophagen aufgefaßt werden; Verkalkung und Verknöcherung, letztere nur bei senilen Arterienentzündungen; Wucherungen des elastischen Gewebes, die nur bei Endarteriitis entstehen, dagegen bei Obliteration durch Thrombose fehlen sollen; Neubildung glatter Muskelfasern bei Organisation von Gerinnseln, 3. die Obliterationen durch Thrombose und Embolie oder durch chronische stenosierende Endarteriitis. Mit dieser Aufzählung sind alle Gewebsveränderungen angedeutet, die wir vorfinden können. Sie verbinden sich in verschiedener Weise miteinander und schaffen so die unterschiedlichen Krankheitsbilder, die in mancherlei Zwischenformen sich darbieten.

Bei allen Durchblutungsstörungen zeigen sich die frühesten Veränderungen der Gefäße an der Intima. Daher hat eine bestimmte Gruppe von Gefäßerkrankungen ihren Namen bekommen: Endangiitis. *Borst* lehnt zwar die Bezeichnung Endangiitis überhaupt ab, da das Endothelrohr keine eigenen Gefäße besitze, mithin hier keine Hyperämie und Exsudation auftreten könne. Erst wenn sich Gefäße in der Intima pathologischerweise neu bilden, seien selbständige Entzündungsprozesse möglich. Ich selbst halte, wie im weiteren Verlauf dieses Buches dargetan wird, die Bezeichnung Angiitis für zutreffender, weil die pathologischen Prozesse sich auf alle Wandschichten erstrecken können, so daß man sogar eher von Panangiitis sprechen könnte. Dennoch gebrauche auch ich die Bezeichnung Endangiitis häufiger, um damit die Ansicht der jeweiligen Autoren wiederzugeben. Intimawucherungen sind durchaus nicht auf die Krankheitsgruppe der Endangiitiden beschränkt, also für sie nicht spezifisch, sondern sie finden sich bei jeder Art von mechanischer, chemischer, infektiös-toxischer Gefäßschädigung. Sie sind anzutreffen bei der Arteriosklerose wie bei der Angiitis obliterans, ja auch beim *Raynaud (Lewis)* und sind sogar bei anscheinend Kreislaufgesunden nachgewiesen (Abb. 10, 11, 19—22). Jedenfalls hat *Lewis* sie bei 20—40jährigen Menschen gesehen, die niemals Durchblutungsstörungen hatten, und als Regelbefund bei Personen jenseits des 50. Lebensjahres, bei denen sie mit zunehmendem Alter um so stärkere Grade erlangen können. Da die *Raynaud*-Krankheit nur Frauen im geschlechtsreifen Alter befällt, die Angiitis obliterans nur Männer — die wenigen Ausnahmen bestätigen die Regel —, und da beim *Raynaud* Intimaverdickung nachzuweisen ist, ist die Abhängigkeit der Intimaverdickung auch von hormonalen Einflüssen sehr wohl denkbar, zumal es gelingt, im Tierexperiment durch unphysiologisch hohe Follikulingaben eine Intimahyperplasie zu erzeugen. *Ratschow* stellt deswegen die These auf, daß die breite Intima die Gefäße der Frau vor dem Angriff reizender, krankmachender Eiweiße, die aus der Blutbahn herantreten, schütze, so daß daher nur Männer endangiitisch erkranken, Frauen hingegen nur Gefäßkrämpfe (*Raynaud*) bekommen. Nach *Ricker* stellt die Intimahyperplasie „eine örtliche Stoffwechselstörung auf dem Boden eines neurovaskulären Reaktionszwanges“ dar.

Von einer einheitlichen und spezifischen Ursache der Intimaproliferation können wir jedoch auf keinen Fall reden. Diese meist polsterförmige Intimawucherung muß unterschieden werden von der nach *Jores*, *Voigt*, *Hallenberger* (zit. nach *Kaufmann*) physiologischerweise von der Geburt an zunehmenden Verdickung (Hyperplasie) der Intima, die mehr gleichmäßig die Gefäße befällt.

Die Entstehung von Thrombosen ist nicht unbedingt an Intimahyperplasien gebunden, sie kommt auch ohne diese vor. Andererseits ist die Thrombenbildung nicht nur bei der Angiitis obliterans anzutreffen, die wegen der häufigen Vergesellschaftung mit ihr auch die Bezeichnung „Thromboendangiitis“ führt, sondern

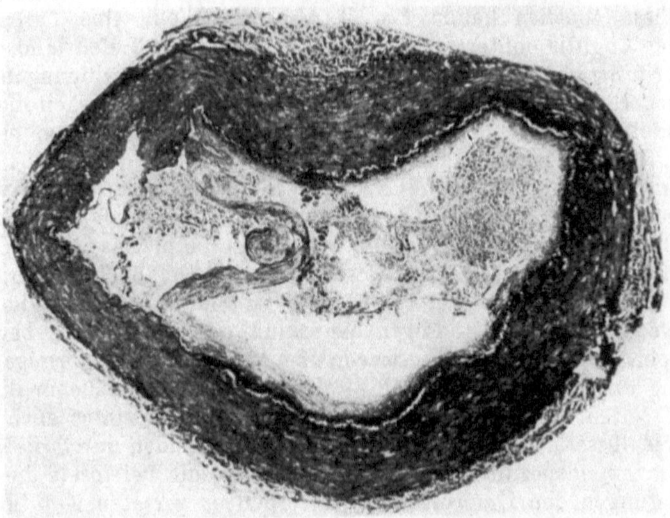

Abb. 12. E. Wi., 57jährig. ♂. Atherosklerose mit teilweiser Abhebung der Intima und auch der Media, etwa einem Aneurysma dissecans entsprechend, und sekundärer frischer Thrombose (vgl. dazu Abb. 90, 91 desselben Falles!).

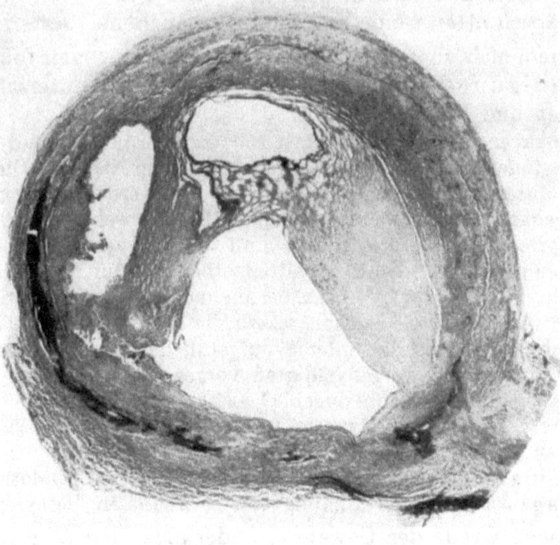

Abb. 13. Art. femoralis. Atherosklerose mit Mediaverkalkung. Rekanalisierte Thrombose mit Spangenbildung und Neubildung von elastischen Fasern.

sie kommt ebenso bei der Arteriosklerose vor, wie sie auch beim *Raynaud* sogar Totalverschlüsse machen kann *(Lewis)* (Abb. 12). Wenn eine Thrombusbildung gerade bei der Angiitis obliterans auch ohne nachweisbare Gefäßwandschädigungen möglich ist *(Klostermeyer)*, so ist doch im allgemeinen eine Schädigung der Endothelmembran anzuerkennen, die durch Veränderung ihrer Durchlässigkeit die Aufhebung der Blut-Endothelschranke bewirkt. Die weiteren Voraussetzungen hierfür haben wir im Kap. III, D, 1 besprochen.

Der Thrombus kann die Gefäßlichtung völlig verschließen oder wandständig haften bleiben. Durch die reaktive subendotheliale Exsudation und die sich anschließende bindegewebige Organisation, die sowohl die plasmatischen Gerinnungen in der Gefäßwand wie den Thrombus selbst in der Gefäßlichtung ergreifen, entstehen die Zustandsbilder, die wir bei der Angiitis obliterans zu Gesicht bekommen, wo sie entweder einen vollständigen Verschluß des Gefäßrohres bewirken oder knopf- und polsterförmige Gebilde hervorrufen, auch als strangförmige Bänder die Gefäßlichtung durchziehen. Vollständige Verschlüsse der Gefäße in ihrem ganzen Verlauf sind selten, meist sind sie nur 1—2 cm lang, mitunter auch 10—20 cm. Ältere Verschlüsse lassen sich von jüngeren unterscheiden durch die Armut bzw. den Reichtum an unspezifischen Bindegewebszellen, die vereinzelt durch Hämosiderin-Einlagerungen den Ursprung des Mutterbodens verraten. Oft finden sich in den bindegewebigen Füllseln mit Endothel ausgekleidete Hohlräume, die sich schlauchartig ausbilden können und für Blut durchlässige Kanäle darstellen, nicht selten mehrere nebeneinander in derselben Gefäßlichtung (Abb. 13, 14). Solche „Rekanalisationen" werden teils als neugebildete Gefäße angesehen, teils nur als Gewebsspalten, die durch Schrumpfung entstanden sind. Für die Zirkulation sind sie offenbar wertlos. Herzwärts können sich auf diese Füllsel rote Koagulationsthromben aufpfropfen. Solcher Art Gefäßverschlüsse sind nicht nur für die Angiitis obliterans pathognomonisch, sie finden sich in gleicher Weise bei Erfrierungen, in nekrotisierenden Gewebsabschnitten beim Raynaud wie auch bei Arteriosklerosen.

Mit *Siegmund*, dem sich auch *Ratschow* anschließt, kann man folgende Grade der G e f ä ß w a n d s c h ä d i g u n g e n mit fließenden Übergängen unterscheiden, die gleichermaßen Arterien und Venen betreffen:

1. Vorwiegend intravasale Blutgerinnungen schädigen Endothel und subintimales Gewebe, aber auch die tieferen Schichten in sehr wechselndem Ausmaß. Die Zerfallsprodukte des übertretenden Blutes und des geschädigten Gewebes werden durch neugebildete ortsständige Zellen abgebaut und durch faserbildendes Bindegewebe ersetzt.
2. Durch die aufgelockerte Endothelschicht und die sich verbreiternde subendotheliale Grundsubstanz treten ungeformte Blutbestandteile über und durchtränken sie rein plasmatisch, während gleichzeitig das Blut bzw. Blutplasma in dem Gefäßrohr gerinnt. Ungeordnete Faserbildungen mit wechselndem Zellgehalt setzen die begonnene Organisation fort. Diese Vorgänge zeigen sich ebenso wie die unter 3 aufgeführten bei Erfrierungen auch in den Strombahngebieten, die den schwergeschädigten vorgeschaltet sind.
3. Das Endothel und die subendothelialen Gewebe zeigen „mukoide" Hyperplasie der Grundsubstanz. Ihre Strukturen verquellen und dazwischen lagern sich kollagene und elastische Fasern neu ein.
4. Überwiegend intravasale Gerinnungsthromben führen zur Endotheldurchwachsung und schließlichen Organisation unter Bildung von Restkanälen, besonders in den Venen.

Diese verschiedenen Grade der Gewebsveränderungen hat *Siegmund* bei E r f r i e r u n g e n ausgiebig studieren können, doch ihre „morphologischen Veränderungen und die diesen zugrunde liegenden pathogenetischen Vorgänge beanspruchen in höchstem Maße das Interesse der Krankheitsforschung, weil sie über die sehr durchsichtigen Fälle der Erfrierung und ihrer Folgen hinaus e i n e p a t h i s c h e G r u n d r e a k t i o n d a r s t e l l e n, die auf den w e c h s e l s e i t i g e n B e z i e h u n g e n von

Gewebsstoffwechsel und Blutströmung, Gewebsverhalten und Gefäßwand und Gefäßinhalt beruhend, im Anfang verschiedenartiger Krankheitsbilder stehen"[1]) (Abb. 14). Überall, wo nach Aufhebung der Blutsperre trotz schwerer Schädigung das Gefäßwandgewebe noch erholungsfähig ist und die terminale Strombahn, wenn auch schwach und verlangsamt, noch Blut durchströmen läßt, können die angeführten morphologischen Vorgänge sich einstellen. Daß dabei auch andersartige Prozesse degenerativer und regenerativer Art an anderen Geweben gleichzeitig ablaufen, wird nicht Wunder nehmen. Wie sehr

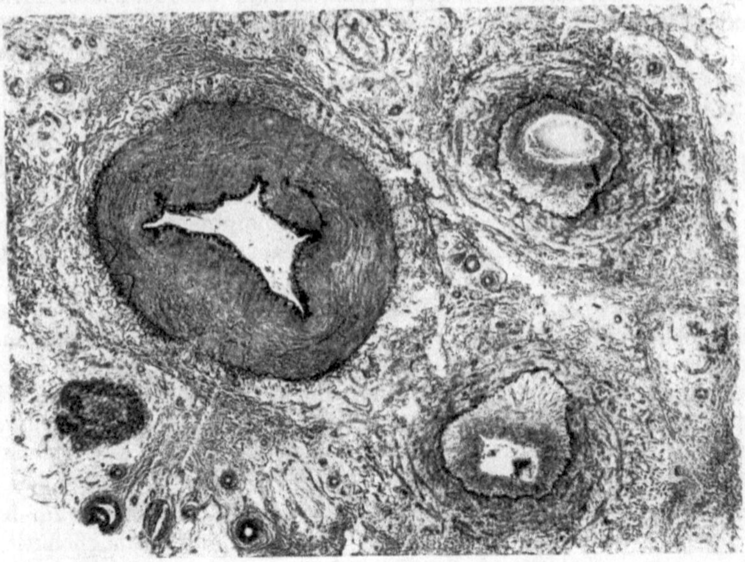

Abb. 14. Ko., 30jähr. ♂. Angiitis obliterans nach Erfrierung vor einem Jahr Neben der schwer veränderten Arterie zwei weitgehend thrombangiitisch eingeengte Venen (Aus *Block*, Arch. klin. Chir. **205**, 67.)

diese Auffassung zu Recht besteht, die Veränderungen an den Gefäßen bei Erfrierungen als Prototyp für alle Durchblutungsstörungen hinstellt, geht aus vergleichenden Betrachtungen histologischer Bilder anderer Durchblutungsstörungen hervor. Zum Beispiel sind die in der 1. Gruppe im wesentlichen von der Blutgerinnung ausgehenden Intimaschäden in gleicher Weise bei der Angiitis obliterans zu erheben, die Veränderungen der 2. Gruppe, bei denen die plasmatische Durchtränkung den Hauptanlaß zu ihrer Entwicklung gibt, auch bei rheumatoiden Gefäßschäden und solchen bei Infektionskrankheiten, die der 3. Gruppe mit vorwiegend mukoider Hyperplasie und Quellung gleichfalls bei alten *Raynaud*-Fällen und die der 4. Gruppe mit Organisationsvorgängen der Gerinnungsthromben wiederum bei der Angiitis obliterans.

Der Generalnenner, auf den *Siegmund* alle morphologischen und klinischen Möglichkeiten bringen möchte, sind Zustandsänderungen, die das einfließende Blut in den Gefäßlichtungen und Wänden des primär geschädigten Gebietes erleidet als „Folgen des Flüssigkeits- und Eiweißaustrittes aus dem Plasma durch die durchlässig gewordene Endothelmembran in die unter Sauerstoffmangel stehenden Gefäßwände und Gewebe und der Einwirkung von pathologischen Stoffwechselproduk-

[1]) Von mir gesperrt wiedergegeben!

ten dieser auf den Gefäßinhalt", wie das in ähnlicher Weise auch *Gruber* wie *Ricker* annehmen. Nicht immer aber ist die primäre Ursache für die Gefäßwandschädigung so eindeutig, wie bei der Anoxämie durch Erfrierungen. Oft können wir nach unseren heutigen Kenntnissen garnicht sagen, ob bei den Durchblutungsstörungen die anfängliche Endothelschädigung ihre Ursache in Veränderungen des durchströmenden Blutes des umgebenden Gewebes oder gar der Gefäßwand selbst hat. Vor allem ist die Bedeutung des vegetativen Nervensystems, insbesondere die Rolle der sympathischen Ganglien hierbei noch viel zu wenig in den Vordergrund gerückt worden. Wir haben zwar schon kurz davon gesprochen, müssen uns aber später noch ausführlich damit beschäftigen. Jedenfalls ist bei „funktionellen" Durchblutungsstörungen, wenn sie sich häufiger wiederholen oder länger anhalten, ohne jeden Zweifel mit der Zeit eine Gewebsschädigung auch der Gefäßwände selbst durchaus möglich. Ich erinnere die Internisten nur an die Myokardschäden nach pektanginösen Anfällen, die ja durchaus zunächst noch nicht einen mechanischen Verschluß der Herzgefäße darzustellen brauchen, sondern eben „funktionell" sein und doch den Herzmuskelschaden im Gefolge haben können. In demselben Sinne läßt sich beim langjährigen Raynaud das schließliche Auftreten von morphologischen Gefäßschädigungen (Verquellung, Intimaverdickung) deuten, die aus Stoffwechselstörungen, in ähnlicher Weise wie die Schäden bei Erfrierungen, hervorgehen können. Gerade beim *Raynaud* gewinnt die von vielen Seiten immer wieder gefundene Veränderung der übergeordneten Grenzstrangganglien zunehmend mehr Anerkennung als auslösender Faktor der Durchblutungsstörung. Ob bei der Angiitis obliterans und bei der Periarteriitis nodosa in gleicher Weise Veränderungen übergeordneter vegetativer Zentren als primäre Ursache für die Gefäßwandschädigung in Frage kommen oder ob sie sekundäre Folgen sind, soll an dieser Stelle nicht entschieden werden. Es mag genügen, Parallelen hier aufzuzeigen.

Eine primäre Schädigung des nervalen Terminalretikulums und dadurch bedingte Schädigung der Gefäßwände bieten eine weitere Erklärungsmöglichkeit, die wir ebenfalls in unsere pathogenetische Betrachtung werden miteinbeziehen müssen. Aus diesem Grunde kann ich, um nur ein Beispiel anzuführen, *Pyro* nicht zustimmen, der den wesentlichen Unterschied zwischen Kälteschäden und vasomotorisch-trophischen Neurosen (Erythromelalgie, *Raynaud*) darin sehen möchte, daß beim Kälteschaden bei einem sonst gesunden Organismus zwar eine gewisse Reflexlabilität für die Entstehung des Krankheitsbildes begünstigend wirke, aber stets ein äußerer Insult, eben eine starke „Kälte"-Wirkung hinzukommen müsse, während es bei den vasomotorisch-trophischen Neurosen die angeborene Reflexlabilität selbst sei, die im Laufe der Zeit sich bis ins Groteske zu steigern vermag und so an sich das krankhafte Geschehen herausfordere. Die Gleichheit der morphologischen Veränderungen an den übergeordneten sympathischen Ganglien bei beiden Krankheitsbildern spricht hiergegen. Gewiß mag es auch „angeborene" Reflexlabilität geben, das kann wohl kaum abstreiten, wer auch sonst eine individuelle Unterschiedlichkeit der Organismen anerkennt, aber sehr viel wahrscheinlicher ist doch, daß im Laufe des Lebens die Reflexlabilität sich erst einstellt oder größer wird auf Grund der vielen größeren und vor allem kleinen Infekte, denen wir zeitlebens ausgesetzt sind. Hier habe ich gewiß alle Autoren hinter mir, welche die allergisch-hyperergische Reaktionsweise auch für die Entstehung der Durchblutungsstörungen — wenigstens für einen Teil derselben — in Anspruch nehmen.

Von außerordentlichem Interesse in diesem Zusammenhange scheinen mir die Untersuchungen an Koronararterien beim Kind zu sein, die *Minkowski* angestellt hat. Unter 204 Kindern, die meist tot geboren oder kurz nach der Geburt gestorben waren, fand er bei 68% der Knaben und 51% der Mädchen polsterartige Verdickungen der Intima verschiedenen Grades, die in Aussehen und nach dem Sitz Ähnlichkeit mit den arteriosklerotischen Veränderungen der Erwachsenen hatten. Er läßt die Frage offen, ob es sich hier um präarteriosklerotische Veränderungen handele oder ob wir hier eine vorübergehende reversible Reaktion auf intrauterine und neonatale Insulte vor uns haben. Weiter aber fand er bei Kindern, deren Tod auf eine akute Infektion (meist Bronchopneumonie) zurückzuführen war, die Media 5,5mal so dick wie bei den übrigen Kindern.

Damit scheinen mir akute Infekte für das Zustandekommen von Gefäßveränderungen erheblich an Bedeutung zu gewinnen. Man müßte unter diesem Gesichtswinkel auch mal die sympathischen Ganglien Neugeborener kontrollieren.

Das subendotheliale Exsudat und der obturierende oder wandständige Gerinnungspfropf, der unter Hämolyse zellig durchsetzt und organisiert wird, Vorgänge, die bei Erfrierungen anzutreffen sind, finden wir in gleicher Weise auch bei der Angiitis obliterans, die deshalb ebenfalls als Folge einer akuten thrombontischen Angiopathie hingestellt wird. Sowohl die *Ricker*schen Lehren wie der Begriff der Dysorie *Schürmanns* lassen sich hier einordnen, denn die gegenseitige Beeinflussung von Blut, Gewebe und Gefäßwänden läßt mit Sicherheit annehmen, daß hier physikalisch-chemische Milieuänderungen stattfinden, die zur Eiweißabwanderung ins Gewebe und Agglutinationsbeschleunigung der Blutkörperchen führen. Dadurch läßt sich auch die echte Stase in Arterien, Venen und Kapillaren von dem einfachen Blutstillstand unterscheiden. Während nämlich Abdrosselung der Blutzufuhr und des Blutabflusses zunächst keine Stase verursacht, kommt sie unter denselben mechanischen Bedingungen sowie bei maximaler Weite der Zu- und Abfuhr des Blutes zustande, wenn noch besondere Faktoren mit im Spiele sind, als deren wesentlichste *Siegmund* bei Erfrierung die im geschädigten Gebiet entstehenden Gewebsabbauprodukte ansieht. Diese vermögen den Quellungszustand der Eiweißkolloide, des Blutplasmas und der Blutzellen so zu verändern, daß sie koagulieren können. Den Stasebezirken sind, bei Erfrierungen besonders eindrucksvoll, spastisch kontrahierte Arterienstrecken vorgeschaltet. Ob dies Folge oder Ursache ist, ist histologisch nicht zu ergründen, beides ist in wechselseitiger Abhängigkeit möglich. Damit sind dann aber wiederum nicht nur die Gewebsschädigungen in der von dem Gefäßbezirk abhängigen Peripherie, sondern auch die dysorischen Ernährungsstörungen der Gefäßwände selbst zu erklären. „Hierin liegt der Schlüssel zum Verständnis für die Spätschädigungen" nach *Siegmund*, und zwar sicher nicht nur nach Erfrierungen, sondern unter abgeänderten Bedingungen bei den meisten Durchblutungsstörungen.

Die Vielheit der geweblichen Veränderungen an den Gefäßen, die bei den verschiedenen Durchblutungsstörungen als charakteristisch für die einzelnen Krankheitsgruppen angeführt werden, soll hier nicht dargestellt werden. Stets setzt uns die Mannigfaltigkeit der morphologischen Bilder selbst bei einem und demselben Krankheitsfall in Erstaunen, die vielerlei Formen der Entzündung und Degeneration in allen Stadien darbieten. Oft sind die Intimaveränderungen nicht nur der Anfang einer zur Obliteration führenden Endangiitis, sondern einer Panangiitis. Auch die Endstadien der Arteriosklerose mit Kalkeinlagerungen und Knochenbildungen können hier ihren Ursprung nehmen. Nur einige der sonstigen Wandveränderungen sollen noch geschildert werden, soweit sie eben wiederum Gemeinsames, weniger Trennendes in den verschiedenen Krankheitsgruppen aufweisen.

Sogenannte fibrinoide Nekrosen *(Jäger)* kommen unter Nekrotisierung und Auflösung der Gewebszellen durch Ausscheidung homogener fibrinähnlicher Massen zustande. Sie drücken die Intima beet- oder polsterartig ins Lumen vor und werden namentlich bei der Angiitis obliterans gefunden, hier auch mit besonderem Namen belegt (Arteriitis polyposa sive verrucosa) (Abb. 15). Gegenüber der nodösen Atherosklerose sind sie durch reichliche blutgefüllte Kapillaren und mit Endothel ausgekleidete Gewebsspalten ausgezeichnet. Die locker angeordneten Zellen mit chromotroper Grundsubstanz haben in der Tiefe Hyalinschichten, in denen sich Lipoide ablagern, während sie an der Oberfläche geschwürig zerfallen und kleinere Thromben ansetzen können. Fibrinoide Degenerationen finden wir auch bei Periarteriitis nodosa in der Media, bei der Angiitis obliterans in der Intima, bei rheumatischen Erkrankungen im lockeren Bindegewebe des Herzens, der Muskeln und Gelenke, sowie bei tuberkulöser Arteriitis.

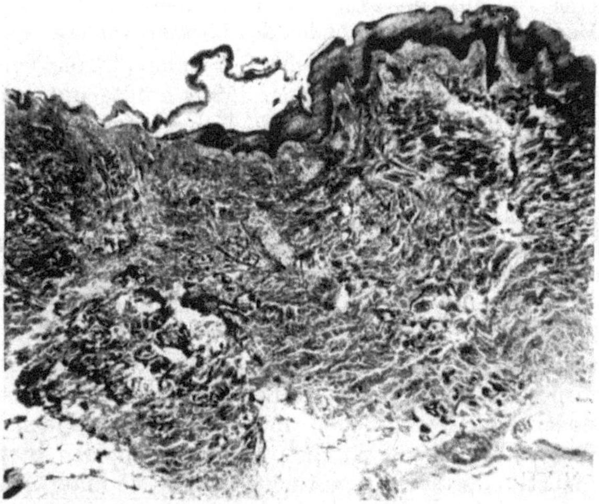

Abb. 15. E. H. 45jähr. ♀ (Sammlung *Plenge*): Panangiitis obliterans mit schwersten symmetrischen Hautnekrosen an den Gliedmaßen und im Gesicht. Auf der linken Bildhälfte beginnende Nekrosen (vgl. Abb. 17 und 77, 78 desselben Falles).

Herde granulierender Entzündung mit Rundzelleninfiltrationen sind vor allem bei der Periarteriitis nodosa festzustellen, wo sie in der Hauptsache von der Adventitia ihren Ursprung nehmen, aber auch in die anderen Wandschichten vordringen können, so daß sie schließlich die schon verdickte Intima zu weiterer Wucherung anregen und zu einem völligen Verschluß der Lichtung führen können, womit ein Bild zur Entwicklung kommt, wie wir es bei der Angiitis obliterans kennen. Hier haben *Krahulik*, *Rosenthal* und *Loughlin* in Frühfällen entzündliche Granuloma in der Media beobachtet. In der Abb. 16 kann ich an einer vorderen Schienbeinschlagader mit einwandfreier Angiitis obliterans frische Herde granulierender Entzün-

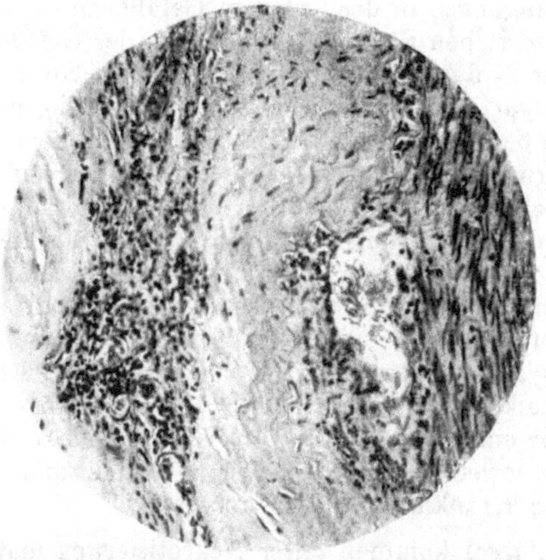

Abb. 16. W. D. 55jähr. ♂: Vordere Schienbeinschlagader. Angiitis obliterans. Frische Herde granulierender Entzündung in der verdickten Innenhaut und an der Grenze zur Muskelschicht (diese rechts oben).

dung in der verdickten Innenhaut und an der Grenze der Muskelhaut vorweisen. Bei der rheumatischen Arteriitis sind von *Wätjen* typische Granulome beschrieben. In den Granulomen finden sich auch Riesenzellen, die namentlich bei Periarteriitis nodosa gelegentlich Anlaß zu Verwechslungen mit Tuberkulose geben können. Auch bei der Mesaortitis luetica findet man manchmal in kleinzelligen Infiltraten größere mehrkernige Riesenzellen, hierbei dann auch Nekrosen. Desgleichen trifft

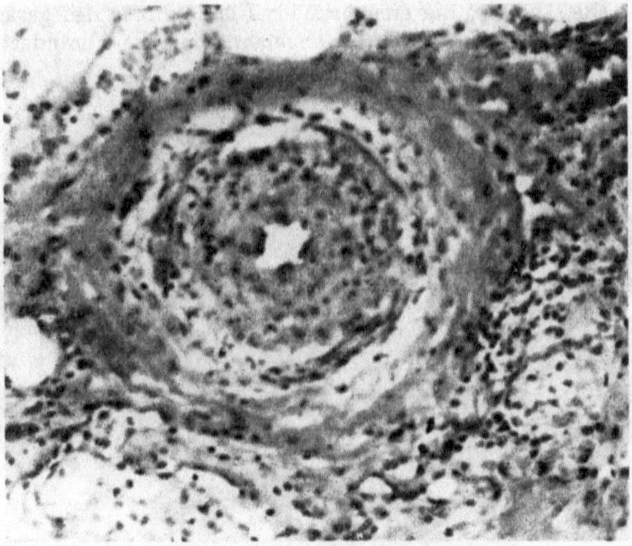

Abb. 17. E. H., 45jähr. ♀ (Sammlung *Plenge*): Panangiitis obliterans mit schwersten symmetrischen Hautnekrosen und Gangrän an den Gliedmaßen und im Gesicht. Ätiologie unbekannt. Arterie mit zelliger Infiltration aller Wandschichten und gleichzeitig hyaliner Verquellung (vgl. Abb. 15 und 77, 78 desselben Falles).

man Zellinfiltrationen im Bereich der Vasa vasorum der Adventitia bei der Arteriosklerose.

Die Granulome können schließlich durch bindegewebige Narben ersetzt werden, die gegenüber der übrigen Gefäßwand weniger elastisch sind, so daß es an diesen Stellen zu Aneurysmen der kleineren wie größeren Arterien kommen kann, die für die Periarateriitis nodosa charakteristisch sind.

Auffallende Muskelverbreiterungen an den Digitalarterien bei *Raynaud* sind von *Ratschow* und *Lewis* mitgeteilt worden. Eine ebensolche Verbreiterung der Muskularis bei Endangiitis obliterans ist schon lange bekannt (*Sternberg*), auch bei experimenteller Endarteriitis nachzuweisen. An kleinen Gefäßen kommen hyaline Schwellungen vor, welche die Lichtungen stark einengen (Abb. 17). Da die Muskelverbreiterungen meist oberhalb und die degenerativen Zuschwellungen meist unterhalb örtlicher Hindernisse angetroffen werden, möchte *Ratschow* sie als Anpassungserscheinungen an die örtlich veränderten Strömungsbedingungen aufgefaßt wissen, und zwar könnten die Muskelverbreiterungen oberhalb des Hindernisses gewissermaßen als Arbeitshypertrophie, die hyalinen Zuschwellungen unterhalb des Hindernisses als „raumausfüllende Wucherungen“ zur Anpassung der Gefäße an den verdünnten Blutfaden, also gewissermaßen als Inaktivitätsfolge angesehen werden.

Thrombenausfüllungen aller kleinen Gefäße, sogenannte Kapillarthromben, bei nur geringen Intimawucherungen treffen wir bei der „idiopathischen Gangrän" Jugendlicher, also nach Infektionskrankheiten an. Wir finden sie aber auch bei schwer kachektischen Kranken mit Altersgangrän.

Unter Elastose der Präarteriolen versteht man eine Verbreiterung der elastischen Elemente dieser Gefäßabschnitte, die *Krompecher* zur Aufstellung seiner Theorie über die Entstehung obliterierender Gefäßerkrankungen aus Elastoblasten veranlaßt hat. Die Theorie, die eine primäre Elastofibrose des gesamten Körpergewebes annahm, wird jedoch allgemein abgelehnt und die Veränderung der elasti-

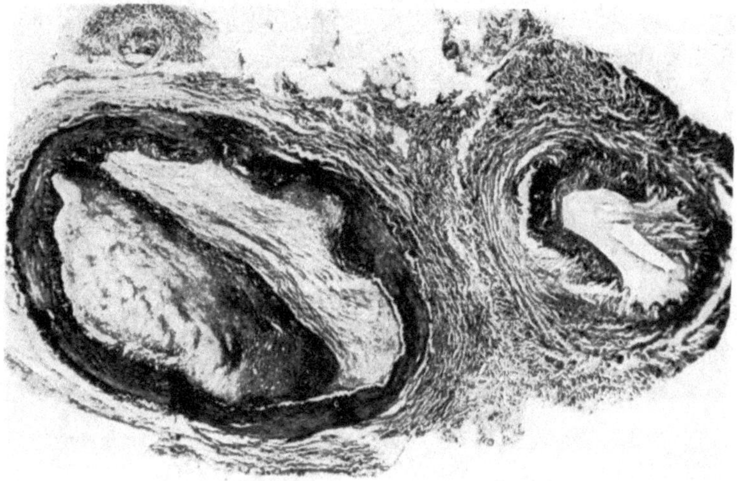

Abb. 18. R. G., 50jähr. ♂. Atherosklerose. Ausfüllung der Lichtung vorwiegend mit fibrösem Gewebe, das innerhalb der Elastica interna sich entwickelt hat. Auflockerung in der einen Hälfte der Arterie bedingt durch Ablagerung lipoider Substanzen (Lipoidsklerose). In der Vene grundsätzlich dieselben Veränderungen mit Thrombose, die rekanalisiert ist.

schen Schicht als sekundär aufgefaßt. Aufsplitterung und Verbreiterung der Elastika fand *Lewis* auch beim langjährigen *Raynaud*.

Ja selbst degenerative Veränderungen wie Verfettungen, Atheromatosen, Sklerosierungen und Verkalkungen sind nicht einmal für die Arteriosklerose bzw. Atherosklerose allein charakteristisch (Abb. 18). Hypertrophische Bindegewebsproduktionen (Sklerosen) bei der Angiitis obliterans sind kompensatorischen Charakters und werden als Ausheilungsvorgänge akuter Stadien angesehen *(Borst)*. Es ist selbst für den Fachpathologen nicht immer einfach, z. B. das Endstadium einer Angiitis obliterans von einer beginnenden Arteriosklerose zu trennen. Mannigfache Übergänge der pathologischen Bilder ineinander erschweren die Entscheidung. Sogar nebeneinander können Arteriosklerose und Angiitis obliterans nachzuweisen sein. Dafür ein eigener Fall als Beispiel:

Bei dem 55 jähr. F. T., bei dem ich trotz lumbaler Ganglionektomie und Arteriektomie gezwungen war zu amputieren, ergab die Gewebsschnittuntersuchung der Femoralarterie eine hochgradige Arteriosklerose mit ausgedehnten Verkalkungen und organisierten Thrombosen. Stellenweise ist es zur Knochenbildung gekommen und in einer Spange fand sich regelrechtes Knochenmark. Die 5 Wochen später doch notwendig gewordene Amputation zeigte bei demselben Kranken gleichzeitig die typischen Formen schwerster Angiitis obliterans sowohl der Arterie als auch der Vene und der kleinen Begleitgefäße am Unterschenkel (Abb. 19, 20). Die Abb. 10, 11, 21—24 geben zwei weitere Beispiele aus der Sammlung *Plenge*.

Schließlich ist noch zu erwähnen, daß alle Arten von Entzündungen und Degenerationen nicht auf bestimmte Gefäßbezirke begrenzt bleiben,

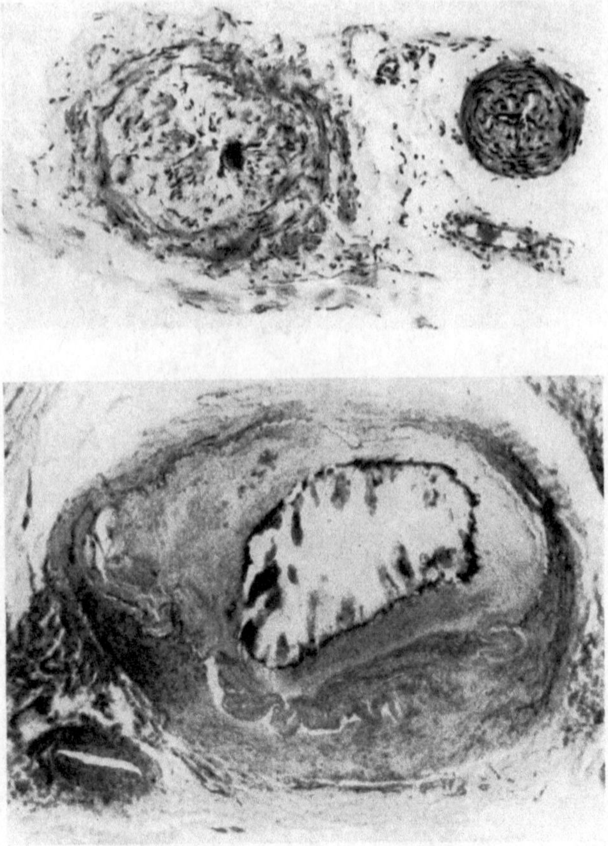

Abb. 19/20. F. T., 59jähr. ♂. 19.) Beide Gefäße Arterien aus dem Unterschenkel. Panangiitis obliterans mit frischen entzündlichen Infiltraten und Verquellung und Verdickung aller Wandschichten mit nahezu völligem Verschluß der Lichtung. 20.) A. tib. ant. Intimaverkalkungen. An der A. femoralis sogar Übergang in regelrechte Knochenbildung (dieses Präparat ist leider abhanden gekommen).

sondern daß es sich durchweg um generalisierte Vorgänge im gesamten Gefäßapparat handelt. Für die Angiitis obliterans und Periarteriitis nodosa ist das schon am längsten anerkannt. Ausdehnung und Grad der pathologischen Veränderungen an verschiedenen Gefäßabschnitten bei einem und demselben Kranken können großen Schwankungen unterworfen sein. Insbesondere sei hier bei der Beschränkung der Abhandlung auf die Gliedmaßengefäße betont, daß durchaus nicht nur diese erkranken, sondern in gleicher Weise und gleichzeitig mehr oder weniger auch die Gefäße der übrigen Körperregionen

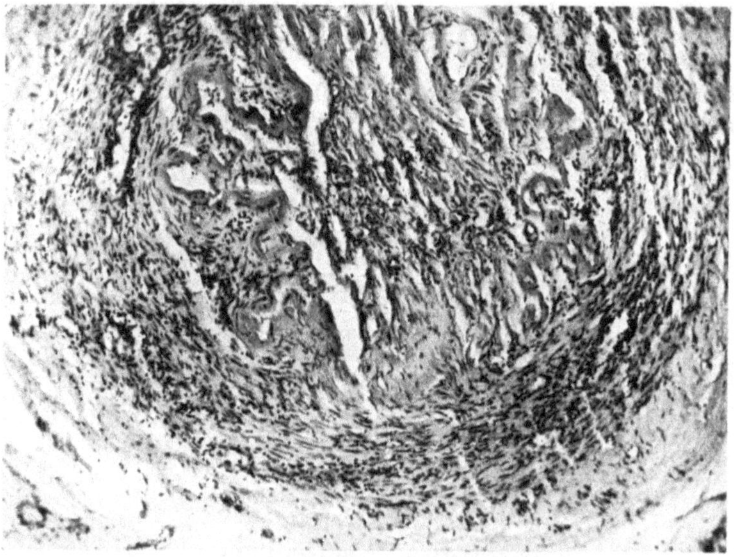

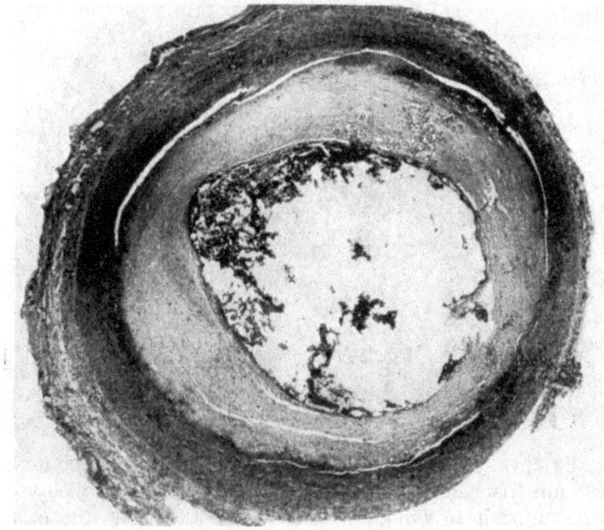

Abb. 21/22. Pi., 45jähr. ♂. 21.) Angiitis obliterans mit deutlichen entzündlichen Veränderungen. 22.) Gleichzeitig Atherosklerose mit Intimawucherungen im Beginn bei demselben Kranken.

und innerer Organe befallen sein können. Auffallend ist, daß sich Veränderungen aller Art mit Vorliebe an der Einmündungsstelle der Vasa vasorum (besonders bei der Periarteriitis nodosa) oder am Abgang von Seitenästen (namentlich bei der Arteriosklerose) zeigen. Da diese Stellen nach speziellen Mikrountersuchungen *(Hirsch)* ein besonders dicht ausgeprägtes nervöses Netzwerk zeigen, liegt der Verdacht nahe, daß die Entwicklung der Krankheitsprozesse doch vielleicht irgendwie hiermit zusammenhängt. Daß die in die Gefäßwände eindringenden Nerven aus marklosen und markhaltigen, in den tieferen Schichten vor allem aus ersteren bestehen und damit ihren vegetativen und im anderen Falle ihren spinalen Ursprung verraten, sei noch einmal in Erinnerung gebracht.

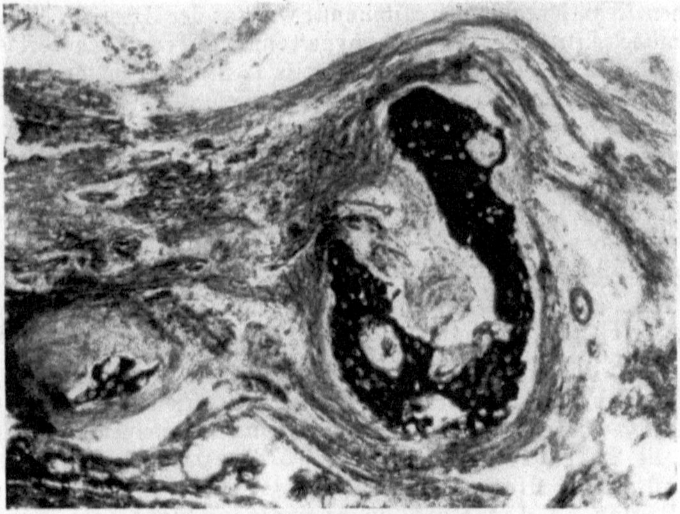

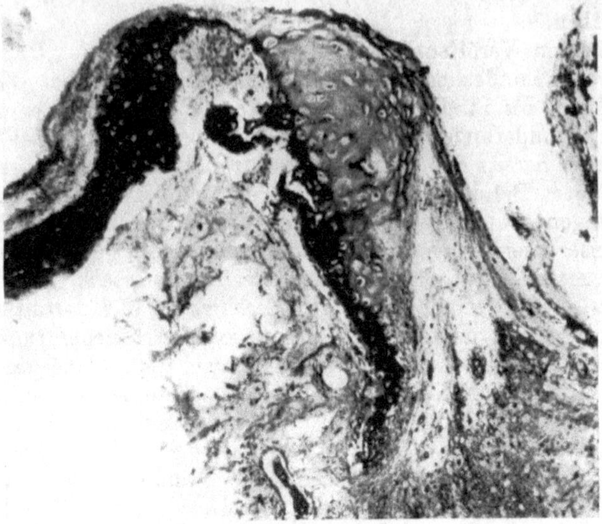

Abb. 23/24. Se. 11 jähr. Junge. Unterschenkelosteomyelitis. Gefäß aus der Nähe des osteomyelitischen Herdes. Osteoplastische und chondroplastische Degeneration der Intima gleichzeitig neben einwandfreien Bildern von Angiitis obliterans, letztere s. Abb. 10/11 (aus der Sammlung *Plenge*).

Veränderungen an den Venen

Die Veränderungen in den Venenwänden sind in keiner Weise grundsätzlich verschieden von denen in den Arterien. Besonders bei der Endangiitis sind sie völlig gleichsinnig schon von je (*Buerger*) beschrieben worden (vgl. Abb. 14). Auch die Thrombosebildung geht in der gleichen Weise vor sich und ist hier wie dort die Folge einer Störung der Funktionseinheit zwischen Blut und Endothel, das in derselben Weise an den pathologischen Reaktionsabläufen teilnimmt, wie das der Arterien. Nach Endothelschädigung mittels intravenös gegebener hypertonischer Traubenzuckerlösung konnte *Ratschow* bei experimenteller Thrombose bereits 12 Stunden später das von *Jürgens* nach seinen physiko-chemischen Untersuchungen geforderte Fibrinnetz histologisch nachweisen, worauf die Agglutination der vermehrten Thrombozyten, das Abscheiden der Leukozyten und das Haftenbleiben der Erythrozyten folgen. Die Organisation des Thrombus geschieht dann durch die gleichen für die Arterien schon beschriebenen Vorgänge. Intimaverdickungen, Polsterbildungen, Sklerosierungen, ja selbst Verkalkungen der Venen sind grundsätzlich in nichts unterschieden von den gleichen feingeweblichen Bildern, die uns bei den Arterien nur meist geläufiger sind.

Wesensgleichheit der pathologischen Veränderungen bei allen Durchblutungsstörungen

Setzt man nun die hier vorgebrachten entzündlichen und degenerativen Veränderungen bei den verschiedenen Durchblutungsstörungen miteinander in Vergleich, so drängt sich die Schlußfolgerung auf, daß die Durchblutungsstörungen anscheinend doch alle weitgehend wesensgleiche pathologisch-anatomische Bilder an den Gefäßen aufweisen, wenn sie auch in den einzelnen Stadien voneinander abweichen und offensichtlich auch individuell verschiedene Reaktionsabläufe auf bestimmte Schadensreize darstellen.

Von den ältesten Veröffentlichungen an (*Hecker*, 1841, „Über die brandige Zerstörung durch Behinderung der Zirkulation des Blutes") über *Winiwarter*, 1879, und *Buerger*, 1908, bis in die neueste Zeit treten immer wieder Beschreibungen wesensgleicher Veränderungen für verschiedene Krankheitszustände dieser Art hervor, so daß *Gruber* bereits die Vermutung ausdrückte, daß es sich bei den z. B. von *Buerger* dargelegten Befunden in vielen Fällen um die Endstadien verschiedener Gefäßerkrankungen gehandelt haben könne. Nicht nur hinsichtlich der entzündlichen Reaktionserscheinungen an den Gefäßen, als deren gemeinsame Komponente z. Z. wohl die meisten Pathologen „allergisch-hyperergische" Gewebsschäden im Sinne von *Rössle* (1933) annehmen (s. b. *Grieshammer*) und darum die Endangiitis obliterans, Periarteriitis nodosa und rheumatoide Arterienerkrankungen in das Blickfeld der „Vasculitis rheumatica" stellen (*Ceelen*, *Roth*, *Klinge* und seine Schule), sondern auch hinsichtlich der degenerativen Erscheinungsformen lassen sich die scharfen Trennungen auf Grund der histologischen Bilder allein nicht mehr aufrecht erhalten. Kein Geringerer als *Virchow* hat bereits die Atheromatose der Gefäße als „Endarteriitis deformans sive nodosa" beschrieben und gedeutet. Auch die neuesten Arbeiten von *Denecke*, *Klostermeyer*, *Lewis*, *Ratschow*, *Siegmund*, *Sunder-Plassmann* stellen sich alle auf den Standpunkt weitgehender Ähnlichkeit der Gefäßveränderungen bei verschiedenen Durchblutungsstörungen. Für die Kälteschäden, *Raynaud*sche Krankheit und Erythromelalgie konnte *Gruber* anatomische Bilder beisteuern, die bei diesen in ihren ersten Stadien als „funktionell" bezeichneten Gefäßkrankheiten entzündliche und degenerative Veränderungen aufweisen und sie nicht prinzipiell von „organischen" unterscheiden lassen. Sie werden als sekundär angesehen und sollen auf einer „angeborenen" Eigenart der Gefäßreaktion beruhen, die die Blut- und Säfteverteilung im Gebiet der Schädigung stört, und sich weiter zur Angiitis obliterans und Thrombose entwickeln können. Auch *Pyro* faßt alle vasomotorisch-trophischen Neurosen als eine große zusammenhängende Einheit auf und hält es daher nicht für verwunderlich, daß die Erythromelalgie so häufig in die *Raynaud*sche Krankheit über- und beide mit Gangrän und Sklerodermie einhergehen.

Werden an den Gefäßen fließende Übergänge von den Durchblutungsstörungen zunächst scheinbar nur funktioneller Art bis zur Angiitis obliterans vielfach schon anerkannt, so herrscht dagegen doch noch die Meinung vor, daß die Angiitis obliterans

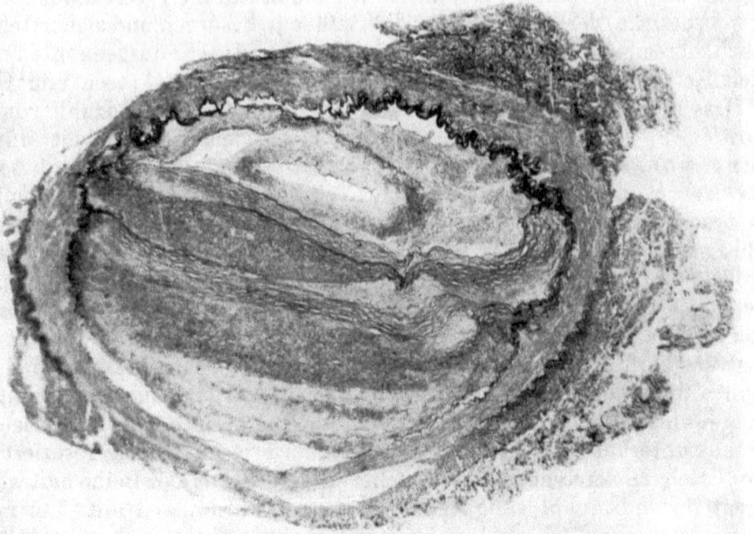

Abb. 25. B. 60jähr. ♂. A. femoralis. Schwer zu entscheiden, ob Angiitis obliterans oder Atherosklerose, doch im wesentlichen mit den Zeichen der letzteren. Sekundäre Thrombose und Rekanalisation des Thrombus.

von der Arteriosklerose scharf zu trennen sei, und das nicht nur in ihren Endstadien (Abb. 25). Unter anderen lehnen *Ceelen* und *von Redwitz* es ab, daß es sich bei den Endstadien der Endangiitis um eine Arteriosklerose handele, auch wenn bisweilen eine gewisse Ähnlichkeit im histologischen Bild besteht. Aber dennoch haben diese beiden mindestens in ihrer Pathogenese stark wesensgleiche Züge aufzuweisen, so daß es kaum mehr möglich erscheint, sie in den Anfangs- noch in den Endstadien auseinanderzuhalten. Wie schwierig die pathologisch-anatomische Beurteilung sein kann, mag daraus zu ersehen sein, daß selbst *Ceelen*, der ja die Trennung zwischen Arteriosklerose und Angiitis aufrecht zu erhalten wünscht, nach *Butzengeiger* z. B. bei den Folgezuständen der chronischen Arsenvergiftung sich außerstande sieht, sich für eine beginnende Arteriosklerose oder für Ausheilungsstadien einer Endangiitis zu entscheiden.

Eine kritische Würdigung der feingeweblichen Befunde erkrankter Gefäße bei Lues, Tuberkulose, Typhus und Fleckfieber läßt selbst bei diesen keine Unterschiede erkennen, die wir als einwandfrei spezifisch bezeichnen könnten. Alle zeigen in mehr oder weniger geringen Abwandlungen dieselben Befunde, die wir auch bei den übrigen Durchblutungsstörungen erheben. Ich bin deshalb mit *Ratschow* derselben Meinung: Es ist „die Annahme berechtigt, daß es keine spezifischen Gefäßentzündungen gibt. Auch die chronischen Infektionen sind nicht unmittelbare Ursache einer Durchblutungsstörung, sondern nur Wegbereiter einer solchen. Wir sprechen deshalb nicht mehr von einer ‚luischen Angiitis', einer ‚tuberkulösen Angiitis', sondern von einer Angiitis bei Lues und bei Tuberkulose."

2. Die Veränderungen an den Geweben bei den Durchblutungsstörungen

Selbstverständlich werden nicht nur die Gefäßwände bei den Durchblutungsstörungen krankhaft verändert, sondern in ganz bestimmter Weise auch die Organe und Gewebsbezirke, deren Ernährung die Gefäße ja besorgen und sicherstellen sollen. Eigentlich müssen wir uns wundern, daß wir bei den oft sehr ausgedehnten oder hochsitzenden Gefäßobliterationen nicht viel mehr Infarkte, Nekrosen und Gangränen sehen. Das hat aber seinen Grund in der erstaunlichen Anzahl von Gefäßanastomosen und der hiermit gegebenen Ausgleichsmöglichkeit durch Entwicklung von Kollateralkreisläufen. Wir kennen zwar einige besonders gefährdete Stellen, z. B. die A. poplitea, die Teilungsstelle der Aorta abdominalis, die Arteria brachialis kurz vor ihrer Aufteilung, an denen ein plötzlicher embolischer Verschluß meist den Brand der Gliedmaße im Gefolge hat. Ist aber der Verschluß nicht vollständig, ist die Passage auch nur etwas frei und hat der Organismus auch nur etwas Zeit zur Erholung, dann bildet sich selbst bei diesen akuten Verschlüssen ein rettender Kollateralkreislauf aus, der den Gliedverlust verhütet. Je langsamer sich ein Totalverschluß einstellt, ganz gleich an welcher Körperstelle, um so eher ist der Organismus imstande, durch Kollateralbahnen die Ernährung der abhängigen Bezirke zu gewährleisten. Ich erinnere nur daran, daß *Leriche* beispielsweise die Aorta abdominalis unterhalb des Abgangs der Nierenarterie mit Erfolg reseziert hat, wobei unter Erfolg zu verstehen ist, daß nicht nur kein Brand der Beine eintrat, sondern im Gegenteil die Durchblutung der Beine besser wurde, weil mit dem resezierten obliterierten Arterienstück ein krankhafter Dauerreiz ausgeschaltet wurde. Kürzlich konnte *Gesenius* in der Berliner Gynäkologischen Gesellschaft (1949) ein junges Mädchen demonstrieren, bei dem die Aortographie einen Totalverschluß der Aorta abdominalis erkennen ließ, und das unter konservativen Behandlungsmaßnahmen geheilt und wieder arbeitsfähig geworden war. Solche Glücksfälle sind selbstredend ungewöhnlich selten und nur möglich, wenn die Ausbildung des Totalverschlusses langsam vor sich geht. Ein plötzlicher Gefäßverschluß oder durch entzündliche Erkrankung oder Thromben verstopfte Gefäße wirken als gewaltiger konstriktorischer Reiz oder gar als Dauerreiz reflektorisch auf die Umgebung und verursachen hier gleichfalls Gefäßverengerungen. Das ist von *Küttner* und *Baruch* bei stumpfen Gefäßverletzungen erkannt und beschrieben. Unser therapeutisches Handeln bei solchen Katastrophen zielt zweckmäßig darauf ab, diesen reflektorischen Krampf zu lösen. Wir Chirurgen wissen zur Genüge, welche Gefahren damit verbunden sind, wenn wir durch Verletzungen oder operativ nötig werdende Gefäßdurchtrennungen „an den kritischen Punkten" Arterienunterbindungen vorzunehmen gezwungen sind. Wir wissen aber auch aus unseren Operationserfahrungen bei langsam entstandenen und allmählich wachsenden Aneurysmen, wie gut meist der Körper eine Gefäßresektion an eben diesen Stellen ohne Gliedverlust aushält, wenn es uns gelingt, die Kollateralbahnen zu schonen. Von der Ausdehnung der Kollateralbahnen haben wir einen allerdings imponierenden Eindruck erst gewinnen können durch die Ergebnisse der Arteriographie, bei der die Füllungsbilder der Gefäße uns vor Augen führen, wie die anatomische Schadstelle umflossen wird. Auf dem Wege über die Kollateralen können sich die Hauptgefäße bis dicht an die Verschlußstelle sogar rückläufig wieder füllen und im peripheren Verlauf so gut, daß selbst der Puls wieder an den gewohnten Stellen zu tasten sein kann.

Wie weit die Ausgleichsmöglichkeiten des Organismus durch Einschaltung der Kollateralen gehen können, erweist am auffälligsten unter vielen anderen ein Tierversuch von

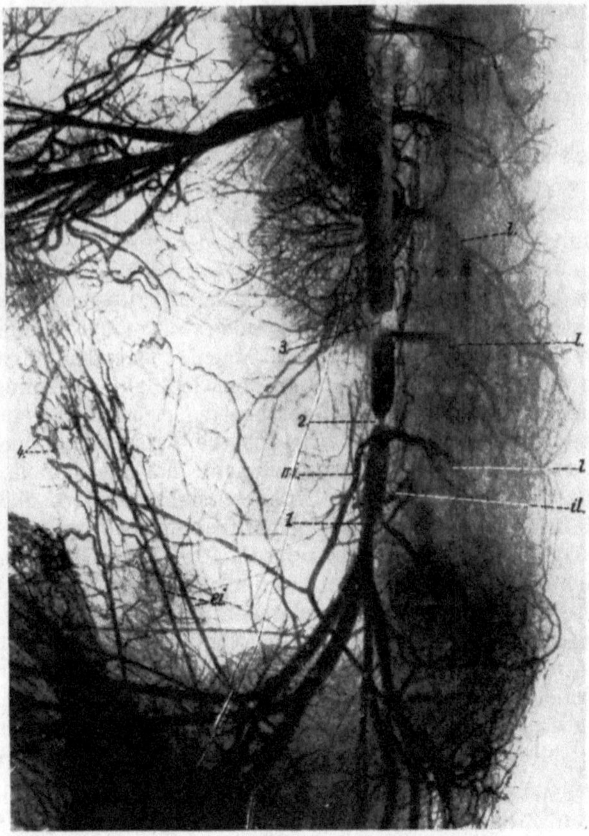

Abb. 26. Kollateralkreislauf nach mehrfacher Ligatur der Aorta beim Hunde (18 Tage p. op.). 1 = Anlegungsstelle einer stenosierenden Ligatur; 2,3 = Anlegungsstellen weiterer Ligaturen an die Aorta, welche das Aortenlumen vollkommen ausschalten; 4 = Anastomose zwischen der A. mesenterica sup. et inf.; ll = Aa. lumbales; il = A. ileolumbalis; ei = A. epigastrica inf. (aus *Sčelkunow*, Z. Anat. **89**, 569).

Sčelkunow, der einem Hund aus der Bauchaorta ein Stück durch doppelseitige Unterbindung völlig ausgeschaltet und außerdem noch weiter abwärts dicht über der Trifurkation durch eine hier allerdings nur stenosierende Ligatur die Zirkulation noch weiter gestört hatte. Nach der 18 Tage später erfolgten Tötung des Hundes brachte das Arteriogramm nicht nur eine Füllung des peripheren Aortenabschnittes, sondern auch des völlig ausgeschalteten Mittelstückes in normaler Weite bei Ausbildung zahlreicher Anastomosen, wahrscheinlich auf dem Wege über die A. mesenterica inf., zur Darstellung (Abb. 26).

Bei den Arterienstämmen vollzieht sich der Kollateralkreislauf durch die oberhalb des Hindernisses regulär abgehenden Seitenäste. Im allgemeinen rechnet man damit, daß 3—10 Minuten nach Unterbindung eines mittleren Gefäßes die ursprüngliche Durchblutungsgröße wiederhergestellt ist, wobei die Kollateralarterien sich erweitern und allmählich sogar ein echtes Gefäßwachstum zeigen.

Mir erscheint es ausgeschlossen, daß bei derartigen Hauptgefäßverschlüssen der nutritive Reiz minderdurchbluteter Gewebe allein, wie *Ratschow* meint, die Ausbildung des Kollateralkreislaufes veranlaßt. Hier wirkt sich sicherlich wohl der schon früher vielfach angenommene Überdruck vor dem Hindernis mitbestimmend aus, der augenblicklich die oberhalb abgehenden Seitenäste stärker belastet. Bei mittleren und vor allem kleineren Gefäßen möchte ich jedoch mit *Ratschow* diesen Überdruck ablehnen und mit ihm annehmen, daß der „Bluthunger" der Gewebe nach *Bier* und das „Blutgefühl" der Gefäße hier steuernd und regelnd walten. Dabei nehme ich jedoch auch noch einer weiteren Folgerung *Ratschows* gegenüber einen anderen Standpunkt ein, wenn er das Ausbleiben der Erweiterung und des Größenwachstums der direkt oberhalb einer Verschlußstelle abgehenden Seitenäste dadurch erklären will, daß es in ihnen — infolge Unterfunktion oder gar Inaktivität analog seinen früher wiedergegebenen Vorstellungen — zu „raumausfüllenden Intimaverdickungen" komme, die dann das Lumen erheblich einengen können, und daß die Kollateralen dabei „funktionell" mit verschlossen werden. Ich möchte vielmehr annehmen, daß die hier sich einstellenden Intimaverdickungen Teilerscheinungen des generalisierten allgemeinen Krankheitsvorganges an den Gefäßen sein können, der ja ganz unterschiedlich an verschiedenen Gefäßabschnitten sich entwickeln und auch die Kollateralen mitergriffen haben kann. Gerade die Tatsache, daß nicht die totale Verlegung einer größeren Arterie allein ausreicht, um die örtliche Durchblutung so zu stören, daß ein ernster Gewebsschaden entsteht, sondern daß vielmehr eine Vielzahl von Gefäßen funktionelle Störungen aufweisen muß, um einen solchen Grad zu erreichen, daß wir von einer „Querschnittsobliteration" sprechen können, die zu einer örtlichen Nekrose führt, dürfte eher in meinem Sinne ausgelegt werden. Bei pathologisch-anatomischen Untersuchungen der amputierten Glieder wegen Angiitis obliterans finden wir jedenfalls in allen Gefäßabschnitten und allen Kalibern gleichsinnige Veränderungen, wenn auch unterschiedlichen Grades und Ausmaßes. Daß die Kollateralen „auch" funktionell mitverschlossen werden können, ist nicht abzuleugnen, richtet sich doch gerade unser therapeutisches chirurgisches Vorgehen mit Erfolg darauf, diese zu öffnen und den Kollateralkreislauf anzuregen.

Die Öffnung der arteriovenösen Anastomosen dagegen dient, um das noch einmal zu sagen, anderen Zwecken: bei Strömungsverlangsamung oder Strömungsstillstand im Kapillargebiet treten sie zur Entlastung in Aktion. Auffallend ist, daß *Sunder-Plassmann* die Darstellung der arterio-venösen Anastomosen im Arteriogramm bzw. im nachgeschossenen Phlebogramm nur bei der Angiitis obliterans, nie aber beim Morbus Raynaud gelang, womit er erklären zu können meint, warum das erkrankte Glied bei jener viel eher und ausgedehnter der Gangrän anheimfällt, weil sich darin ja schon die wesentlich stärkere Gewebsschädigung ausdrücke.

Trotz der erstaunlich guten Anpassungsfähigkeit des Organismus an Durchblutungsstörungen finden wir mitunter recht erhebliche Veränderungen in den umgebenden und zugehörigen Geweben, Haut, Faszien, Muskulatur, Nerven und Knochen, wenn die Durchblutungsstörungen längere Zeit bestehen. Die durch die Durchblutungsstörung verursachte Ischämie macht Atrophien und durch Gewebszerfall Entzündungen und löst als Reaktion auf beide unter Umständen Regenerationsvorgänge aus. Stärkere Entzündungen finden sich am Rande der Demarkationen. Bei den einzelnen Krankheitsbildern werden die häufigsten Gewebsschäden jeweils zur Besprechung kommen.

An der **Haut** und ihren Gebilden treten sie am sinnfälligsten in Erscheinung durch Verfärbung, im Anfang meist durch stärkere Feuchtigkeit und Kälte, später durch Atrophie, Verlust der natürlichen Fältelung, Glattwerden, Verhärtung bis zur Sklerodermie, Formänderungen der Nägel, die abnorm brüchig werden, und sich längs furchen, weiter durch Pigmentation und schließlich Ulzeration und Brand (Abb. 27, 28).

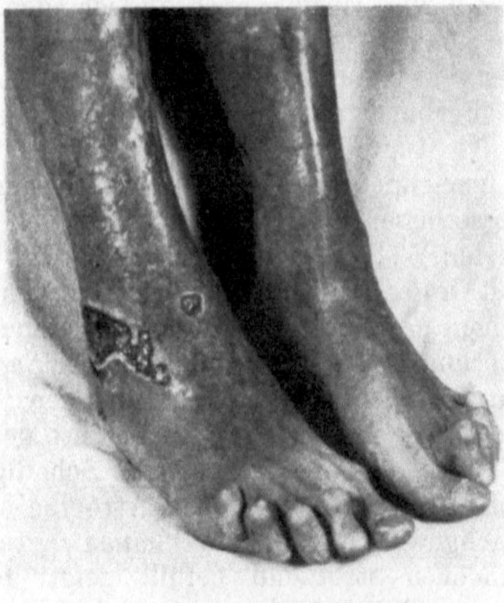

Abb. 27. S., 64jähr. ♀. Ekzema et Ulcus cruris varicosum beiderseits. Seit 44 Jahren Krampfadern, seit 34 Jahren „offene Füße". In den letzten 10 Jahren Verschlimmerung. Glanzhaut, Pigmentierung, Sklerosierung.

In der **Muskulatur** werden die Muskelbündel atrophisch und degenerieren, Fetteinlagerungen finden sich (*Zenker*sche Degeneration). Rundzelleneinlagerungen in kleinen Gefäßen schwer ischämischer Muskeln werden als Zeichen sekundärer Entzündung angesehen.

Auch die Veränderungen in den **peripheren Nerven** sind zumeist degenerativer Art und zeigen Untergang der Markscheiden und Achsenzylinder, doch auch entzündliche Erscheinungen im Perineurium und Endoneurium. Besonders ausgeprägt sind Nervenveränderungen bei Erfrierungsbefunden *(Stemmler, Siegmund)*, sogar bis weit über das Gebiet der unmittelbaren örtlichen Kälteeinwirkung hinaus. Die Degeneration wird hier auf die Durchblutungsstörung, die Entzündung auf die Resorption von Zerfallsprodukten in den perineuralen Lymphscheiden zurückgeführt. *Pančenko* fand an den endoneuralen Gefäßen endangi tische Wucherungen. Infolge der starken Mitbeteiligung der peripheren Nerven kommt es nach dem letzteren Autor leicht zu einer Überreizung der thalamischen Schmerzzentren. Ist einmal hier der Schmerz zentral verankert, so gelingt es z. B. nach meinen Erfahrungen, die durch gemeinsame Untersuchungen mit dem Neurologen *Sternberg* bestätigt sind, meist nicht mehr, die Kranken beispielsweise mit Kausalgie und Phantomschmerzen, die bei exakter Untersuchung zwar gut voneinander zu unterscheiden, aber sehr oft miteinander vergesellschaftet sind, durch operative Grenzstrangausrottung völlig beschwerdefrei zu machen. Immerhin haben wir doch eine ganze Reihe Kranker von ihren

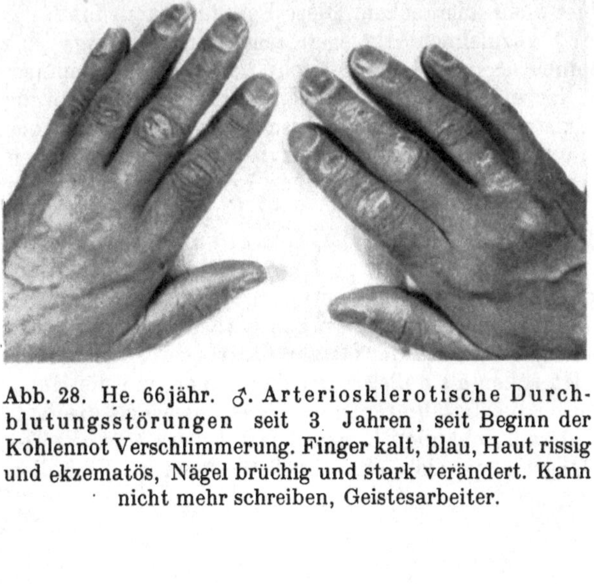

Abb. 28. He. 66jähr. ♂. Arteriosklerotische Durchblutungsstörungen seit 3 Jahren, seit Beginn der Kohlennot Verschlimmerung. Finger kalt, blau, Haut rissig und ekzematös, Nägel brüchig und stark verändert. Kann nicht mehr schreiben, Geistesarbeiter.

unerträglichen Kausalgiebeschwerden befreien können, die dann sich verhältnismäßig leicht mit denrestierenden Phantomschmerzen abfanden (vgl. Kap. III, A, 4).

Damit sind wir bei den Veränderungen der sympathischen Ganglien, die wir mit vielen anderen Autoren ausnahmslos bei allen Durchblutungsstörungen schwerst beteiligt fanden. Ob diese Veränderungen primär oder sekundär oder gleichzeitig sind, ist noch nicht entschieden. Die Veränderungen an den Ganglien wie auch die an den übrigen Abschnitten des vegetativen und insbesondere sympathischen Nervensystems halte ich für die Pathogenese der Durchblutungsstörungen für so maßgeblich, daß ich ihnen ein eigenes Kapitel widme.

Nicht minder schwer leiden die Knochen unter Durchblutungsstörungen. Weniger Knochennekrosen als vielmehr Demineralisationsvorgänge und dystrophische Prozesse lassen sich an ihnen feststellen und sind namentlich bei Erfrierung schon im ersten Weltkrieg beschrieben worden (*Weidenfeld* und *Pulay*). In diesem Weltkrieg hat *Oehlecker* ihnen sein besonderes Interesse zugewandt. Vielleicht lassen sich bis zu einem gewissen Grade alle begleitenden Gewebsveränderungen bei Durchblutungsstörungen in den Formenkreis der *Sudeck*schen Gliedmaßendystrophie einreihen, die ja durchaus nicht auf die Knochen beschränkt ist, wenn man nämlich mit *Sudeck* in Anlehnung an *Bier*s Denkweise den Begriff der Entzündung im weitesten Sinne als eine Reizantwort auf jede Schädigung auffaßt. *Rieder* hat hier die frühere Vorstellung von einer bloßen Atrophie als irrig und vielmehr einen lebhaften Umbau nachgewiesen, der die kleinen Arteriolen, Kapillaren und kleinsten Venen im Knochen strotzend gefüllt zeigt, ferner Exsudation und Zellenauswanderung, riesenzellige Osteoklasten und daneben Osteoblasten. Nach den neuesten Forschungen unterscheidet man mit *Oehlecker* daher wohl am besten bei dem „*Sudeck*schen Syndrom" eine akute Phase, eine Dystrophie und eine Ausgangsatrophie der Gliedmaßen, an der augenscheinlich alle Gewebe teilhaben.

Bei allen „trophischen Störungen", die im Gefolge der spastisch bedingten Durchblutungsschäden auftreten, werden niemals Sensibilitätsstörungen festgestellt (*Sunder-Plassmann*). Umgekehrt wird bei Kranken mit Syringomyelie, Poliomyelitis und solchen mit apoplektischen Lähmungen, die nach *Cassirer* und *Hirschfeld* „diffuse oder umschriebene dystrophische Prozesse" begleiten, der lokale Blutzufluß zwar nicht behindert, die örtliche Durchblutung jedoch schlecht befunden. Lähmung gemischter Nerven läßt auf Fernreizung, Abkühlung oder Erwärmung des Körpers die Vasomotorik im gelähmten Gebiet nicht ansprechen. Diese Befunde waren für *Lewis* der Grund, „Trophoneurosen" abzulehnen. Dagegen zeigt auch *Ratschow* sich geneigt, die beobachteten Atrophien als „trophoneurotisch" bedingt anzuerkennen, zum mindesten weil ja auch die Nervengewebe den gleichen Mängeln der Ernährung ausgesetzt seien. Ist auch die Existenz besonderer trophischer Nerven immer noch umstritten, so lassen sich doch durch die Aufdeckung der synzytialen Verbundenheit des nervalen Terminalretikulums und des neurovegetativen Präterminalplexus mit allen Gewebszellen ursächliche Zusammenhänge nicht mehr leugnen.

Die letzten Folgen schwerer Durchblutungsstörungen, Gewebsbrand, Nekrose als trockener und Gangrän als feuchter Brand, sind in ihren pathologisch-anatomischen Erscheinungen so bekannt, daß ich mir ihre Darstellung hier ersparen zu dürfen glaube. In minderdurchbluteten Gewebsbezirken wird durch zusätzliche äußere Schädigung oft schon geringen Grades die Gefahr des Dekubitus heraufbeschworen. Schon 50—60 mm Hg sollen als äußerer Druck genügen, um die Hautdurchblutung aufzuheben, wodurch bei Gelähmten und Altersschwachen die Entstehung der Nekrosen aus der „Druckischämie" heraus leicht zu erklären ist. Die Entwicklung zur Nekrose geht langsam vor sich, am schnellsten noch bei Embolien und Thrombosen.

Ob das Auftreten von Fingerkuppennekrosen beim Raynaud noch eine Berechtigung gibt, in diesen Fällen von Raynaud zu sprechen, erscheint mir fraglich, denn rein funktionell bedingte Durchblutungsstörungen reichen auch nach Ansicht *Ratschows* nicht aus, eine örtliche Gewebsschädigung bis zum Absterben hervorzurufen. Vielleicht liegen in diesen Fällen doch schon häufiger organische Gefäßwandschädigungen vor, von denen wir oben gesprochen haben und die als Übergangsformen zur Angiitis obliterans zu betrachten sind. Geringgradige Nekrosen können abheilen nach Ausstoßen der brandigen Gewebsstellen. Vorhandene Hautnekrosen lassen nicht ohne weiteres einen Schluß auf die Durchblutung der darunter liegenden Gewebe zu, weil die Gefäßversorgung der Haut vielfach eine andere ist als die der Gewebe unter ihr. Je schneller die Heilung erfolgt, um so mehr sind die Vasomotoren, vor allem der Kollateralen funktionstüchtig. Beim Raynaud zeigen sich die Nekrosen am frühesten an den Fingerbeeren, bei der Angiitis oft in der Interdigitalfalte. Die ausgedehntesten Nekrosen treffen wir bei hohen Gefäßverschlüssen durch Embolie oder Thrombose in den Beckengefäßen oder in der Poplitea. Eine besondere Form des Brandes liegt den Krampfadergeschwüren zugrunde. Über Einzelheiten werden im speziellen Teil weitere Ausführungen gemacht.

3. Die Veränderungen am neurovegetativen System

Im Schrifttum der letzten Jahre mehren sich die Arbeiten, die über schwere und schwerste krankhafte Veränderungen am vegetativen Nervensystem bei Durchblutungsstörungen berichten. Wie kaum anders zu erwarten, werden sie in enge Beziehung zur Pathogenese derselben gebracht. Über die Berechtigung einer solchen Annahme soll im nächsten Abschnitt ausführlich gesprochen werden. Hier sollen zunächst wieder einmal nur die gefundenen Tatsachen auf Grund der histologischen Befunde wiedergegeben werden.

Aus dem letztgenannten Grunde soll auch kein Versuch gemacht werden, eine Pathologie des Stammhirns hier widerzuspiegeln, obwohl *Veil* in ihr die notwendige und einzige Brücke sieht, „über die das Großhirngeschehen, zu dem wir den Vorgang des Seelischen rechnen müssen, Einlaß ins Körperliche, d. h. organisch-viszerale Gebiet erhält", und obwohl wir im vorhergehenden wiederholt schon die Abhängigkeit auch der Durchströmungsregulierung der Organe und Gewebe von psychischen Einflüssen angedeutet haben. Die wissenschaftliche Diskussion hierüber ist noch zu sehr in Fluß. Die klinischen und physiologischen Ergebnisse aus organischen Zwischenhirnschäden sind zu widerspruchsvoll, so daß *Heß* auf einen Nachweis dieser verzichtet, zumal das Individuum sich doch oft durch Eintreten anderer unzerstörter vegetativer Kerngebiete oder synzytialer Bahnsysteme in tiefer gelegenen Abschnitten des Hirnstamms, der Hirnschenkel oder der Medulla oblongata zu erhalten vermag *(Sturm)*.

Festeren Boden haben wir schon unter den Füßen, wenn wir die vegetativen Rückenmarksbahnen in dieser Beziehung einer Betrachtung unterziehen wollen. Die Möglichkeiten pathologisch-anatomischer Veränderungen, die zu Störungen der Vasomotorik Anlaß geben können, sind hier schon eher vorhanden, aber auch noch nicht systematisch angegangen.

Fedoroff berichtet von Veränderungen der Ganglienzellen in den Seitenhörnern des Rückenmarks bei Versuchen *Wischnewskys* und *Deunikows* aus seinem Institut an Hunden, die nach Einspritzung von Galle oder Krotonöl in den N. ischiadicus Fußgangrän an der entsprechenden Seite, aber auch an symmetrischer Stelle der entgegengesetzten Seite zeigten, deren Nerv unberührt geblieben war. Diese Veränderungen können nicht nur in der Höhe desselben Segments auf die andere Seitenhornsäule, sondern sogar in höher gelegene Segmente sich verbreiten.

Bei der Untersuchung des Rückenmarks von Menschen, die an spontaner Gangrän zugrunde gegangen waren, wurden in dem Institut von *Fedoroff* ähnliche Veränderungen der Ganglienzellen in den Seitenhörnern gefunden.

Gagel und *Watts* konnten autoptisch bei einem 48jährigen Mann mit Raynaudscher Gangrän der Finger, der an einem metastasierenden Pyloruskarzinom zugrundegegangen war, eine Reizung der Seitenhornzellen des Rückenmarks vom 8. Zervikal- bis zum 2. Lumbalsegment feststellen. Ob diese Reizung primär war, wie die Autoren annehmen, oder sekundär, ist selbstverständlich schwer zu erweisen. *Skoblo* aus dem *Fedoroff*schen Institut erzielte nach Einbringen einer sterilen Glaskugel in das Gehirn im Gebiet des Tuber cinereum und das Infundibulum bei Hunden Gangrän der Backen, Lippen und der Schleimhaut des Zahnfleisches. Der Unterschied besteht darin, daß *Wischnewsky* eine Veränderung der segmentären vegetativen Zentren hervorrief durch Reizung eines peripheren Nerven, während *Skoblo* direkt auf die höheren vegetativen Zentren wirkte. Mit diesen Versuchen scheint, wie das auch *Fedoroff* hervorhebt, erwiesen zu sein, „daß verschiedene Noxen längs den peripheren Nerven bis zu den Ganglienzellen des Rückenmarks vordringen und in denselben Veränderungen funktionellen oder anatomischen Charakters hervorrufen können. Man könnte vielleicht voraussetzen, daß diese Zellen zuweilen auch primär affiziert werden“. In derselben Reihe liegen mit ähnlichen Ergebnissen ungezählte weitere Versuche *Speranskys* sowie von *Brouha* und *Reumont*.

Nach Ausrottung des linksseitigen Bauchanteils des Grenzstranges bei Tieren, die einen Tag bis 16 Monate nach der Operation getötet wurden, sah *Kai* vom 8. Zervikalsegment bis zum 3. Lendensegment deutliche Veränderungen im ganzen linken Seitenhorn des Rückenmarks, wobei die hinteren lateralen Partien des Vorderhorns und die Grenzzone zwischen Seiten- und Hinterhorn nur relativ leichte Veränderungen zeigten, vom 4. Lendensegment abwärts bis zum Konus im ganzen Medialteil des Vorderhorns sehr schwere Veränderungen zu sehen waren und der Zellbestand der lateralen Partie der grauen Substanz nur wenig betroffen war. An der weißen Substanz fanden sich degenerative Veränderungen im Vorder- und Hinterstrang nicht nur auf der operierten, sondern auch auf der Gegenseite. Alle beobachteten Rückenmarksveränderungen mit der Ausrottung des Grenzstrangs ursächlich in Beziehung zu bringen, dürfte berechtigt sein.

Meines Wissens sind damit erstmalig fortschreitende Degenerationsprozesse entsprechend dem Ursprungsgebiet des Grenzstranges im Rückenmark nachgewiesen. Das erscheint mir wichtig; denn so wie hier die Exstirpation des Grenzstranges Veränderungen in den Rückenmarksbahnen macht, dürften wohl — als meine Vermutung! — in gleicher Weise auch krankhafte Veränderungen, insbesondere degenerativer Art, gleichfalls Veränderungen in den Rückenmarksbahnen auslösen.

Auf diese Weise lassen sich vielleicht einige der Mißerfolge nach unseren chirurgischen Eingriffen wegen Durchblutungsstörungen erklären. Wenn nämlich der Krankheitsprozeß von den Grenzstrangganglien bereits bis in die Rückenmarksbahnen fortgeschritten ist, kommen wir mit der Entfernung des Grenzstranges unter Umständen zu spät. Die Frage bleibt natürlich offen, ob die im Rückenmark aufsteigende Degeneration nach Entfernung des Grenzstranges denselben krankmachenden Effekt auf die Peripherie auszuüben vermag, wie die pathologisch veränderten Grenzstrangganglien dies offensichtlich tun. Wenn das der Fall ist, wäre der Stab gebrochen über die Indikation zur Grenzstrangausrottung, sofern man nicht die zweifelsohne erzielbare subjektive Beschwerdefreiheit allein schon als Operationsanzeige gelten lassen will. Allem Anschein nach wirken sich die Degenerationen in den Rückenmarksbahnen doch anders aus, wie die einwandfrei nun schon über Jahrzehnte hinaus anhaltenden Dauererfolge nach der Grenzstrangausrottung erweisen.

Wesentlich weiter gekommen sind wir schon in der Erkenntnis pathologisch-anatomischer Bilder der sympathischen Grenzstrangganglien bei Durchblutungsstörungen. Die hier gefundenen Veränderungen vor allem in den in zu nehmendem Maße operativ entfernten Ganglien sind entzündlicher und degenerativer sowie proliferativer Natur. Ihre Deutung ist allerdings noch umstritten. Schon *Brüning* und *Stahl* haben (1924 und 1930) vor einer Überschätzung der histologischen Untersuchungsbefunde von Ganglien gewarnt, da geringe pathologische Befunde auch bei anscheinend kreislaufgesunden, insbesondere älteren Menschen gefunden werden. Dieser Einwand kehrt im Schrifttum immer wieder. Nirgends sonst aber in der Pathologie werden derart schwere Veränderungen, wie man sie bei den unterschiedlichsten Durchblutungsstörungen in den Ganglien findet, als physiologischer Verschleiß und damit als „normal" hingenommen.

Ein weiterer Einwand gegen einen ursächlichen Zusammenhang der schweren-Ganglienveränderungen mit den Durchblutungsstörungen ist der, daß sie bei den unterschiedlichsten Krankheiten gleichsinnig seien. Darauf läßt sich erwidern, daß ja auch die Ganglien zentrale Schaltstellen für die unterschiedlichsten physiologischen vegetativen Aufgaben darstellen, also nicht nur für die Regelung der Durchblutung, sondern auch für die Trophik der Gewebe, den Wasserhaushalt, den Tonus der Gewebe und Organe, die Schweißsekretion, die Schmerzvermittlung usw. Vor allem läßt sich entgegnen, daß wir ja nicht einmal die Topik der Ganglien, geschweige denn die Topik der einzelnen Ganglienzellen in den Ganglienknoten kennen. Die ersten Ansätze zu einer solchen Topik am Ganglion solare sind von *Lebedenko* schon 1926 in über hundert Versuchen an Hunden gemacht worden. Es ist doch wohl als sicher anzunehmen, daß jedem Gewebs- und Organabschnitt, ja vielleicht jeder Zellgruppe ganz bestimmte Gangliensektoren oder Ganglienzellen zugehören, und daß diese nicht wahllos oder zufällig angeordnet sind, wenn sie auch, wie in einem Stromkreis, alle miteinander verkoppelt sind. Auffallend ist ja, daß selbst bei den allerschwersten Veränderungen, wo im mikroskopischen Blickfeld bisweilen keine einzige Ganglienzelle mehr normal erscheint, dennoch innerhalb desselben Ganglions in anderem Blickfeld immer noch wieder Gruppen normaler oder leidlich normaler Zellen anzutreffen sind, worin allem Anschein nach auch die Zugehörigkeit dieser Zellgruppen zu weniger kranken oder gesunden peripheren Gewebsabschnitten sich ausdrückt. Und schließlich sind Entzündungen und Degenerationen, wie wir sie hier vor uns sehen, ja auch sonst in der Pathologie kennzeichnend für die allerverschiedensten Krankheiten und machen höchstens durch ihre Ausdehnung und ihren Grad mal mehr, mal weniger charakteristische Veränderungen, ohne daß wir immer gleich einen spezifischen Prozeß daraus ablesen können. Die Spezifität der Krankheit drückt sich oft erst durch die Reaktion der Umgebung aus. Vielleicht sind unsere Untersuchungsmethoden trotz aller Subtilität noch nicht fein genug, um einstweilen mehr erkennen zu können.

Auch ist der Einwand, daß bei anscheinend kreislaufgesunden Menschen gleichsinnige Veränderungen an den Ganglien zu finden wären, ja noch kein Beweis, sondern nur eine Behauptung. Denn: nahezu alle derartigen Ganglienuntersuchungen, die dafür sprechen sollen, daß die Veränderungen auch bei gesunden Menschen vorkommen, sind an Leichenpräparaten vorgenommen. Erst soll man mal beweisen, daß diese Menschen nicht krank, daß sie vor allem vegetativ völlig gesund waren. Das wird aber nicht möglich sein, da — sit venia verbo! — die Leichen nicht mehr reden können und die vorhandenen Krankengeschichten doch nur in den allerseltensten Fällen ganz exakte Anamnesen und Untersuchungsbefunde hinsichtlich der vegetativen Funktionen enthalten. In zunehmendem Maße werden heute vegetative Dysfunktionen als allergisch-hyperergische Reaktionsformen angesehen, warum sollen daran nicht die Ganglienzellen entsprechend beteiligt sein! Ob Infektionen, Toxine, Noxine oder wie sonst man die Allergie bewirkenden Faktoren benennen mag, ihnen entgeht schließlich niemand im Leben. Der Grad der Schädigung und die Reaktionsform des Individuums sind stets verschieden. Es braucht darum noch lange nicht jeder Mensch Ganglienzellveränderungen überhaupt aufzuweisen zu haben und nicht jeder mit Ganglienzellveränderungen eine Durchblutungsstörung zu haben, er kann ebensogut auch andere vegetative Dysfunktionen manifest oder latent haben, und diese können sich in den Ganglien in genau derselben Weise kenntlich machen, da wir ja auch die einzelnen Ganglienzellen nicht nach ihren speziellen physiologischen Aufgaben unterscheiden können. Ich bin darum noch weiter gegangen und habe der Behauptung, daß die Ganglienzellveränderungen, die wir „auch" bei

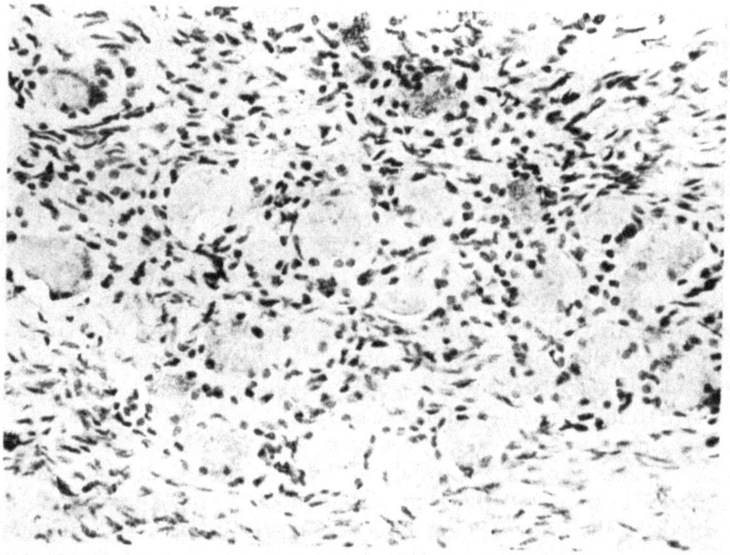

Abb. 29. Ch. H., 42jähr. ♀. Angiitis obliterans. Homogenisierung aller Ganglienzellen mit sehr starkem Vortreten der Kapselzellen. *Nissl.* Vergr.: 250.

Kreislaufgesunden finden, nicht in ursächlichen Zusammenhang mit Durchblutungsstörungen (ich beschränke mich absichtlich hier auf diese) zu bringen seien, schon 1947 die Behauptung entgegengestellt: Bei den „noch Gesunden", bei denen wir Ganglienzellveränderungen finden, handelt es sich um mehr oder weniger vegetativ Stigmatisierte und die in solchen Fällen gefundenen Ganglienzellveränderungen sind das morphologisch faßbare Substrat für die vegetative Stigmatisation im Sinne *von Bergmanns.* Diese „noch gesunden", ganglienzellveränderten, vegetativ stigmatisierten Menschen sind dann wiederum die, welche am ehesten auf weitere, sogar geringe Schädigungen hin eine bis dahin latente vegetative Dysfunktion manifest werden lassen, so daß sie als Krankheit in Erscheinung treten kann. Selbstverständlich, das betone ich noch einmal, ist auch das vorläufig nur eine Behauptung, sie erscheint mir aber berechtigter als jene, weil sie histologisch nachweisbare pathologisch-anatomische Zellveränderungen nicht als „physiologisch" oder „normalen Verschleiß" hinstellt, sondern als das gelten läßt, was sie sind, nämlich als pathologisch. In ähnlicher Absicht, doch noch nicht ganz so weit gehend wie ich, hat auch *Sunder-Plassmann* die Frage aufgeworfen, ob die Veränderungen, die man als noch nicht pathognomonisch oder als

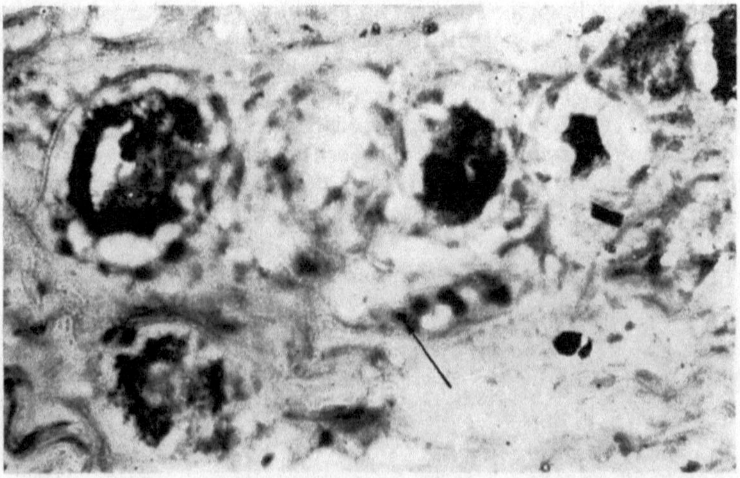

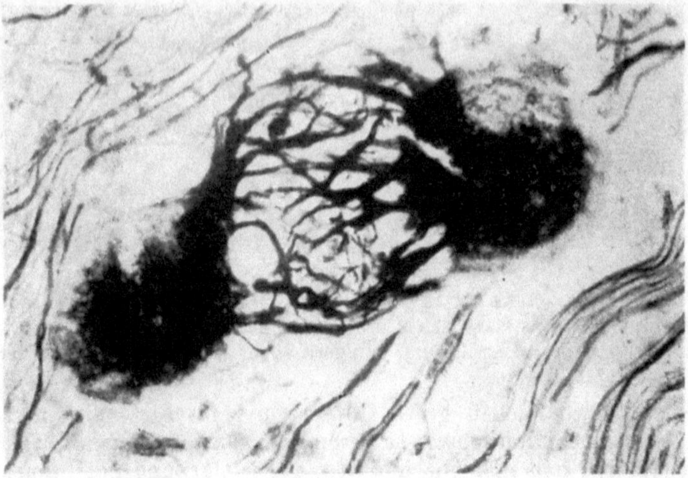

Abb. 30/31. Oben und unten derselbe Fall: F. R., 55jähr. ♂. Arteriosklerose. Schwerste Ganglien-Zellveränderungen. Oben: (30) Schrumpfung der Zellen mit viel Pigment. Starke Kapselzellwucherungen. Reichlich Mastzellen. Etwas unterhalb der Mitte ein Corpus amylaceum mit Schichtung = ↖. *Kresyl.* Vergr.: 400.
Unten: (31) Verschmelzung zweier Ganglienzellen mit ihren stark verdickten und vermehrten Zellfortsätzen. *Bielschowsky-Gros-Schultze.* Vergr.: 780.

reversibel darstellt, als „physiologisch-degenerativ" bezeichnen und in ihnen ein morphologisches Teilsubstrat sehen darf für bislang als funktionell bewertete Krankheitsbilder.

Einwände anderer Art, die bei den Mikrobefunden am neuralen Terminalretikulum, das wir ja ebenfalls in den Ganglien antreffen, von Fehldeutungen infolge der Färbetechnik sprechen, habe ich in Kap. I, A, 2 bei der Darstellung der normalen Histologie schon zu entkräften mich bemüht. Gar die Veränderungen an den Ganglienzellen selbst als Kunstprodukte und Behandlungsfehler infolge der präparatorischen Bearbeitung hinzustellen, geht erst recht nicht an, denn sie sind gleichartig von den verschiedensten Seiten beschrieben worden.

Es sind durchaus nicht komplizierte Apparate und Färbetechniken erforderlich, um die krankhaften Erscheinungen an den Ganglien erkennen zu können. Ich habe meine sämtlichen bisher über 150 Grenzstrangganglien durchweg gemeinsam mit unserem Pathologen *Plenge* untersucht, der in dankenswerter Weise sämtliche operativ gewonnenen Präparate meist mit siebenfachen Färbemethoden fertiggestellt

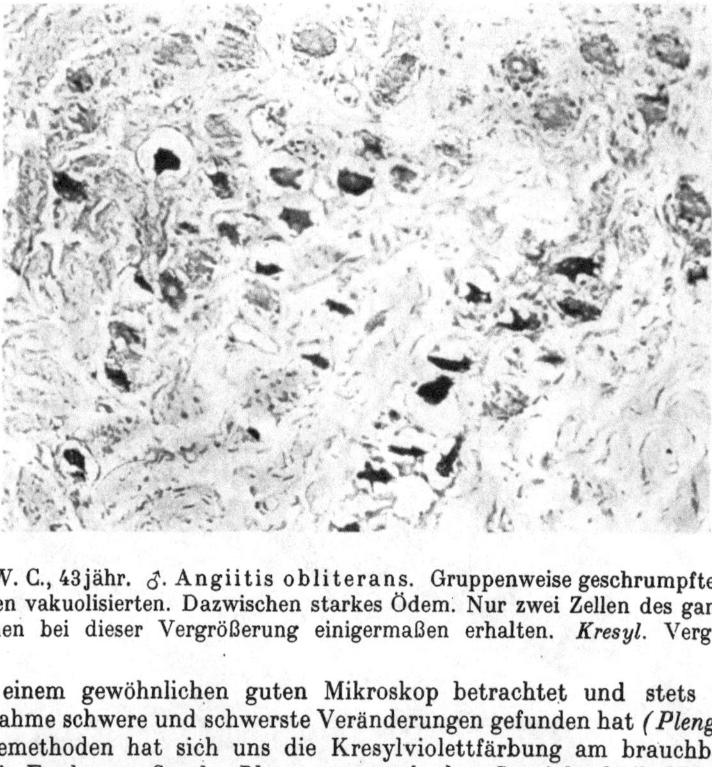

Abb. 32. W. C., 43jähr. ♂. Angiitis obliterans. Gruppenweise geschrumpfte Ganglienzellen neben vakuolisierten. Dazwischen starkes Ödem. Nur zwei Zellen des ganzen Bildes erscheinen bei dieser Vergrößerung einigermaßen erhalten. *Kresyl.* Vergr.: 150.

und mit einem gewöhnlichen guten Mikroskop betrachtet und stets und ohne jede Ausnahme schwere und schwerste Veränderungen gefunden hat (*Plenge*). Unter den Färbemethoden hat sich uns die Kresylviolettfärbung am brauchbarsten erwiesen. Die Forderung *Sunder-Plassmanns* nach einer Spezialtechnik (*Bielschowsky-Gros*) besteht für die Ganglienuntersuchung jedenfalls nicht zu recht, wie die Bildwiedergaben in meinen früheren Veröffentlichungen und auch in diesem Buch zeigen. Für die weitere Forschung und für die Untersuchung der Veränderungen im neuralen Terminalretikulum und für die Bestätigung der namentlich von *Sunder-Plassmann* beschriebenen pathologischen Befunde in diesem sind besondere Färbetechniken (*Bielschowsky-Gros-Schultze*) und Spezialmikroskope unerläßlich.

Es handelt sich bei allen Durchblutungsstörungen stets um degenerative und entzündliche sowie proliferative Prozesse, immer wechselnden Ausmaßes, gelegentlich jede Veränderung für sich allein, oft alle miteinander gemeinsam (vgl. normales Ganglienübersichtsbild in Abb. 6). Immer wieder finden sich Präparate, die im mikroskopischen Blickfeld nicht eine einzige Zelle unverändert aufweisen. Ganz besonders schön sind die zahlreichen Abbildungen, die *Sunder-Plassmann* seinem bekannten Buch beigegeben hat. *Plenge* hat in unseren Präparaten diese Befunde noch wesentlich ergänzen können. Die degenerativen

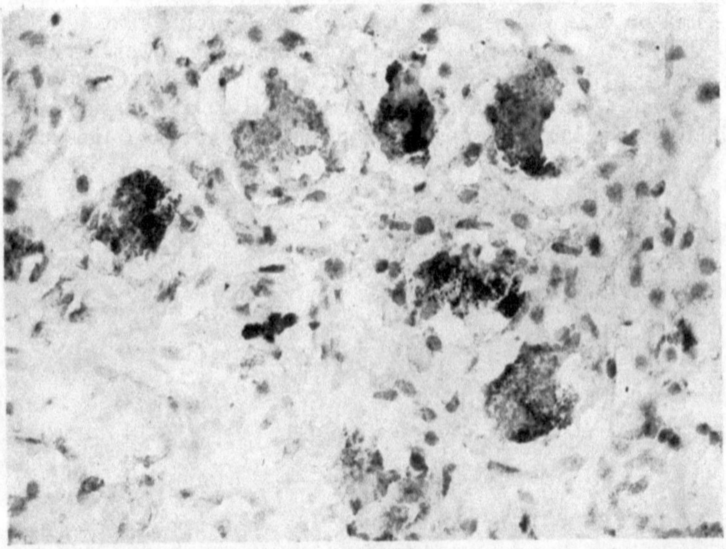

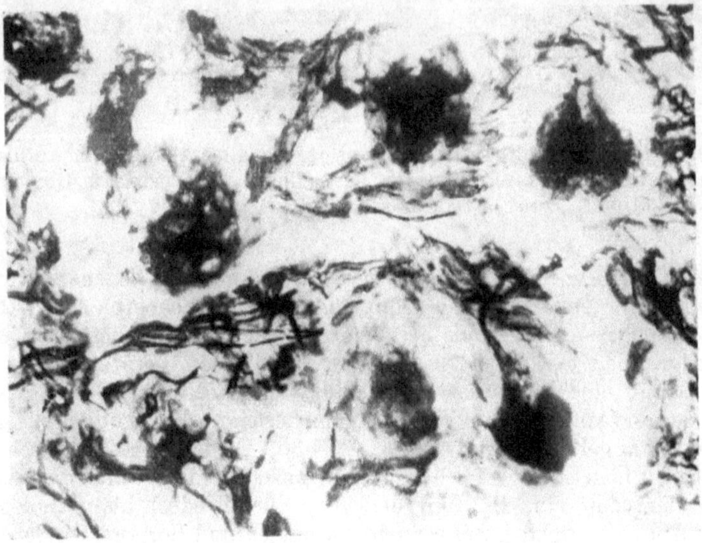

Abb. 33/34 Oben und unten derselbe Fall: F. K., 70jähr. ♂. Angiitis obliterans. Schwerste Ganglienzellveränderungen. Oben: (33) sehr reichlich melanotisches Pigment. Zellauflösung. In der Mitte Mastzellen. *Kresyl.* Vergr.: 400.

Unten: (34) Neuronophagie durch die Hüllzellen. Wucherung und Abschmelzung von Zellfortsätzen. *Bielschowsky-Gros-Schultze.* Vergr.: 600.

Veränderungen stellen sich in verschiedenen Graden dar, beginnend mit einer mehr oder weniger starken, meist zunächst im Zentrum der Zellen auftretenden Tigrolyse, die nicht selten bis zum völligen Verschwinden des Tigroids bzw. der Nissl-Granula geht (Abb. 29). Neben ausgedehnten Vakuolenbildungen sowohl in den Ganglienzelleibern wie auch in ihren Kernen und in einem Teil der Ganglienzellfortsätze treffen wir andere Ganglienzellen mit zentraler Hyperchromatie und peripherer Vakuolenbildung. Die Verklumpung des Tigroids kann zur Schrumpfung der ganzen

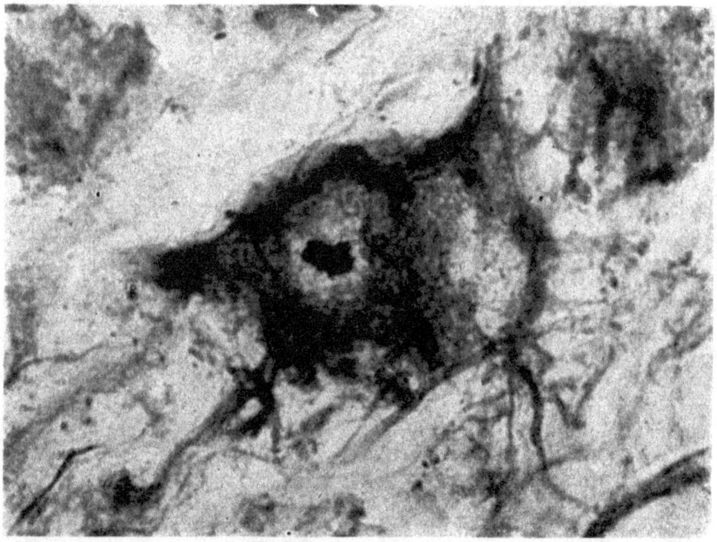

Abb. 35. Ba., 41jähr. ♂. Angiitis obliterans. Ganglienzellkapsel in Auflösung. Tigrolyse. Zellfortsatzwucherungen. Pyknose des Kerns und Kernkörperchens. Ödem des Interstitiums. *Bielschowsky-Gros-Schultze.* Vergr.: 800.

Zelle führen (Abb. 30—31). Bemerkenswert ist, daß all diese degenerativen Veränderungen nicht selten ausgesprochen gruppenförmig zu beobachten sind (Abb. 32, 88), worin sich eine besondere Topik bestimmter Teile der Ganglien bzw. bestimmter Ganglienzellgruppen auszudrücken scheint. In allen Präparaten ist in wechselnd starkem Ausmaß eine ödematöse Verquellung aller Zellbestandteile zu sehen, die vielleicht als ein Anfangssymptom für mancherlei nachfolgende Zell- und Kernveränderungen zu gelten haben (Abb. 32, 35—36). Granuläre melanotische Pigmenteinlagerungen finden sich, wie schon gesagt, anscheinend normalerweise, vor allem bei älteren Menschen, eine Häufung derselben dürfte jedoch als pathologisch anzusehen sein (Abb. 33). Auch Lipofuscineinlagerungen und Corpora amylacea kommen vor (Abb. 30). Als unbedingt krankhaft sind Kernveränderungen anzusprechen. Ödematöse Durchtränkung bringt die Kernmembran zur Auflösung und schließlich zum Platzen (Karyorhexis). Selbst die Kernkörperchen beteiligen sich an diesen Veränderungen, die mitunter das Aussehen „eines Hühnerauges“ annehmen, wie *Sunder-Plassmann* beschreibt. Eine Pyknose folgt meist der Vergrößerung des Zellkernes (Abb. 35). Dicke Nebenzellen, durch ihre Wucherung „maligne“ anmutend (Abb. 36), drängen sich aus dem Hüllplasmodium in das Plasma der Ganglienzellen und scheinen phagozytär sich zu betätigen (Neuronophagie) (Abb. 34).

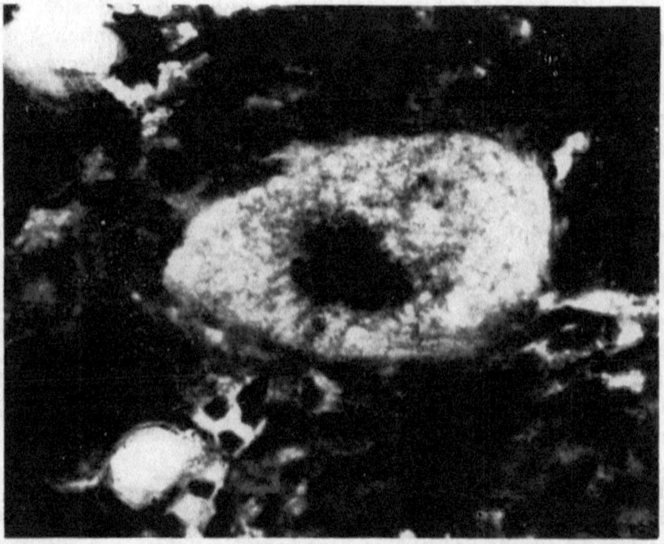

Abb. 36. Gi., 50jähr. ♂. Arteriosklerose. Tigrolyse einer Ganglienzelle mit ödematöser Quellung. Maligne anmutende Nebenzellwucherung. Kernpyknose. *Kresyl.* Vergr.: 800.

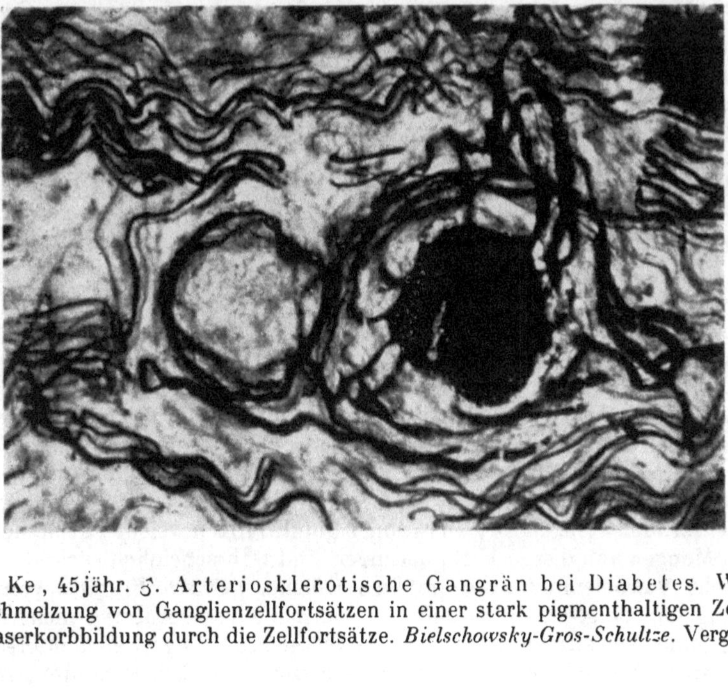

Abb. 37. Ke, 45jähr. ♂. Arteriosklerotische Gangrän bei Diabetes. Wucherung und Abschmelzung von Ganglienzellfortsätzen in einer stark pigmenthaltigen Zelle. Ring- und Faserkorbbildung durch die Zellfortsätze. *Bielschowsky-Gros-Schultze.* Vergr.: 600.

An den Zellfortsätzen finden wir analoge Vorgänge, wenn auch durchaus nicht immer gleichmäßig; neben ödematös durchtränkten finden wir noch anscheinend völlig normale. Die Fortsätze können hypertrophieren und sich vermehren, so daß *Stöhr* von einer „Fortsatzdisharmonie" spricht. Sie können kolbige Auftreibungen und in vielen Fällen die auch von anderen Autoren *(Herzog)* beschriebenen „Abschmelzungen" aufweisen (Abb. 31, 34, 37). Des weiteren fand *Plenge* nicht selten eine Verbindung mehrerer Ganglienzellen (bis zu vier) durch gewucherte und mehr oder weniger verdickte Fortsätze (Abb. 31), wobei nicht selten kugelförmige Gebilde auftreten und die Fibrillen sich zu Ösen und Ringen anordnen. Auch sogenannte Faserkörbe werden beobachtet (Abb. 37). *Plenge* will einen deutlichen Unterschied erkennen können bei der Gegenüberstellung der Ganglienveränderungen der Angiitis obliterans und der Arteriosklerose, und zwar in dem Sinne, daß bei den letzteren die Veränderungen zwar qualitativ gleichartig, doch quantitativ geringer sind. Der Unterschied sei so deutlich, daß er sich auf Grund der histologischen Befunde an den Ganglien allein schon die Diagnose Angiitis obliterans oder Arteriosklerose zu stellen zutraut. Das kann selbstverständlich nur jemand, der, wie *Plenge*, auf Grund von Untersuchungen an weit über 150 pathologischen Grenzsträngen in jeweils vielfachen Schnittpräparaten mit stets 7facher Färbemethode über eine ungewöhnlich große Erfahrung verfügt.

Außer diesen degenerativen Prozessen sind von uns ebenso wie von *Sunder-Plassmann* in den Ganglienzellen Entzündungserscheinungen in Form von vor allem perivasalen Rundzelleninfiltraten beobachtet worden (Abb. 38, 88). Bei Erfrierungsschäden hatte ich dabei den Eindruck, daß bei Frühfällen die Entzündungserscheinungen überwiegen, während bei den Spätfällen die Degenerationen vorherrschen. Eine Bestätigung dieser meiner früher schon mitgeteilten Beobachtung durch andere Untersucher steht noch aus. Unter Umständen lassen sich daraus pathogenetische Rückfolgerungen ziehen. Eine ausgesprochene sogenannte Ganglionitis, im histologischen Bild etwa dem von *Herzog* beschriebenen bei Fleckfieberkranken entsprechend, wurde von *Plenge* in unseren Präparaten nur einmal gesehen, sie dürfte hier wahrscheinlich Folge einer Sekundärinfektion sein.

Die häufig gefundene Fibrose kann Folge sowohl der entzündlichen wie der degenerativen Prozesse sein. Sie war jedenfalls in unseren Fällen unabhängig vom Lebensalter.

Auch der Gefäßapparat der Ganglien ist in Mitleidenschaft gezogen: zunächst gewöhnliche Atherosklerose mit Hyalinisierung der Wand, Verengerung und Verschluß der Lichtung, weiter Erythrozytendiapedese durch die Kapillarwand, polynukleäre Zellanhäufung und Veränderung des Endothels. In Infiltraten finden sich Lymphozyten und andere bindegewebige Zellformen *(Cornil, Paillas* und *Haimovici)*.

Alles in allem eine große Zahl von recht unterschiedlichen Erscheinungen, vor allem degenerativer Art. *Hoepke* hat in einer Tabelle allein 17 verschiedene Degenerationszeichen an den Ganglienzellen zusammengestellt und 33—67%, also rund 50% aller Zellen in den von ihm untersuchten Ganglien bei entsprechenden Krankheiten geschädigt gefunden. Hierbei spielt die Färbetechnik schon eine Rolle, denn bei Nisslfärbung ist die Prozentzahl der gefundenen Veränderungen wesentlich geringer als bei den Silberfärbemethoden, nämlich nur 12—25%. Daraus geht nach *Hoepke* hervor, daß viele als Degenerationen geführte Kennzeichen doch nicht krankhaft sind. Manche von diesen Veränderungen sind wahrscheinlich rückbildungsfähig, so vielleicht Vakuolenbildungen, mäßige Ödeme, gewisse Formen von Tigroidverdichtung und dergleichen, so daß man sie mit einigen Autoren nicht unbedingt als pathognomonisch anzusehen braucht. In dieser Beziehung ist auch interessant, daß *Gehry* hinter der Vakuolenbildung eine sekretorische Tätigkeit vermutet parallel dem

Kolloidvorkommen. Sind aber Kerne der Ganglienzellen geschädigt, so sind damit wohl ohne Zweifel die Zellen als schwer krankhaft verändert zu deuten, desgleichen wenn ein Eindringen von Hüllzellen in den Zellleib nachzuweisen ist *(Hoepke)*. Somit bleiben noch genügend pathologische Veränderungen in den Gewebsschnitten selbst bei strengster Kritik übrig, die wohl ausreichen, um Funktionsstörungen zu erklären.

Keine der beschriebenen Veränderungen in den Ganglien ist nun spezifisch für Durchblutungsstörungen (ferner *Staemmler*, *Terplan*, *Waaler* und *Glück*, *Meyer)*,

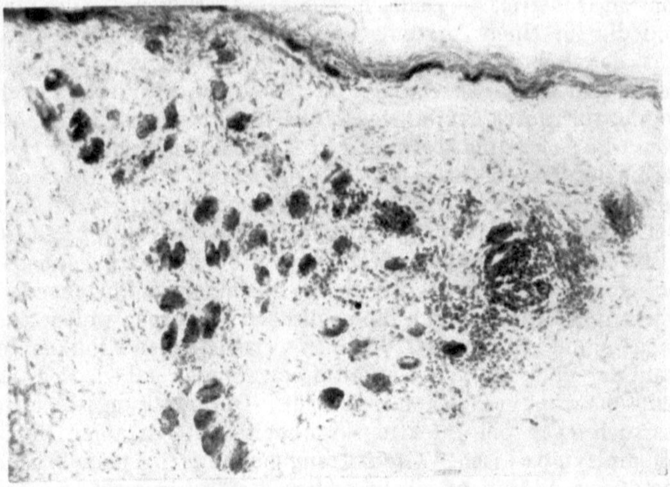

Abb. 29. E. G., 47jähr. ♂. Angiitis obliterans. Am oberen Rand Ganglionkapsel. Segmentäre entzündliche Infiltrate im Inneren des Ganglions. Reichlich pigmenthaltige Zellen. *Kresyl*. Vergr.: 160.

auch für andere vegetative Störungen kommen die gleichen in Betracht (Bronchialasthma usw.). Es wäre billig, deswegen einen ursächlichen Zusammenhang ablehnen zu wollen; bei unserer Unkenntnis der Topik der Ganglienzellen, von der schon die Rede war, wollen wir im Augenblick lieber bekennen: Ignoramus. Die vorgetragenen Theorien bleiben Arbeitshypothesen für die weitere Forschung. Fast durchweg werden die beschriebenen Veränderungen in unterschiedlicher Prägung von den Autoren anerkannt, die sich mit der mikroskopischen Untersuchung der wegen Durchblutungsstörungen entfernten Ganglien beschäftigt haben, von *Brüning* und *Leriche* angefangen bis in die Neuzeit. Es liegt nicht in der Absicht dieses Buches die Stellungnahme der einzelnen in- und ausländischen Autoren hier breit wiederzugeben, in der angeschlossenen Literaturzusammenstellung sind mehrere hierhergehörige Arbeiten gebracht, die Interessenten weiterführen können. Meine eigenen, in Gemeinschaft mit *Plenge* vorgenommenen Untersuchungen an mehr als 150 entfernten Grenzsträngen erwähnte ich schon: wir haben kein einziges operativ gewonnenes Präparat zu Gesicht bekommen, in dem nicht schwere und schwerste Veränderungen nachzuweisen waren.

Viel mehr interessiert die ablehnende Stellungnahme in der Literatur, mit der wir uns kurz auseinandersetzen wollen. Sie entspringt weniger der Ablehnung der auch von diesen Autoren gesehenen Mikrobefunde, als der Ablehnung ihrer Deutung bezüglich der Zusammenhangsfrage mit Durchblutungsstörungen. Schon *Leriche*, der als erster degenerative Veränderungen der Ganglien beim Raynaud beschrieben hat, erklärt in einer mit *Fontaine* gemeinsam verfaßten Arbeit 1927: „Die Chirurgie des Sympathikus hat keine pathologisch-anatomischen Grundlagen. Sie bleibt eine physiologische Chirurgie, die zum einzigen Ziel hat, nervöse Wirkungen hervorzurufen, die denen, welche die Krankheit bewirken, entgegengesetzt sind". Und dennoch ist er gerade seit dieser Zeit einer der eifrigsten Förderer der Sympathikuschirurgie geworden. Man sollte doch meinen, daß es andere „physiologischere Methoden" geben müßte als die operative Ausrottung ohne Unterbrechung wichtiger nervöser Gebilde, falls es nicht darum ginge, mit diesen Eingriffen wenn nicht die Ursache, dann doch einen krankhaften Dauerreiz — vielleicht in einem Circulus vitiosus — zu beseitigen. Da sind schon die für einen Anatomen freimütige Konstatierung *Weigners* (1930), daß man mit der Sektionstechnik und durch histologische Untersuchung das Sympathikusproblem nicht lösen werde, und seine Frage, ob der Physiologe glücklicher sein werde, toleranter. Auffallend ist die in Amerika nicht alleinstehende Ablehnung *Adsons*, die sich gründet auf die histologische Untersuchung von *Craigh* und *Kernohan*, die die Befunde ebenso wie *Kubik* als uncharakteristisch bezeichnen. Ursächlich handle es sich vielmehr um ein konstitutionell minderwertiges autonomes Nervensystem, wobei psychische Einflüsse verstärkend mitwirkten. Pressorische und depressorische Stoffe, wie bei der essentiellen Hypertonie, seien bei spastischen Gefäßerkrankungen mengenmäßig zu gering, um als alleinige krankmachende Ursache zur Wirkung kommen zu können. Auch die englischen Chirurgen wollen nach *Ross*, der eine Zusammenstellung von etwa 250 Fällen verschiedener Kliniken gebracht hat, in der Mehrzahl der Fälle normale Verhältnisse gefunden haben. *Ross* glaubt darum nicht, daß eine Erkrankung der Ganglien bei Durchblutungsstörungen vorliege. *Herzog*s Untersuchungen bei Infektionskrankheiten haben keine Stütze dazu geliefert, daß die am sympathischen Grenzstrang gefundenen Veränderungen die beobachteten vegetativen Störungen, insbesondere Gefäßstörungen, erklären könnten. Er lehnt z. B. die Theorie der Genese der Atherosklerose auf Grund einer primären sympathischen Schädigung vorläufig noch ab (1928), da ihm die Befunde zu geringfügig erscheinen. Denselben Standpunkt nimmt *Pančenco* für die Spontangangrän ein. Immerhin fand *Terplan* bei 120 Sektionen unter 48 Infektionskrankheiten zwölf Fälle mit deutlichen entzündlichen Veränderungen in Form von Rundzelleneinlagerungen innerhalb der Gefäßwände und perivasal bei Endokarditis, Septikämie, Pyämie und Thyphus abdominalis, sowie bei weiteren 17 verschiedenen Fällen spärliche Rundzelleninfiltrate. An solchen Befunden kann man meiner Meinung nach nicht achtlos vorübergehen. Auch *Ratschow* hat für die Angiitis die vorausgehende Ganglionitis stets abgelehnt, während sie ihm für den Raynaud von Bedeutung zu sein scheint. Das sind doch gewaltige Meinungsverschiedenheiten, die hier nur in einer Auslese wiedergegeben sind und sich schwer auf eine Ebene bringen lassen. Ich komme damit aber schon zu sehr in das nächste Kapitel hinein und werde dort bei der Kritik der Pathogenese die eigene Meinung vorzubringen Gelegenheit haben.

Wie die Ganglien, so können auch die vegetativen Nervenfasern schwer verändert sein. Auch hier wieder sind für die unterschiedlichen Formen der Durchblutungsstörungen keine spezifischen pathologischen Prozesse zu erkennen. Neben perivasalen Infiltraten als Entzündungszeichen finden sich Ödembildung der *Schwann*schen Scheiden und schwere Schäden an den Achsenzylindern, knollenförmige und kolbige Auftreibungen und neuromatöse Aufwindungen derselben als Degenerationszeichen. Die letztgenannten eigenartigen Gebilde der Nervenfasern, die in der Ganglienzelle in Kernnähe zu enden scheinen, sind nach dem Befund von *Sunder-Plassmann* jedoch auch sehr fein neurofibrillär strukturiert und scheinen in den Ganglienzelleib einzudringen. Sie werden von *Lawrentjew*, *Herzog*, *Hagen* als

„Reizphänomene" gedeutet, von *Stöhr jr.* an den Nebennieren als Chemorezeptoren. Ob es sich hier um krankhafte Veränderungen oder tatsächliche Endigungen handelt, die dann als Beweis für Synapsen anzusehen wären, muß weiteren Untersuchungen überlassen bleiben.

Die Degeneration der vegetativen Fasern vollzieht sich nach *Herzog* in ähnlicher Weise wie bei den peripheren spinalen Nerven, d. h. im allgemeinen in Richtung der Reizleitung, innerhalb eines Neurons. Bei den postganglionären Faserdurchtrennungen wird jedoch außer der peripherwärts gerichteten auch eine „retrograde Degeneration" des zentralen Teiles beobachtet.

Die Ödembildung der aus einer Eiweißlipoidschicht bestehenden *Schwann*schen Markscheide zeigt eine krankhafte Durchlässigkeit der Zellmembran an, die pathogenetisch von Bedeutung sein dürfte (vgl. folg. Kap.), insofern als hier nicht nur eine Eintrittsmöglichkeit von Noxen in den Achsenzylinder gegeben ist, sondern dadurch auch die Isolierung der Nervenfaser aufgehoben und die Reizleitung in dieser Nervenfaser unterbrochen oder fehlgeleitet werden kann.

Histologische Veränderungen an dem nervalen Terminalretikulum sind noch weniger berichtet. Es ist anzunehmen, daß auch hier gleichsinnige Veränderungen vorkommen können, nur muß man bedenken, daß an dem vasomotorischen Maschenwerk in der Peripherie statt der Markscheide meist nur ein *Schwann*sches Leitplasmodium sich vorfindet.

Beim Ulcus ventriculi hat *Stöhr jr.* im Wandsystem Kalibervergrößerung, intensivere Färbung, körnige Oberflächenerhebungen und grobschölligen Zerfall zugrundegegangener Achsenzylinder beobachtet. Bei den eigentlichen Durchblutungsstörungen stehen meines Wissens entsprechende Untersuchungsbefunde noch aus. In Tierversuchen fand *Lawrentjew* (zit. nach *Herzog*) nach Durchschneidung der präganglionären Fasern nicht nur diese bis ins Ganglion hinein degeneriert, sondern auch eine Degeneration ihrer perizellulären Geflechte.

Die Regenerationsfähigkeit der vegetativen Nervenfasern scheint erstaunlich groß zu sein. Diesem Umstand müssen wir vielleicht in manchen Fällen von Mißerfolgen bzw. Rückschlägen nach Operationen eine Bedeutung beimessen. Man darf jedoch nicht alles hierauf zurückführen, und wenn *Simmonns* und *Sheehan* bei 29 präganglionären Durchschneidungen außer in 24% und bei Ganglionektomien außer in 10% sonst immer Regenerationen festgestellt haben, so ist das noch nicht als eine wiederkehrende Funktion in regenerierten Gebilden anzusehen, denn sie sprechen schon eine geringe wiederkehrende Zyanose dafür an, die die Kranken garnicht belästigte. Die Rückkehr einer vegetativen Eutonie läßt sich ja auch anders begründen. Nach *Langley* ist die Regeneration präganglionärer Fasern in wenigen Wochen, eine postganglionärer dagegen erst in mehreren Monaten möglich. Eine Vereinigung prä- und postganglionärer Fasern soll nicht erfolgen können. *Brücke* hat am resezierten Halssympathikus ein tägliches Nachwachsen um 1 mm beobachtet. *De Castro* konnte bei Transplantationsversuchen von sympathischen Ganglien bereits am sechsten Tage eine Regeneration der efferenten Fibrillen feststellen. Sie geht wie bei zerebro-spinalen Nerven vom zentralen Ende aus. Wenn auch die Regenerationsfähigkeit nur wenig bestritten wird, z. B. von *Telford*, so ist sie für größere Strecken des Grenzstranges beim Menschen anatomisch allerdings noch nicht erwiesen (*Voßschulte*).

Bei notwendigen Wiederholungsoperationen fanden *Leriche* und *Fontaine* an den sympathischen Nervenstümpfen Neurome, die aber glücklicherweise meist nicht zu Beschwerden führten, obschon dies wie bei den Neuromen der Spinalnerven durchaus möglich sein könnte. *Ingraham* fand in 49 Versuchen an Hunden und Katzen dagegen nur einmal eine neuromähnliche Veränderung, sonst nur narbige Verdickungen. Eine Besprechung der tumorösen Bildungen des vegetativen Nervensystems gehört nicht hierher und unterbleibt deshalb.

Alle Arten der aufgezeigten pathologischen Mikrobefunde treffen wir in unterschiedlichen Abstufungen bei allen Arten von Durchblutungsstörungen an, am meisten an den am häufigsten einer histologischen Untersuchung unterzogenen Grenzstrangganglien beim Morbus Raynaud und seinem Formenkreis, also den Durchblutungsstörungen mit vorwiegend noch funktionellen Störungen, bei der Angiitis obliterans und anderen dazugehörigen Krankheitsbildern, bei denen die entzündlichen Vorgänge, wenigstens anfangs, im Vordergrund stehen, sowie bei der Atherosklerose und anderen zu den Stoffwechselleiden gezählten Krankheiten mit überwiegend degenerativen Prozessen. Ein Versuch, sie auch pathogenetisch gleichzurichten, erscheint darum garnicht so absonderlich.

4. Allgemeine Pathogenese der Durchblutungsstörungen

Die alte Einteilung in „organisch" und „funktionell" bedingte Durchblutungsstörungen ist aufzugeben, wie auch *Ratschow* ausdrücklich anerkennt, weil einmal jede Durchblutungsstörung in ihren ersten Anfängen morphologisch mit unseren heutigen Mitteln nicht erkannt werden und zum anderen jede funktionelle Durchblutungsstörung organische Veränderungen nach sich ziehen kann, wie wir das im vorigen Kapitel gesehen haben. Ebenso müssen wir, scheint es mir, aufräumen mit den alten Vorstellungen, daß die Gefäßerkrankungen die primären Ursachen für die Durchblutungsstörungen in jedem Falle seien. Eine Trennung in der Pathogenese wertmäßig oder zeitlich hinsichtlich der Veränderungen am Gefäßnervensystem, am Gefäßapparat, in der Blutzusammensetzung oder in der örtlichen Stoffwechselstörung ist nicht mehr vertretbar; denn das krankhafte Geschehen, das schließlich zur Durchblutungsstörung führt, ist ein Vorgang, an dem der Gesamtorganismus mit allen seinen Teilen beteiligt ist, bei dem wohl mal das eine, mal das andere mehr in den Vordergrund treten kann, bei dem aber das eine ohne die anderen gar nicht vorstellbar ist. Letzten Endes ist eine Auslösung aller pathogenetischen Teilerscheinungen durch das vegetative Nervensystem unmittelbar oder mittelbar das Wahrscheinlichste. Zum allerwenigsten wird man ihm eine führende Rolle absprechen können, insbesondere wenn wir uns noch einmal vor Augen halten, daß durch die synzytiale Verflechtung der letzten Endausbreitungen des vegetativen Nervensystems jede einzelne Gewebszelle in, sicherlich wohl wechselseitiger, Abhängigkeit von ihm steht, zumal ja nicht einmal ein rotes Blutkörperchen die Kapillarwand passieren kann ohne Mitbeteiligung des terminalen Retikulums *(Stöhr jr.)* und der gesamte Zellstoffwechsel dem Regulationsmechanismus des vegetativen Nervensystems unterworfen ist. Eine „primäre" Erkrankung der Gefäßwand ist eine ebensolche Hypothese wie die der gleichzeitigen Erkrankung von Gefäßwand und vasomotorischem System oder die der „primären" Veränderung des vegetativen Nervensystems in jedem Falle. „Abnorme Blutzusammensetzung" und „örtliche Stoffwechselstörung" resultieren stets aus einem Komplex von vorausgegangenen Schädigungen bestimmter Organe oder Gewebsgruppen, die ohne Mitbeteiligung, vielleicht Primärschädigung des vegetativen Nervensystems nach unseren heutigen anatomischen Kenntnissen unmöglich sind. Vielleicht ist kein Organsystem unseres Körpers so leicht angreifbar, reaktionsfähig und veränderbar wie das vegetative Nervensystem, was u. a. auch daraus zu schließen ist, daß, wie wir gehört haben, so außerordentlich viele Degenerationszeichen allein in den Ganglien bei den hier in Rede stehenden Durchblutungsstörungen gefunden sind, von denen eine ganze Reihe offenbar rückbildungsfähig zu sein scheint. Ich möchte daher dem vegetativen Nervensystem in der Pathogenese aller Durchblutungsstörungen eine überragende Bedeutung zuerkennen. Daß diese Anschauung einstweilen auch nur eine Hypothese ist, brauche ich wohl nicht noch einmal zu betonen, doch andere Anschauungen sind ebenfalls nur Theorien und noch keineswegs schlüssig bewiesen. Wir stehen hier erst am Anfang einer Entwicklung. Man wird erkennen, daß ich den Standpunkt der *Ricker*schen Relationspathologie einnehme, die die Beziehung (Relation) der Vorgänge in den aus vielen Bestandteilen bestehenden Geweben zueinander dem pathologischen Geschehen zugrunde legt, und zwar in einer bestimmten, mit der Reizung des Nervensystems beginnenden Reihenfolge. Wie weit auch die *Speransky*sche Lehre sich hier miteinbeziehen läßt, wird sich aus meinen Ausführungen erweisen.

Permeabilitätsstörungen

Eine asphyktische Permeabilitätsstörung nach *Büchner* kann außer durch Anoxämie, die *Siegmund* nicht nur für die Durchblutungsstörungen durch Kälteschäden als Ursache ansieht, sondern als Prototyp aller Gefäßwandschädigungen hinstellt, auch durch die verschiedensten Noxen zustandekommen. In jedem Falle handelt es sich um einen Erstickungsstoffwechsel, bei dem nach *Siegmund* eine „gegenseitige Beeinflussung von Blut und Gewebe" stattfindet. Es kommt zu einem „Flüssigkeits- und Eiweißaustritt aus dem Plasma durch die durchlässig gewordene Endothelmembran in die unter O_2-Mangel stehenden Gefäßwände und Gewebe" und verständlicherweise auch zu einer Einwirkung der dabei sich bildenden pathologischen Stoffwechselprodukte auf das Blut. Damit sind alle weiteren krankhaften Vorgänge in der Gefäßwand der Arterien sowohl wie der Venen und Kapillaren eingeleitet: Quellung und spätere Auflösung der Grundsubstanz, der elastischen und kollagenen Fibrillen. Jede Endothelschädigung kann auch ohne nachweisbare anatomische Veränderung der Anlaß zur Entstehung einer Thrombose werden. In gleicher Weise verändern sich die Gerinnsel, indem sie durchsetzt, aufgeteilt und umwachsen werden, bis sich schließlich ein lockeres, faserbildendes Bindegewebe entwickelt, das sich in jedem interzellularen Ödem fibrillär unter fermentativer Einwirkung der Fibroblasten (*Rössle*) bilden kann.

Selbst zunächst rein mechanisch ausgelöst erscheinende Vorgänge, die Durchblutungsstörungen nach sich ziehen, lassen in solchen Zellerscheinungen die Ursache der pathologischen Prozeßeinleitung erkennen: Die Folgen des von *Ratschow* angeführten „orthostatischen Kollapses" nach *Meesen* z. B., der sich experimentell dadurch hervorrufen läßt, daß ein Kaninchen für mehrere Stunden auf ein Brett gespannt und senkrecht gestellt wird, so daß der endovasale Druck nicht ausreicht, um die Ernährung der Endothelschicht vom Blut aus zu sichern, vielmehr eine seröse Durchtränkung des Bindegewebes eintritt, Blutflüssigkeit in die Kranzarterienwand einströmt und schließlich Verquellung und Wucherung der Wandzellen und richtige Granulombildungen entstehen, diese Folgen des orthostatischen Kollapses sind gewiß durch das Nachlassen der Sauerstoffspannung infolge Verminderung der Blutdurchströmung bedingt, doch sind sie ihrerseits aber schon wieder die Folge einer Störung der Vasomotorenzentren, veranlaßt durch die mechanische Behinderung der Zirkulation des Blutes bei der langdauernden unphysiologischen Lagerung des Tieres.

Das in die Gewebe eindringende Plasmaeiweiß stört den Säfteaustausch zwischen Blut und Zelle. Schon rein mechanisch werden die Kapillaren dabei von den Gewebszellen abgedrängt, so daß die Sauerstoffübermittlung versagt und auch andere chemische Störungen vor allem im Austausch der Mineralien eintreten, K und PO_4 verlorengehen und statt dessen Na, Cl und H_2O aufgenommen werden, womit das Schicksal der Zelle besiegelt ist.

Erworbene angiopathische Reaktionslage

Bei den Permeabilitätsstörungen des Endothe rohrs spielt die angiopathische Reaktionslage eine Rolle. Man unterscheidet eine erworbene von einer angeborenen. Erworben wird sie durch Sensibilisierung, wobei der *Rössle*sche Begriff der „serösen Entzündung" zugrundegelegt wird, auf dem *Eppinger* seine Permeabilitäts-Pathologie aufbaute. Der Begriff der Allergie wird freilich verschieden ausgelegt. *Rössle* versteht darunter eine klinisch oder anatomisch erweisbare Änderung der Reaktionsfähigkeit auf die wiederholte Einführung einer und derselben körperfremden Stoffart. Er prägte den Begriff der Pathergie und schließt darin ein als Erhöhung der Reizbarkeit die Hyperergie und als Verminderung oder Aufhebung die Hyp- oder Anergie. Es würde zu weit führen, im einzelnen darauf einzugehen, obwohl gerade zwischen Alle gie und Durchblutungsstörungen in zunehmendem Maße ursächliche Beziehungen angenommen werden. Anlaß zu einer allergisch-hyperergischen Reaktion wird unserem Organismus nun durch die vielen größeren und kleineren Infekte, durch Toxinausschwemmung aus Fokalherden usw. hinreichend geboten. Nimmt man noch den Begriff der Selbst-Allergisierung hinzu, worunter man die Sensibilisierung des Organismus durch körpereigene Gewebszerfallsprodukte und endogen-chemische Reize, endogene Allergene versteht, so ist der Kreis der Möglichkeiten, innerhalb dessen Krankheiten pathogenetisch in Beziehung zur Allergie gesetzt werden können, fast unbeschränkt.

Ratschow hat in Experimenten nachgewiesen, von *Siegmund* pathologisch-anatomisch bestätigt, daß an sensibilisierten Tieren die Grenzflächen der Endothelien erhöht bereit sind, Eiweißkörper ins Gewebe eindringen zu lassen, wodurch bei Gefäßschäden, die mit Durchblutungsstörungen einhergehen, alle weiteren Schädigungen vom Ödem bis zur Nekrose in Gang kommen können. Trotz noch verschiedentlich entgegenstehender Beurteilung experimenteller Untersuchungsergebnisse und klinischer Beobachtungen wird der „allergische Gewebsschaden" *(Klinge)* immer mehr als mit einer solchen Permeabilitätsveränderung vergesellschaftet anerkannt.

An den Gefäßen zeigen sich allergisch-hyperergische Reaktionen als fibrinoide Nekrosen der glatten Muskulatur und der kollagenen Substanz mit entzündlicher Reaktion und Ausgang in Sklerose. Entweder liegt diesen Gefäßveränderungen ein lokal-entzündlicher Prozeß bei einer allgemeinen Sensibilisierung zugrunde oder aber der entzündliche Herd selbst bewirkt die Sensibilisierung und löst die Gefäßreaktion aus. Auf solche Weise glaubt *Abrikossoff* beispielsweise die langwierige Heilungstendenz mancher ulzeröser Prozesse erklären zu können, für die von anderer Seite die Autointoxikation aus dem Ulkus und dadurch erfolgende immer wieder erneute Reizung der konstriktorischen Vasomotoren beschuldigt wird, die ja schließlich auch wiederum allergisch bedingt sein kann.

Für den Ablauf allergischer Erscheinungen ist die nervöse Reaktionslage des Vegetativums von offenbar entscheidender Bedeutung. Mancherlei wechselseitige Beziehungen sind da schon aufgedeckt worden. Aus vielen Beobachtungen spricht die Neigung zu Allergosen besonders bei Vagotonikern. *Curtius*, der die allergische Diathese als abnorme Bereitschaft zu Überempfindlichkeitsreaktionen wohl am allgemeinsten definiert, betont besonders deren enge Verknüpfung mit dem Gefäßnervensystem, die sich nach *Sturm* namentlich durch die Übererregbarkeit des

Vasomotorenzentrums ausdrücken soll. Gleich enge Beziehungen zwischen angiospastischer und allergischer Diathese nimmt *Lichtwitz* an (zit. nach *Epping*). Auch *Leupold* und andere konnten die Abhängigkeit des Reaktionsverlaufes von der Vasomotoreninnervation zeigen. Eine Beteiligung des nervösen Apparates bei den allergischen Reaktionen wird von vielen nur in seiner Eigenschaft als Funktionsbestandteil des allergisch reagierenden O gans angesehen. Daß eine allergische Organreaktion ausschließlich und primär vom Nervensystem ausgehe und dieses sekundär die übrigen Gewebe beteilige, wird jedoch von der Mehrzahl der Forscher abgelehnt, ob mit Recht, bleibe dahingestellt. Immerhin ist experimentell und klinisch erwiesen, daß das autonome Nervengewebe selbst als Organ allergisch reagieren kann *(Ederle)*. Ich möchte zu erwägen geben, ob nicht zum mindesten die Entzündungen, die perivasal innerhalb der Ganglien angetroffen werden, in dieser Weise zu erklären sind. Da die Gefäße auch innerhalb der Ganglien mesenchymalen Ursprungs sind, könnte eine entzündliche Reaktion an diesen Stellen eine Mitbeteiligung an Veränderungen des allgemeinen mesenchymalen Systems ausdrücken. Hier haben wir auch die Brücke zu psychogenen Einflüssen. Ziemlich übereinstimmend ist die Feststellung, daß eine Sympathikuserregung (durch Adrenalin) und eine Parasympathikuslähmung (durch Atropin) eine allergische Reaktion abzuschwächen vermögen. Rückwirkungen allergischer Vorgänge auf das Nervensystem s nd ebenfalls beschrieben, sie sprechen nur scheinbar gegen die Auffassung, daß im Anfang die pathische Reaktion des Nervensystems steht, denn Wechselwirkungen erscheinen durchaus möglich bei den physiologischen und pathophysiologischen Beziehungen der verschiedenen miteinander untrennbar verbundenen Gewebsbestandteile, vielleicht im Sinne eines Circulus vitiosus. Es brauchen ja durchaus nicht alle Abschnitte eines Organs gleichzeitig in ganzer Ausdehnung allergisch zu reagieren, wie umgekehrt ja wohl auch nie das gesamte vegetative System gleichmäßig auf irgendwelche Reize reagiert: darin können wir ein Charakteristikum sowohl für die Allergie wie auch für das vegetative Nervensystem überhaupt erblicken. Als Beispiel nenne ich nur das Quinckesche Ödem als lokalisierte allergisch-hyperergische Reaktion und die Befunde von völlig degenerierten und noch gesunden Ganglienzellen nebeneinander in einem und demselben Ganglienknoten des sympathischen Systems. Ich will damit sagen, daß es durchaus vorstellbar ist daß eine primäre Reizung des autonomen Nervensystems allergische Reaktionsformen in diesem ebenso wie in anderem Gewebe zur Folge haben, das autonome Nervensystem aber auch sekundär von allergisch-hyperergischen Erscheinungen gereizt werden kann und nun von sich aus erneut periphere oder nachbarschaftliche Gewebsreaktionen auslöst.

Um Mißverständnissen vorzubeugen, sei hier ausdrücklich hervorgehoben, daß durchaus nicht alle Veränderungen des Endothelrohres und die übrigen Permeabilitätsstörungen auf allergische Reaktionen zurückzuführen sind, ebensowenig die Veränderungen in den Sympathikusganglien. Nur daß sie vorkommen können, dürfte kaum bestritten werden. Ich sehe darum keinen Vorteil darin, den Begriff „allergisch-hyperergisch" für die Durchblutungsstörungen fallen zu lassen, wie *Ratschow* dies möchte, um „die vielen darauf beruhenden Krankheitsbilder und krankhaften Zustände noch mehr als Einheit sehen zu können, als dies allein auf Grund vergleichend anatomischer Untersuchungen der Gewebsbilder möglich war", sondern möchte an ihm festhalten, gerade weil einmal die Permeabilitätsstörungen am Endothelrohr und ihre anatomischen Folgen, die Intimaveränderungen, durch ihn erklärt werden können, und zum anderen, weil auch die Veränderungen an den Ganglien gleichfalls darin zum Teil wenigstens ihre Ursache haben könnten. Ob primär das Nervensystem und sekundär die Endothelschicht erkrankt oder umgekehrt oder ob beide gleichzeitig durch dieselbe Ursache ergriffen werden, bleibe einstweilen unentschieden. Wahrscheinlich spielen hier gewisse, uns noch gänzlich unbekannte Lokalisationsfaktoren mit, da ja nicht nur bestimmte Gewebe, sondern oft nur Gewebsabschnitte betroffen werden (*Rössle*). Jedenfalls sind sowohl in den krankhaften Sympathikusganglien wie auch in den Gefäßwänden bei den verschiedensten Durchblutungsstörungen feingewebliche Veränderungen gefunden, die sonst durchaus in den Rahmen der Allergie gestellt werden, z. B. vor allem die granulierende Entzündung (u. a. neuerdings wieder von *Lipke*). *Mumme* hat hochgradige Eosinophilie bei einem einwandfreien Angiitisfall beschrieben. Die einheitliche Schau und Zusammenfassung der verschiedenen zu Durchblutungsstörungen führenden Krankheiten wird m. E. durch Beibehalten des Allergiebegriffes auch nicht gestört, denn die zu Allergie führenden Reize sind ja eben nur eine der vielfachen Schädigungen und Reize, die diese Krankheiten auslösen, eine von den unendlich vielen „Noxen", die ja nicht immer gleich alle als Antigene wirksam zu werden brauchen und Antikörper bilden müssen.

Angeborene angiopathische Reaktionslage

Eine angeborene angiopathische Reaktionslage dürfte wahrscheinlich gemacht werden aus dem bisweilen familiär gehäuften Auftreten von Gefäßkrankheiten, bei deren Zustandekommen eine konstitutionell bedingte abnorme Reaktionsfähigkeit schon auf unterschwellige Reize angenommen wird, die *O. Müller* von „eingeborenen Lenkungsstörungen" sprechen ließ. Familien mit angiopathischer, meist konstriktorischer, seltener dilatatorischer Reaktionslage weisen nicht nur Mitglieder mit peripheren Durchblutungsstörungen wie Akrozyanose, Migräne, intermittierendem Ödem, vikariierenden Blutungen auf, sondern auch solche mit Spasmen innerer Organe und Neigung zu Durchblutungsstörungen auf Grund von äußeren Einwirkungen, denen andere Menschen eine gesunde Gefäßreaktion entgegensetzen. Auch kennen wir ganze Arteriosklerotikerfamilien. Mit der angeborenen angiopathischen Reaktionslage ist ferner die unterschiedliche Einwirkung von Kälte, chemischen Giften (Arsen, Blei, Nikotin) und manchen physikalischen Schädigungen (Dauererschütterungen usw.) in bestimmten Fällen zu erklären, obwohl gerade auch für alle diese exogenen Faktoren eine erworbene angiopathische Reaktionslage sehr oft als prädisponierend betrachtet werden kann.

Gefäßwandnerven (nh-Zellen)

Wenn wir nach unseren bisherigen Erkenntnissen in den Intimaveränderungen der Gefäße die ersten Zeichen einer Wandschädigung erblicken mußten, die zu Durchblutungsstörungen führen können, so haben uns die neueren Forschungsergebnisse des Gefäßnervensystems doch auf eine andere Ebene gehoben, wo wir das vegetative Nervensystem, die Vasomotoren in der Pathogenese dieser Leiden in den Vordergrund, ja an die erste Stelle zu setzen berechtigten Grund haben. Schon die klinischen und experimentellen Beobachtungen bei der Allergie, von denen vorhin die Rede war, weisen ja auf enge Beziehungen zum autonomen Nervensystem hin und machen manche Erscheinungen erklärlich.

Bestimmte feingewebliche Veränderungen an dem nervalen Terminalretikulum in der Gefäßwand haben *Sunder-Plassmann* veranlaßt, den nh-Zellen in der Pathogenese der Gefäßwandveränderungen eine besondere Stellung einzuräumen. Seine Theorie sei im folgenden wiedergegeben.

Die neurohormonalen (nh-)Zellen haben wir kennengelernt als eigenartige hellkernige Zellen in engster Verbindung mit dem vegetativen Präterminalplexus, mit phagozytärer und Wandereigenschaft und vielleicht auch mit sekretorischer Fähigkeit, die eng mit dem endokrinen System verkoppelt ist. Daß diese Zellen im Alter anders als in der Vollkraft junger Jahre reagieren, dürfte u. a. aus entsprechenden unterschiedlichen Untersuchungsergebnissen nach Fortfall der Sexualhormone im Alter hervorgehen, über die *Sunder-Plassmann* ebenfalls berichtet hat. An diesen Zellen sollen in erster Linie „Noxen angreifen, um alsdann über eine Schädigung ihres Plasmodiums zur Beeinträchtigung der Vasomotoren und — teils direkt, teils im Circulus vitiosus — zur Entartung des Gewebes der Gefäßwand zu führen".

Bei Angiitiskranken sollen die nh-Zellen in der Gefäßwand vermehrt sein und einen Kompensationsvorgang auf einen die terminale Gefäßbahn verengernden Reiz hin darstellen. Eine Zweckmäßigkeit wird darin erblickt, daß die nh-Zellen örtlich Azetylcholin entstehen lassen können, womit auch die Öffnung der arterio-venösen Anastomosen bei dieser Krankheit zu erklären wäre.

Bei der Arteriosklerose sollen die nh-Zellen in der kranken Gefäßwand ebenfalls zahlreich vertreten sein, doch zumeist als große, dickoval-kernige Zellen erscheinen. *Sunder-Plassmann* schreibt diesen Zellen nun besondere Beziehungen zum Cholesterin-Stoffwechsel im Zusammenhang mit reaktiven Veränderungen an Schilddrüse und Thymus zu. In Tierversuchen bei Verfütterung des antitetanischen Präparates „A T 10"-*Holtz*, eines bestrahlten Ergosterinproduktes, konnten gleichzeitig mit einer intensiven Infiltrierung der Aortenwand mit nh-Zellen schwerste Kalkablagerungen immer dort in der Media festgestellt werden, wo die nh-Zellen zugrundegehen und gleichzeitig auch die glatten Muskelzellen. Auch für die Alterssklerose des Menschen konnte er die gleichen Bilder vorweisen.

Diese Theorie befriedigt nicht. Es liegt mir sogar ein Widerspruch darin, daß die Vermehrung der nh-Zellen, die *Sunder-Plassmann* doch immer als mit dem Parasympathikus nahe verknüpft hinstellt, im Falle der Angiitis zwar einen Sinn hat, weil die vermutete Azetylcholinproduktion dem Spasmus entgegenwirkt, daß ihr Absterben und das Verkalken der Umgebung im Falle der Arteriosklerose dagegen sinnlos ist. *Sunder-Plassmann* spürt das auch offenbar selbst, denn er hält es, wie er ausdrücklich erwähnt, gleichwohl für „möglich, daß beides zusammen vorkäme. Für gewöhnlich ist das aber nicht der Fall"! Die maximale Öffnung der arteriovenösen Anastomosen ist ein Steuerungsmechanismus bei der gestörten Durchblutung, der nach Ansicht der meisten Forscher vom Parasympathikus besorgt wird, während die krankhafte Vasokonstriktion, die die Gewebsernährung bedroht, vom Sympathikus geleitet wird, und in der letzteren liegt doch ohne Zweifel die Ursache der Durchblutungsstörung. Auch mit der Annahme einer „Überkompensierung eines ursächlich der Endangiitis obliterans zugrundeliegenden vasokonstriktorischen Reizzustandes, der die terminale Gefäßbahn verengt", ist der Widerspruch nicht gelöst.

Man könnte vielleicht die *Sunder-Plassmann*schen Befunde dahin deuten, daß die Vermehrung der nh-Zellen bei der Angiitis ein Zeichen der Abwehr des Organismus, daß dagegen das Absterben dieser Zellen bei der Arteriosklerose ein Zeichen des Überwiegens der Schädigung ist, bei dem sie auf dem Kampfplatz liegen bleiben und nun ihrerseits zusammen mit den anderen nicht mehr lebensfähigen Gewebsbestandteilen den Anlaß zu Kalkeinlagerungen usw. abgeben. Ob diese „epitheloiden Zellen" nun tatsächlich in erster Linie für Noxen angreifbar sind, wie *Sunder-Plassmann* meint, oder ob sie selbst die Noxen in erster Linie angreifen, ist noch gar nicht entschieden. Damit aber wären im wesentlichen die phagozytären Eigenschaften der nh-Zellen unterstrichen und diese selbst wieder zu „Nebenzellen" des nervalen Plasmodiums, als die sie von den meisten Forschern bezeichnet werden, degradiert, zumal sie, was ja aus ihrer stark schwankenden Zahl hervorgeht, ab- und zuwandern zu können scheinen. Dieselben Zellen finden wir ja auch in ähnlicher Situation bei schwer veränderten Ganglienzellen im Hüllplasmodium vermehrt und können dort erkennen, daß sie offenbar mit der Beseitigung der Zelltrümmer beschäftigt sind *(Hoepke)*. An anderer Stelle wird denselben Zellen wiederum eine andere Aufgabe zuerkannt. Bei den Hormondrüsen sollen sie zur Inkreteinsonderung beauftragt sein, im Magen-Darmkanal scheinen sie mit den von *Cajal* beschriebenen „interstitiellen Zellen" identisch zu sein. Das alles ist für meine Begriffe für eine Zellart etwas reichlich viel „Pluripotenz". Nicht „erst durch sie scheint es zur Verkalkung zu kommen", dafür gibt es auch andere Möglichkeiten und Theorien. Ich erinnere nur an die „Imbibierungstheorie" *Aschoffs* (1939) vom Gefäßlumen her bei Störungen des Lipoidstoffwechsels, die nicht einen eigentlichen Untergang von Mediamuskelfasern voraussetzt, sondern die Verkalkung mit feinstem Kalkkörnchenniederschlag in der muzinartigen Zwischensubstanz beginnen und erst sekundär durch panzerartiges Umfließen der Muskelfasern und Bindegewebszellen die Medianekrose allmählich entstehen läßt.

Entzündungen und Degeneration in den Ganglien

Davon abgesehen finden wir im eigentlichen Nervengewebe der Vasomotoren, vor allem in den sympathischen Ganglien genügend Veränderungen, die viel mehr Anspruch erheben können, in der Pathogenese der Durchblutungsstörungen eine maßgebliche Rolle zu spielen, nicht nur wegen ihrer Schwere und Ausdehnung, sondern auch wegen der übergeordneten Stellung der Ganglien im neurovegetativen System. Wir haben sie im vorigen Kapitel ausführlich geschildert und müssen uns hier nun fragen: Wie kommen sie zustande? Sind diese degenerativen und entzündlichen Veränderungen Ursache oder Folge der Durchblutungsschäden? Ist die Degeneration das Primäre und die Entzündung das Sekundäre oder umgekehrt? Oder laufen beide unabhängig nebeneinander her? Wie kommt es, daß die verschiedensten Arten von Durchblutungsstörungen die gleichen, nur gradlich unterschiedenen Ganglienveränderungen aufweisen? Wie ist es vor allem zu erklären, daß derartig schwer veränderte Ganglien überhaupt noch fungieren, ja sogar offenbar krankhaft gesteigerte Reize abgeben oder fortleiten?

An sich können, wie auch sonst in der Pathologie, in den Ganglienzellen Entzündungserscheinungen von Degenerationen gefolgt sein, wie auch umgekehrt. Aus eigenen Untersuchungen bei Kranken mit örtlichen Erfrierungen glaubte ich den Schluß ziehen zu dürfen, daß bei Frühfällen, d. h. etwa 3 Wochen nach der Erfrierung, bei den Ganglienveränderungen die Entzündungen im Vordergrund standen, während bei den Spätfällen, d. h. ein Jahr und mehr nach dem eingetretenen Schaden, die Degenerationsprozesse das Bild beherrschten *(Block)*. Wenn sich das bestätigen ließe, wäre für diesen Fall wenigstens die Entzündung als primärer Vorgang anzusehen, dem sich die Degeneration sekundär anschließt. Auch bei Diabetes und Arteriosklerose will *Staemmler* die in gleicher Weise verändert gefundenen Ganglien ursächlich mit diesen beiden in Verbindung bringen. Die Auffassung *Staemmlers*, desgleichen *Browns* und *Graces*, für die Veränderungen an den peripheren spinalen Nerven allerdings ausgesprochen, daß die Entzündung als Resorptionsreaktion der Degenerationsprodukte zu betrachten sei, scheint mir auf die Veränderungen an den Ganglien nicht übertragen werden zu dürfen, da wir bei dem Überwiegen der Degenerationserscheinungen dann ja viel häufiger Entzündungsvorgänge feststellen müßten. Vorbedingung für die Degeneration sind Entzündungen im allgemeinen jedenfalls nicht. Eine Entzündung deshalb als Vorläufer der Degeneration abzulehnen, weil letztere auch ohne jegliche Entzündungserscheinungen anzutreffen seien, wie *Sunder-Plassmann* das möchte, ist auch nicht statthaft; denn sie können ja bereits abgeklungen sein, wenn wir die Ganglienpräparate unter dem Mikroskop zu Gesicht bekommen. Ausgedehnte Fibrosen in den Ganglien können ebenfalls hier nicht als Beweismittel ins Treffen geführt werden, denn sie können sowohl Endzustände nach Entzündungen wie nach Degenerationen darstellen.

Ein Übergreifen der Entzündungen von nachbarschaftlichen Lymphdrüsen auf den Grenzstrang ist denkbar, doch wenig wahrscheinlich, weil dann die Entzündungen in den Ganglien randständig beginnen müßten, während wir sie im wesentlichen doch in ihrem Inneren angetroffen haben, wo *Plenge* sie gruppenweise gehäuft fand. Die Versuche von *Fischer* und *Kaiserling* scheinen mir auch darum nicht für das Zustandekommen einer Sympathiko-Ganglionitis den lymphogenen Entstehungsweg sicherzustellen, weil diese Versuche an sensibilisierten Kaninchen vorgenommen wurden. Auch die von beiden Autoren herangezogenen entzündlichen Ganglienveränderungen bei Endometritis, Lymphadenitis, Pankreatitis und Choledochusinfektionen scheinen mir einen lymphogenen Zusammenhang nicht zu beweisen, sondern ebenfalls eher als eine allergisch-hyperergische Reaktion aufzufassen zu sein. Wären die Entzündungen aus dem nachbarschaftlichen Lymphstrang in den Grenzstrang weitergewandert, müßten wir m. E. häufiger und ausgedehntere Entzündungsherde in den Ganglien antreffen, aber die Degenerationserscheinungen überwiegen doch bei weitem. Ferner liegen die örtlichen Schadstellen mit ihren „regionär" entzündeten Lymphdrüsen bei den Durchblutungsstörungen doch meist viel zu fern von den Ganglien, die wir operativ entfernen und dann untersuchen.

Entzündungen ebenso wie Degenerationsvorgänge lassen sich aber beide als allergisch-hyperergische Reaktionsformen auch andernorts in der Pathologie erkennen. Warum einmal Entzündungs-, das andere Mal Degenerationserscheinungen und wieder ein anderes Mal beide nebeneinander in den Ganglien auftreten, das kann mancherlei Gründe haben, die in der Art der einwirkenden Noxen, in der Reaktionsbereitschaft des Individuums und in bereits voraufgegangenen Schädigungen bzw. Zellreaktionen gesucht werden können. Der von *Sunder-Plassmann* den verschiedenen Noxen gewiesene Weg in die nervale Zellsubstanz durch die *Ranvier*schen „Schnürringe" erscheint in vielen Fällen durchaus annehmbar. Es gibt aber noch einen anderen Weg, der ebenso gut gangbar ist, nämlich unmittelbar durch die krankhaft durchlässig gewordene Zellmembran hindurch, haben wir doch oben von allergisch-hyperergisch bedingten Permeabilitätsstörungen gegenüber pflanzlichen und tierischen Eiweißkörpern gehört. In dem terminalen Netzwerk des Gefäßnervensystems, wo die Vasomotorenäste keine Markscheiden tragen, also auch keine *Ranvier*schen Schnürringe vorkommen, könnte auf ebensolche Weise das *Schwann*sche Leitplasmodium angreifbar werden, wie auch derselbe Eintritt für Noxen in die Ganglien vorstellbar ist.

Die Forderung besonderer neurophiler Toxine oder Noxen wird mit dieser Allergiehypothese, die auch *Sunder-Plassmann* vertritt, nicht unbedingt erhoben, wennschon es wahrscheinlich auch solche geben oder andererseits zum mindesten das Nervengewebe für bestimmte Schadstoffe besonders empfindlich sein mag. Meine oben dargelegte Hypothese, daß die geringgradigen Veränderungen der Ganglien, deren Träger als „noch gesund" gelten, als das morphologische Substrat für eine vegetative Stigmatisation angesehen werden dürfen, kann besonders auch für die Pathogenese der Durchblutungsstörungen in Anspruch genommen werden. Bei einer allergischen Reaktionsbereitschaft des Organismus kann die vegetative nervöse Substanz im ganzen System so hypersensibilisiert sein, daß nunmehr sonst unterschwellige Reize hyperergische Reaktionen auslösen, die sich in unseren Fällen in den sympathischen Ganglien als Zeichen des Sympathikohypertonus in einer gesteigerten Vasokonstriktion auswirken mit allen daraus möglichen

Folgen. Hierdurch in der Peripherie bei Durchblutungsschäden bedingte organische Veränderungen können dann ihrerseits wieder Schadstoffe abgeben, die weiter auf die Ganglienzellen entzündungserregend oder zerstörend einwirken, und somit einen Circulus vitiosus von den übergeordneten Ganglien zur Organperipherie und zurück herbeiführen, wie ihn *Sunder-Plassmann* in Wechselwirkung zwischen neurohormonalem Synzytium und Gefäßwand für möglich hält. Selbstredend können auch zunächst nicht allergisierend wirkende andere Noxen, exogene oder endogene (hormonale usw.) Faktoren hier ätiologisch mitspielen, die entweder für sich die Veränderungen in den Ganglien hervorrufen oder aber eine schon bestehende ganglionär bedingte Sympathikushypertonie verschlimmern und damit die latente Dysfunktion zu einer manifesten Krankheit werden lassen.

Es ist mir, ebensowenig wie offenbar auch anderen, nicht gelungen, eine Kongruenz der Schwere der Ganglienveränderungen mit der Schwere der Durchblutungsstörungen nachzuweisen, was auch wiederum nicht zu verwundern ist, da wir über die Topik der Ganglienzellen ja noch gar nichts wissen und selbstverständlich auch Ganglienzellen verändert sein können, die mit der Durchblutungsregelung nichts zu tun, sondern andere vegetative Aufgaben haben.

Die Tatsache, daß die unterschiedlichsten Krankheitsbilder, die Durchblutungsstörungen aufweisen, alle grundsätzlich gleiche, in Menge und Ausmaß freilich wechselnde Veränderungen in den Ganglien erkennen lassen, die nicht einmal bei den verschiedenen Krankheitsformen auseinanderzuhalten sind, ja nach *Plenge* nur durch die Quantität der Veränderungen — bei Arteriosklerose geringere als bei Angiitis obliterans — einen Rückschluß zulassen, ist für manche der Anlaß, die pathologischen Ganglienbilder, weil sie eben nicht „spezifisch" sind, in der Pathogenese der Durchblutungsstörungen für bedeutungslos zu halten. Mit der schon mehrfach angeführten Unkenntnis der Topik der Ganglien und ihrer Zellen müssen wir da einstweilen jede weitere Diskussion unterbrechen und auf das im Kap. I, B, 3 Vorgebrachte verweisen.

Funktionsleistung der erkrankten Ganglien

Bei den geschilderten Veränderungen in den Ganglienzellen muß die erhaltene Funktionsleistung der erkrankten Ganglien uns in Erstaunen setzen. Sie ist allerdings nicht normal, sondern in den meisten Fällen krankhaft gesteigert und geht mit einer vermehrten Vasokonstriktion infolge Sympathikusreizung und nur in wenigen Fällen mit einer vermehrten Vasodilatation infolge Sympathikuslähmung einher. Daß entzündliche Veränderungen der Ganglien den Sympathikotonus zu steigern imstande sein können, entspricht unseren Vorstellungen von anderen entzündlichen Veränderungen der zerebro-spinalen Nerven, z. B. bei Neuritis, Meningitis, die mit Reizleitungsstörungen verbunden sind. Daß aber auch degenerierte Ganglien, bei denen wir keinerlei Entzündungserscheinungen mehr feststellen und im mikroskopischen Blickfeld oft keine einzige völlig normale Ganglienzelle mehr beobachten können, augenscheinlich in der Lage sind, nicht nur Reize aufzunehmen und umzuschalten, sondern sogar gesteigert weiterzuleiten, obwohl das Gegenteil zu erwarten wäre, nämlich eine Funktionsunterbrechung: das ist im ersten Augenblick überraschend. Man müßte eigentlich ein Überwiegen des Parasympathikus mit entsprechender Gefäßerweiterung erwarten, doch das Gegenteil trifft zu, der Sympathikotonus ist bis aufs Höchste gesteigert und die Vasokonstriktion vermehrt. Den Beweis für das letztere bieten die tausendfachen Erfolge der operativen Ganglienkettenausrottung, durch die der krankhaft gesteigerte und zwar zweifelsohne von den Ganglien ausgehende oder unterhaltene Vasokonstriktorenreiz ausgeschaltet und die periphere Durchblutung zunächst vermehrt und später wieder normalisiert wird, indem die Drosselung der kleinsten Gefäße aufgehoben, die Schleusen der arteriovenösen Anastomosen zur Umgehung der kranken Strombahnabschnitte geöffnet, der Kollateralkreislauf umgestellt und der Kapillarkreislauf angeregt werden, kurz, die periphere Autonomie in Gang gesetzt wird.

Erklärungen für diese merkwürdige Eigenschaft der Ganglien, trotz Degenerationen noch weiter, ja sogar gesteigert zu fungieren, gibt es mehrere. Zwar gelten die vegetativen Nerven als „unermüdbar", damit aber lassen sich die in Rede stehenden Funktionsleistungen bei Degeneration der übergeordneten Zentren nicht erklären. *Sunder-Plassmann* vermerkt, daß absterbende Nervensubstanz gesteigerte Ruheströme auszusenden vermöge. *Althoff*, der gar nicht auf die histologisch nachweisbaren Strukturveränderungen in den Ganglien eingeht, begründet die krankhafte Steigerung der Erregungsabläufe mit dem Summationsgesetz der Reize und dem Vorgang der Verstärkung (*von Frey*) durch Übergang der nervösen Erregung in benachbarte Bahnen und durch Umstimmung infolge Abschaltung übergeordneter Zentren. Hiernach erscheint es mir möglich, daß in den Ganglien zwar die stark degenerativ geschädigten Zellen funktionell ausfallen, daß aber die wenigen noch vorhandenen und noch nicht so schwer oder gar nicht geschädigten Zellen desselben Ganglions einer unphysiologischen Reizleitung unterliegen, die sich verstärkend, hemmend oder umstimmend geltend machen kann (*Block*). *Lewandowsky* hat als erster vor ungefähr 45 Jahren nachgewiesen, was später mannigfach bestätigt wurde (*Cannon* u. a.), daß nach Durchschneidung und Degeneration des postganglionären Nerven eine gesteigerte Reizbarkeit auf Adrenalin, Sympathin und Azetylcholin eintritt. Eine solche Adrenalinüberempfindlichkeit erhalten wir nicht nur nach Durchschneidung der postganglionären Fasern, sondern in geringem Grade auch nach Durchschneidung der präganglionären. Diese postoperative Überempfindlichkeit läßt im Laufe der Zeit nach (*White*), weil sich wieder eine Eutonie im abhängigen Gebiet einstellt. Solange aber die degenerierten Ganglien in dem Reizleitungssystem eingeschaltet bleiben, bleibt möglicherweise auch die Reizüberempfindlichkeit erhalten, die gerade auf Adrenalin und Sympathin gesteigert zur Geltung kommen und damit die Gefäßverengerung verstärken kann.

Oft ist das ganze sympathische System funktionell gestört und in einem Zustand von Übererregbarkeit, der nicht mehr von einer bestimmten Reizstelle, Reizleitung oder Reizstärke allein abzuhängen scheint, sondern von entfernt gelegenen, nicht regionären Punkten aus auf verschiedenartige, anscheinend unspezifische Reize anspricht. Nirgends besser als in solchem Zustand zeigt sich die Einheitlichkeit des „Systems ohne Ende". In meiner Abhandlung über Mißerfolge nach Sympathikusoperationen bei Durchblutungsschäden der Gliedmaßen habe ich mehrere Beispiele dafür gebracht. Hierbei spielt offenbar die Zeit eine Rolle. Nach meinen Vorstellungen wäre es sehr wohl möglich, daß die histologisch in den Ganglien feststellbaren Veränderungen zentralwärts fortschreiten, in höher gelegenen Regulationszentren des vegetativen Systems ebenfalls schon Veränderungen machen und, wenn sie dort „verankert" sind, eben in dem gesamten, diesen Zentren zugeordneten Ausbreitungsgebiet eine pathologische Reaktionslage verursachen können. Dafür, daß solche aufsteigenden Veränderungen tatsächlich nachzuweisen sind, habe ich oben Belege gebracht. Andererseits bedeutet bei der eigenartigen Ausbreitungsweise der vegetativen Nerven jede pathologische Veränderung, ja schon jeder Reiz, einen „Eingriff ins System".

Damit nähern wir uns der Auffassung *Speranskys*, die er in den „Grundlagen einer Theorie der Medizin" niedergelegt hat: Eine normale Nervenfunktion endet mit dem Aufhören ihrer Ursache, ein pathologischer Nervenprozeß kann sich selbst zur eigenen Ursache werden und aus eigener Kraft fortentwickeln. Es kann sich das allgemeine

Krankheitsbild wiederholen, das beim erstenmal auftritt, es kann auch vollständig verschwinden, ohne Spuren zu hinterlassen, ebenso wie dem Rückfall an den vorher beteiligten Stellen eine allgemeine Dystrophie und sogar der Tod folgen können. Wenn die pathologischen Prozesse, die als „Erstschlag" bezeichnet werden, in den Nervenelementen noch Spuren hinterlassen, bleibt der entstandene dystrophische Prozeß latent erhalten. Durch irgendeinen neuen Reiz, „Zweitschlag", mag er chemischer, infektiöser oder sonstiger Art sein, der gar nicht an der früheren Stelle anzugreifen braucht, kann der Prozeß wieder angefacht und eine Wiederholung der Reaktion in den peripheren Geweben hervorgerufen werden, die in Ausmaß und Form dem ursprünglichen Prozeß entspricht. *Speransky* gibt also hiermit eine neue Begriffserklärung des „Locus minoris resistentiae". Als wichtigster Faktor gilt ihm dabei die Zeit. Er geht sogar so weit, daß er auch jede Art von operativem Eingriff als „Zweitschlag" im obigen Sinne deutet, durch den bei der Durchtrennung und Ausschneidung von Nervenstrukturen gegebenenfalls wohl die rein äußerlichen Krankheitserscheinungen beseitigt werden können, durch den aber andererseits der Komplex der Krankheitsursache im Zentrum ausgedehnt und als Ergebnis ein Rückfall, oft schlimmerer, ja selbst generalisierter Art erzielt werden kann. Daß solche Rückschläge vorkommen, müssen wir nach unseren postoperativen klinischen Erfahrungen vor allem bei Mißerfolgen zugeben. Glücklicherweise aber sind sie doch in dieser Form ganz außerordentlich selten, wie die vieltausendfältigen Erfahrungen der Chirurgen aus aller Welt beweisen. Meist durchtrennen und schneiden wir ja nicht irgendwelche Nervengebilde aus, sondern unterbrechen damit bewußt ganz bestimmte krankhafte Reflexbahnen oder rotten gar Reizherde aus. Die Erfahrungen der Sympathikuschirurgie stehen m. E. nicht in Widerspruch mit der These *Speranskys*, sondern bestätigen sie gewissermaßen, denn in den Fällen, wo wir trotz richtiger Indikation und richtiger Wahl des Eingriffs keinen Erfolg erzielen, dürfen wir mit ihm vielleicht annehmen, daß der Krankheitsprozeß schon zentralwärts fortgeschritten ist und daß unsere Maßnahmen ihn nicht mehr isolieren oder entfernen konnten.

Exogene und endogene Faktoren, die ätiologisch in Frage kommen können

Wenden wir uns nun den exogenen und endogenen Faktoren zu, die ätiologisch in der Pathogenese der Durchblutungsschäden vor allem in Betracht kommen können.

Kälte und Nässe

Kälte und Nässe werden, das sei gleich hier gesagt, zu Unrecht von den Kranken selbst am häufigsten als Ursache ihrer Durchblutungsstörungen beschuldigt. Vor allem der schicksalsschwere Kriegswinter 1941—1942 hat uns Deutschen reichlichst Gelegenheit gegeben, uns hiermit zu befassen. In einer größeren klinischen Arbeit habe auch ich mich mit dieser Fragestellung beschäftigt und unter Zugrundelegung eigener Erfahrungen und des Literaturstudiums den Schluß ziehen müssen, daß Störungen im vegetativen Nervensystem sicher nicht die einzige Ursache für das Zustandekommen örtlicher Erfrierungen sind. Aus allem aber geht seine große Bedeutung bei den verschiedensten Anlässen und Nebenursachen hervor, so daß es in ätiologischer Hinsicht an die erste Stelle zu rücken ist. Zweifellos ist innerlich durch Konstitution und Disposition und äußerlich durch Umweltfaktoren zunächst oft nur eine funktionelle Störung in der Wärmeregulierung, vor allem im Kreislaufsystem da, die aber leicht und oft noch recht spät organische Schäden im Gefolge haben kann. Die Erfrierung ist meist wohl nur die Folge einer länger dauernden Kälteschädigung bei Dystonie des vegetativen Nervensystems. Besonders anfällig für Kälteschäden sind Personen, die durch Vorherrschen des Vagustonus vegetativ gezeichnet sind. Diese zentralen Vagotoniker sind zumeist periphere Kreislauf-Sympathikotoniker *(Eb. Koch)*, wodurch sich der scheinbare Widerspruch aufklärt, den man darin sehen könnte, daß Sympathikusreizung Gefäßspasmen macht, die als Vorstufe zur Erfrierung zu betrachten sind, während die bei den vorwiegend betroffenen Vagotonikern zu erwartende Gefäßerweiterung ausbleibt. Darin liegt offensichtlich die Tatsache begründet, daß je-

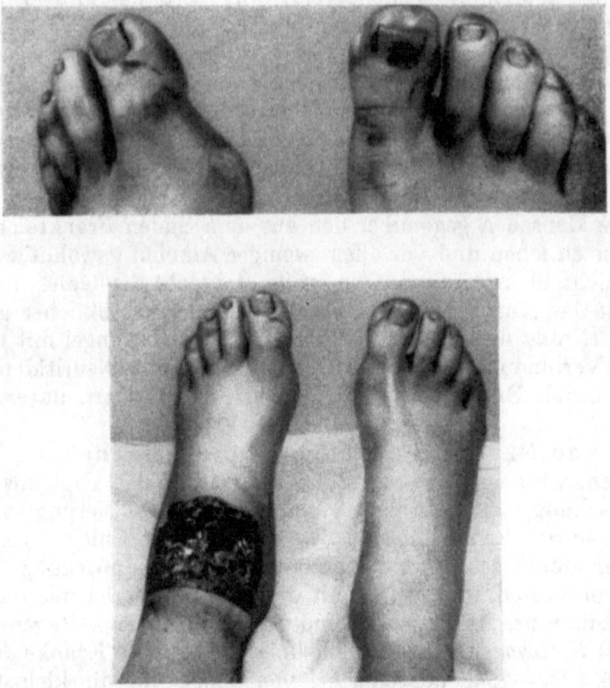

Abb. 39. A. S. ♂. Erfrierung II. Grades der Zehen bei Schußverletzung des Unterschenkels.

weils doch immer nur ein kleiner Teil der Riesenzahl der Soldaten bei gleichen äußeren Bedingungen für alle Gliedmaßenerfrierungen davontrug.

Tiefe und dauernde Kälteeinwirkung sind keine Gradmesser für das Auftreten von Erfrierungen. Temperaturen wenig über 0° sind nach Ansicht vieler sogar am gefährlichsten, weil bei ihnen am leichtesten die Kleidung durchnäßt wird und damit zu der Kälteschädigung die Nässewirkung sich hinzugesellt. Mancherlei äußere und innere, vor allem auch seelische Momente, wie mangelhafte Kältegewöhnung, Allgemeinerkrankungen, Verletzungen, besonders Verwundungen (Abb. 39), körperliche Erschöpfungen, mangelhafte Ernährung, seelische Belastung, Bewegungslosigkeit, unzureichende oder den Blutkreislauf behindernde Kleidung und vieles andere mehr geben einen Begriff von der Vielfalt der Schädigungsmöglichkeiten, die hier begünstigend oder vorbereitend mitwirken. Bestimmte Fernwirkungen bei manchen Kältereizen sind wahrscheinlich als Reflexe über das Rückenmark, bei Reaktion der Haut des ganzen Körpers sogar über die höheren Zentren anzusehen *(Hoff)* und können manche Form der symmetrischen Erfrierungen verständlich machen.

Das leichte Schwitzen der Vagotoniker, das namentlich auch durch Tabakmißbrauch unter Kälteeinwirkung noch verschlimmert werden kann, vergrößert die Gefahr des Erfrierens noch mehr durch die damit verbundene gesteigerte Wärmeabgabe des Körpers. Im Gegensatz hierzu ist der Alkohol bei weitem nicht so gefährlich. Zwar weiß das Volk, daß Säufer leicht frieren, doch werden in Friedenszeiten fast nur bei Alkoholvergiftungen ernstere Schäden und selbst Todesfälle durch Erfrierung bekannt. Durch die Alkoholvergiftung wird ein Mißverhältnis zwischen Wärmebildung und Wärmeabgabe hervorgerufen, das die Körpertemperatur immer mehr zum Sinken bringt, so daß schließlich der nervöse Zentralapparat seine Erregbarkeit völlig verliert. In minderen Graden ändert sich die zentrale Erregbarkeit allerdings auch, und zwar wird sie zunächst gesteigert, dann gelähmt. Interessant ist in diesem Zusammenhang, daß nach *Castellaneta* die Tatsache, daß bei dem Rückzug aus Rußland von den 20000 Überlebenden der 600000 Mann starken napoleonischen Armee der größte Teil aus Mittelfrankreich stammte, darauf zurückgeführt wird, daß diese Menschen gegenüber den aus dem Süden Frankreichs stammenden Soldaten kärger zu leben und vor allem weniger Alkohol gewöhnt waren. Man darf dabei jedoch nicht übersehen, daß die große Mehrzahl der Opfer dieses Rückzuges wohl sicher auf das Konto von Seuchen, insbesondere Fleckfieber gebucht werden muß. *Champy*, *Giraud* und *Coujard* bringen Vitamin-B-Mangel mit der Neigung zu Erfrierung in Verbindung, was sie aus Parallelen mit Neuritiden bei Beri-Beri schließen und durch Experimente an Tauben und Hühnern unter Beweis stellen konnten.

Daß Kälte und Nässe allein niemals die Ursache einer Durchblutungsstörung abgeben, wird außerdem noch begründet mit den Ergebnissen der experimentellen Forschung, der es ohne vorgängige Sensibilisierung mit artfremdem Serum, abgesehen von Erfrierung und Schäden mit dem Chloräthylspray, nicht gelingt, an Tieren durch starke und langdauernde Kälteeinwirkung Durchblutungsstörungen hervorzurufen, und weiter mit der geringen Verhältniszahl von Kranken mit Angiitis obliterans, Akrozyanose und Raynaud unter kältegeplagten Berufen. Das letztere hat *Ratschow* in einer Tabelle über 104 Angiitis-Kranke aus dem Schrifttum der Jahre 1930—1940 ausgemacht, von denen nur die kleinste Gruppe mit 11 Personen bei schwerer körperlicher Arbeit beruflich häufig Kälte und Nässe ausgesetzt war, während 23 Kranke keine körperliche Arbeit verrichteten und Kälte und Nässe nie ernstlich zu spüren bekamen. Damit ist natürlich auch die Zusammenhangsfrage für Begutachtungen, die *Bier* noch 1932 großzügig zu handhaben empfahl, mehr als strittig geworden, ja wohl für gewöhnlich abzulehnen, sofern nicht Kriegseinwirkungen mit in jeder Beziehung besonderen Bedingungen geltend gemacht werden. Im allgemeinen ist es sicher wohl so, daß die Kälte den Kranken mit Durchblutungsstörungen ihr Leiden oft zum erstenmal oder in verstärktem Maße zum Bewußtsein bringt, womit der obenerwähnte laienhafte Trugschluß verständlich wird. Das schließt jedoch nicht aus, daß Kälte und Nässe eine bereits bestehende Durchblutungsstörung zu verschlimmern imstande sind.

Über die geweblichen Vorgänge bei den Erfrierungsschäden vgl. Kap. I, B, I.

Hitzeeinwirkung

Nach einer Mitteilung von *Erb* scheint in derselben Weise auch die überstarke Hitzeeinwirkung Durchblutungsstörungen im Gefolge haben zu können. Im letzten Weltkrieg wurden bei Soldaten, die in der Tropensonne Afrikas längere Zeit einer Sandtemperatur von 65—70° ausgesetzt waren, Krankheitsbilder wie bei der Angiitis obliterans verursacht. Damit nicht in Vergleich zu setzen sind Schäden durch oder nach Verbrennung. Hier tritt stets nur örtlich und meist durch Koagulation eine Gewebsschädigung, auch eine solche der Gefäße und des Blutes auf, die selbstverständlich ebenfalls zu Thrombose führen und damit weiterreichende Durchblutungsstörungen im Gefolge haben kann.

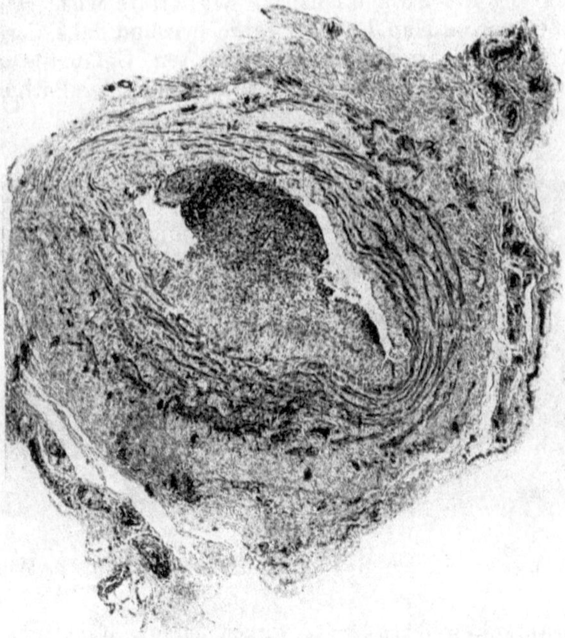

Abb. 40. Gefäßschädigung durch Dauererschütterungen. Querschnitt durch Blutgefäß aus der rechten Ellenbeuge (Vergr.: 40). Bindegewebspfropf, der Lichtung nicht völlig verschließt und der einen Seite breitbasig aufsitzt. Leukozyteninfiltration in der Gefäßwand nur gering. (Aus *Junghanns*, Arch. klin. Chir. **188**, 472.)

Dauertraumen

Einmalige mehr oder weniger heftige Traumen sind als Ursache für die Entwicklung einer Agiitis obliterans abzulehnen. Entgegenstehende Mitteilungen von *Schum*, *Braeucker*, *Krampf* halten einer ernsten Kritik nicht stand. Etwas anderes sind immer wiederkehrende traumatische Berufsschädigungen, wie sie beim Arbeiten mit Preßluftwerkzeugen (Nieter, Grau- und Stahlgußputzer, Formstampfer. Betonbohrer, Traktorenfahrer) sich einstellen können. Während *Fikentscher* (zit. nach *Rieder*) die beruflichen Dauererschütterungen nicht als Ursache anerkennen will, sind andere Untersucher doch zu einer Bejahung der Zusammenhangsfragen gekommen, so *Junghanns*, *Seyring*, *Schrank*, *Bock*, *Moschinski*, falls eine jahrelange Beschäftigung dieser Art ausgeübt wird. Von einigen Autoren wird jedoch darauf hingewiesen, daß die Betroffenen jugendliche, nervöse oder schwächliche Männer waren mit Übererregbarkeit und Neigung zu Kopf-, Glieder- und Kreuzschmerzen Eine „angioneurotische Diathese" wird bei ihnen namentlich von *Bock* als konstitutioneller Faktor mit geltend gemacht. Die ausgelösten Erscheinungen führen von einer erhöhten intermittierenden Verengerungsbereitschaft der Gefäße über echte *Raynaud*-Anfälle bis zu einwandfreier Angiitis obliterans (vgl. Kap. III, A, 2).

Chemische Substanzen

Anorganische Gefäßgifte

Die bei Betrachtung des Zusammenspiels der Kräfte wichtigsten chemischen Substanzen haben wir im Kap. I, A, 3 besprochen und dabei der Übersicht wegen auch kurz schon einige pharmakologisch bekannten Gefäßgifte aufgezählt. Hier sollen darum nur noch einige Ergänzungen hinsichtlich der Pathogenese der durch sie möglichen Durchblutungsstörungen nachgetragen werden.

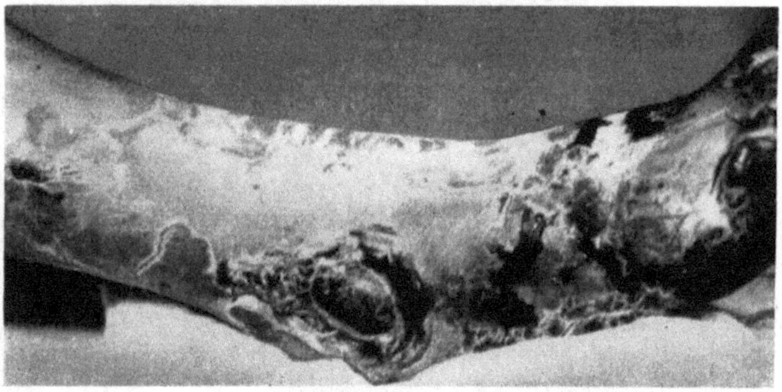

Abb. 41. Arsengangrän am Bein. (Aus *Butzengeiger*, Ärztl. Wchschr. **1949.**)

Fast alle anorganischen Gefäßgifte wirken auf die Kapillaren ein: Arsen und Antimon, die jedoch schon bei kleinster Überschreitung der therapeutisch wirksamen Dosis auch andere Zellformen schädigen; Borsäure, Eisen, Nickel, Kobalt, Mangan, Platin, Gold; auch Quecksilber, das wegen seiner Eigenschaft als allgemeines Protoplasmagift besonders auf die Kapillaren wirkt. Durch alle diese Gifte wird eine starke Hyperämie und Diapedese bis zum Austritt ganzer Blutergüsse erzeugt.

An sich sind Vergiftungen mit Schwermetallen, die Durchblutungsstörungen im Gefolge haben, sehr selten. Ein Einzelfall wird von *Simon* mitgeteilt, bei dem Kupfereinwirkung, von einem Steckgeschoß mit Kupfermantel herrührend, *Raynaud*-Anfälle ausgelöst haben soll. Auch *de Forest* glaubt an die Möglichkeit einer chronischen Kupfervergiftung, die zu einer Neuritis der vasomotorischen oder trophischen Nerven führen kann wie Blei, da er unter 17 Fällen von Morbus *Raynaud* 5 Kranke hatte, die beruflich dauernd mit Metallen, insbesondere Kupfer zu tun hatten.

Vom Blei sind durch klinische und experimentelle Beobachtungen abnorme Kapillarreaktionen bekannt geworden (*Otto* und *Hahn*). *Vigdortschik* hat unter 867 Bleiarbeitern 12mal = 1,38% und unter 2133 Nicht-Bleiarbeitern 3mal = 0,14% Gangrän beobachtet. In der daraus genommenen Gruppe der Arteriosklerotiker waren die Zahlenverhältnisse dieselben. Unter 71 Fällen von Endangiitis *Kukins* könnten nach seiner Ansicht 22 für eine chronische Bleivergiftung in Frage kommen.

Über chronische Arsenvergiftung mit deletärem Verlauf und ausgedehnten Durchblutungsstörungen liegen eine ganze Reihe von Beobachtungen vor. Schon 1898 berichtete *Geyer* aus der Reichensteiner Gegend über Gliedmaßenbrand bei dauerndem Genuß arsenhaltiger Wässer. Seitdem sind namentlich von *Butzengeiger* in mehreren Veröffentlichungen entsprechende Fälle mitgeteilt worden. Bei 180 Kranken mit chronischer Arsenvergiftung fand er 15mal Durchblutungsstörungen, die 6mal in Gliedmaßenbrand ausgingen. 27 Kranke zeigten eine ausgesprochen angiopathische Reaktionslage, die wahrscheinlich bei allen Schwermetallvergiftungen den Boden für die Entwicklung der Gefäßleiden hergibt. Im wesentlichen werden Winzer und Küfer befallen. Sie kommen mit den zur Schädlingsbekämpfung in den Weinbergen verwandten arsenhaltigen Lösungen und bei Arbeiten in den Weinbergen mit dem arsenhaltigen Staub reichlich in Berührung und sind weiterhin durch den gleichzeitigen Genuß arsenhaltigen Weines, den sog. Haustrunk, besonders gefährdet. Charakteristisch für die chronische Arsenvergiftung sind die kleinfleckige, braungraue Melanose der Haut, Hyperkeratose, Schleimhautentzündungen, Veränderungen des Nagelrandes, Leber- und Myo ardschäden sowie nach neueren Untersuchungsergebnissen *Butzengeigers* in fast einem Viertel aller Fälle per phere Durchblutungsstörungen, die alle Übergänge von hartnäckigem subjektiven Kältegefühl in Händen und Füßen und objektiv meßbaren Temperaturunterschieden, Akrozyanose, Marmorierung und Blässe der Haut und Verschwinden der Fußpulse bis zur schweren Extremitätengangrän (Abb. 41) aufweisen können. Histologisch zeigt sich eine „eigenartige" Mischung von angiitischen und atheromatösen Vorgängen, auch schon bei Kranken vor dem 40. Lebensjahr, so daß die Entscheidung, ob beginnende A herosklerose oder Ausheilungsstadien einer Angiitis obliterans vorlagen, pathologisch-anatomisch nicht immer zu treffen ist. (S. auch Kap. I, B, 1).

Organische Gefäßgifte

Als organische Gefäßgifte kennen wir nach *Heubner* das Fäulnisgift Sepsin, Alkaloide des Colchizin und das Emetin, weiter chemisch noch nicht definierte organische Substanzen wie Vasodilatin, Aktinocongestin, Mytilocongestin, schließlich viele Bakteriengifte der Thyphus- und Ruhrbazillen (vgl. Abb. 42). Auch sie gelten als Kapillargifte.

Gifte, welche die Kapillaren und außerdem aber auch die zuführenden Arterien erweitern, sind das Coffein und die übrigen Xanthinderivate. Im Gegensatz zum Histamin sind die durch Coffein bewirkten Funktionsänderungen rückbildungsfähig, besonders unter dem Einfluß von Adrenalin.

Ausgesprochene Gefäßgifte sind vor allem das Mutterkorn und das Nikotin. Gegen beide Gifte besteht eine stark individuell unterschiedliche Empfindlichkeit. Beide verursachen zunächst eine funktionelle Durchblutungsstörung. Aus den Gefäßkrämpfen können sich jedoch bald organische Gefäßwandveränderungen entwickeln, die hier wie auch sonst meist von subintimalen Infiltrationen und anschließender Thrombose ihren Ausgang nehmen.

Bei der Ergotaminvergiftung werden die Arteriolen und Venolen spastisch verengt. Kribbeln und Taubheit in den Fingern kann sich schon nach therapeutischen Dosen einstellen. Im allgemeinen aber werden die pharmakologischen Mutterkornpräparate zu den Sympathicolytica gerechnet, doch hängt eben alles von der Dosierung ab. Gerade das Ergotamin hat neben seiner sympathykuslähmenden noch vasokonstriktorische Eigenschaften, die seine Verordnung nicht gleichgültig machen. Nach jahrelangem, regelmäßigem Gebrauch von Bellergal fand *Hoff* eine raynaudartige Durchblutungsstörung mit Sklerodermie, die sich nach Absetzen des Mittels rasch besserte. Mutterkornvergiftungen, die durch starkes Ausmahlen von mit dem Mutterkornpilz behaftetem Roggen in Notzeiten, wie den jetzt von uns durchgemachten, immerhin zu erwarten waren, sind glücklicherweise ausgeblieben, während sie sonst überhaupt kaum noch in Frage kommen.

Das verbreiteste Gefäßgift bleibt jedoch das Nikotin. In der umfangreichen Literatur widersprechen sich die Meinungen hier sehr. Ganz allgemein wird ihm neben Kälte und Nässe ein großer Teil Schuld an der Entwicklung der Durchblutungsstörungen beigemessen, da weitaus die Mehrzahl der Kranken dem Tabakmißbrauch verfallen ist. Dem ist aber entgegenzuhalten, daß bislang noch nicht der Beweis erbracht ist, daß Nikotin und Tabakgenuß von sich aus eine Durchblutungsstörung verursachen können, womit die vasokonstriktorische Wirkung selbstredend nicht abgestritten werden soll. Diese ist jedoch meist zu flüchtig, um bei Gefäßgesunden eine Dauerwirkung zu hinterlassen. Bei Gefäßkranken dagegen kann die Nikotinwirkung verheerende Folgen haben, weil bei diesen selbst eine vorübergehende, mehr oder weniger kurz dauernde Verstärkung der schon vorhandenen Gefäßverkrampfung irreversible Durchblutungsstörungen nach sich ziehen kann.

In jüngster Zeit hat *Scheidt* dem Tabak eine Studie gewidmet, in der auch er zur Ablehnung der nunmehr 60 Jahre alten Deutung der bekannten Nikotinversuche *Langleys* kommt, weil die umstürzenden Forschungen von *Stöhr* jr. und anderen Neurohistologen nicht übergangen werden können. *Langley* hatte seine Versuche, die eine Unterbrechung der vegetativen Reizleitung nach Nikotinbetupfung der Ganglien erreichten, als Beweis für eine „Synapse" zwischen prä- und postganglionären Fasern im Sinne der Neuronentheorie ausgelegt. Nun können wir aber heute höchstens in den perizellulären Faserkörben eine induktionsähnliche Koppelungswirkung erblicken (*Scheidt*), an der das Nikotin angreift. Durch anfängliche Verstärkung, später Abschwächung der Koppelungsinduktion — mit anderen Worten durch anfängliche Erregung und spätere Blockade — werden die Umschaltungen im vegetativen System vorbereitet, indem es die Übergänge zwischen den Schaltungen von Neurofibrillenringen in einem von ihm sog. vegetativen Selbststeuerungsring vermittelt. Der Begriff des Koppelungsringes wird dabei beschränkt auf die Verbindung von Spinalganglienzelle und Grenzstrangganglienzelle mit den Rami communicantes. Dadurch wird dann auch verständlich, daß die Nikotinwirkung am Lebenden „weder in lauter Grenzstrangreizeffekten, noch in lauter Rückenmarksreizeffekten" besteht, also weder nur „sympathikotonisch", noch nur „parasympathikotonisch" ist. Denn Vasokonstriktion, Pupillenerweiterung, Schweißausbruch und Tach kardie sind Grenzstrangreizeffekte, Darmperistaltik und Bradykardie sind Vagusreizeffekte. Sowohl in der flüchtigen Wirkung wie in der akuten und chronischen Vergiftung durch Nikotin kommen Symptome beider Art in buntem Wechsel vor. Wie unter vielerlei anderen Bedingungen wird also auch hier wiederum die jeweilige vegetative Reaktionslage den Ausschlag geben.

Dem entsprechen auch die allgemeinen Erfahrungen mit dem Tabakrauchen. Hat doch jeder Raucher selbst die unterschiedliche Nikotinwirkung am eigenen Leibe verspürt, von den ersten Rauchversuchen angefangen: die gute oder schlechte Verträglichkeit des Rauchens hängt ja nicht nur von der „Schwere" des Tabaks ab. In der Jugend oder im Alter, in gesunden oder kranken Tagen, nüchtern oder nach einer guten Mahlzeit, unter einem seelischen Hoch oder einer Depression, im geschlossenen Raum oder im Freien, nach Anstrengungen oder ausgeruht, immer „schmeckt" uns die Zigarre oder Zigarette anders. Und mancher „lernt" das Rauchen nie. Neben dispositionellen Momenten spielen also auch konstitutionelle mit, auf die besonders *His*, *Friedländer*, *Idelsen* hingewiesen haben und die sich auch durch rassische Anfälligkeit (Polen, Russen, Juden) kennzeichnen sollen. Die starken Schwankungen der Nikotinwirkung bei ein und demselben Individuum machen es verständlich, daß erst recht bei einem vasolabilen und gar bei einem gefäßkranken Menschen die Nikotinwirkung unter Umständen unheilvoll werden kann. Sind sicherlich die Angiitiskranken und zu abnormer Gefäßverkrampfung neigenden Menschen unter der Millionenzahl der Raucher auch gering, so besteht doch kein Zweifel, daß jenen das Rauchen unbedingt zu untersagen ist.

Von den im Tabakrauch enthaltenen toxischen Substanzen: Nikotin, Pyridin, Blausäure, CO, H_2S und NH_4, die in ihrer Gesamtheit die Sauerstoffabgabe an das Gewebe erschweren, wirkt jede einzelne noch in besonderer Weise in der Krankheitsgenese. *Harkavy* und *Sulzberger* (zit. *Maddock* usw.) fanden bei mit Angiitis obliterans Behafteten in 80% eine Allergie der Haut gegenüber Tabak.

Die Wirkung des Nikotins auf dem Wege über das vegetative Nervensystem erstreckt sich nun nicht ausschließlich unmittelbar auf die Steigerung der Vasokonstriktion, sondern auf demselben Wege auch auf das hormonale System, wobei durch Splanchnikusreizung eine vermehrte Adrenalinausschüttung gleichzeitig erfolgt. Hierdurch wird wiederum die Gefäßverkrampfung weiter gesteigert, allerdings auch der Gegenspieler, das Azetylcholin, vermehrt auf den Plan gerufen. Das letztere ist offensichtlich der Grund, weshalb sich bei den meisten Rauchern keine örtlichen Gefäßreaktionen zeigen. Immerhin sind solche bei Nichtrauchern und zwar an verschiedenen Körpergegenden unterschiedlich durch Lichtplethysmogramme von *Matthes* und *Hauss* nachgewiesen.

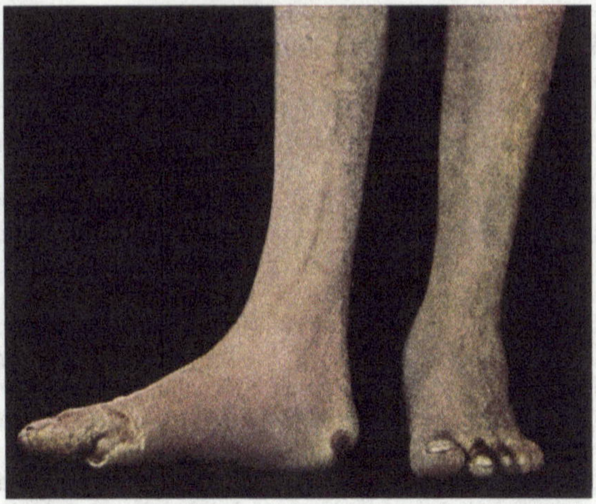

Abb. 42. R. G., 37 jähr. ♂. Angiitis obliterans nach Ruhr.

Bevorzugt betroffen werden bei Rauchern die Hirngefäße, an denen sich auch durch übermäßigen Genuß Angiitis obliterans einstellen soll, wie *Foerster*, *Guttmann*, *Marchesani*, *Stauder*, *Spatz*, *Hilpert* u. a. beschrieben haben, die gleichzeitig mit Parästhesien im Trigeminus einhergehen kann. Doch wird auch die Angiitis der Gliedmaßen hierauf zurückgeführt. Als das klassische Symptom der „Raucherkrankheit" wird das intermittierende Hinken seit *Erb* (1898) hingestellt, der allerdings unter seinen Kranken auch 24% Nichtraucher hatte.

Neben der Wirkung auf die Vasomotorik und das Adrenalinsystem kommt dem Nikotin noch eine andere Wirkung zu, die ihrerseits auch wieder verschlimmernd bei Durchblutungsstörungen sein kann: die vermehrte Schweißabscheidung. Beim Zustandekommen örtlicher Erfrierungen kann das unter Umständen die Folge haben, daß einmal die Hautabkühlung durch Vergrößerung der Verdunstung gesteigert wird und dann aber auch der Schweiß gefrieren kann, wodurch die Haut und die oberflächlichen Gewebe gefährdet werden *(Block)*. Es braucht dazu gar nicht immer ein überreichlicher Genuß von Nikotin stattgefunden zu haben, zumal wenn andere Umwelteinflüsse (Krieg, Überanstrengung usw.) hinzukommen, die psychisch die Reaktionsfähigkeit des vegetativen Systems verändern.

Aus der Pharmakologie sind uns noch eine ganze Reihe anderer Substanzen bekannt (wie z. B. Pilocarpin, Physostigmin, Atropin, Digitalis, Coffein, Alkohol), die andere Angriffspunkte haben, zentrales Nervensystem, vegetatives

Nervensystem, Herz und Kreislauforgane. In ihren Endwirkungen bleiben jedoch auch sie nicht ohne Einfluß auf die periphere Durchblutung. Ihre Besprechung gehört darum nicht hierher, auf das eine oder andere Mittel werden wir allerdings bei der Therapie der Durchblutungsstörungen noch zurückkommen (vgl. Kap. IV, A, 3).

Infektionskrankheiten und Herdinfekte

Die ätiologisch allerwichtigsten Faktoren für die Pathogenese der Durchblutungsstörungen sind bei objektiver Würdigung wohl ohne Zweifel die Infektionen, nicht nur die schweren, sondern oft die „ambulatorischen". Unter den durchgemachten Infekten, die eine allergische Umstimmung hervorrufen können, spielen der Rheumatismus und seine Abarten eine besonders große Rolle. Überhaupt jede infektiöse Erkrankung kann in diesem Sinne Spuren hinterlassen, namentlich auch die chronische Fokalinfektion mit ihrer ständigen Toxinausschwemmung.

Schwere Durchblutungsstörungen nach Infektionskrankheiten sind so häufig beschrieben, daß ich auf die Belegung mit Literaturhinweisen verzichte. Insbesondere Fleckfieber, Thyphus, Grippe, Pneumonie, Scharlach und Diphtherie werden hier genannt (Abb. 42). Sofern nicht einwandfrei Thrombose oder Embolie bei diesen Krankheiten einen örtlichen Durchblutungsschaden im Gefolge haben, sind ätiologisch dieselben Erreger oder ihre Toxine auch für die Durchblutungsstörungen anzusehen. Beim Fleckfieber, dessen Symptome eine wesentliche Beteiligung des Dienzephalon erkennen lassen *(Sturm)*, ist das Auftreten von nekrotisierenden Durchblutungsschäden vielleicht auf eine Miterkrankung oder mindestens Funktionsstörung der hier gelegenen Vasomotorenzentren zurückzuführen. In anderen Fällen, so bei der Grippe, ist meist eine Thrombose der Anlaß für das Auftreten einer Gangrän, desgleichen beim Scharlach. Hier jedoch fand *Fahr* am Endokard Endothelproliferationen, die er als „allergisch" ansprach, so daß *Ratschow* in Verbindung mit der von *Siegmund* dabei beschriebenen „proliferativen Phlebitis" doch wohl eher eine End- oder Periarteriitis obliterans annimmt.

Daß Herdinfektionen ätiologisch für Durchblutungsstörungen in Frage kommen, geht am besten wohl aus der Tatsache hervor, daß nach Beseitigung der Herde auch die Durchblutungsstörungen oft schwinden.

Selbst wenn wir andere exogene (Kälte, Nässe, Nikotin) oder endogene (hormonale) Faktoren für das Entstehen von Durchblutungsstörungen in Anspruch nehmen, finden wir bei genauer Erhebung der Vorgeschichte doch in den meisten Fällen, ja so gut wie ohne jede Ausnahme, irgendwelche durchgemachten Infekte, die zum mindesten voraufgegangen sind, vielleicht sensibilisierend vorgewirkt haben, so daß ich hierin eine der Hauptstützen für die Allergiehypothese sehen möchte. Bei meinen Untersuchungen über das Zustandekommen örtlicher Erfrierungen habe ich darauf hingewiesen, daß die Tatsache, daß unter den gleichen äußeren Bedingungen doch nur ein kleiner Teil der Soldaten sich seine Gliedmaßen erfror, nur dadurch zu erklären sei, daß eine vegetative Dystonie bereits vorhanden gewesen sein muß, daß also entweder eine angeborene vasomotorisch-neurotische Konstitution (ein großer Teil waren typische Vagotoniker) vorgelegen hat, oder daß, wie meine weiteren Erhebungen vermuten ließen, durchgemachte Infekte prädisponierend wirkten *(Block)*, daß also, wie ich das oben ausgedrückt habe, eine angeborene oder erworbene angiopathische Reaktionslage vorliegen muß. Das ist es ja auch, was ich denjenigen Untersuchern vorhalte, die die Ganglienveränderungen bei ihren Sektionen wohl sehen, doch ihnen nicht die pathogenetische Deutung geben, die sie verdienen, weil sie die Vorgeschichte dieser Gestorbenen nicht genügend kennen. Eine Illustration hierzu bringt *Ratschow* mit seinem Bericht über die Zusammenstellung eines Doktoranden, der die Gangränfälle von zehn Jahren fast durchweg auf beschuldigte Kälteschäden zurückführen wollte, während eine kritische Nachprüfung der Vorgeschichten ergab, daß 80% der Kranken die ersten Beschwerden und gerade die Kältemepfindlichkeit im Anschluß an überstandene Infektionskrankheiten verspürten.

Ernährungsschäden

Neuerdings ist man sogar geneigt, Eiweißmangel durch Ernährungsschäden, ja schon Änderungen in der Ernährung für vasokonstriktive Störungen an den Gliedmaßen verantwortlich zu machen. Ein Versagen der normalen Entgiftungsvorgänge in Darmwand und Leber dürfte hier die Ursache einer intestinalen Autointoxikation sein. So fand *Leriche* in der mangelhaften Ernährungslage Frankreichs (1942) bei einer ganzen Anzahl von Erwachsenen eine Umkehr der gewöhnlichen Wirkung von Erregungen, derart, daß warmes Wasser die Finger bis zum Metacarpus weiß, Kälte dagegen rot oder blau werden ließ. Ähnliche paradoxe Reaktionen hat er auch bei der Raynaudschen Krankheit gesehen. *Sturm* sieht in der Reaktionslosigkeit gegen Belastungsproben des vegetativen Nervensystems (durch Adrenalin-, Insulin-, Traubenzuckerinjektionen, Wasserversuch, Kreislaufbelastung und Eiweißnahrung) den Ausdruck einer „regulatorischen Starre“ und stellt damit eine dienzephale Insuffizienz oder Minderfunktion nervaler Mechanismen bei Ernährungsschäden zur Diskussion.

Hormone und Durchblutungsstörungen

Es ist von vornherein zu erwarten, daß in der Pathogenese der Durchblutungsstörungen auch Funktionsstörungen der endokrinen Drüsen eine maßgebliche Rolle mitspielen, und das um so mehr, als diese ja schon unter physiologischen Verhältnissen anerkannt beteiligt sind und eine wechselseitige Abhängigkeit insbesondere des vegetativen Nervensystems und des endokrinen Systems außer Zweifel steht.

Die Beziehungen der Hypophyse zum zentralen Hochdruck haben *Foerster* seiner Verwunderung Ausdruck geben lassen, daß jene bisher noch nicht in die operativen Therapieversuche einbezogen wurde. Von Hypophysenpräparaten (Vasopituigan) machen wir gern bei postoperativen Darmstörungen Gebrauch, wobei die Wirkung auf die Motilität der glatten Muskulatur unterstützt wird durch die Kontraktion der paralytisch vollgelaufenen Gefäße.

Mit Thyroxin kann man experimentell am sensibilisierten Tier eine Entzündung der Ganglien hervorrufen *(Ratschow)*. Da bei Raynaudkranken entzündliche und degenerative Veränderungen an den Ganglien regelmäßig gefunden werden (*Sunder-Plassmann*, *Block* u. a.), die Raynaudkranken andererseits oft Thyreotoxikosen erkennen lassen, ist also eine pathogenetische Abhängigkeit dieser Durchblutungsstörung von der Schilddrüse naheliegend. Bei Erfrierungen ist *Osterland* aufgefallen, daß die Betroffenen auch sonst im Felde häufig beobachtete thyreotoxische Symptome aufwiesen.

Das Padutin als Hormon der Bauchspeicheldrüse werden wir im Kap. „Therapie“ noch kurz würdigen.

Durch psychische Erregungen und infolge Tabakgenusses kommt es zu vermehrten Adrenalinausschüttungen, die bei bestimmten Durchblutungsstörungen wenn nicht ursächlich, so doch zum mindesten begünstigend und verstärkend an der Schadenswirkung teilhaben.

Namentlich bei Erfrierungen wird hierauf hingewiesen *(Block)*, da im Felde zu seelischen Erregungszuständen wie auch zu Tabakmißbrauch reichlich Gelegenheit gegeben ist. Eine Nebennierenrindeninsuffizienz wurde von *Bähl* bei Kranken mit Angiitis obliterans gefunden. Kortikosterongaben sollen die periphere Durchblutung zu bessern vermögen. Die *Oppel*sche These (1911) einer Hyperadrenalinämie bei Angiitis obliterans wird nicht mehr aufrechterhalten. *Rieder* ist es nie gelungen, im Blut von Angiitiskranken bei Experimenten am Froschaugenpräparat nach *Ehrmann* gefäßverengernde Substanzen nachzuweisen. Auch die Nebennierenexstirpation hat keine überzeugenden Resultate gebracht.

Ganz besonders werden die Keimdrüsen bei pathogenetischen Betrachtungen herangezogen. Man schließt vor allem aus der unterschiedlichen Beteiligung der Geschlechter auf diesbezügliche Zusammenhänge: Die Angiitis obliterans ist fast ausschließlich eine Krankheit der Männer. *Bürger* sah unter 500 Kranken nur 2 Frauen, *Horton*, *Brown* und *Roth* unter 700 Kranken 10 Frauen, *Millmann* unter 1200 Angiitisfällen nur 2 Frauen. Die Raynaudsche Krankheit dagegen befällt fast nur Frauen, so daß in dieser Auswahl der Geschlechter jedenfalls beim Raynaud bis zu einem gewissen Grade ein Differentialdiagnostikum gesehen werden kann. Magen- und Zwölffingerdarmgeschwüre sind bei Frauen viel seltener als bei Männern, Krampfadergeschwüre dagegen wieder umgekehrt. Größere Blutungsneigung in der Pubertät wird auf vermehrte Kapillardurchlässigkeit in dieser Entwicklungsphase zurückgeführt, die Akrozyanose auf Hypogenitalismus und damit verbundene Keimdrüseninsuffizienz. Junge Männer entwickeln aus einer Permeabilitätsveränderung bei Befallenwerden der Gefäßwände eine Angiitis obliterans, ältere Leute eher eine Arteriosklerose, die zum Verschluß führt. Bei geschlechtsreifen Frauen kommt es eher zur Ausbildung eines Raynaud, nach Erlöschen der Geschlechtsfunktion stellt sich auch bei ihnen im gleichen Maße wie bei Männern eine Arteriosklerose ein.

Nach dieser stichwortartigen Aufzählung allein schon ist mit großer Wahrscheinlichkeit eine ursächliche, sicher aber eine maßgebliche Beteiligung verschiedener Hormone, vor allem bei endokriner Dysfunktion, bei der Pathogenese der Durchblutungsstörungen mit im Spiele.

II. Allgemeine Diagnostik und Untersuchungsmittel

Zu den Kennzeichen jeglicher Durchblutungsstörung gehören: der Schmerz, Veränderungen der Hautfarbe, der Hautwärme, der Pulsation, der Venenfüllung und trophische Störungen der Gewebe.

Allen Untersuchungen voraufzugehen hat, wie auch sonst, eine genaue Erhebung der Vorgeschichte, die nicht nur die subjektiven Klagen (Dauerschmerz, Ruheschmerz, anfallsweiser Schmerz, Schmerzvergrößerung bei Kälte oder Wärme usw.) erfassen muß, sondern sich auch auf die eigene und Familienvorgeschichte zu erstrecken hat. Dabei werden oft schon wertvolle Hinweise gefunden in dem Überstehen von Infektionskrankheiten und Infekten, in anderen Erscheinungen vegetativer Dystonie, vor allem in Erkrankungen glattmuskulärer Organe, „vegetative Stigmatisation", in endokrinen Störungen, in Empfindlichkeit gegen Temperatureinflüsse, in Allergosen, in Einwirkungen von außen, die durch Beruf und Unfall gegeben sein können, in Kreislauferkrankungen der Familie (Hochdruck, Schlaganfall).

1. Schmerz

Fast sämtliche Kranken mit Durchblutungsstörungen — *Ratschow* schätzt sie auf 90% — suchen wegen Schmerzen erstmalig den Arzt auf. Kranke mit Krampfadern, Akrozyanose u. dgl. machen davon eine Ausnahme, weil diese Leiden gewöhnlich schmerzfrei verlaufen.

Über das Schmerzproblem der Blutgefäße sind die Akten noch nicht geschlossen. Wir dürfen aber wohl annehmen, daß bei den Durchblutungsstörungen Schmerzen ausgehen können sowohl von den Blutgefäßen selbst, wie von den ungenügend durchbluteten Geweben als auch vom Zentralorgan der Schmerzempfindung im Thalamus opticus.

Den Venen wird eine Sensibilität im allgemeinen nicht zuerkannt, aber auch die Arterien sind unterschiedlich schmerzempfindlich. Fraglich bleibt namentlich, ob die Schmerzen an den Arterien aus örtlichem Blutmangel oder durch Krampf der Gefäßmuskeln entstehen oder ob sie nicht, wie *Odermatt* annimmt, bedingt sind durch Reizung des nervenreichen adventitiellen Gewebes infolge Dehnung oder ob sie gar erst im Kapillargebiet auftreten. Das Vorhandensein besonderer vasosensibler sympathischer Bahnen *(Brüning)*, die nach *Lehmann* durch die vorderen Wurzeln in das Rückenmark eintreten sollen, wird stark angezweifelt. *Dennig*, *Wiedhopf*, *Hirsch* nehmen an, daß auch die Gefäße von gemischten Nerven ihre sensiblen Fasern beziehen. Daß jedoch auch afferente Fasern in den sympathischen Bahnen verlaufen, dürfte nicht zu leugnen sein. Gewisse Nervengebilde in den Gefäßwänden (*Stöhr* jr.) werden wohl als rezeptive Organe, doch nicht als schmerzempfindlich angesehen *(W. Glaser)*. Alle diese Vorstellungen sind überholt durch die Aufdeckung des nervalen Terminalretikulums (*Stöhr* jr.), das synzytial mit jeder Gewebszelle verbunden ist und untrennbar motorische, sensible, sympathische und parasympathische Fasern enthält. Jede Reizaufnahme trifft dieses Nervengeflecht und löst eine Erregung von

Zellen aus. Die Bedeutung der Schmerzfunktion liegt dabei nach *Hansen* und *Rein* in ihren „nozizeptiven“ Aufgaben und hat den Sinn, Schädigungen abzuwehren. Der größte Teil aller physiologischen Erregungen läuft ohne subjektive Empfindung ab, erst das Überschreiten bestimmter Erregungsmaße führt zu einer Schmerzempfindung. Darauf beruht es, daß auch Durchblutungsstörungen meist erst von einem gewissen Grade an mit Schmerzen verbunden sind und in den ersten Stadien die Erregungsabläufe anders geartet sind und unterhalb der Empfindungsschwelle andere Zellreaktionen hervorrufen. Nach *Adson* kommen nicht nur chemische Reizungen der Nervenendigungen aus Stoffwechselstörungen und durch andere Noxen hierfür in Betracht, sondern auch mechanische, unter denen namentlich das Überschreiten des für die Gefäße „adäquaten“ Dehnungsreizes eine Rolle spielen dürfte.

Auch für die Gefäße bzw. ihre Abschnitte sind bestimmte segmentäre Dermatome (*Head*sche Zonen) herausgefunden worden *(Leube-Dicke)*, die den einer axialen Gliederung der Segmente entsprechenden *Kegan*schen Banddermatomen zugeordnet sind *(Hellner)*.

Wieviel bei dem „entzündlichen“ Schmerz sensibel, wieviel vegetativ ist, ist aus den genannten Gründen schwer zu entscheiden. Der „spastische“ Schmerz dagegen scheint ausgesprochen vegetativ zu sein, wie wir ihn in seinem rhythmischen und wellenförmigen Verlauf an allen glattmuskulären Hohlorganen als „Kolik“ kennen. Beide Arten von Schmerz können bei Durchblutungsstörungen der verschiedensten Art vorkommen. Gelegentlich sind die Gefäßschmerzen auch von psychischen Vorgängen begleitet, durch die namentlich Angstzustände hervorgerufen werden, die bis zur Todesangst sich verstärken können (z. B. Präkordialangst bei durch Kranzaderverkalkung hervorgerufenen Gefäßkrämpfen).

In blutleerem Gewebe und bei Einsetzen des Gewebstodes zeigen sich am häufigsten anoxämische Schmerzen. An ihrer chemischen Bedingtheit ist kaum zu zweifeln. Von der Größe der hierbei auftretenden Schmerzen kann sich jeder selbst überzeugen durch Anlegen einer Blutleerbinde am Oberarm. Nach 10—12 Minuten stellen sich Parästhesien (Kribbeln, Taubheit usw.) ein, die dann rasch bis zu heftigen Schmerzen sich steigern. Nach 15 Minuten erlischt die Empfindung für Berührung und nach etwa 30 Minuten die Bewegungsfähigkeit zunächst der Strecker, etwas später auch der Beuger. Glücklicherweise erholen sich die Nerven rasch, meist schon 1—2 Minuten nach Abnahme der Blutleerbinde; Dauerstörungen sind erst nach 12—20 Stunden nur selten, wogegen die Muskeln schon nach 6—8 Stunden irreparable Nekrosen erleiden. Unerträgliche Schmerzen treten auf, wenn man oberhalb eines gestauten Gebietes eine künstliche Blutleere anlegt; länger als 7—8 Minuten ist selbst von energischen Menschen mit äußerster Willensanstrengung dieser Schmerz kaum zu ertragen. Wer das nicht an sich selbst einmal ausprobiert hat, weiß nicht, was er den Kranken unter Umständen (Krieg, Verkehrsunfall) zumutet. Der nach Lösung der Blutleerbinde infolge der reaktiven Hyperämie einsetzende Schmerz ist vielleicht schon wieder der vorigen Schmerzgruppe zuzuzählen, weil er durch die vermehrte Blutfülle der Gefäße Dehnungsschmerzen verursachen dürfte. Die Schmerzen bei Migräne, im *Raynaud*-Anfall und im Beginn der Erfrierung sind wohl durch Spasmen zu erklären.

Dagegen kommen neuritische oder neuralgische Schmerzen bei Durchblutungsschmerzen wohl kaum in Betracht, es sei denn, daß man die von *Brown* und *Grace* sowie *Staemmler* und *Siegmund* gefundenen Veränderungen der zerebrospinalen Nerven, die diese Autoren als durch Anoxämie und Stoffwechselzerfallsprodukte bedingt ansehen, hiermit in Verbindung bringen will. Wir hätten aber in diesen Fällen weniger Gefäßnervenschmerzen, als vielmehr vorherrschend Schmerzen der geschädigten spinalen Nerven vor uns. Differentialdiagnostisch lassen sich diese Arten von

Schmerz steigern durch Zerren, bei Bewegungen und durch Druck im Verlauf des ganzen Nerven, bei „Wurzel"-Schmerzen sogar schon durch Husten, Pressen, Niesen.

Inwieweit durch eine Dauerischämie verursachte Ruheschmerzen als Gewebeschmerzen, periphere Nervenschmerzen, unter Umständen sogar als zentral bedingte Schmerzen aufzufassen sind, ist jeweils schwer zu unterscheiden. Die Tatsache, daß die beim Abbau der Kohlehydrate als Zwischenprodukt entstehende Brenztraubensäure durch das Coferment der Karboxylase erfolgt und dieses im Vitamin B_1 enthalten ist, hat zu der Annahme geführt, daß Vitamin B_1-Mangel mithin an der Verursachung der Schmerzen beteiligt sein kann, wie wir das schon bei der Entstehung der Erfrierungsschäden besprochen haben. Nach *Ratschow* soll ein solcher Vitamin B_1-Mangel auch bei Akroparästhesien nach Gravidität und im Klimakterium eine Rolle spielen.

Abgestorbene Gewebsbezirke sind natürlich empfindungslos, an ihrem Rande aber liegt eine Zone gesteigerter Berührungsempfindlichkeit, die nach *Brandhof* auf die hier meist anzutreffende Randstase bzw. auf die sekundäre Entzündung zurückzuführen ist.

Die Kausalgie, ein glühender Brennschmerz, ist offenbar neuralgischer und vegetativer Art. Er soll nach *Doupe*, *Cullen* und *Chance* durch direkte Fortleitung eines Reizes von sensiblen auf sympathische Fasern zustande kommen, was bei der synzytialen Verflechtung von Nervenfasern aller Art im einheitlichen Terminalretikulum nicht zu verwundern ist. *Adrian* meint, daß es sich hierbei um eine Reizung sympathischer Fasern in den Gefäßwänden und im Nerven handele, welcher Ansicht sich auch *Hellner* anschließt. Eine Mitbeteiligung der Gefäße und dadurch hervorgerufene Durchblutungsstörungen dürften außer Frage stehen.

Mit der Kausalgie oft vergesellschaftet, aber von ihr zu trennen ist der Phantomschmerz und die Stumpfhyperpathie, die uns zu dem zentralen Thalamusschmerz überleiten. Beim Phantomschmerz spüren die Kranken nach Amputationen die abgesetzten Gliedmaßen oft äußerst schmerzhaft weiter. Mit der Bildung von Neuromen sind diese Erscheinungen nicht erklärt, wie vor allem das Nichtaufhören oder Wiederkehren derselben Schmerzen nach operativer und gar wiederholter Neuromentfernung beweist. In diesen Fällen ist oft jeder periphere operative Eingriff, namentlich auch am sympathischen Nervensystem, ja selbst die Chordotomie ergebnislos, weil hier offensichtlich die Nervenveränderungen bereits ins Schmerzzentrum im Thalamus fortgeschritten sind, so daß wir mit unseren Maßnahmen zu spät kommen. Der Phantomschmerz ist daher in das Gebiet des Thalamusschmerzes einzureihen, der durch nichts zu beeinflussen ist, bei dem höchstens noch die Leukotomie mit präfrontaler Durchschneidung thalamokortikaler Leitungsbahnen in Frage kommen könnte, über die jedoch für diese Anzeigestellung noch nicht genügend Erfahrungen vorliegen. Immerhin ist bei der Größe der Beschwerden auch in solchen Fällen eine ausgedehnte Unterbrechung bzw. Ausrottung sympathischer Bahnen als der kleinere Eingriff eines Versuches wert, zumal sich bei diesen Kranken oft, wenn nicht meist verschiedene Krankheitsbilder überschneiden, insbesondere Kausalgie mit Durchblutungsstörungen und Gefäßkrämpfen sowie Phantomschmerzen oder Stumpfhyperpathie. Ein für mich in dieser Hinsicht überzeugender Krankheitsfall möge das illustrieren:

Dem 28jährigen Kriegsverletzten H. Pf., der sein Bein im unteren Oberschenkeldrittel verloren hatte und an Phantomschmerzen mit stärksten kausalgiformen Beschwerden litt, hatte ich den Lendengrenzstrang von $L_1 - S_1$ entfernt. Nach kurzdauernder Besserung trat wiederum Verschlimmerung ein, wegen der späterhin in anderen Krankenhäusern ein Stumpfneurom des Ischiasnerven entfernt und eine periarterielle Sympathektomie an der Femoralis vorgenommen waren, jedoch beides ohne Erfolg. Dem Kranken, der stets in bester chirurgischer und neurologischer Behandlung war, wurde schließlich eine Chordotomie und sogar Leukotomie vorgeschlagen. Von der Überlegung ausgehend, daß die erste Grenzstrangausrottung auf der kranken Seite einen zweifellosen, wenn auch kurzdauernden Erfolg hatte, und daß Sympathikusanastomosen von der anderen Seite her bestehen oder sich entwickelt haben konnten, habe ich ihm dann, als er nach $1\frac{1}{2}$ Jahren wieder zu mir kam, den anderseitigen lumbalen Grenzstrang in derselben Ausdehnung ausgerottet. Damit war er seine größten Beschwerden los bis auf geringfügige Phantomschmerzen, die er aber als durchaus tragbar erklärte und die ihn beruflich nicht belästigten im Vergleich zu den früheren unerträglichen Schmerzen. Bei der Operation fand sich als anatomische Besonderheit ein stricknadeldicker Nervenast, der vor L_5 von dem gesunden Grenzstrang zur kranken Seite hinüberzog und so das Fortbestehen der Beschwerden bis zu dieser zweiten Operation erklärte. Der Kranke ist seit nunmehr über 1 Jahr seine Schmerzen los.

Von diesen unterschiedlichen Entstehungsbedingungen der Schmerzen abgesehen, können wir bei den Kranken mit Durchblutungsstörungen auch noch nach mehr subjektiven Gesichtspunkten verschiedene Schmerzarten unterscheiden: Die Schmerzen können anfallsweise, plötzlich und zeitlich begrenzt auftreten. Sie können andauern oder nur ganz flüchtig sein. Die Beschreibung der Schmerzen von Seiten der Kranken als brennend, prickelnd, stechend, ziehend, juckend, sind zur Differenzierung der Durchblutungsstörungen im allgemeinen nicht geeignet. Nur der glühendbrennende und kaum abzuschwächende Schmerz bei der Kausalgie ist charakteristisch.

Der *Raynaud*anfall macht kürzer oder länger dauernde Schmerzattacken mit sichtbaren Störungen der Gewebsdurchblutung bei Temperaturunterschieden, psychischen Erregungen usw. Das intermittierende Hinken (Claudicatio intermittens) ist keine Krankheit an sich, sondern ein Symptom verschiedener Durchblutungsstörungen. Vor allem wenn durch Muskelarbeit die Blutzufuhr durch die kranken Gefäße ungenügend geworden ist, werden die Kranken zur Unterbrechung ihrer Tätigkeit, zum Stillstehen vor Schaufenstern auf der Straße gezwungen; nach kurzer Ruhepause verschwinden die Schmerzen, bis eine abermalige Mangeldurchblutung sie erneut auftreten läßt. Diese Schmerzen lassen sich auch im Arbeitsversuch hervorrufen. Andere Kranke wieder haben schon bei Horizontallagerung der Glieder im Bett heftige Schmerzen, und erst das Herabhängenlassen der Beine läßt durch die damit erzielbare Gefäßfüllung die Schmerzen aufhören. Schon die Haltung der Kranken im Bett gibt oft eindeutige Hinweise. Die Angiitiker sitzen meist im Bett mit angezogenen Knien und reiben sich ihre Zehen, wobei sie offenbar Blut in die Gewebe einpressen, sofern sie nicht die Beine über die Bettkante herabhängen lassen (Abb. 43). Vom Ruheschmerz sprach ich schon. Er ist meist sehr ernst zu nehmen, weil er drohenden Gewebsuntergang anzeigt. Die Ausdehnung der Schmerzen ist ebenfalls ganz unterschiedlich, oft sind nur die Zehen- oder Fingerkuppen betroffen, bald ist nur die Haut, bald auch mehr die Tiefe schmerzhaft. Schmerzstillende Mittel versagen dabei oft. Die Schmerzen halten trotz-

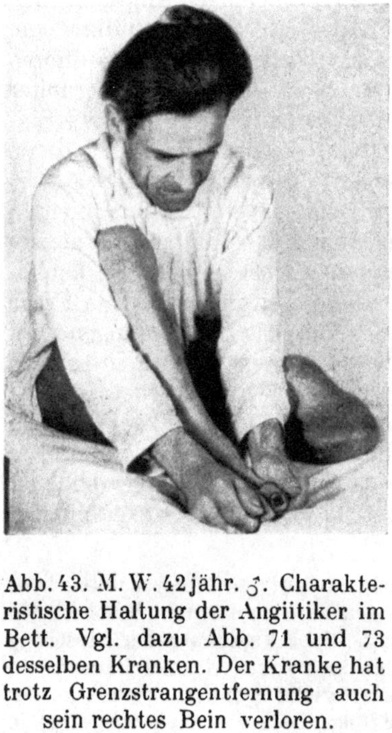

Abb. 43. M. W. 42jähr. ♂. Charakteristische Haltung der Angiitiker im Bett. Vgl. dazu Abb. 71 und 73 desselben Kranken. Der Kranke hat trotz Grenzstrangentfernung auch sein rechtes Bein verloren.

dem an. Ein ausgesprochener „Nachschmerz" solcher Art soll immer auf eine zentrale Entstehung verdächtig sein (*Kroetz*). Jede Art von nicht einwandfrei anders erklärbaren Schmerzen bei älteren Leuten, wie Hackenschmerz, „Plattfußbeschwerden", „Rheumatismus" sollten auch an Durchblutungsstörungen denken lassen, auch wenn noch keine sonstigen Symptome darauf hinweisen.

Differentialdiagnostisch ist der Schmerz zur Auseinanderhaltung der verschiedenen Durchblutungsstörungen nur beschränkt zu verwerten, als Allgemeinsymptom behält er diagnostisch seinen Wert. Die klinischen Beobachtungen sind zu widerspruchsvoll. Sowohl durch Hyperämie wie durch Ischämie oder Anämie können Schmerzen verursacht werden. Eine Venenstauung z. B. kann Schmerzen vermehren, ohne Schmerzen einhergehen und auch Schmerzen lindern, insbesondere bei Entzündungen. Im *Raynaud*-Anfall kann rasch zunehmende Erwärmung und Durchblutung die Schmerzen steigern. Bei Erythrozyanose geht der Angiospasmus, der zu peripherem Sauerstoffmangel führt, mal mit, mal ohne Schmerzen einher, bei der Erythromelalgie treten die Schmerzen auf, trotzdem Sauerstoff im Überschuß angeboten wird. In beiden Fällen kann durch arterielle Hyperämie erzielte Erwärmung heftige Schmerzgefühle verursachen. Kältezufuhr bringt hier unter Umständen Linderung. Durch organische Gefäßwanderkrankungen, Angiitis obliterans und Arteriosklerose, hervorgerufene Minderdurchblutung und dadurch ausgelöste Schmerzen sind zwar verständlich, der Zusammenhang von Schmerz und Durchblutung ist aber auch hier nicht restlos zu erklären, zumal beispielsweise nach Sympathektomie die Durchblutung gebessert werden, der Schmerz aber unbeeinflußt bleiben kann, wie umgekehrt nach Arteriektomie der Schmerz verschwinden kann, die Durchblutung aber nicht gebessert zu werden braucht. Auch die Deutung von *Goldscheider*, *Breslauer* und *Buchholz*, nach der durch Umstimmung der Schmerzrezeptoren ihre Reizschwelle herabgesetzt werde, und die Erweiterung dieser Deutung durch *Voßschulte*, daß der Umstimmungsmechanismus im vegetativen Nervensystem verkörpert werde, befriedigen nicht voll.

Intravenöse Einspritzung von 2 ccm 2% Azetylcholin ist beim Normalen ohne Wirkung auf die Amplituden des Oszillogramms, intraarterielle Einspritzung vergrößert sie in dem betreffenden Glied sowohl beim Normalen wie beim Gefäßkranken. Da aber die gesunde Versuchsperson nach intraarterieller Einspritzung einen durchdringenden Schmerz mit Kribbelgefühl von $1/2$—1 Minute Dauer verspürt und Kranke mit nur funktionellen Gefäßstörungen dieselben Empfindungen haben, während organische Gefäßleiden derartige Schmerzen nicht aufkommen lassen, ist auch in dieser von *Battro* und *Lanarihijo* beschriebenen Methode eine diagnostische Unterscheidungsprobe geboten.

Die zum intermittierenden Hinken Veranlassung gebenden Schmerzen sind zweifelsohne bedingt durch das Leerlaufen und ungenügende Wiederauffüllen der Gefäße bei der Muskelarbeit. Solche Schmerzen kann man willkürlich hervorrufen in bestimmt angelegten Arbeitsversuchen und kann so unter immer gleichen Bedingungen durch Vergleich mit gesunden Versuchspersonen Schlüsse auf Durchblutungsstörungen ziehen.

Bei der Gehprobe *Erbs* wird die Anzahl der Schritte gezählt bis zum Auftreten von Schmerzen.

Collens und *Wilensky* lassen zu demselben Zweck auf genau nach Schritten abgemessenem, leicht unebenen Gelände gehen und messen mit der Stoppuhr die Zeit. Während der normale Mensch für etwa 11 Schritt 5 Sekunden bei gutem Tempo braucht, benötigen Kranke mit Durchblutungsstörungen für dieselbe Strecke bis zu 20 Sekunden.

Für den Arbeitsversuch von *Ratschow* kann man sich ohne große Mühe eine billige Apparatur selbst herstellen. Auch in der von *R. Schneider* verbesserten Form steckt kein großer Geldaufwand. Die Abb. 44, welche die in meiner Klinik von *Meyran* hergestellte Abwandlung der Apparatur zeigt, läßt das Prinzip erkennen. Es besteht darin, den Fuß bei Streckstellung des Beines, die durch Anschnallen des Oberschenkels an das Gestell gewährleistet wird, unter Überwindung einer Gewichtslast, die bei dem abgebildeten Apparat aus der Fußplatte besteht, selbsttätig solange zu strecken und zu beugen, bis Schmerzen auftreten. Zweckmäßig ist es, wie das auch in *Schneiders* und *Meyrans* Apparat geschieht, den Drehpunkt der Fußplatte etwa in die Achse des Sprunggelenks zu verlegen und den Fuß durch eine Fersenauflage so zu heben, daß nicht das Eigengewicht des Unterschenkels die Wade blutleer drückt. Im Gegensatz zu den Apparaten von *Ratschow* und *Schneider*, die aus Leistungstempo und Bewegen eines Gewichts in bestimmten Zeiträumen

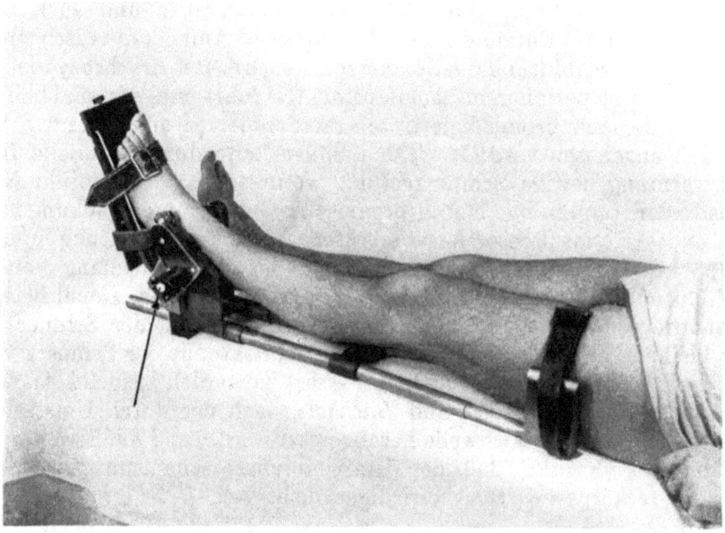

Abb. 44. Leistungsmesser nach *Meyran*. → = Tourenzähler.

die Arbeitsleistung errechnen, wird im *Meyran*schen Apparat eine zurückgelegte imaginär) Strecke mit einem angeschlossenen Tourenzähler (aus der Motorenindustrie übernommene gemessen bis zum Auftreten der Ermüdungserscheinungen. Der Tourenzähler ist so eingestellt, daß er bei Beugung des Fußes die zurückgelegten Winkelgrade summierend anzeigt. Die Arbeitsleistung ergibt sich aus der Tourenzahl, so daß mit demselben Apparat immer gleichwerte Verhältniszahlen bei gleichem Arbeitsrhythmus gefunden werden, d. h. wenn etwa 30mal in der Minute der Fuß durch Beugen gehoben und durch Strecken gesenkt wird. Die Endleistungen sind nicht nur altersmäßig, sondern individuell sehr verschieden. Die Arbeitsleistungen bis zum Eintritt des Schmerzpunktes (Müdigkeit im Spann und Schmerzen in der Wade) lassen dagegen mit zunehmendem Alter ziemlich gleichmäßig nach. Wie kaum anders zu erwarten, nimmt bei Erheben des Beines infolge schnelleren Blutausflusses und Erschweren des Blutnachschubes die Leistung auch bei Gefäßgesunden eher ab und ist bei Senken des Beines etwas gesteigert. In Horizontallagerung werden Mittelwerte erzielt. Wenn auch beim einfachen Arbeitsversuch nach *Ratschow* ebenso wie bei der exakten Messung der Leistung mit dem Ergometer von *Meyran* die oberen Leistungsgrenzen altersmäßig nicht festzulegen sind — konnte *Meyran* doch bei Sportlern. Radfahrern und anderen, „Leistungszahlen" von über 3000 erhalten! —, so sind doch „Mindestleistungszahlen" auf Grund von großen vergleichenden Untersuchungen abzugrenzen, deren Nichterreichung im Arbeitsversuch unbedingt als pathognomonisch, und zwar für Durchblutungsstörungen sprechend, anzusehen sind.

Als solche „Mindestleistungszahlen" bei Horizontallagerung konnten *Meyran* und *Schünemann* in meiner Klinik folgende bestimmen:

Für Frauen im Alter von	17–35 Jahren =	80–100,
	36–60 Jahren =	60– 80,
	61–80 Jahren =	unter 60;
für Männer im Alter von	17–35 Jahren =	120–100,
	36–60 Jahren =	80–100,
	61–80 Jahren =	unter 80.

Mit diesem einfachen Mittel lassen sich manche Durchblutungsstörungen herausfinden aus sonst noch unklaren Beschwerden und differentialdiagnostisch abgrenzen vor allem gegen rheumatisch oder neuritisch bedingte Schmerzen. Kranke der letzten beiden Arten sind kaum zu einmaligem Leistungsversuch zu bringen. Personen mit embolisch verstopften Gefäßen wird man diesem Versuch nicht unterwerfen wollen, der dann natürlich völlig negativ ausfällt. Dagegen ist je nach der Schwere der Minderdurchblutung die Leistung erheblich herabgesetzt, z. B. geben schwere organische Durchblutungsstörungen unter Umständen schon nach 4–5 Versuchen die Arbeit auf, während rein spastisch bedingte Durchblutungsstörungen im anfallsfreien Stadium fast bis an die normale Leistung herankommen können. Uns fiel auf, daß auch bei Gesunden das linke Bein durchweg weniger leistet als das rechte.

Um psychische Faktoren auszuschalten, die beispielsweise bei Rentengutachten die Untersuchungsergebnisse beeinträchtigen können, ist die von *Hitzerot* vorgeschlagene faradische Reizung der entsprechenden Muskelantagonisten unter Umständen heranzuziehen. Das von ihm angegebene Registriergerät ist jedoch für den Allgemeingebrauch zu kompliziert.

Auch als Gefäßtraining kann das Verfahren therapeutisch verwandt werden, weil es gut dosierbar ist.

2. Hautfarbveränderungen

sind als objektives Symptom schon beim ersten Anblick vielfach Wegweiser bei der Diagnose der Durchblutungsstörungen. Vasolabilität allein, die sich bei allen vegetativ Labilen findet und durch psychische Einflüsse (Angst, Freude, Erscheinen in der Sprechstunde des Arztes usw.) verstärkt bemerkbar machen kann, läßt sich bei gründlicher Untersuchung leicht von wirklichen Durchblutungsstörungen trennen, obwohl auch diese psychisch zweifelsohne beeinflußbar sein können. Wir unterscheiden vor allem die Blässe, Blaufärbung und Rötung der Haut, die namentlich die Gliederspitzen, Finger und Zehen befallen, die gleichmäßig das ganze Glied oder größere Gliedabschnitte ein- oder beidseitig ergreifen oder netz- und inselförmig auftreten können, so daß die Haut wie marmoriert erscheint. Die Marmorierung kann in wechselnder Folge nacheinander oder gelegentlich auch gleichzeitig nebeneinander sich zeigen. Es ist meist außerordentlich schwierig und nur in einem Teil der Fälle möglich, aus der Hautfärbung allein auf eine bestimmte Durchblutungsstörung zu schließen. Man muß schon die Glieder längere Zeit beobachten oder noch besser Funktionsprüfungen anstellen.

Daß ein zu Gewebsbrand führender arterieller Verschluß sich durch Hautfarbveränderungen kenntlich macht, ist allgemeine Erfahrung. Die ganze Farbskala von Violett zu Blau–Grün–Gelb–Weiß–Rot–Schwarz kann dabei in verschiedenen Abstufungen in Erscheinung treten. Farbtönungen der Haut wie in Abb. 80, 85, 89 machen diagnostisch keine Schwierigkeit, wohl dagegen die große Zahl der Fälle, die unsere Sprechstunde noch zu Fuß aufsuchen, zumal wir recht oft mehrere Arten von Durchblutungsstörungen nebeneinander finden, z. B. den varikösen Komplex zusammen mit Arteriosklerose, Akrozyanose und Erythralgie und die verschiedensten bunten Bilder des Morbus *Raynaud*, der durch das Nebeneinanderbestehen oder die kurze Aufeinanderfolge von Spasmen und Lähmungen im Kapillargebiet gekennzeichnet ist.

Örtliche Blässe von Wachs- oder Leichenfarbe tritt ein, wenn das Glied völlig blutleer ist, wenn der arterielle Zufluß unterbrochen und der venöse Gefäßanteil leergelaufen ist. Am deutlichsten kann das werden bei peripherer arterieller Embolie. Die äußerlich sichtbaren Venen sind mit der darüber liegenden Haut eingefallen und nur noch als „Venenrinnsale" kenntlich (Abb. 91). Auch beim Arbeitsversuch an gefäßkranken Gliedern kann dies eintreten (Abb. 45b). Ein gesundes Glied bleibt im Arbeitsversuch trotz Abblassen warm, ein gefäßkrankes zeigt durch Wärmeverlust die verminderte und ungenügend bleibende arterielle Blutzufuhr an. Insbesondere im *Raynaud*anfall und bei anderen angiospastischen Zuständen werden die Finger blaß, zu „Leichenfingern". Aber gerade bei diesen vorwiegend funktionellen Störungen steht nicht immer die Gefäßkontraktion im Vordergrund; je nachdem welche Zentren, Bahnen oder Teilabschnitte des Gefäßnervensystems „befallen" werden, kann auch Gefäßdilatation eintreten, die zu Erythralgie oder Erythrozyanose führt.

Abnorme Rötung der Haut kommt durch Weitstellung der Kapillaren zustande. Ist die Durchblutung vermehrt, so ist die Wärmebildung gesteigert, beispielsweise bei Entzündungen. Rötung bei kalter Haut tritt ein infolge verminderter Sauerstoffabgabe bei niedriger Außentemperatur, wobei in den venösen Kapillarschenkeln das Blut noch verhältnismäßig sauerstoffreich bleibt. Auch Stase in den arteriellen Kapillaren kann Rötung bei kalter Haut verursachen.

Örtliche Blaufärbung jeder Prägung ist ein Zeichen der Stauung und Überfüllung in den Endstromgefäßen und der behinderten Ausschüttung der Nachflutgefäße als Folge der Herabsetzung der Strömungsgeschwindigkeit und des Sauerstoffgehaltes, wodurch nach *Lewis* sich im ersteren Falle die Farbtiefe und im zweiten die Farbtönung ergeben soll. Ob und wodurch sich die Vorgänge bei der Akrozyanose der Jugendlichen von den schweren Durchblutungsstörungen im Alter unterscheiden, ist noch nicht geklärt. In den Kapiteln über das normale und gestörte Zusammenspiel der Kräfte bei der Durchblutung habe ich hierüber Ausführungen gemacht, die erkennen lassen, daß bei der Behinderung der Venenblutförderung den Gefäßwandveränderungen, der Öffnung der arteriovenösen Anastomosen, chemischen Faktoren aus Stoffwechselstörungen der minderdurchbluteten Gewebe und vielen anderen Faktoren mehr eine Rolle zukommt. Die dabei oft sich einstellende bräunliche Verfärbung, Pigmentierung der Haut, ist auf den Zerfall durchgewanderter Erythrozyten zurückzuführen, die bei der Varikose größere Ausmaße annehmen kann. Trotz der stärkeren Stauung bei ihnen ist die Zyanose niemals so hochgradig wie bei den arteriellen Durchblutungsstörungen mit freiem Venenabfluß, weil der Grad der Zyanose mehr vom Gehalt des Blutes an reduziertem Hämoglobin als von der Blutfülle abhängt (*Ratschow*).

Inselförmig oder netzartig gefleckte, sogenannte marmorierte Haut mit bläulichen und rötlichen Farbveränderungen nebeneinander sind ebenfalls durch Vorgänge in der Endstrombahn verursacht. Durch wechselnde Anwendung von Wärme und Kälte können stets an den gleichen Stellen der Haut die gleichen Erscheinungen ausgelöst und zum Verschwinden gebracht werden. Von den Kapillaren haben wir die Eigenschaft kennengelernt, daß sie dicht nebeneinander gänzlich unabhängig voneinander reagieren können, so daß wir auch für die Erscheinung der „Cutis marmorata" Besonderheiten der Kapillarnervennetze als Ursache annehmen dürfen.

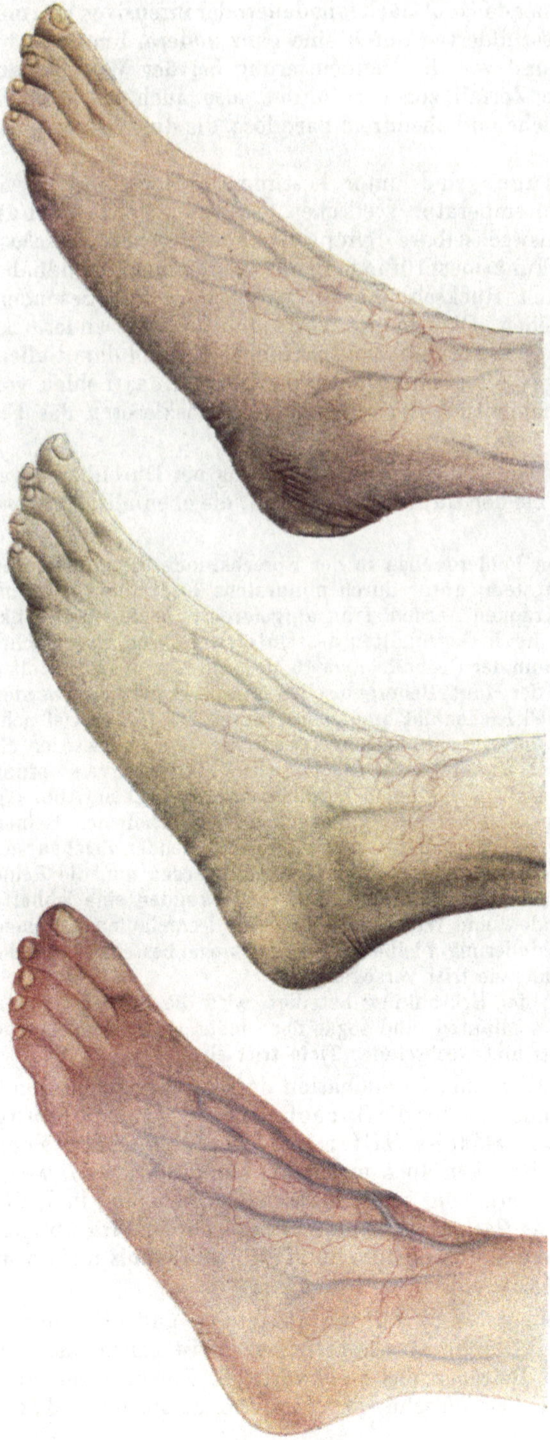

Abb. 45. V. R., 53 jähr. ♀. **Arteriosklerose**, seit zwei Jahren schnell zunehmende Beschwerden. Intermittierendes Hinken. **Arbeitsversuch**:

a) im „Normalzustand“

b) im Arbeitsversuch: bei Horizontallagerung des Oberkörpers, Beugung in Hüfte und Kniegelenk. Fußrollen. Nach 2 Minuten völlig wachsbleiche Verfärbung und unerträgliche Schmerzen. „Venenrinnsale“

c) Reaktive Hyperämie nach Senken des Fußes stark verzögert, erst nach 3 Minuten.

Die gleichfalls marmoriert aussehende Haut nach langdauernder intensiver Wärmebehandlung ist von der soeben geschilderten durch eine ganz andere, bräunliche Netzzeichnung unterschieden und wie die Pigmentierung bei der Varikose auf Erythrozytendiapedese und ihren Zerfall zurückzuführen, also auch eine Durchblutungsstörung, doch eine künstliche und obendrein harmlose, die durch Resorption wieder verschwindet.

Die meisten Hautverfärbungen sind unter bestimmten Bedingungen wie Körper- und Gliedlagerung, Außentemperatur, seelischen Einflüssen veränderbar. Durch ihre Beeinflußbarkeit, „auswechselbare Symptomenbilder" nach *Ratschow*, geben sie uns aber gerade in den Funktionsprüfungen eine willkommene Handhabe, aus dem Grad ihrer Wandelbarkeit Rückschlüsse auf funktionelle und besonders organische Gefäßstörungen zu ziehen. Bleiben die Verfärbungen unverändert bei Ruhe und Horizontallagerung wie auch bei Funktionsprüfungen, so sind damit allein schon ganz schwere Gefäßstörungen offenkundig geworden. Durch das Fehlen von Farbveränderungen drückt sich namentlich bei schweren Arteriosklerosen das Erlöschen der Gefäßfunktionen aus.

Beim Arbeitsversuch tritt immer auch eine Farbveränderung bei Durchblutungsstörung auf. Deutlicher wird diese bei der Lagerungsprobe, die ebenfalls *Ratschow* ersonnen hat.

Dabei sollen zur Ausschaltung von Fehlerquellen in der Sprechstunde die ambulanten Kranken erst an die neue Umgebungstemperatur durch mindestens 30 Minuten gewöhnt werden. Die horizontal gelagerten Kranken werden dann aufgefordert, beide Beine senkrecht zu erheben, wobei die Waden durch Gegenhalten des Unterarmes vom Untersucher gestützt werden. In dieser Haltung kann der Gesunde etwa 10 Minuten lang die Füße rollen ohne wesentliche Farbveränderungen der Haut. Bei organischen Gefäßerkrankungen werden die Glieder hingegen auffallend schnell leichenblaß und schmerzhaft. Die früher vielleicht noch fühlbaren Fußpulse schwinden und die subkutanen Venen fallen ein und werden als „Rinnsale" durch Schattengebung deutlich (Abb. 45b). Bei embolischer Arterienverstopfung können sich auch schon in der Horizontallage die Venenrinnsale kenntlich machen (Abb. 91). Bei leichteren Durchblutungsstörungen ist der Bewegungsversuch bei erhobenen Beinen zehn Minuten lang fortzuführen. Alle innerhalb dieser Zeitspanne auftretenden Zeichen und Beschwerden sprechen für ungenügende arterielle Blutversorgung. Werden nun die Beine senkrecht heruntergestellt, so zeigt sich beim Gesunden in 1—2 Sekunden eine lebhafte Rötung und nach längstens 5 Sekunden eine Wiederauffüllung der leergelaufenen Venen. Im Falle einer arteriellen Zuflußbehinderung bleibt die Blässe lange bestehen und die Nachröte bleibt entweder ganz aus oder sie tritt verzögert auf.

Sind auch die Endstromgefäße an der Erkrankung beteiligt, wird die Nachröte fleckförmig. Die Venenfüllung ist auf 3—4 Minuten und sogar noch mehr verzögert und eine Blaufärbung verschiedenen Ausmaßes und wechselnder Tiefe tritt ein.

Dieser Versuch ist also eigentlich eine Kombination des Arbeitsversuches mit einem Hyperämieversuch, er ist namentlich für die Sprechstundenuntersuchung das einfachste und beste diagnostische Hilfsmittel, wobei es nach meinen Erfahrungen genügt und von den Kranken auch angenehm empfunden wird, wenn die Beine nicht gestreckt senkrecht erhoben, sondern bei halber Beugung in Hüft- und Kniegelenk an den Waden mit flacher Hand unterstützt werden. Im übrigen wird der Versuch in der gleichen Weise durchgeführt und ist im Ergebnis nicht von den geschilderten unterschieden (Abb. 45).

Auch die Teilbadprobe ist ein gutes Mittel zur Erkennung und differentialdiagnostischen Unterscheidung der Durchblutungsstörungen. Meist geben uns hier die Kranken schon im voraus auf Befragen das zu erwartende Ergebnis bekannt, da sie beruflich und bei ihren täglichen Waschungen genügend Erfahrungen damit haben sammeln können.

Die Teilbäder werden mit Temperaturen von 0°, 15° und 40° verabreicht. Schmelzwasserbäder werden nur einige Minuten vertragen. Bäder von 15° müssen bis zu 1/2 Stunde durchgeführt werden. Für die warmen Bäder genügen wiederum kürzere Zeiten.

Mit Hilfe dieser Teilbäder lassen sich vor allem die auf Weitstellung der Gefäße beruhenden Durchblutungsstörungen von den mit Engstellung einhergehenden trennen und unter den letzteren die vorwiegend spastisch von den organisch bedingten. Zum Beispiel zeigen Kranke mit gesteigerter Weitstellung der Gefäße (Erythralgie, Erythrozyanose) Unverträglichkeit, sogar heftige Schmerzen, Dunklerwerden der Rötung und tiefere Blaufärbung bei Bädern von 40°, während solche von 15° meist ausgesprochen angenehm empfunden werden und Normalfärbung der Haut eintreten lassen. Die Wirkungsweise der durch die Bäder verursachten Reaktion ist in diesen Fällen ohne weiteres verständlich.

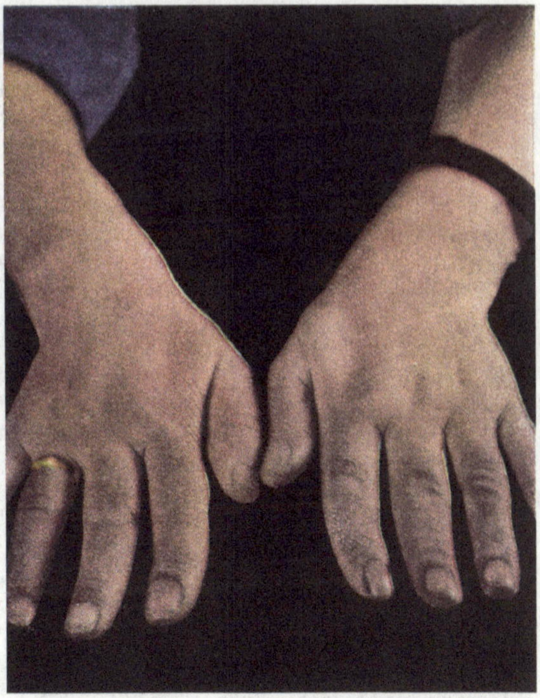

Abb. 46. Spl. 48 jähr. ♀. Charakteristisches *Raynaud*phänomen: Zustand nach einem Anfall.

Bei Verengerungsbereitschaft der Gefäße, also beim *Raynaud*-Formenkreis, lassen sich besonders gut durch 15°-Bäder schwere spastische Zustände mit Leichenblässe und Schmerzen, später Blaufärbung künstlich leicht hervorrufen. Doch sind gerade die hierbei auftretenden Reaktionen einer ungewöhnlichen Wandelbarkeit und schnellem Wechsel unterworfen, weil psychische Faktoren selbst hierbei sehr stark mitspielen. Ich habe bei manchen raynaudkranken Frauen dutzende Male versucht, die Hautveränderungen im Farbfilm festzuhalten; es ist mir nicht gelungen, die ausgesprochensten Farbunterschiede vor die Kamera zu bringen (Abb. 46). Waren bei der Visite die Finger weiß und bläulich grau, so waren sie, wenn sie vor die Kamera kamen, bereits wieder dunkel zyanotisch oder normalfarben bzw. rötlich. Im Kaltbad traten ganz andere Farbreaktionen auf, wenn die Kranken wußten, daß sie photographiert werden sollten, als wenn vom Stationsarzt die Bäder zum Kontrollversuch angeordnet wurden. Eine Wiederholung des Kaltbades von 15° nach kurz vorher spontan oder im Bad aufgetretener Leichenblässe führt nie zur Wiederholung derselben Farbtönungen, weil man dann in eine Phase der Gegenregulation hineinkommt. Die stärkst ausgebildeten „Leichenfinger" sah ich immer dann, wenn ich zu den ahnungslosen Kranken gerufen wurde. Gerade der ständige Wechsel im Auftreten der Farbtönungen ist charakteristisch für den *Raynaud*-Anfall. Daß im Heißbad die Zyanose bei diesen Kranken rasch stärkerer Rötung weicht, erscheint infolgedessen auch nicht absonderlich. Das Heißbad wird jedoch oft unangenehm empfunden. Die Akrozyanosen der Jugendlichen nehmen dagegen viel regelmäßiger im Kaltbad von 15° die tiefste Blaufärbung an, um sie im warmen Bad schnell wieder zu verlieren. Alle spastisch bedingten Durchblutungsstörungen reagieren auf ein Schmelzwasserbad meist wenig, offenbar weil dann die Kurzschlüsse der arteriovenösen Anastomosen das Blut der Kälteeinwirkung entziehen.

Organische Gefäßerkrankungen mit verminderter arterieller Blutzufuhr (Angiitis obliterans) zeigen oft keine typischen Hautverfärbungen im Kaltbad von 15°. Nur wenn noch eine stärkere Vasomotorenfunktion erhalten ist, blassen sie ab, bei schweren Graden kann sich die Zyanose noch vertiefen (Abb. 47). Im Warmbad tritt bei diesen Fällen ebenfalls eine Zyanose auf, weil das Mißverhältnis zwischen Blutzufuhr und dem durch die Wärme vermehrten Sauerstoffverlangen der Gewebe gesteigert wird.

Wenn weder im kalten noch im warmen Teilbad die Hautfarbe sich verändert, so ist das als Zeichen des Nachlassens der Reaktionsfähigkeit der Endstrombahn anzusprechen, wie wir es bei Arteriosklerotikern und Hochdruckkranken sehen.

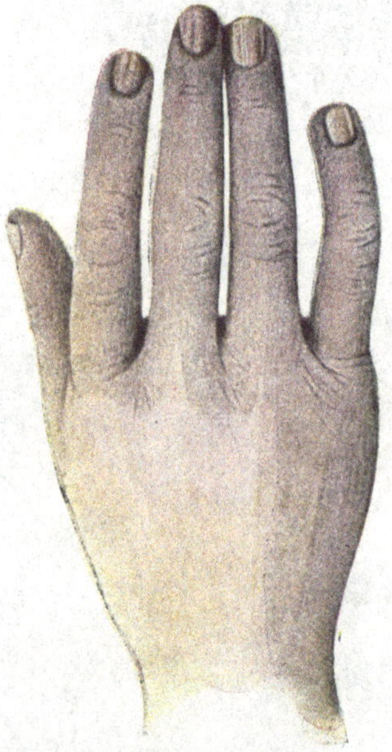

Abb. 47. Ste. 60 jähr. ♂. Angiitis obliterans nach Erfrierung vor 7 Jahren, vor 3 Jahren erneut Erfrierung, seitdem Verschlimmerung, Zustand nach 15 Minuten dauerndem kaltem Handbad.

3. Die Hautwärme

wird im Gegensatz zur Hautfarbe, die von der vorhandenen Blutmenge abhängt, von der in der Zeiteinheit durchströmenden Blutmenge bestimmt (*Ebbecke*). Ein von *Ipsen* angegebenes Quadratschema bringt anschaulich zur Darstellung (Abb. 48), daß hierbei die Weit- oder Engstellung der Kapillaren und Arteriolen unterschiedlich beteiligt sein kann. Sind beispielsweise die Kapillaren erweitert und die Arteriolen gleichzeitig verengt, so resultieren Zyanose und Kälte der Haut. Sind dagegen die Kapillaren eng und die Arteriolen weitgestellt, so wird trotz Blässe die Haut wärmer.

Die Hautwärme ist ein komplexer Vorgang und von mancherlei Bedingungen abhängig, und zwar von dem unter der Haut gelegenen Gewebe, von dessen Leitfähigkeit, von der Wärmeabgabe, die vor allem unter dem Einfluß der Umgebungstemperatur, der Luftbewegung und der Wasserverdunstung steht. Sie unterliegt übergeordneten nervalen Regulationsmechanismen und auch dem hormonalen System. Auch exotherme Stoffwechselreaktionen können mit im Spiele sein, beispielsweise bei der örtlichen Entzündung. Der Körper ist innerhalb der „thermischen Behaglichkeit" (*Rubner*) imstande, die Wärmeregulation rein physikalisch durchzuführen, und dementsprechend auch bestrebt, die Hautwärme gleichmäßig zu erhalten. Arbeitet aber der fein abgestimmte regulatorische Apparat nicht mehr richtig, sinkt die Wärmebildung unter die Wärmeabgabe, so ändert sich auch wieder nicht nur die Hauttemperatur, sondern es läßt dann selbst bei nur wenig gefallener Körpertemperatur auch umgekehrt wieder die Erregbarkeit des nervalen Zentrums nach, der intermediäre Stoffwechsel wird weiter vermindert, dadurch dann die Bildung von Wärmeenergien herabgesetzt und so fort. Diese wechselweise Abhängigkeit des Zentrums von der Peripherie und umgekehrt ist wohl der Hauptgrund, warum Kranke mit Durchblutungsstörungen besonders leicht zu Erfrierungen neigen und überhaupt gegen Temperatureinflüsse so außerordentlich empfindlich sind und leicht Verschlimmerungen ihres Leidens davontragen.

Eine weitere biologische Eigenschaft unseres Körpers ist das Bestreben, die Temperatur der Haut symmetrischer Körperabschnitte gleichmäßig zu erhalten. In dem Kältereflex als dem konstantesten Vasomotorenreflex habe ich früher schon ein Beispiel hierfür berichtet. Lassen Wärmemessungen an den

Gliedmaßen Unterschiede feststellen, so weist das mit ziemlicher Sicherheit auf einen Durchblutungsschaden hin. Temperaturunterschiede von mehr als 4° zuungunsten der kranken Seite werden von *Ratschow* prognostisch so schlecht beurteilt, daß er in solchem Falle mit dem Verlust des Gliedes rechnet. Eine Phlebitis, vor allem der tiefen Venen, soll nach *Ipsen* eine Erhöhung der Hauttemperatur des kranken Beines gegenüber dem gesunden um 1—2° bewirken und sich hierdurch noch vor dem Auftreten anderer Merkmale schon diagnostisch zu erkennen geben. Da Stauungszustände, wie hochgradige Varikose, derartige Wärmeunterschiede nicht erkennen lassen, könnte nach *Ipsen* bei der Phlebitis die Ursache hierfür in einem Arterienreflex liegen, der Gefäßerweiterung auslöst, während bei der tiefen phlebitischen Venenthrombose eine reflektorische Konstriktion auch der Arterie erfolgt.

Während die reaktive Hyperämie eine Funktionsprobe für die Kapillaren darstellt, ist die reaktive Erwärmung eine solche der Arteriolen (*Herzog*). Darum sind diese beiden Reaktionen einander nicht gleichzusetzen.

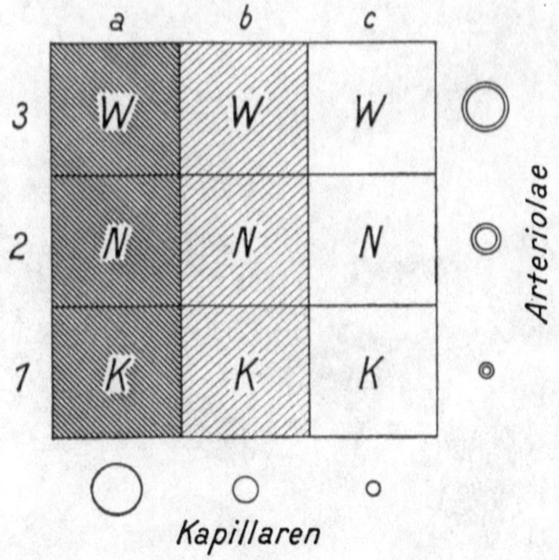

Abb. 48. Schema der Veränderung der Hautwärme und Hautfarbe in Abhängigkeit von dem Wechselspiel der Arteriolen und Kapillaren (nach *Ipsen*, **1936**): Die waagerechten Kolonnen zeigen an: W = warme Haut, N = normale Hautwärme, K = kalte Haut. 1 = kontrahierte, 2 = normalweite, 3 = dilatierte Arteriole. Die senkrechten Kolonnen: a = dilatierte, b = normalweite, c = kontrahierte Kapillare. Dunkel schraffiert = dunkle Röte, schräg schraffiert = normale Farbe, unschraffiert = blasse, seltener rote Farbe der Haut (letzteres ist der Zustand bei geöffneten arteriovenösen Anastomosen).

Die normale Hauttemperatur beträgt 30—32°. Schon mit der bloßen Hand können wir geringgradige Temperaturunterschiede an der Haut feststellen. Daher kommt es wohl auch, daß die immer noch reichlich komplizierten und dazu auch nicht fehlerfreien Messungen mit besonderen Apparaten, Thermoelementen usw. sich in Klinik und Praxis geringer Beliebtheit erfreuen, doch meiner Meinung nach zu Unrecht; denn die Mehrzahl der Fehlerquellen liegt nicht in den sinnvoll konstruierten Apparaten, sondern in ihrer unkritischen Anwendung.

Die einfachste Hauttemperaturmessung geschieht mit dem „*Ipsen*schen Filzläppchen". Man benötigt dazu ein Quecksilberthermometer mit einer Skala von 24—40° C, das unter ein mit Heftpflasterstreifen auf der Haut befestigtes Filzläppchen von 5:5 cm gesteckt wird. Die nach 15 Minuten abzulesende Temperatur liegt etwas über der Temperatur der freien Hautoberfläche. Durch den Filz als schlechten Wärmeleiter sind schon eine Reihe äußerer Störungsmöglichkeiten ausgeschaltet.

Messungen mit einem Thermometer, bei dem der Quecksilberbehälter zu einer Spirale ausgezogen ist, die unmittelbar der Haut aufgesetzt werden kann und durch eine angeschlossene kleine Glasglocke gegen äußere Temperatureinflüsse schützen soll, sind nicht genauer. *Hintze* legte ein Thermometer zwischen zwei Zehen oder Finger. *Collens* und *Wilensky* benutzen ein Fieberthermometer, dessen Quecksilberkugel an drei Seiten von einer Bakelithülle umgeben ist und nur die vierte Seite zur Berührung mit der Haut freiläßt.

Von *Pfleiderer* wird das Doppelpunktelement nach *Büttner* zur direkten thermoelektrischen Messung der Hautwärme empfohlen, das der Haut aufgesetzt wird und durch Galvanometer die Celsiusgrade angibt (Abb. 49). Zur Messung der Gewebswärme ist ein von *Lippross* angegebenes nadelförmiges Thermoelement geeignet, dessen sehr empfindliche Nadeln in die Gewebe eingestochen werden müssen, womit bei Durchblutungsstörungen oft auffallende Unterschiede zwischen Haut- und Gewebstemperatur offenkundig werden.

Zur vergleichenden Prüfung der Hautwärme kommen 1. die direkte und indirekte Erwärmung, 2. die direkte und indirekte Abkühlung, 3. die Erwärmung infolge reaktiver Hyperämie und 4. die Sympathikusausschaltung in Betracht.

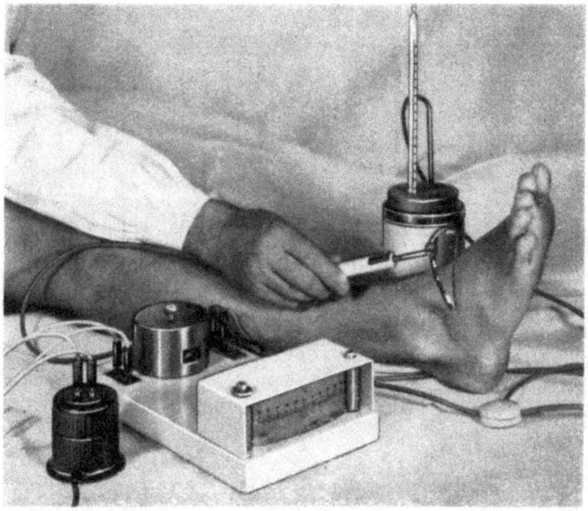

Abb. 49. Elektrische Temperaturmessung mit dem Gerät von *Hartmann* und *Braun*, Frankfurt. Von links: Transformator, Lichtstrich - Galvanometer, Temperaturfühler (Bügel - Thermoelement), Gegenelement.

Zur Messung der direkten Erwärmung müssen immer gleiche Meßstellen der oberen oder unteren Gliedmaßen zum Vergleich gewählt werden. Die Methode ist nur anzuwenden, wenn kein Gewebsbrand droht, und ist sofort abzubrechen, wenn unter der Erwärmung die Glieder bläulich sich verfärben. Die Glieder werden 15 Minuten lang einer Glühbirnenbestrahlung bis zu einer Erhöhung der Umgebungstemperatur auf 40° ausgesetzt und sollen dann gleichmäßige Temperaturerhöhung zeigen. Finden sich Temperaturunterschiede von auch nur einem Grad zwischen rechts und links, so ist eine arterielle Durchblutungsbehinderung anzunehmen. *Ratschow* beobachtete auf diese Weise bei Polyarthritikern in 12,5% eine Temperaturdifferenz von 1,5—2° und schloß daraus, daß die arteriellen Gefäße bei diesem Leiden in den Krankheitsprozeß mit einbezogen sind. Daraus ergeben sich interessante ätiologische Beziehungen dieses Leidens zur Angiitis obliterans, über die ich mich bei Besprechung der Pathogenese ausgelassen habe.

Nicht minder wichtig bei diesem einfachen Versuch ist die Beobachtung der Abkühlung nach 15 Minuten. Ein krankes Glied zeigt auch hierbei wieder eine Temperaturdifferenz gegenüber der anderen Seite (vgl. später).

Die indirekten Erwärmungsproben haben die Tatsache der zentralen Steuerung der Gefäßweite zur Grundlage. Wird eine Stelle des Körpers erwärmt, so tritt gleichsinnig auch an anderen Stellen des Körpers eine Gefäßweitstellung ein, die größtenteils neural erfolgt. Erwärmung eines ganzen Gliedes bewirkt jedoch auch durch die Erwärmung des Blutes eine Reizung des Wärmezentrums, was sich aus einer wenn auch geringeren Miterwärmung reizferner Gewebe nach Durchschneidung der leitenden Bahnen nachweisen läßt. Diese Sekundärreaktion ist jedoch unterschiedlich und kann an anderen Stellen sogar zu einer Gefäßverengerung führen.

Das auf diesen Erfahrungen aufgebaute *Dastre-Morat*sche Gesetz besagt, daß die Gefäße der Haut und der Gliedmaßen auf Reize gleichartig ansprechen wie die Gefäße von Herzmuskel und Gehirn, während die Gefäße der Lungen und im Splanchnikusbereich umgekehrt reagieren. Als für unsere Untersuchungen

wichtig müssen wir daraus entnehmen, daß die Gefäße der Peripherie überall einheitlich gleichsinnig auf Reize reagieren, d. h. also zum Beispiel bei Erwärmung der Arme und Hände steigt auch die Hauttemperatur der Füße an.

Päßler schickt der Erwärmungsprobe ein kaltes Bad der zu prüfenden Gliedmaßen von 20 Minuten Dauer voraus, trocknet dann vorsichtig ab und legt die Kranken in einem kühlen Raum mit dem Rumpf unter einen elektrischen Lichtbogen, aus dem die zu prüfenden Glieder herausragen. Die Rumpferwärmung greift auch infolge konsensueller Gefäßerweiterung auf die im kühlen Raum freiliegenden Glieder über und wird hier thermoelektrisch gemessen.

Man kann auch ohne vorhergehende Bäderabkühlung in einem durch Glühlampen zu erwärmenden Heizkasten die Erwärmungsprobe ausführen, wobei die Innentemperatur auf 60° gebracht wird. Arme und Füße werden auch dabei durch besondere Öffnungen herausgesteckt und nicht unmittelbar miterwärmt (Abb. 50). In minütlichen Abständen werden die Hauttemperaturen der Hände und Füße gemessen. Bei Gesunden ergeben sich nach 30 Minuten an allen Gliedern die gleichen Werte. Ein Zurückbleiben der Hauttemperatur schon geringen Grades an einem der herausgesteckten Glieder ist ein Zeichen behinderter örtlicher Durchblutung. Ein Ausbleiben der Temperaturerhöhung spricht für schwere Organschäden der Gefäße des betreffenden Gliedes. Gehen vorher schlecht durchblutet aussehende Glieder mit der Temperatursteigerung mit, so ist damit eine funktionell noch relativ gute Ansprechbarkeit ausgedrückt, die prognostisch für die Therapie und den Verlauf günstig anzusehen ist. Diese Temperaturanstiege sollen nur an Händen und Füßen, nicht an Unterarmen und Waden nachweisbar sein. Von *Ratschow* und *Heidelmann* wird das auf die geringere Kapillarisierung und das Fehlen arteriovenöser Anastomosen zurückgeführt.

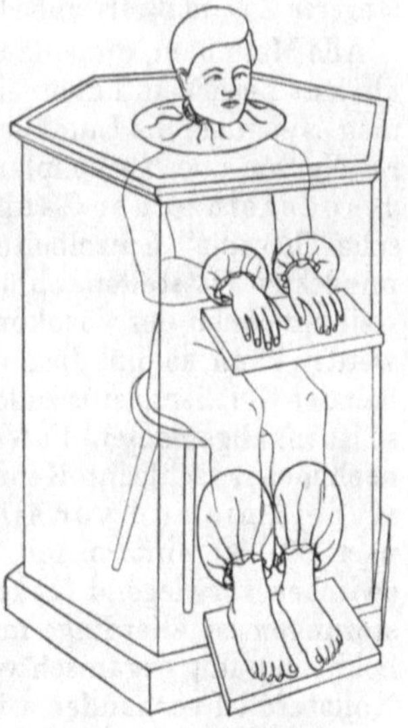

Abb. 50. Heizkastenversuch zur Prüfung der Hauttemperatur der Hände und Füße bei Erhitzen des Rumpfes. Die Auflageflächen für Hände und Füße können hochgeklappt und dann der Apparat anderen Zwecken wieder zugeführt werden.

Auf heiße Fernteilbäder erfolgt der Wärmeanstieg in den erkrankten Gliedern viel langsamer.

Die durch direkte und indirekte Abkühlung im Wasserbad von 16° erzielte Wärmeabgabe ist nicht so charakteristisch wie die zehn Minuten danach erfaßbare Wiedererwärmung der Haut. Konstitutionelle Bereitschaft zur Engstellung der Gefäße läßt einen kurzen steilen Anstieg der Hauttemperatur und dann langsame Abflachung erkennen, während bei abnormer Bereitschaft zur Weitstellung der Gefäße rascher als beim Gesunden die Ausgangswerte wieder abzulesen sind. Diese letztere Gruppe empfindet auch subjektiv das kalte Bad gar nicht so unangenehm wie Gesunde oder gar Kranke mit Vasokonstriktionen. Am schnellsten ist bei Entzündungen die Abkühlung wieder rückgängig gemacht, was differentialdiagnostisch gegenüber einer durch Prästase bedingten örtlichen Rötung zu verwerten ist.

Nach Lösung einer arteriellen Blutsperre tritt eine reaktive Hyperämie und in deren Folge eine reaktive Erwärmung von allerdings relativ kurzer Zeitdauer ein, die sich nach *Ratschow* unter Vergleichsmessungen vor, während und nach der Blutsperre in gewissen Graden diagnostisch und prognostisch verwerten läßt:

Zunächst wird die Hauttemperatur unter der Bettdecke gemessen, um gleichmäßige Außenbedingungen zu schaffen, und dann mit Gummidoppelmanschette eine arterielle Blutsperre plötzlich ausgeführt. Die Glieder werden nun der Außentemperatur von etwa 18° ausgesetzt, wodurch eine Abkühlung erfolgt, die nach 10 bis 15 Minuten schon beträchtlich ist und nach 30 bis 60 Minuten ihren tiefsten Stand erreicht, der sogar die Außentemperatur unterschreiten kann als Folge der Wasserverdunstung. Hiernach werden die Glieder wieder unter die Bettdecke gebracht und dann die Blutsperre gelöst. Während die reaktive Hyperämie beim Gesunden schon nach 3—5 Sekunden auftritt, zeigt sich die reaktive Erwärmung erst nach 50—60 Sekunden. Ist nach 10—15 Minuten der Ausgangswert nicht erreicht, so ist eine arterielle Durchblutungsbehinderung anzunehmen, und zwar darf man, wenn erst nach 20—30 Minuten die Anfangstemperaturen des Versuchs erreicht werden, eine hochgradige Gefäßerkrankung vermuten, bei der aber immerhin noch soviel funktionsfähige kontraktile Substanz vorhanden ist, daß die Prognose nicht ungünstig zu stellen ist. Ein Ausbleiben des Temperaturanstieges auf den Ausgangswert auch nach längerer Zeit muß als unbedingt bedrohliches Zeichen angesprochen werden.

Alle Methoden, die eine vorübergehende Leitungsunterbrechung des Sympathikus bewirken, haben eine diagnostische und vor allem prognostische Bedeutung, mag es sich um die Lumbalanästhesie, die Epiduralanästhesie, die Anästhesie peripherer Nerven und Nervenplexus oder um die Novocainblockade des Grenzstranges oder einzelner Ganglien handeln, über deren Technik im Abschnitt „Chirurgische Therapie" Einzelheiten nachzulesen sind. Man kann mit diesen Methoden zum mindesten feststellen, ob überhaupt die neurovegetative Komponente noch fungiert, weil mit ihnen der Vasokonstriktoreneinfluß des Sympathikus zeitweilig abgeschaltet werden kann, so daß die Dilatatoren vorübergehend die Oberhand gewinnen. Ist nämlich der Gefäßspasmus zu lösen und der Kollateralkreislauf auf diese Weise anzuregen, so ist im allgemeinen die Voraussage für die Therapie, insbesondere die chirurgische, noch nicht so schlecht. Kenntlich macht sich der sympathikolytische Einfluß durch eine Hyperämie und vor allem eine meßbare Erwärmung der Haut, die schon nach 20—30 Minuten mit der bloßen Hand nachzuweisen ist. Eine Unterscheidung zwischen vorwiegend funktionell bedingten und organisch bedingten Durchblutungsstörungen ist allerdings mit diesem Verfahren allein auch nicht möglich, da selbst bei hochgradig organisch veränderten Gefäßen noch eine gute Reaktionsfähigkeit der Kollateralen vorhanden sein kann. In den letzteren Fällen wird natürlich das Hauptgefäß am allerwenigsten erkennbar von einem vielleicht begleitenden Spasmus befreit, wohl aber die reflektorisch oft gleichzeitig gedrosselten Kollateralgefäße und vor allem die kleineren Gefäße, wodurch der Effekt der besseren Durchblutung und Hauterwärmung zustandekommt. Daraus nun die Forderung herleiten zu wollen, zu prognostischen Zwecken vor jeder Operation eine temporäre Sympathikusblockade auszuführen, ist verfehlt aus anatomischen und technischen Gründen, die ich früher auseinandergesetzt habe, weil unter Umständen wichtige sympathische Nebenbahnen nicht getroffen sein können. Ich könnte nämlich mindestens ebensoviel Fälle anführen, bei denen trotz positiven Ausfalls der temporären Sympathikusblockade, d. h. trotz deutlicher Rötung und Erwärmung der Haut, der operative Erfolg ausgeblieben ist, wie umgekehrt Fälle, bei denen die Novocainblockade ein negatives Ergebnis zeigte und dennoch das Operationsresultat gut war. Damit stehe ich wohl im Widerspruch zu manchen Angaben in der Literatur, aber durchaus nicht allein da (*Simmons* und *Sheehan*, *Kohlmayer* und viele andere).

Dennoch halte auch ich die Novocainblockade für die obere Gliedmaße des Ganglion stellatum und für die untere Gliedmaße des Grenzstranges in Höhe von L_2—$_4$ für das beste Mittel, das wir bislang besitzen, um die Anzeige für einen chirurgischen Eingriff zu stellen. Das möchte ich ausdrücklich noch betonen, um nicht mißverstanden zu werden, denn ich selbst mache nach wie vor gern von ihr Gebrauch.

Über die Technik der Novocainblockade ist im Kapitel „Therapie" nachzulesen. Ansteigende Hauttemperatur danach um mindestens 2—3 Grad verspricht nach *Rieder* einen Dauererfolg in 70%. *Pässler* will „typische" Hauttemperaturkurven entsprechend der Natur des Leidens erhalten haben: Ziemlich rascher und ausgiebiger Anstieg beim

Gesunden, erst stark verzögerte, dann aber besonders schnelle Erwärmung beim *Raynaud*schen Formenkreis und nur geringe oder gänzlich ausbleibende Gefäßerweiterung bei organischer Erkrankung, Angiitis obliterans und Arteriosklerose.

Die Anästhesierung einzelner Nerven *(White)*, vor allem des N. ulnaris, medianus und ischiadicus, durch die ja ebenfalls Sympathikusfasern getroffen und ausgeschaltet werden, läßt schon nach 1—2 Minuten einen Wechsel der Hautfarbe und nach 3 Minuten eine vollständige Betäubung eintreten. Die Hauterwärmung hinkt beträchtlich nach. Die durch dieses Anästhesieverfahren erzielbaren Hauterwärmungen sind auf die Ausbreitungsgebiete der Nerven beschränkt ebenso wie die durch Plexusanästhesie. Ich kann zu beiden nicht besonders raten wegen gar nicht seltener Nervenverletzungen.

Eine Lumbalanästhesie hat denselben Effekt in bezug auf die Hauterwärmung. Ihre Resultate sind jedoch nicht so sicher zu verwerten, weil durch sie beide Seiten gleichzeitig sympathisch ausgeschaltet werden und dadurch die Beurteilung erschwert wird. Die Epi- bzw. Periduralanästhesie wäre trotz schwierigerer Technik aus mancherlei Gründen vorzuziehen, wenn ihr nicht derselbe diagnostische Nachteil anhaftete.

Auch Vollnarkose soll die periphere Vasokonstriktion beseitigen und Temperaturerhöhungen bewirken *(Kohlmayer, de Tacats)*, wie *Ipsen* für Äther und *Morton* für Lachgas und Avertin festgestellt haben.

Eine graphische gleichzeitige Aufzeichnung der photoelektrisch gemessenen Farbveränderungen und Hauttemperaturveränderungen haben *Molitor* und *Kwiazuk* vorgenommen.

Die künstliche Fiebererzeugung mit Typhusvakzine nach *Brown* oder, wie in Deutschland meist üblich, mit Pyrifer, die eine Gefäßerweiterung in der Peripherie zur Folge hat, ist nicht nur zu therapeutischen, sondern auch diagnostischen Zwecken empfohlen worden. Wiederum in Amerika wird diese Art Fiebererzeugung als Vorprobe zum Maßstab für die Aussicht eines operativen Eingriffes am sympathischen Nervensystem gern genommen.

Doch *Nikisin* betont meiner Meinung nach mit Recht, daß diese Probe wohl auf den Gefäßtonus schließen läßt, nicht aber auf die Fähigkeit der Gefäße zu aktiver Hyperämie. Sie ist zudem sicher wohl dienzephal geleitet und auch deshalb schon ungeeignet, die Prognose einer Sympathektomie z. B. zu bestimmen. Manche Differenzen zwischen hierauf aufgebauter Prognose und Operationsresultat dürften hierdurch erklärt werden. Ich lehne die Probe als zu eingreifend und nicht ungefährlich ab, da es genügend andere Kennzeichen und Unterscheidungsmerkmale gibt, und mache auch therapeutisch von ihr nur höchst selten Gebrauch.

*Brown*sche Probe: Nach intravenöser Einverleibung von 30—50 Millionen abgetöteter Typhusbazillen steigt die Temperatur der unteren Gliedmaßen nach 5—7 Stunden um 3—4 Grad. Leidet der Betreffende an einer spastischen Gefäßneurose, so steigt die Temperatur sogar bis um 8—12 Grad. Hingegen tritt bei organischer Gefäßverengerung weniger und bei Undurchlässigkeit der Gefäße keine Temperaturerhöhung ein.

Auch bei dem Priscol-Test nach *Habelmann* wird eine gewisse Beteiligung und Reaktion der gesunden Peripherie mit in Kauf genommen, doch nur die Hauttemperatursteigerung der kranken Seite während und nach der Infusion in Vergleich gesetzt mit dem Ausgangswert dieser Seite. Selbstverständlich werden auch die Hauttemperaturen der gesunden Seite gleichzeitig gemessen. 6—8 ccm Priscol in 500—600 ccm physiologischer Kochsalzlösung oder Tutofusin läßt man in 4—6 Stunden einlaufen, wobei üble Begleiterscheinungen, die sonst durch das Mittel bedingt sein können, auszubleiben pflegen. Vor allem für die Operationsprognose wird die Probe empfohlen. Sie ist dann als gut zu bezeichnen, wenn sich die Temperaturdifferenz nach der Infusion wesentlich, etwa um ein Drittel ihres Ausgangswertes verringert, d. h. also, wenn die Hauttemperatur an dem kranken Glied um ein Drittel und mehr als an dem gesunden Glied steigt. Sinkt die Temperaturdifferenz um weniger als ein Fünftel, so ist die Prognose schlecht. Das Priscol ist dem Histamin ähnlich, erweitert aber fast ausschließlich die Arteriolen und kleineren Arterien.

4. Der Puls

ist stets an symmetrischen Stellen vergleichsweise zu messen. Man fühlt den Puls der A. radialis und ulnaris dicht über dem Handgelenk, den der A. dorsalis pedis etwa in der Fußrückenmitte lateral von dem Großzehenstrecker, den der tibialis postica unter und hinter dem inneren Knöchel.

Auch im Verlauf der größeren Beingefäße ist er zu tasten unterhalb der Leistenbeuge und gelegentlich in der Kniekehle bei Beughaltung, am Oberarm in der medialen Bizepsfurche sowie in der Ellenbeuge. Beim Abtasten der Gefäße fällt unter Umständen schon die Härte und Schlängelung des Gefäßrohres auf, so daß eine Arteriosklerose vermutet werden darf.

Fehlen des Pulses weist auf eine organische Gefäßerkrankung hin, sofern nicht eine Anomalie vorliegt. Seitenungleichheit des Radialispulses kann z. B. eine Isthmusstenose der Aorta aufdecken, wenn die Stenose vor dem Abgang der linken Subklavia sitzt. An den unteren Gliedmaßen ist der Puls bei Isthmusstenose meist nicht fühlbar. *Läwen* hat in ausgedehnten Untersuchungen an jungen Soldaten das häufige Fehlen der Pulse mit einer angeborenen Enge der Arterien zu erklären versucht.

Das Gesamtergebnis seiner Untersuchungen an 1000 Füßen von 500 im Alter von 18—39 Jahren stehenden Frontsoldaten war folgendes: Bei 318 = 63,6% waren die Pulse der beiden Fußrückenschlagadern und der beiden hinteren Fußarterien gut fühlbar, bei 182 = 36,4% fehlte der Puls einer oder mehrerer Fußschlagadern ganz oder war nur schwach zu fühlen, während die übrigen Fußschlagadern gut zu fühlen waren. In der ersten Gruppe waren in 110 Fällen abnorm starke Pulse einer oder beider Fußrückenarterien und nur in 63 Fällen abnorm starke Pulse einer oder beider hinterer Fußschlagadern zu erheben. In der Überzahl der Fälle mit Schwäche oder Fehlen eines Pulses war ein normaler oder übernormal starker Puls der anderen Arterie des gleichen Fußes festzustellen.

Da diese Befunde an gesunden Menschen erhoben wurden, muß man sich also vor einer Überbewertung des Fehlens eines Pulses bei Krankheitsverdacht sehr hüten. Immer sind auch andere Krankheitszeichen aufzuspüren. Das Fehlen des Pulses wird vielleicht auch bei manchen organischen Gefäßkrankheiten mitbedingt oder verstärkt durch die maximale Öffnung der arteriovenösen Anastomosen. Fühlt man den Puls das eine Mal wohl, das andere Mal aber nicht, so läßt das auf eine spastische Komponente schließen. Das Fehlen kann dabei sowohl rein funktionell wie auch organisch bedingt sein. Andere funktionelle Prüfungen können uns da weiterbringen. Hingegen spricht die Tastbarkeit des Pulses auch wieder nicht unbedingt gegen eine Durchblutungsstörung. Nicht nur bei diabetischem Brand, bei dem Emboli in den kleinen Endästen stecken können, und bei Infektionskrankheiten, wo Kapillarthromben angetroffen werden, besonders auch bei der Angiitis obliterans und Arteriosklerose kann der Puls tastbar bleiben, weil hier sehr oft die organischen Veränderungen lange Zeit sich auf die mittleren Arterien beschränken. Starre Arteriosklerotische Gefäße können, ohne daß man den Puls fühlt, trotzdem noch einen kleinen Blutstrom zur Peripherie durchlassen. Vor allem aber bei spastischen Durchblutungsschäden, im *Raynaud*-Anfall und bei der Akrozyanose, ist der Puls der Radialis und Ulnaris oft kräftig zu fühlen, weil das krankhafte Geschehen sich nur auf die Digitalarterien bzw. die Endstrombahngefäße erstreckt.

Auch die Methode des Lagewechsels kann durch die Beobachtung des Fußpulses zur Erkennung von Durchblutungsschäden beitragen. Verschwindet der Puls bei Erhebung des gestreckten Beines des flachliegenden Kranken unter Beugung im Hüftgelenk um 45°, so wird das als sicheres Zeichen einer organischen Strombahnverlegung gedeutet; verschwindet er erst bei weiterer Erhebung bis zur Senkrechten, also zwischen 45—90°, so wird ein Gefäßverschluß damit nur wahrscheinlich gemacht.

Durch eine Reihe von konservativen und chirurgischen Maßnahmen kann eine Wiederkehr des Pulses erreicht werden. Das geschieht dann bei schweren organischen Wandveränderungen der Gefäße natürlich nicht dadurch, daß diese sich zurückbilden und die Lichtung wieder frei wird, sondern über den Kollateralkreislauf, der spastisch oft gedrosselt ist und nun geöffnet und gefördert wird. Wie stark der Kollateralkreislauf sich ausbilden kann, habe ich im anatomischen Teil gezeigt. Das Wiederauftreten des Pulses nach Novocainblockaden aber darf nicht als Kriterium für die Anzeige zu einer Sympathikusoperation verwandt werden, denn ein voller Operationserfolg kann auch eintreten bei Fortbleiben der Pulsation.

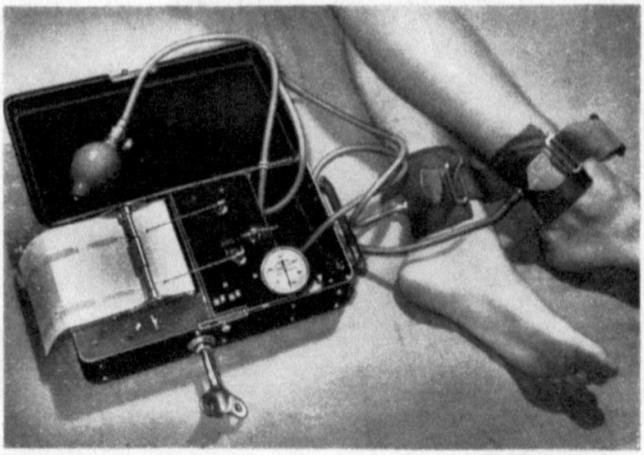

Abb. 51. Oszillograph zur doppelseitigen Pulsschreibung nach *Gesenius-Keller*. Manschettenanlegung in entsprechender Weise an den Armen, in verschiedener Höhe.

Die Oszillometrie wertet die Größe der Pulswelle im Gliederquerschnitt aus und vermag auf diese Weise ein Bild von der Blutdurchströmung zu geben.

Gemessen wird die Pulsamplitude an dem verschiedenen Manschettendruck des Blutdruckmessers, wobei der untere Grenzpunkt jeder Oszillation den diastolischen, der obere Grenzpunkt den systolischen Blutdruck anzeigt. Oszillometrischer Index ist die maximale Oszillation der Treppenkurve. Die auch heute noch meist übliche auskultatorische Methode der Blutdruckmessung wird dabei neuerdings durch technische Hilfsmittel ersetzt. Auch mit ihnen wird nicht die absolute Druckhöhe, sondern nur die pulsatorische Schwankung (Oszillation) angezeigt. Eine Reihe von Konstruktionsideen (s. bei *v. Recklinghausen*) liegt vor. Im Ausland am meisten gebräuchlich ist der Apparat von *Pachon*, in Deutschland ist in der „Scala alternans" *v. Recklinghausen*s ein gutes Gerät geschaffen. Das zur Zeit wohl beste ist das nach *Gesenius* von *Keller* konstruierte Oszillometer (hergestellt bei Bosch und Speidel, Jungingen-Hohenzollern). Mit diesem Apparat lassen sich ziemlich genau die Verschlußstellen der Hauptschlagadern bestimmen (Abb. 51).

Dieser neueste Oszillograph ist imstande, an der rechten und linken Körperseite gleichzeitig Messungen vorzunehmen und so Fehler zu vermeiden, die durch die sofort einsetzende Kreislaufregulation beim Wechseln der Manschetten auftreten können, da ja die Kreislaufregulationen gleichsinnig an den Gliedern einsetzen. Außerdem können die Pulskurven der rechten und linken Seite mittels zweier Schreibhebel gleichzeitig aufgezeichnet werden. Zwei *Marey*sche Kapseln können durch Hebelschaltung auf gleichen Druck gebracht und andererseits wieder getrennt werden. Da die beiden Manschetten mit Schreibhebeln gekoppelt sind, können sie nach vollzogener Trennung den Puls bei verschiedenen Füllungsgraden aufzeichnen. Bringt man oberhalb der beiden Manschetten noch je eine weitere an, so kann auch der Blutdruck gemessen werden und der Apparat als Oszillotonograph arbeiten.

Da der oszillometrische Index je nach der Apparatur verschieden ist, hat es keinen Zweck, Vergleichszahlen zu nennen. Die Ausschläge an Oberarm und Oberschenkel sind jeweils mehr als doppelt so groß wie die an Unterarm und Unterschenkel. Kleinere Seitenunterschiede liegen im Rahmen der physiologischen Breite, größere jedoch sprechen für krankhafte Gefäßveränderungen. Die höchsten Ausschläge zeigt die Hypertonie, dann die Arteriosklerose. Je stärker die Einengung der Gefäßlichtung, um so mehr flacht sich die Kurve ab, um schließlich bei völligem Verschluß fast geradlinig zu verlaufen. Die Schwankungen hängen allerdings bei Gefäßverengerungen und -verschlüssen von der Ausbildung und Tätigkeit des Kol-

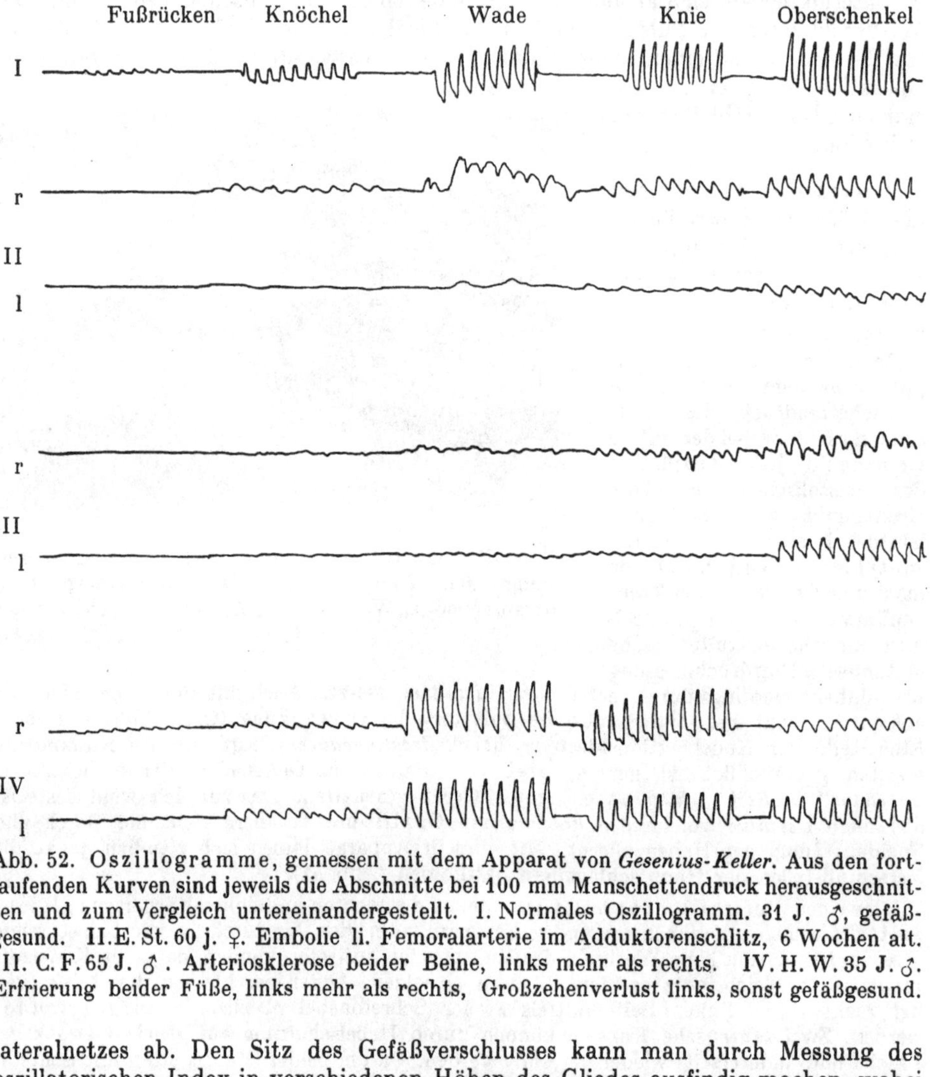

Abb. 52. Oszillogramme, gemessen mit dem Apparat von *Gesenius-Keller*. Aus den fortlaufenden Kurven sind jeweils die Abschnitte bei 100 mm Manschettendruck herausgeschnitten und zum Vergleich untereinandergestellt. I. Normales Oszillogramm. 31 J. ♂, gefäßgesund. II. E. St. 60 j. ♀. Embolie li. Femoralarterie im Adduktorenschlitz, 6 Wochen alt. III. C. F. 65 J. ♂. Arteriosklerose beider Beine, links mehr als rechts. IV. H. W. 35 J. ♂. Erfrierung beider Füße, links mehr als rechts, Großzehenverlust links, sonst gefäßgesund.

lateralnetzes ab. Den Sitz des Gefäßverschlusses kann man durch Messung des oszillatorischen Index in verschiedenen Höhen des Gliedes ausfindig machen, wobei unmittelbar über der Verschlußstelle (Embolus) noch besonders starke Ausschläge gesehen werden. Auch für die Höhe notwendiger Amputationen ist die Methode zu verwenden, da sie eine Querschnittsmessung widerspiegelt (Abb. 52). Der letztgenannten Tatsache muß man sich bewußt bleiben, um sich vor Trugschlüssen zu hüten. Z. B. können bei starrwandigen Arterien, die sich nicht mehr auszudehnen vermögen, dennoch normale Ausschläge zustandekommen, wenn die kleinen Schlagadern noch frei von Sklerosen sind und der Blutstrom nicht völlig unterbrochen ist.

Der Wert der Methode wird geschmälert durch die Notwendigkeit vergleichender Messungen mit der anderen Seite, die gleichfalls erkrankt sein und somit falsche Schlüsse veranlassen kann. Im allgemeinen jedoch werden die Ergebnisse der Oszillometrie als Tonusmessung der Querschnittssumme aller im Meßbereich gelegenen Gefäße als genauer und zuverlässiger hingestellt als vergleichende Messungen der Hauttemperatur (*Lericke* und *Fontaine*, *Ipsen* u. a.). Meiner Meinung nach lassen sich die Werte aber gar nicht miteinander vergleichen, eben weil die Oszillometrie mehr die Tiefendurchblutung der größeren und mittleren Gefäße, die Hauttemperaturmessung dagegen die Durchblutung der oberflächlichen Arteriolen und Kapillaren widerspiegelt. Die Resultate der beiden Messungen können daher nicht immer gleichgerichtet sein und sind es tatsächlich auch nicht, wie eigene Untersuchungen in meiner Klinik ergeben haben, bei denen wir Oszillometrie, Hauttemperaturmessung und Messung des elektrischen Hautwiderstandes gleichzeitig angestellt haben, deren jede etwas anderes ausdrückt.

5. Die Blutdurchströmung der Gefäße

Mit der Plethysmographie ist es möglich, Volumenschwankungen der Glieder zu messen, die durch wechselnde Durchblutung bedingt sind.

Dies schon von *Curschmann* und *G. Müller* zur Diagnostik von Gefäßkrankheiten angewandte Verfahren hat durch die Methode lichtelektrischer Plethysmographie von *Matthes* und seinen Mitarbeitern eine neue Ausweitung erfahren, deren Grenzen noch nicht abgesteckt sind. Es versteht sich, daß auch in Amerika entsprechende Apparate ersonnen wurden. Hierdurch wird es möglich, den Blutdurchfluß pro ccm Gewebe in der Minute zu errechnen. Das erfordert nicht nur rechnerisches Können, sondern auch eine Apparatur, die bei uns in Deutschland nur den allerwenigsten Kliniken zur Verfügung steht.

Das Prinzip der lichtelektrischen Plethysmographie beruht darauf, durch zwei verschieden empfindliche Photozellen die Schwankungen des kapillaren Volumpulses von den Farbänderungen des Blutes getrennt zur Darstellung zu bringen. Die zu untersuchende Fingerbeere, Zehenkuppe, Ohrläppchen oder Handfalten werden mit einer Lichtquelle, bei der die Wärmestrahlen abgefangen werden, durchleuchtet und von den zwei verschieden empfindlichen Photozellen gleichzeitig aufgezeichnet, von denen die eine für ultrarotes Licht empfindlich ist und rein plethysmographisch registriert, während die andere rotempfindlich ist und Blutfarbveränderungen verzeichnet.

So ist z. B. reduziertes Blut weniger lichtdurchlässig als sauerstoffgesättigtes. Aus den getrennt registrierten Veränderungen der Blutmenge und der Blutfarbe läßt sich dann, wenn sie in Beziehung gesetzt werden zur Änderung der gleichzeitig gemessenen Hauttemperatur, die Durchblutungsgröße der Haut errechnen.

Über die Blutverteilung, Pulswellengeschwindigkeit und manches andere sind ebenso wie über die Wirkung vasoaktiver Mittel und ihr Angriffsziel an der Gefäßstrecke auf diese Weise schon eine Reihe von Untersuchungsergebnissen gewonnen, weitere abzuwarten.

Im Vergleich mit diesen exakten Forschungsmethoden wirkt eine andere graphische Methode zur Erkennung von Gefäßkrankheiten der Beine, die *Bernheim* bekanntgegeben hat, primitiv. Sie registriert die Gesamtdurchblutung der Wade, obwohl scheinbar nur der Puls aufgezeichnet wird:

Die zu untersuchende Person sitzt mit gekreuzten Beinen so, daß die obere Hälfte der Wade auf der Kniescheibe des anderen Beines ruht. An der Fußsohle des hängenden Fußes ist ein Schreibstift angebracht, der auf einem Kymographion Kurven aufzeichnet, die beim gesunden Menschen dikrot und Radialiskurven ähnlich sind. Bei geschädigtem Gefäßsystem werden die Ausschläge geringer und unregelmäßiger, dem Grade der Schädigung entsprechend. Nach *Bernheim* beruht die Erscheinung nicht nur auf der Pulswelle der A. poplitea, sondern auf dem durch die wechselnde Gefäßfüllung bedingten rhythmischen An- und Abschwellen der Wadenmuskulatur.

Durch reine Auskultation der A. femoralis unterhalb des Leistenbandes will *Glinsikow* unter 34 Fällen von Durchblutungsstörungen 22mal ein systolisches Geräusch gefunden haben, dessen Ursache er nicht in örtlichen Verengerungen der Gefäße, sondern in einer Erhöhung der Herztätigkeit und Beschleunigung der Blutzirkulation sucht. Auch *Ratschow* ist überrascht über die Häufigkeit der anscheinend doch auf Stenosen zurückzuführenden Geräusche, was wir bestätigen müssen.

Indirekt lassen sich Rückschlüsse auf die Lebensfähigkeit bestimmter Gewebsabschnitte bei Durchblutungsstörungen ziehen durch Prüfung des Aufsaugungsvermögens des Unterhautzellgewebes und der Muskulatur.

J. und *R. Knobloch* haben zu diesem Zweck Farbstoffe (Indigocarmin, Phenolsulfophthalein) ausprobiert und aus Beginn und Stärke der Ausscheidung im Harn und bei Fluoreszinnatrium aus dem zeitlichen Auftreten der Fluoreszenz im Kammerwasser des Auges im Vergleich mit den gleichen Einspritzungen an gesunden Körperabschnitten einen Resorptionsindex errechnet. Die Probe wird so vorgenommen, daß 2 ccm Indigokarmin in die Muskulatur des betr. Gliedes eingespritzt und durch Einlegen eines Katheters in die Blase in regelmäßigen Abständen Anfang und Ende der Blauausscheidung kontrolliert wird. Während durch organische Gefäßleiden bedingte Durchblutungsstörungen eine eindeutige Erniedrigung der Werte ergaben, zeigten funktionelle Störungen wie Akrozyanose normale Werte und akut entzündliche Erkrankungen eine beträchtliche Beschleunigung der Resorption, die auch bei feuchten Gangränformen mit akuten phlegmonösen Erscheinungen in der Umgebung gefunden wurde.

Wie alle diagnostischen Prüfmethoden ist auch die Angiographie (*Moniz*, 1927) nicht in jedem Falle zuverlässig. Sie bedeutet zwar einen großen Fortschritt und ist zur Zeit das aufschlußreichste Verfahren. Doch nicht nur ungenügende Technik und mangelnde Erfahrung in der Deutung der erhaltenen Bilder können zu Fehldiagnosen führen, sondern in der Methode sowohl wie in dem Verhalten des Gefäßsystems liegen Fehlerquellen, die sich nie ganz ausschließen lassen. Ihre weite Verbreitung verdankt die Methode der perkutanen Anwendungsmöglichkeit, für die sich insbesondere *Dos Santos* und *Philippides* eingesetzt haben, und der Verwendung schnell wieder ausgeschiedener Kontrastmittel.

Technik der Arteriographie: Eine der großen Arterien zu punktieren, sollte nicht schwierig sein an den Stellen, wo man sie pulsieren fühlt, und dennoch wird wegen der erforderlichen manuellen Geschicklichkeit von manchem die operative Freilegung des Gefäßes von kleinem Schnitt aus bevorzugt. Allein aber schon deshalb, weil die erste Arteriographie oft nicht genügende Klarheit bringt, so daß Wiederholungen, gegebenenfalls auch zur Feststellung des Fortschreitens des Leidens oder des erzielten Heilerfolges nötig, werden, ist die perkutane Ausführung mehr anzuraten.

Die A. femoralis wird unterhalb des Leistenbandes mit einer kurz geschliffenen Kanüle von 1—1,2 mm Durchmesser durch schnellen Einstich in der Stromrichtung punktiert, wonach das Blut pulsatorisch heraustritt. Ein Ansatzkonus mit Schlauch wird aufgesetzt, an dem ein Zweiwegehahn die Verbindung mit zwei 20 ccm-Glasspritzen herstellt. Wird der Stempel der Spritze durch den Blutdruck hochgetrieben, wird mit zunehmender Geschwindigkeit die Kontrastlösung eingespritzt und bei den letzten ccm die Röntgenaufnahme kommandiert. Schneller Filmwechsel erlaubt sofort hinterher eine zweite Aufnahme mit dem Inhalt der zweiten Spritze. Dies ist auch die an meiner Klinik geübte Methode. Besondere Injektionsapparate (*Dos Santos*, *Phillipides*) erscheinen mir überflüssig. Die selten zu fühlende A. poplitea ist schwieriger zu treffen, ihre Füllung im allgemeinen auch nicht erforderlich. An der oberen Gliedmaße sind die A. brachialis und axillaris ebenfalls schwierig zu erreichen, die A. subclavia unter dem Schlüsselbein meist gut zu tasten und gut zu punktieren.

Zur Aortographie *(Dos Santos)* mit 15 cm langer Nadel etwa 12 cm links seitlich der Dornfortsatzlinie in Höhe des ersten bis zweiten Lendenwirbels werden sich nur die wenigsten entschließen können. Da die Dicke der Nadel nicht zu sehr gesteigert werden kann, muß die Injektionsgeschwindigkeit erhöht werden. Perösophageal geht *Euler* mit Hilfe des Ösophagoskops vor und sticht mit besonderer Nadel in Höhe des 7.—9. Brustwirbels durch den Ösophagus in die Aorta.

Als Kontrastmittel wird das früher verwandte Thorotrast wegen seiner Speicherung in den Geweben und der durch seine radioaktiven Eigenschaften möglichen Verursachung von Tumoren (*Bauer* u. a.) abgelehnt.

In dem etwas weniger kontrastreichen Vasoselektan, einem Trijodstearinäthylester, haben wir jedoch ein rasch mit dem Harn wieder ausgeschiedenes Mittel zur Hand, bei dem gelegentlich Übelsein, kurzdauernde Schüttelfröste und bei pararterieller Einspritzung Schmerzen mit in Kauf zu nehmen sind. Die auf Jodüberempfindlichkeit zurückzuführenden Zwischenfälle sind auch mit anderen hypertonischen Jodsalzlösungen, Abrodil und Uroselektan, ebenso Jodlithium, die gleichfalls zur Gefäßdarstellung geeignet sind, jedoch Schmerzen verursachen, nicht auszuschließen. In letzter Zeit habe ich Perabrodil, 50% und noch besser 80% benutzt, da Vasoelektan nicht mehr im Handel war, und damit ausgezeichnete Angiogramme erzielt, wie die folgenden Bildwiedergaben erkennen lassen. Die hochkonzentrierten Lösungen erfordern jedoch wegen der Schmerzen einen intravenösen Evipandämmerschlaf, damit die Aufnahmen nicht verwackelt werden.

Zur Phlebographie werden am stehenden Kranken 5 ccm Kontrastlösung in das Varizensystem eingespritzt, die nach 5 Sekunden die tiefen Venen erreicht haben und nach 5 Minuten aus dem Venensystem ausgespült und damit röntgenologisch nicht mehr erfaßbar sind (Abb. 64). Auch können die Venen röntgenographisch zur Darstellung gebracht werden, indem dem Arteriogramm unmittelbar eine zweite Aufnahme ohne nochmalige Kontrasteinfüllung in die Arterie sofort „nachgeschossen" wird. In der Deutung sind diese nachgeschossenen Phlebogramme jedoch schwieriger, weil sie mit den zum Teil ebenfalls noch gefüllten Arterien sich überschneiden.

Mit der Angiographie lassen sich praktisch alle Gefäßgebiete darstellen. Die Deutung der Arteriogramme ist aber nicht leicht. Man muß hier, wie auch anderswo, die Röntgenbilder erst lesen lernen und die Fehlerquellen kennen: Gar keine oder ungenügende Füllung des Arteriennetzes kann zustandekommen durch Abfluß des Mittels in den arteriovenösen Kurzschlüssen der Oberschenkelmuskulatur, ohne daß es genügend bis in die Peripherie gelangt. In solchen Fällen ist *Sunder-Plassmann* die röntgenologische Darstellung der arteriovenösen Anastomosen gelungen. Seiner Deutung wird von anderer Seite, z. B. *Klostermeyer*, widersprochen, der die „leeren Platten" auf technische Mängel zurückführen will. Auch diese Erklärung befriedigt den technisch Erfahrenen nicht. *Ratschow* hält da eher einen zu raschen Durchfluß für möglich, wenn nämlich infolge Fehlens eines nutritiven Reizes die Nebenbahnen in dem Versorgungsgebiet gar nicht beansprucht werden. Die Manipulationen am Gefäßrohr beim Einstechen der Nadel wie auch das Kontrastmittel an sich können ferner durch Reizung des adventitiellen Nervengeflechtes bzw. durch endovasale Fortleitung des Mittels in das Endstromgebiet Funktionsänderungen bewirken, welche eine Veränderung der Gefäßlichtung zur Folge haben. Eine zweite Aufnahme bringt dann nämlich unter Umständen die Gefäße dennoch zur Darstellung. Aus dem gleichen Grunde scheint mir auch die Methode *Klostermeyers* nicht nachahmenswert:

Er spritzt in die freigelegte Arterie unter leichter Drosselung des Blutstromes durch ein schmales Bändchen ein. Dadurch gelangt zwar das Kontrastmittel konzentrierter in die Blutbahn und man kommt mit geringerer Menge aus, aber das Füllungsverhältnis der Arterien dürfte doch wohl gestört werden.

Um solche Zufälle auszuscheiden, hat *Ratschow* das „Reizarteriogramm" entwickelt, das dadurch erhalten wird, daß man auf die Gewebe, deren Gefäße dar-

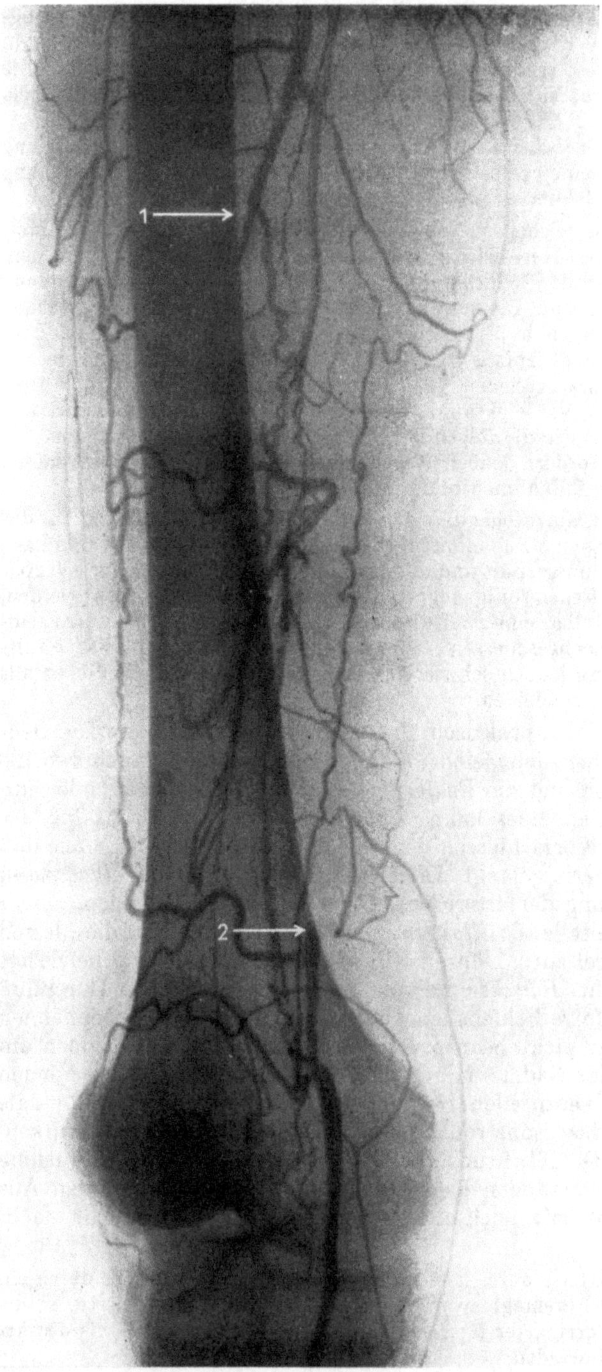

Abb. 53. G. K., 56 jähr. ♂. Arteriosklerose. Zwischen den Pfeilen 1 und 2 ist die A. femoralis auf eine Strecke von 19,5 cm völlig verschlossen und erst im unteren Verlauf durch stark geschlängelte Kollateralen deutlich erkennbar wieder gefüllt. (Kontrastmittel: 80% Perabrodil, desgl. bei Abb. 54, 56 – 59, 64).

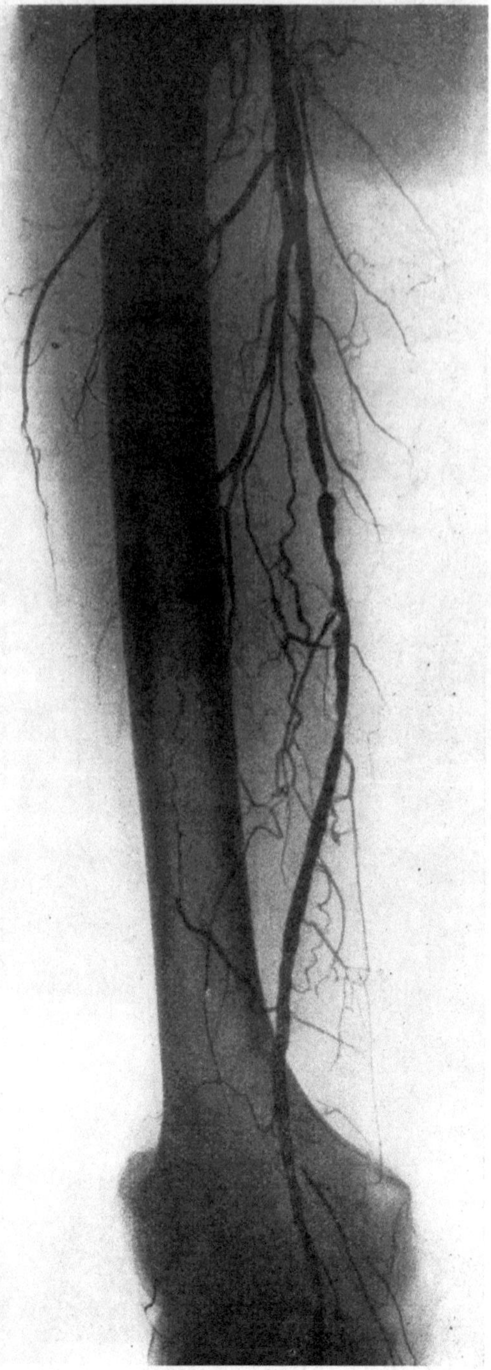

Abb. 54. L. G., 60 jähr. ♂. **Angiitis obliterans**, vorwiegend proliferativen Charakters beider Beine bei gleichzeitigem Morbus *Paget* (?) d. rechten Beckenhälfte. Claudicatio intermittens; Fußpulse fehlen; Arbeitsversuch stark herabgesetzt; Venenfüllzeit und reaktive Hyperämie beträchtlich verzögert. Im Arteriogramm: Die polsterartigen Verdickungen der Innenwand als Aussparungen des Gefäßschattens besonders schön zu erkennen. Starke Polsterbildungen vor allem an den Abgängen der Seitenäste, die hier stark eingeschnürt erscheinen.

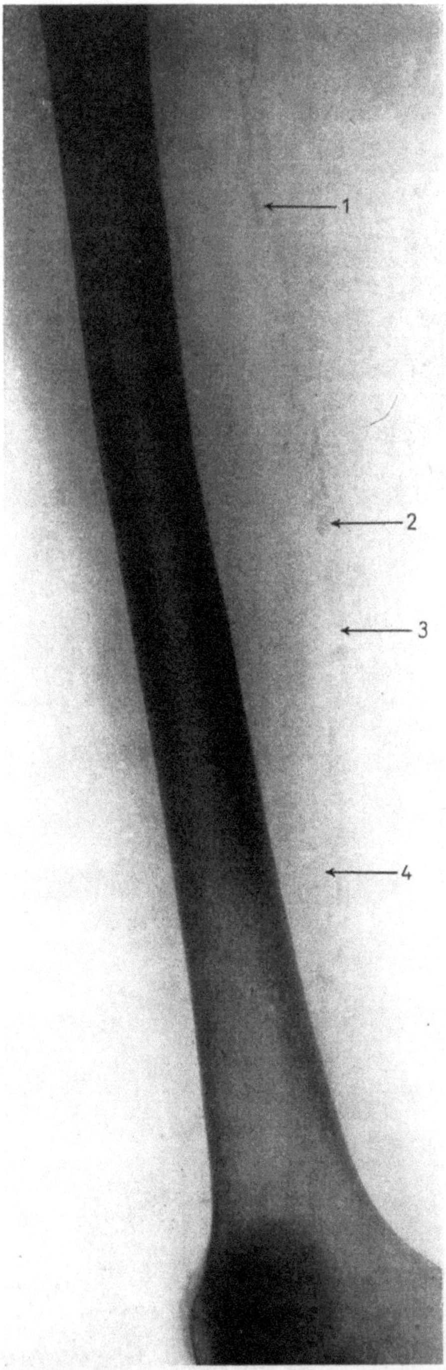

Abb. 55. E. H., 62 jähr. ♀. Arteriosklerose der A. femoralis, ohne Kontrastmittel dargestellt. Pfeile 1-4 an der verkalkten Arterie.

gestellt werden sollen, Reize ausübt, die eine stärkere Blutfülle bewirken. Brauchbare Reize dieser Art sind vorherige örtliche Wärmeanwendungen durch Diathermie, Solluxbestrahlung, Massage, Novocainblockade. Zwecks Verbesserung der Darstellbarkeit der Arterien kann man sich auch der reaktiven Hyperämie bedienen, was man am einfachsten durch Abwandlung bereits beschriebener Methoden folgendermaßen erreicht:

1. Amerikanische Methode: Unmittelbar nach Punktion der Arterie wird diese durch Fingerdruck oberhalb der Einstichstelle komprimiert. In die so blutarm gemachten Gefäße werden 15 ccm der Kontrastlösung eingespritzt und während des Einspritzens der letzten 2 ccm eine Aufnahme gemacht, die im wesentlichen die großen Gefäße gefüllt zeigt. Für 2—3 Pulsschläge wird dann der Blutstrom freigegeben, sofort wieder komprimiert und nach 30 Sekunden eine zweite Aufnahme gemacht, welche die distalen Gefäßabschnitte mit den mittleren und kleinen Gefäßen und mitunter auch schon die Venen zur Darstellung gelangen läßt. Diese Methode kann ich nicht empfehlen, da durch den Fingerdruck die Hohlnadel oft aus dem Gefäß herausrutscht.

2. Die Methode *Ratschows* läßt eine längere Blutsperre vorausgehen. Nach Hochhalten des Gliedes zwecks Venenentleerung wird für 5 Minuten mit Gummidoppelmanschette eine arterielle Blutsperre gelegt. Oberhalb dieser Kompressionsbinde wird die Arterie punktiert und nach Lösung derselben mit dem einschießenden Blut 10 ccm Kontrastmittel eingespritzt. Röntgenaufnahmen erfolgen sofort und in weiteren Abständen nach 30, 60 und 120 Sekunden. Dadurch gelingt mit der ersten Aufnahme die Sichtbarmachung der großen Strombahn und mit den anderen die des übrigen Gefäßnetzes. Gleichzeitig gestattet diese Methode durch die indirekte Venenfüllung eine gewisse Beurteilung der Durchströmungsgeschwindigkeit, denn mit zunehmender Zeit füllen und entleeren sich die Venen, die nach 120 Sekunden im allgemeinen nicht mehr zur Darstellung kommen sollen, sofern nicht in varikösen Erweiterungen das Blut sich staut. Die Deutung ist m. E. nicht einwandfrei, weil es sich um eine Venenfüllung bei reaktiver Hyperämie handelt.

Eine weitere Fehlerquelle liegt in der Füllung eines Gefäßsystems mit ungleich weiter Astgabelung, für die *Haßler* an Röhrenmodellen Beweise erbracht hat. Auch die Röntgentechnik, insbesondere die Zeitspanne nach Einfüllung des Kontrastmittels, spricht, wie aus meinen Ausführungen hervorgehen dürfte, maßgeblich mit. Eine rasche Aufnahme des ganzen Gliedes ist notwendig, eine technische Aufgabe, die *Dimtza* und *Jäger* dadurch gelöst haben, daß sie Filme im Ausmaß von 20 : 90 cm verwenden, die zwecks Benutzung vorhandener Entwicklungstanks in einen zusammenklappbaren Rahmen gespannt werden.

Trotz der verschiedenen Fehlerquellen läßt sich aus den Arteriogrammen doch eine Reihe von Veränderungen ablesen, die mit gewissen Einschränkungen als charakteristisch für bestimmte Durchblutungsstörungen gelten können (Abb. 53—59, 64):

Bricht das Hauptgefäßband plötzlich ab, so ist ein Verschluß anzunehmen. Verjüngt sich der Kontrastschatten konisch, so wird ein spastischer Verschluß angenommen. Bei breitflächigem Abbruch darf man eher schon ein organisches Hindernis vermuten. Bei älterem Embolus ohne Thrombus zieht gelegentlich ein schmaler Zapfen noch etwas weiter und gibt so eine minimale Verbindung frei, falls das Gerinnsel nicht zirkulär wandständig festsitzt und die Aufnahme zufällig in dieser Ebene erfolgt ist (vgl. Abb. 64). Wenn die dabei gefüllten Kollateralbahnen eng, fadenförmig erscheinen, ist dies als Ausdruck eines sich auf die Kollateralen erstreckenden Spasmus zu deuten, spricht also mehr für frischeren Prozeß (Abb. 56). Ein dichtes Netz, das die Verschlußstelle überbrückt und peripher sogar unter Umständen wieder das Hauptgefäß füllen kann, zeigt eine sehr gute Ersatzfunktion an (vgl. Abb. 53). Solche Deutungen hinsichtlich der Kollateralen sind nur an Hand von mehreren hintereinander gefertigten Aufnahmen erlaubt.

Auf einfachen Übersichtsaufnahmen gibt sich mitunter eine Arteriosklerose an der Konturierung der Gefäße infolge der Kalkeinlagerungen zu erkennen (Abb. 55). Kontrastgefüllt werden fleckige Aussparungen, Verdichtungen und Verdünnungen des Wandschattens als Folge der beet- oder polsterförmigen Wandeinlagerungen bei Angiitis obliterans (Abb.54), unscharfe Konturen, korkzieherartige Windungen der mittleren und scharfkantige Abknickungen der kleinen Gefäße (Abb. 53) vielfach als pathognomonisch für Arteriosklerose angesprochen. Doch ist eine Entscheidung, ob es sich bei diesen letzteren Veränderungen nicht auch um Angiitis obliterans-Fälle handeln kann, aus dem Röntgenbild allein keineswegs zu treffen, da ja bei ihr die Wandveränderungen ebenfalls nicht gleichmäßig über das ganze Gefäß sich erstrecken.

Im ganzen relativ enge Gefäße bei gleichmäßiger Kontur und Schattendichte könnten arteriitisch erkrankte Gefäße darstellen (Abb. 56—58), gegebenenfalls mit zahlreichen kleinen Ausbuchtungen.

Größere Aneurysmen zu erkennen, ist nicht schwer. Hierfür sind schon seit längerem Arteriographien, sogar unmittelbar in den Aneurysmasack hinein, im Gebrauch, ebenso wie für die Erfolgsdarstellung der Gefäßdurchgängigkeit nach Resektion und Nähten. Verletzungen und Fremdkörperreize können den Kollateralkreislauf spastisch drosseln (Abb. 59.)

Eine Beurteilung der Blutversorgung bestimmter Gliedabschnitte rein aus den zeitlichen Unterschieden der indirekten Venenfüllung und anderer funktioneller Eigenheiten bleibt stets subjektiv gefärbt, selbst bei einem erfahrenen Spezialisten.

Wenn man die Schlußfolgerung aus diesen Darlegungen zieht, so wird man meinen eingangs eingenommenen Standpunkt billigen, daß die so schöne Methode der Arteriographie leider auch nicht immer ein klares Bild und eine unzweideutige Diagnose der Durchblutungsstörung erbringt, wie die große Zahl der Beiträge allein in den „Fortschritten auf dem Gebiete der Röntgenstrahlen" beweist. Man soll die Angiographie in unklaren Fällen wohl möglichst immer mitheranziehen, doch nie vergessen, daß für die Veröffentlichungen immer nur die besten Bilder herausgesucht werden. Es scheint bald so, als ob gerade Chirurgen (*Sunder-Plassmann* u. a.) weniger das Verlangen nach einer grundsätzlich zu fordernden röntgenographischen Gefäßdarstellung haben als Vertreter anderer Fachgebiete. Ich habe verhältnismäßig selten

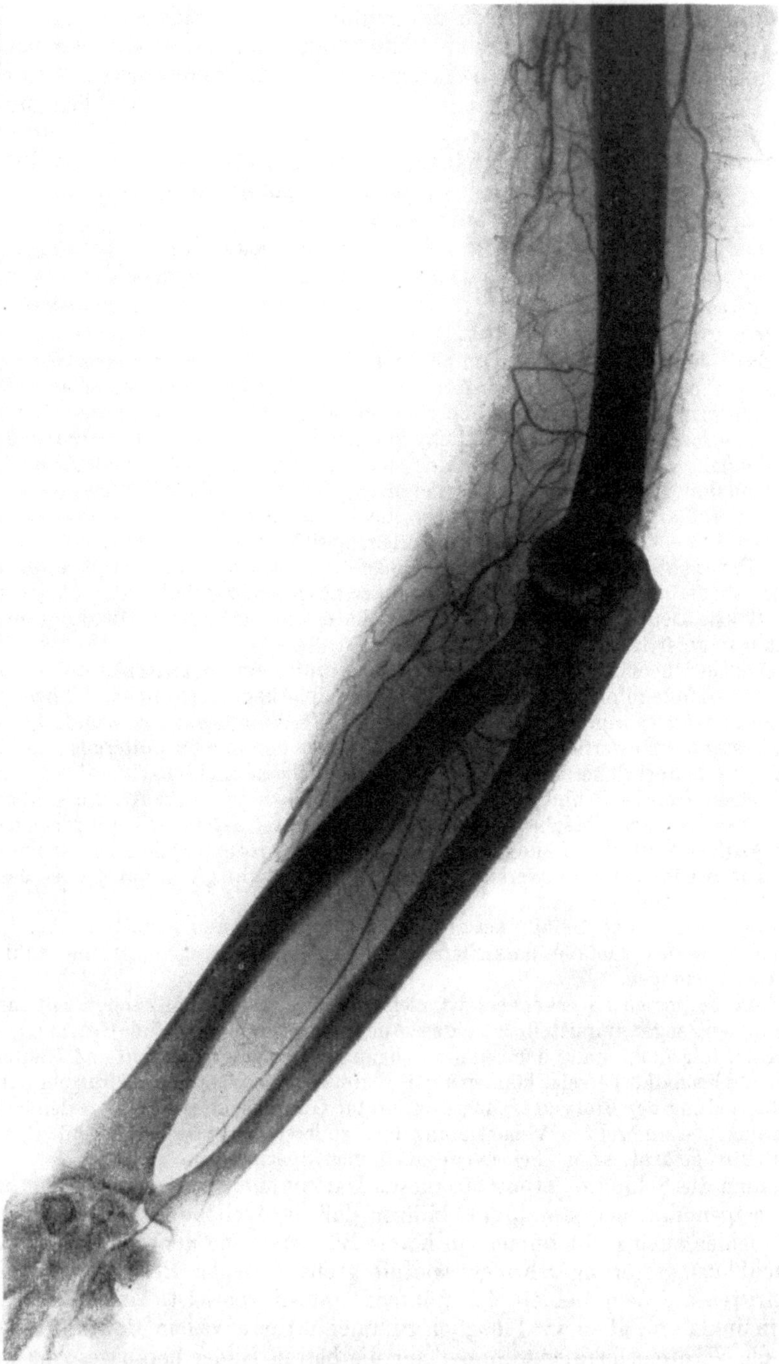

Abb. 56. H. Kl., 50jähr. ♀. Generalisierte Angiitis obliterans mit schweren Durchblutungsstörungen an allen Gliedmaßen. Am Oberarm sieht der Bandschatten der A. brachialis wie angenagt aus, um dann allmählich ganz zu verschwinden. Die A. radialis läuft im unteren Unterarmdrittel konisch spitz aus (kein Radialispuls zu fühlen!). Die A. ulnaris ist nur als ganz zarter Schattenfaden zu erkennen. (Derselbe Fall wie Abb. 57 u.58).

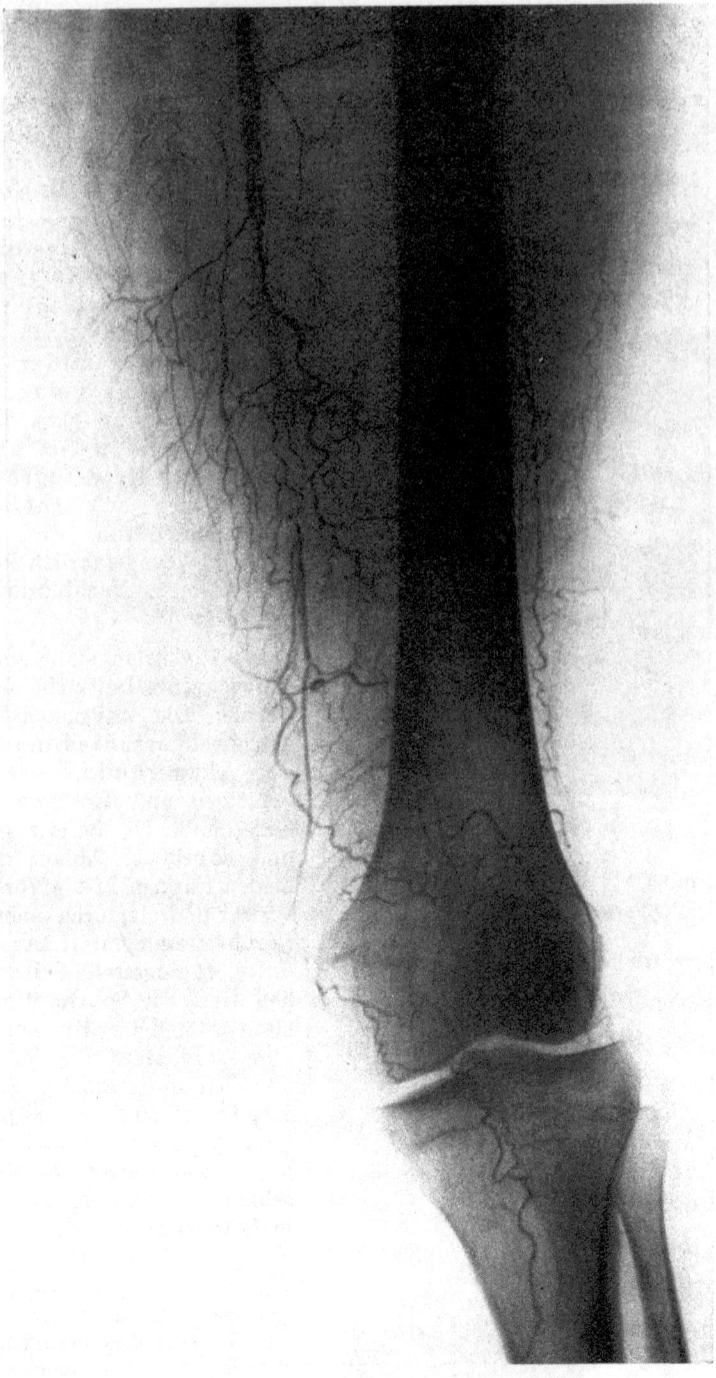

Abb. 57. H. Kl. 50 jähr. ♀. Angiitis obliterans aller Gliedmaßen. In Oberschenkelmitte verjüngt sich die A. femoralis und geht spitzwinklig in einen Seitenast über. Das Hauptgefäß ist weiter abwärts garnicht mehr zu erkennen. Guter Kollateralkreislauf. (Derselbe Fall wie Abb. 56 und 58.)

eine Arteriographie ausgeführt und bei über 150 mit Grenzstrangausrottung und weit über 200 anderen mit Grenzstrangblockaden behandelten Fällen von Durchblutungsstörungen (zum großen Teil in der Nachkriegszeit) aus Schwierigkeiten in der Materialbeschaffung darauf verzichten müssen, ohne Nackenschläge bei meiner doch großenteils chirurgischen Therapie erlebt zu haben. Es gibt genügend andere Kennzeichen, mit denen man die Diagnose weitgehend klären kann. Jedenfalls darf der Wunsch nach einer Arteriographie niemals dazu führen, nun in jedem Fall oder vor einer Operation die Notwendigkeit einer Arteriographie zur Forderung zu erheben, ganz abgesehen davon, daß sie auch nicht ganz ungefährlich ist (Nebenverletzungen, Nachblutungen, Entzündungen).

Die Endstromgefäße sind verantwortlich für Hautfarbe und Hautwärme. Die physiologischen Vorgänge bei verschiedenen Formen der Hyperämie, der Arbeits-, reaktiven und Entzündungshyperämie, habe ich bereits geschildert und dabei den Ablauf der ersten beiden Formen in die Vorflutgefäße verlegt und als durch einen Nervenreizübertragungsstoff (Azetylcholin) ausgelöst hingestellt. Selbstverständlich sind der Sauerstoffbedarf des Gewebes und der „Bluthunger" nach *Bier* für die Auslösung der Reizstoffe vor allem in Betracht zu ziehen. Die Kapillaren sind mehr passiv beteiligt. Arbeits- und reaktive Hyperämie sind im allgemeinen schnell wieder abgeklungen, normalerweise ohne im Gewebe ernstere

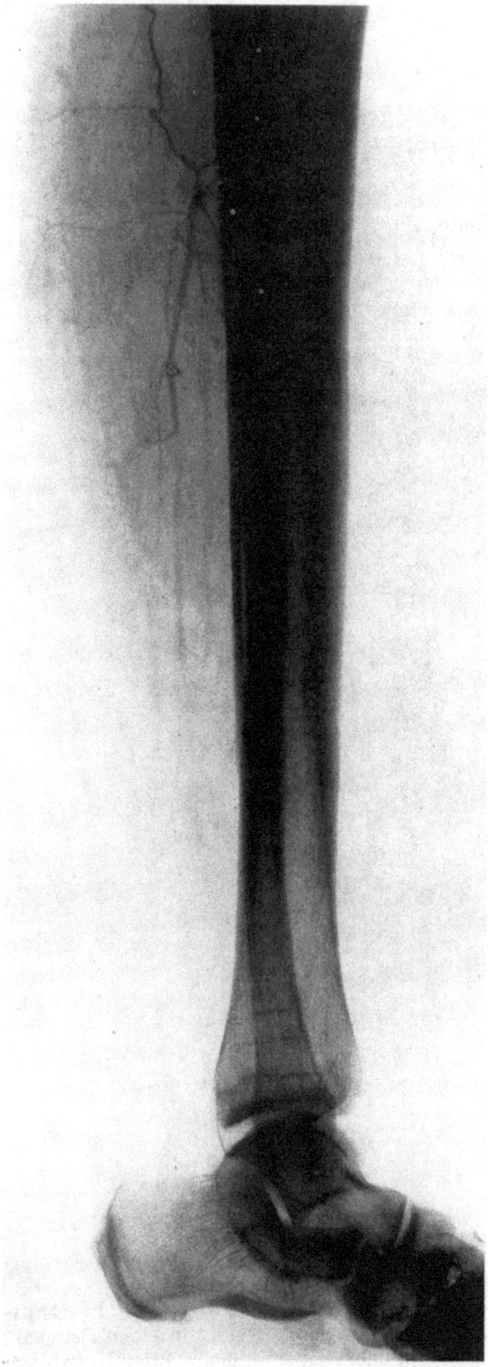

Abb. 58. H. Kl., 50 jähr. ♀. Derselbe Fall wie Abb. 56 und 57. Am Unterschenkel sind die Hauptgefäßstrecken garnicht zur Darstellung zu bringen. Nur im oberen Drittel einige Kollateralgefäße. Puls der A. dorsalis pedis und tibialis post. nicht zu fühlen.

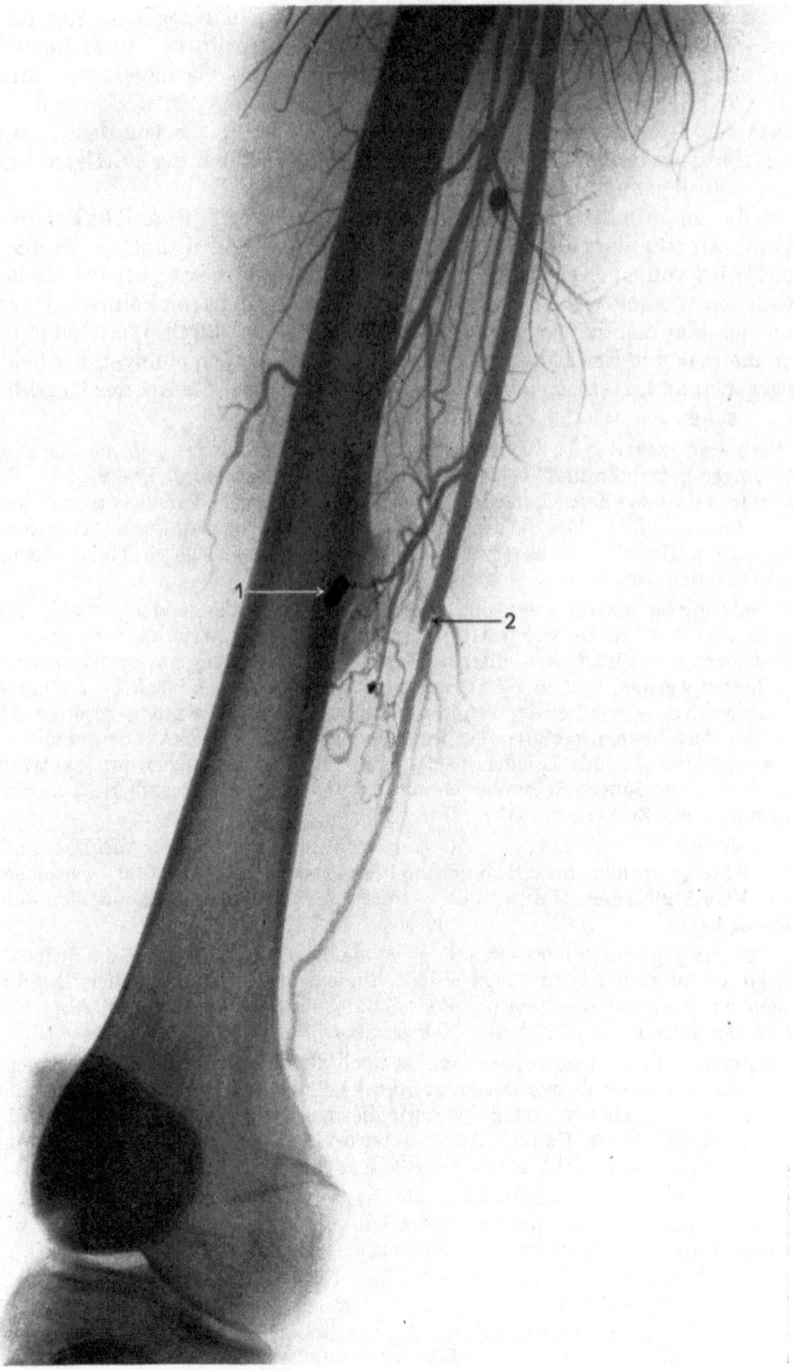

Abb. 59. H. I., 24 jähr. ♂. Durch Fremdkörperreiz (Granatsplitter = Pfeil 1) verursachte spastische Drosselung des Kollateralkreislaufes, durch paravertebrale Blockade weitgehend gebessert. In der Höhe des Pfeiles 2 ist die A. femor. abgerissen, die Fortsetzung durch erweiterten Seitenast vorgetäuscht.

Spuren zu hinterlassen. Die Entzündungshyperämie dagegen ist eine Reaktionsform vorwiegend der Kapillaren und wird von übergeordneten autonomen Nervenzentren, vielleicht über die hinteren Wurzeln geregelt. Sie dauert viel länger und geht mit erheblichen Zellschädigungen einher. Die jeweilige Entwicklung der Arbeits- und reaktiven Hyperämie ist nicht nur wesentlich abhängig von dem Zustand und der Funktionstüchtigkeit der Vorflutgefäße, sondern auch der mittleren und selbst größeren Arterien und Venen.

Es ist darum durchaus angebracht, diese hyperämischen Reaktionen diagnostisch zu verwerten. Die reaktive Hyperämie, kenntlich an der Rötung der Haut, wird von einer reaktiven Erwärmung der Haut gefolgt. Jede der beiden Reaktionen spielt sich in bestimmten Teilen der Endstrombahn ab: Durch Weitstellung der Kapillaren wird die reaktive Hyperämie, durch Weitstellung der Arteriolen die reaktive Erwärmung herbeigeführt. Aus Verschiebungen der beiden Vorgänge gegeneinander lassen sich gewisse Rückschlüsse auf die Art der Durchblutungsstörung machen.

Die nach venöser Stauung auftretende Hyperämie zeichnet sich aus durch das Auftreten weniger gefärbter und weißer Flecken inmitten der Röte. Die weißen Flecke, die sich konstant an immer denselben Stellen bei Wiederholung des Versuchs zeigen, werden von *Ratschow* damit erklärt, daß die freigewordenen Erweiterungsstoffe nicht ausreichen, um auch diejenigen Gefäßinseln zu erweitern, die unter einem höheren Tonus stehenbleiben, der nerval örtlich verschieden eingehalten wird.

Nach schlagartig einsetzender und jede Spannung vermeidender arterieller Blutsperre von 4—6 Minuten, die mittels Gummidoppelmanschette an den zuvor hochgelagerten Gliedern ausgeführt wird, die zum Schutz vor Abkühlung am besten unter der Bettdecke gehalten werden, tritt in 1—2 Minuten Leichenblässe auf. Nach 4—5 Minuten zeigen sich keine weißen — wie bei der venösen Stauung —, sondern kleine rosarote Fleckchen, die von den Knochenmarkgefäßen her ihr Blut beziehen. 1—2 Sekunden nach Lösung der Blutsperre werden gesunde Glieder gleichmäßig rot. Verzögerungen der reaktiven Hyperämie um 10—15 und mehr Sekunden, sowie nur zögernd in die Peripherie weiterkriechende Rötung haben als Zeichen gestörter Durchblutung zu gelten.

Verzögerung der reaktiven Hyperämie mit gleichmäßig diffuser und normal getönter Rötung spricht für Behinderung der arteriellen Blutzufuhr, beispielsweise bei völligem Verschluß eines Hauptgefäßes, sofern der Kollateralkreislauf sich hinreichend ausgebildet hat.

Verzögerung geringerer Art mit gleichmäßig diffuser Tönung, die jedoch langsam an Stärke abnimmt und sehr lange anhält, finden wir bei funktionellen Durchblutungsstörungen mit Neigung zu abnormer Weitstellung der Gefäße, z. B. bei Akrozyanose und in der Nachbarschaft umschriebener Nekroseherde.

Verzögerung mit blasser, aber immer noch diffuser Rötung spricht dagegen schon mehr für eine Behinderung des Gesamtzuflusses bei gleichzeitiger Herabsetzung der Erweiterungsfähigkeit der kleinen Gefäße, wie wir dies bei funktionellen Störungen mit erhöhter Verengerungsbereitschaft finden. Auch Arteriosklerotiker mit Hochdruck können dies Verhalten zeigen, wenn nicht schon die reaktive Hyperämie gänzlich unterbleibt.

Verzögerung mit unregelmäßig fleckiger und ungleichmäßig getönter Rötung deutet eine organische Erkrankung auch schon der kleinen Endäste an und ist bei allen schwereren Durchblutungsstörungen, namentlich bei der Angiitis obliterans anzutreffen.

Prompte, jedoch fleckig geformte und wechselnd getönte Rötung läßt zwar eine ungestörte Gesamtzufuhr des Blutes, doch organische Hindernisse in den kleinen Gefäßen vermuten, die durch kleinste Emboli, wie bei der diabetischen Gangrän und bei den seltenen Gangränformen im Verlaufe von Infektionskrankheiten, bedingt sein können.

Prompte, gleichmäßig diffuse und gut getönte, aber ungemein flüchtige Rötung ist das Kennzeichen der Arteriosklerose ohne Hochdruck. Diese Kranken klagen über heiße Füße. Auch *Raynaud*-Kranke, außerhalb der Anfälle, können diese Art der Reaktion zeigen.

Diese aufgezählten Abweichungen von der reaktiven Hyperämie Gefäßgesunder sind von *Ratschow* bewußt schematisiert zusammengefügt. Er unterscheidet sich in seinen Schlußfolgerungen in manchem von *Lewis*, doch soll ja mit ihrer Wiedergabe keine Regel aufgestellt, sondern nur ein Anhalt für die Diagnose gegeben werden.

In sterbendem Gewebe ist diese Funktion des Lebens erloschen. Das ist die Grundlage des bekannten Versuches von *Moskowicz* zur Abgrenzung eines dem Tode verfallenen Gliedabschnittes von dem noch lebensfähigen, der zur Festsetzung der Höhe notwendig werdender Amputationen gebraucht werden kann. Die damit festgestellte, oft scharf begrenzte Demarkationslinie zeigt mit dem Abbruch der geröteten Hautfläche die Begrenzung der Durchblutungsstörung, die in den meisten Fällen weit über etwa schon erkennbaren Hautbrand hinausreicht.

Versuch von *Moskowicz:* Beide Beine des liegenden Kranken werden für 2—3 Minuten hoch gehalten, damit sie blutleer laufen können. Nachdem an beiden Beinen eine *Esmarch*sche Binde angelegt worden ist, werden sie in Horizontallage gebracht. Nach 5 Minuten setzt sich der Kranke auf und läßt die Beine hängen, worauf die Binden abgenommen werden: Sofort verfärbt das einschießende Blut die Haut des gesunden Beines rosarot bis in die Zehen, während die Haut am kranken Bein unterhalb der Verschlußstelle längere Zeit weiß bleibt. Verschlechterung der Zirkulationsverhältnisse soll bei dieser Prüfmethode vorgekommen sein, sie ist darum mit Auswahl anzuwenden.

Bei der Histamin-Quaddelprobe wird durch Drehen einer Stecknadel durch einen auf die Haut gebrachten Histamintropfen hindurch eine Spur dieser Substanz in die oberste Hautschicht eingebracht. Die hierdurch hervorgerufene „dreifache Reaktion" drückt die Erweiterungsfähigkeit der kleinen Blutgefäße aus. Das Ausbleiben der Reaktion ist ein Zeichen erloschener Funktion der kleinen Gefäße. Die Methode ist beschränkt verwertbar, weil ihr positiver oder negativer Ausfall jeweils nur über den eng umschriebenen Bezirk des Gliedes etwas auszusagen vermag, in dem sie angewandt wird. Eine von *Ratschow* und *Brügge* bei Rheumatikern und Personen mit aktiven Fokalherden gefundene starke Abschwächung der Histaminrötung wird von *Herzog* auf einen erhöhten Arteriolentonus bezogen. *Ugelli* will durch mehrfaches Setzen solcher Quaddeln die zweckmäßigste Stelle der vorzunehmenden Amputation ausfindig machen.

Aus der Quaddelresorptionszeit, d. h. der Zeitdauer von dem Setzen bis zum Verschwinden einer intrakutanen Quaddel von 0,2 ccm einer 0,8%igen Kochsalzlösung, die beim gesunden Menschen etwa 40 Minuten beträgt, sucht *Wentzel* Rückschlüsse zu ziehen. Nach Sympathektomien war die Resorptionszeit der operierten Seite gegenüber der nichtoperierten deutlich verkürzt.

Eine weitere Art der Hyperämieprüfung ist von *Nyström* bekanntgegeben. Durch Anlegung von mit Kohlensäureschnee erzeugten vereisten Flecken auf der Haut in Abständen von 5—10 cm läßt sich nicht nur die reaktive Hyperämie, sondern auch die Exsudation ins Gewebe und als ihr klinischer Ausdruck das Ödem als Maßstab für die vitale Ansprechbarkeit der Gewebe beobachten: Aus der Flasche läßt man Kohlensäure in einen Lederbeutel strömen und zu Schnee erstarren, der in einen Trichter mit röhrenförmiger Lichtung von 20 mm Durchmesser gestampft wird. Der so entstandene Eisstab wird an seinen Rändern durch Gegenhalten von Metall abgerundet und jeweils 3 Sekunden lang auf verschiedene Stellen der kranken und auf die gleichen Stellen der gesunden Gliedmaße gedrückt. Nach einer Minute bekommen unter gesunden Verhältnissen die vereisten und abgeblaßten Stellen ihre normale Beschaffenheit und Farbe zurück, um nach einer weiteren Minute maximal rot zu werden. Durch Fingerdruck ist die Hyperämie auszulöschen und mittels Stoppuhr ihr Wiedererscheinen zu messen. Dadurch ergeben sich genaue Vergleichswerte. Das Ödem tritt nach 10—15 Minuten auf, wobei die Hyperämie der vereisten Flächen verschwindet, aber ein hyperämischer Hof entsteht. Auch in diesem Kleinversuch — gegenüber Hyperämieversuchen der ganzen Gliedmaße — hinkt die reaktive Temperaturerhöhung der gefrorenen Stelle um 7—9 Minuten nach. Etwa notwendige Absetzungen sollen nicht über der ersten guten Quaddel erfolgen, sondern über der zweiten.

Die Nagelabblaßprobe *E. Hoffmann*s kann als Funktionsprüfung bei Durchblutungsstörungen herangezogen werden. Sie besteht darin, daß aus loser Beugung der Finger stark überstreckt wird, wobei beim Gesunden im mittleren Nageldrittel eine sichelförmige Abblassung auftritt. Je stärker die Blutfülle, um so deutlicher die erzielte Sichelform der Blässe. Bei älteren Leuten wird die Abblassung unter dem Nagel flächenhaft. Dies gilt als Zeichen gestörter Durchblutung. Auch bei durchblutungsgestörten Kranken mit „Uhrglasnägeln", d. h. allseitig abgebogenen Nägeln, die an sich schon ein Zeichen trophischer Störungen sind, ist das Blässeband breitflächig. Trommelschlegelfinger lassen dies Phänomen nicht in Erscheinung treten infolge der Bindegewebswucherungen, welche die Endstromgefäße einengen.

Den Dermographismus macht sich *Cosacescu* zunutze bei der Anwendung der „Prüfung mit dem vasomotorischen Strich". Mit stumpfem Instrument (Gabelzinke, Messerrücken) wird am liegenden oder stehenden Kranken an vier Seiten des kranken Gliedes ein ununterbrochener Strich vom oberen zum unteren Ende gezogen. Aufhören der Linie des darauffolgenden roten Dermographismus soll die Stelle anzeigen, von der abwärts die Durchblutung aufgehoben ist. Das Verfahren dient nur zur Lokalisation, nicht zur Artunterscheidung der Blutstromunterbrechung.

Die Kapillarmikroskopie vermag in ihrer klinischen Anwendungsweise nur über die Funktion des Kapillarsystems unserer äußeren Bedeckung etwas auszusagen. Alle Rückschlüsse auf die Durchblutung der übrigen unter ihr liegenden Gewebe beruhen auf Kombinationen, wenn auch auf Grund von vergleichenden Untersuchungen anderer Art. Dadurch aber hat das Verfahren offenbar an Wert für die Beurteilung der Durchblutungsstörungen, die ja mehr in der Gewebstiefe ihre Ursache haben, für die Praxis eingebüßt, womit seiner Berechtigung für die wissenschaftliche Forschung nicht Abbruch getan werden soll. Man sucht Schlüsse zu ziehen aus der Zahl der im Gesichtsfeld erscheinenden Kapillarschlingen, aus ihrer Form und der Blutdurchströmung, weiter aus normalerweise nicht vorhandenen pulsatorischen Bewegungen, aus der Farbe der Schlingen und des Untergrundes sowie schließlich aus bestimmten Funktionsprüfungen. Zu ihrer Ausführung gehört eine besondere Apparatur und zu ihrer Beurteilung eine ganz besondere Erfahrung.

Wenn aber schon ein Fachkenner wie *O. Müller* bei funktionellen Durchblutungsstörungen in der Regellosigkeit die Regel sieht, so dürfen wir uns hier mit der Feststellung begnügen, daß bei ihnen die Kapillaren ständig durchströmt sind, während bei gesunden Menschen die Blutdurchströmung ökonomisch *(Krogh)* erfolgt, d. h. sich dem jeweiligen Sauerstoffbedürfnis anpaßt. Die Schlingen zeigen bei ihnen hochgradige Formunterschiede und z. B. im *Raynaud*-Anfall starke Volumenzunahme mit Ausbuchtungen im venösen Schenkel- und Scheitelstück bei Herabsetzung des Kapillardruckes. Durchblutungsstörungen mit Weitstellung der Gefäße (Erythralgien) zeigen entsprechend den arteriellen und den venösen Anteil der Kapillaren verbreitert. Bei Durchblutungsstörungen infolge organischer Gefäßwandveränderung ist die Zahl der Kapillaren im allgemeinen verringert, doch bei Arteriosklerose zum Ausgleich der schlechten Blutversorgung vermehrt und die Kapillaren selbst sind dauernd blutgefüllt. Bei Angiitis obliterans hat *F. Lange* über den verbreiterten Kapillarköpfen kappenförmige Blutungen und bei arteriosklerotischem Brand Verkümmerungen der Kapillarformen als charakteristisch angesprochen. Bei allen organisch bedingten Durchblutungsstörungen ist die Durchströmung verlangsamt. Als Funktionsprüfung hat sich *Denk* zur Unterscheidung zwischen Krampf und Starre die Verabreichung großer Dosen von Eupavarin bewährt.

Die Venen

Die Füllung der Venen hängt davon ab, ob diese primär oder sekundär an den Durchblutungsstörungen beteiligt sind. Daß bei der Angiitis obliterans die Venen gleichartige Wandveränderungen zeigen wie die Arterien, daß sie diesen sogar lange vorausgehen können, haben wir schon besprochen. Zu den Erkrankungen der Venen, die von sich aus zu Durchblutungsstörungen führen, müssen wir Venenspasmen, z. B. beim Achselvenenstau, sowie den gesamten varikösen Komplex und die Phlebitiden zählen.

Wenn bei völligem Verschluß infolge arterieller Embolie schon bei Horizontallagerung oder beim Arbeitsversuch nach Hochhalten der Beine die Venen leerlaufen und nur noch als Rinnsale, als Hautfurchen über dem Venenverlauf erscheinen, so setzt das eine noch relativ gute Funktion der Venen voraus (Abb. 91). Der völlig fehlende arterielle Blutnachschub erklärt in diesen Fällen die venöse Blutleere. *Kroetz* will allerdings die Venenrinnsale auf sklerosierende Prozesse in der Venenwand und bei Jugendlichen auf funktionelle Störungen beziehen.

Im Hochlagerungsversuch gesunder Beine entleeren sich die Venen in 2—6 Sekunden, um nach Senken der Beine in 5—20 Sekunden auf dem Fußrücken wieder gefüllt zu erscheinen (Abb. 45). Eine Verlängerung der Venenauslaufzeit spricht für eine Abflußbehinderung in den Venen selbst und eine Verzögerung der Venenauffüllzeit über mehr als 50 Sekunden ist als ein Zeichen schwerer arterieller Zuflußbehinderung aufzufassen. Verzögerte Venenauslaufzeiten finden wir bei Venenthrombosen und Insuffizienz des rechten Herzens, verzögerte Venenauffüllzeit bei organischen Venenwandveränderungen.

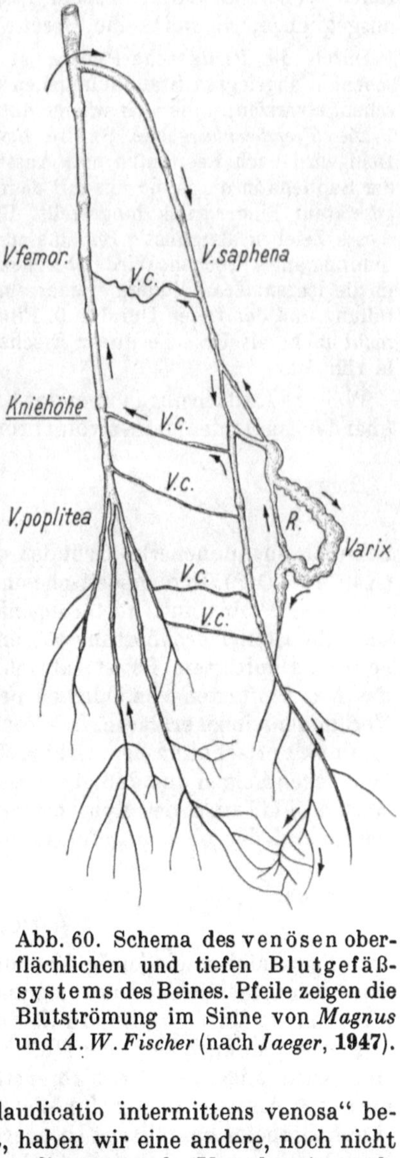

Abb. 60. Schema des venösen oberflächlichen und tiefen Blutgefäßsystems des Beines. Pfeile zeigen die Blutströmung im Sinne von *Magnus* und *A. W. Fischer* (nach *Jaeger*, **1947**).

Organische Wandveränderungen der Venen kennen wir bei der Phlebitis und Phlebitis migrans, die von manchen als Primärerscheinungen bei der Angiitis obliterans aufgefaßt werden. Sie sind durch Einengung der Gefäßlichtung die Ursache von Rückflußstörungen. Eine andere Art von Venenverengerungen wird funktionell durch Spasmen hervorgerufen. Als Beispiel hierfür mögen die als „Rollvenen" bezeichneten engen, festen Gefäße dienen, die der einzuführenden Nadelspitze stets auszuweichen suchen. Erst Wärmeeinwirkung macht sie weich und breit. Bei Kreislaufinsuffizienz ist diese Erscheinung namentlich den jüngeren Kollegen oft ein Anlaß zum Ärger, ohne daß sie die Ursache erkennen. Im „Achselvenenstau", auch als „Claudicatio intermittens venosa" bezeichnet und mit vielen anderen Namen bedacht, haben wir eine andere, noch nicht ganz geklärte, schmerzhafte Venenstauung, für die man als Ursache einen als Schließmuskel wirkenden Funktionsmechanismus im Venensystem vermutet, der dem Vasomotorenzentrum unterstehen soll *(Pogany)*. Darüber an anderer Stelle mehr.

Viel häufiger aber ist die durch Wandveränderungen verursachte Weitstellung der Venen, die wir bei den Varizen antreffen und die zu schweren örtlichen Durchblutungsstörungen führen kann. In den Krampfadern ist der Blutkreislauf bei senkrechter Körperhaltung paradox, d. h. in die Peripherie gerichtet (*Magnus*). Solange das Quellgebiet der Saphena in das der Poplitea umgeleitet wird und durch zahlreiche Anastomosen das Blut aus den oberflächlichen Varizen in die tiefen Venen abströmt, ist der „variköse Privatkreislauf" (*A. W. Fischer*) in sich ausgeglichen, so daß keine Beschwerden aufzutreten brauchen (Abb. 60).

Durch die *Perthes*sche Probe ist der freie Abfluß festzustellen: Mit einer am Oberschenkel angelegten Staubinde gehen die Kranken umher. Entleeren sich dabei die Unterschenkelvarizen, ohne sich wieder aufzufüllen, so ist der Beweis erbracht.

Die *Trendelenburg*sche Probe beweist ungefähr dasselbe: Am senkrecht erhobenen Bein wird nach Leerlaufen und Ausstreichen der Venen und Varizen die Mündungsstelle der Saphena in die Femoralis mit dem Finger abgedrückt und dann der Kranke unter fortgesetztem Fingerdruck hingestellt. Bleiben dann die Krampfadern weiter leer, so wird dieses Zeichen als günstig für eine zur Krampfaderoperation vorgesehene Saphena-Unterbindung angesprochen. Wird der Druck des Fingers aufgehoben, so schießt das Blut von oben in die leeren Krampfadern wieder ein. Das letztere beweist die rückläufige Krampfaderfüllung und den freien Durchfluß. Eine Schlußunfähigkeit der Venenklappen wird übrigens nicht mehr als Ursache dieser Erscheinung angesehen, wenn sie auch die Voraussetzung hierfür ist.

Weitere Ausführungen über das Krampfaderleiden finden sich im Kap. III, C, 2 und über das Zustandekommen von Thrombosen bei der Angiitis obliterans im Kap. III, B, 1.

Dem

6. Ödemproblem

habe ich aus mancherlei Gründen ein eigenes Kapitel an anderer Stelle eingeräumt (Kap. III, D, 5). In diagnostische und besonders differentialdiagnostische Betrachtungen scheint mir seine Erörterung nicht gut hineinzupassen, weil Ödeme bei den unterschiedlichsten Durchblutungsstörungen mal vorhanden sind, mal fehlen, jedenfalls regellos auftreten. Es ist tatsächlich hier, wie auch *Ratschow* schreibt, schwerer, das Nichtauftreten von Ödemen bei Durchblutungsstörungen zu verstehen, als sein Vorhandensein zu erklären. Das kommt daher, daß die Abflüsse der Gewebsflüssigkeit und das Fortschaffen der verbrauchten Stoffwechselschlacken ja nicht nur auf dem Blutwege erfolgen und daß alle diese Vorgänge weitgehend neuralen Einflüssen unterworfen sind, auch der Lymphstrom. Um mich nicht zu wiederholen, verweise ich darum auf das oben angeführte Kapitel.

Von den

7. trophischen Störungen

sprechen einige so eindeutig für Durchblutungsstörungen, daß ihre Nennung genügt, um einen ursächlichen Zusammenhang mit solchen klar zu machen. Von dem Augenblick an, wo der Gewebstod in Form des trockenen oder feuchten Brandes, oder wie man auch sagt, der Nekrose und der Gangrän, sich zu erkennen gegeben hat, wird auch der Unerfahrenste nicht mehr an einem Durchblutungsschaden zweifeln. Am wichtigsten für die Klinik ist dabei die Entscheidung, ob der Brand durch Diabetes kompliziert ist oder nicht; denn hieraus ergeben sich für die Therapie ganz bestimmte Richtlinien. Auch der diabetische Brand entsteht für gewöhnlich auf dem Boden einer Arteriosklerose. Er ist von vornherein meist nicht scharf abgesetzt gegen die Umgebung, befällt Zehenglieder, auch ganze Zehen oder den Vorfuß, desgleichen ist die Ferse ein bevorzugter Ort. Hier, wie auf der Innenseite des ersten Mittelfußköpfchens oder über dem Kreuzbein, tritt er als Dekubitus nicht selten als Druckfolge auf (Abb. 61). In dem durch Ischämie bzw. durch Druckischämie geschädigten Abschnitt setzt rasch ein Zerfall des abgestorbenen Gewebes ein, das durch proteolytische Fermente einwandernder Schmarotzer (Proteus, Prodigiosus, Pyozyaneus und Kokken) sich verflüssigt und nun vom trockenen in den feuchten Brand, von der Nekrose in die Gangrän übergeht und namentlich beim

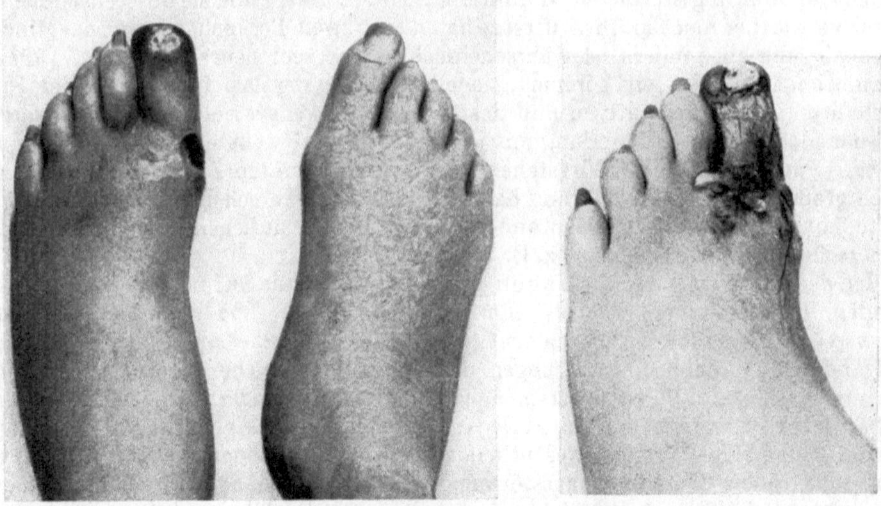

a b

Abb. 61. H. M., 65jähr. ♀. Diabetische Gangrän. a) seit 5 Tagen Verfärbung der Großzehe und Nekrose über dem Großzehengrundgelenk. b) 3 Tage später. Röntgenologisch Arteriosklerose der Femoralis deutlich.

Diabetes durch seinen Aasgeruch von süß-saurem Charakter meist ohne weiteres die Natur des Grundleidens verrät.

Bei der Mehrzahl der durch arterielle oder venöse Durchblutungsstörungen hervorgerufenen Nekrosen ist der Beginn schleichend und nimmt langsam an Ausdehnung zu. Oft, ja gewöhnlich ist eine kleine, anfänglich als harmlos betrachtete Verletzung bei der Nagel- oder Fußpflege der äußere Anlaß der Entstehung. Die Angiitis obliterans läßt ihre Nekrosen oft an den Nagelfalzen oder zwischen den Zehen beginnen, von wo sie, mehr oder weniger langsam fortschreitend, an Ausdehnung gewinnen. Beim *Rayuaud* zeigen sich die ersten Anfänge und oft die einzigen Stellen vorn an den Fingerkuppen nahe dem Nagelrand. Ob tatsächlich in diesen Fällen noch vom *Raynaud*-Phänomen gesprochen werden darf, bleibe dahingestellt, ich möchte es ablehnen. Tritt beim sogenannten „*Raynaud*" eine Nekrose auf, so handelt es sich eben nicht mehr um eine funktionelle Gefäßerkrankung, sondern schon um eine organische, und zwar um die Angiitis obliterans.

Eine besondere Art des Gewebszerfalls stellen die Geschwüre beim Krampfaderleiden dar.

Plötzliches Brandigwerden einzelner Endglieder oder ganzer Glieder ist stets auf embolischen oder thrombotischen Gefäßverschluß zurückzuführen, wobei die Kollateralen, gelegentlich nur durch langdauernde Begleitspasmen, gleichzeitig mit ausgefallen sein müssen. Die stärksten Grade des Brandes finden wir bei hohen Embolien und Thrombosen im Bereich der Iliacal- und Poplitealgefäße. Sie sind unverkennbar und kommen beim Altersbrand häufiger vor.

Nicht immer gleich so in die Augen springen andere trophische Störungen, die sich in Veränderungen der Nägel, Haut, Knochen und der übrigen Gewebe kundtun, doch fehlen sie bei keiner länger dauernden Durchblutungsstörung. Von ihnen sprach ich schon früher (Kap. I, B, 2). Sie bieten eigentlich für keine der verschiedenen Durchbutungsstörungen charakteristische Merkmale, die sie differentialdiagnostisch verwertbar machen. Ihr Auftreten hängt aber zweifellos nicht nur von der Minderdurchblutung ab, sondern ist wahrscheinlich ebenso sehr neural bedingt. Zu diesen Vermutungen dürfen wir kommen, nachdem das synzytiale Netzgefüge der Endausbreitungen des vegetativen und des spinalen Nervensystems aufgedeckt worden ist, das plasmatische Verbindung mit jeder einzelnen Gewebszelle eingeht (*Stöhr jr.*, *Sunder-Plassmann* u. a.). Wir stehen da vor neuerkannten Zusammenhängen, die noch großenteils ihrer Aufklärung harren und höchstwahrscheinlich den Begriff der „Trophoneurose", wenn auch in anderer Form, wieder aufleben lassen werden, den viele schon verworfen hatten (z. B. *Lewis*).

Von den mannigfachen Störungen der Haut sei nur die Sklerosierung noch besonders hervorgehoben, die als chakteristische Folge und ständige Begleiterin schwerer *Raynaud*formen bezeichnet wird, aber meiner Meinung nach auch oft bei anderen Durchblutungsstörungen und sogar ohne solche angetroffen wird und bei der Varikose z. B. zu unseren täglichen klinischen Bildern gehört. Die eigentliche Sklerodemie ist im Kap. III, A, 3 abgehandelt. Alle anderen Veränderungen der Haut und Nägel sind im wesentlichen nur als Allgemeinerscheinungen jeglicher längerdauernden Durchblutungsstörungen zu werten, ohne daß ihnen differentialdiagnostische Eigenheit zukommt, womit sie für die Allgemeindiagnostik selbstredend ihren Wert behalten.

Im Rahmen der allgemeinen trophischen Störungen sind auch Veränderungen der Nerven zu erwarten, ihrer Leitfähigkeit und der Reaktion ihrer Empfindungen. Wie schnell solche Störungen einsetzen können, haben wir bei den Hyperämieversuchen schon besprochen. Über Schwere und Dauerschädigungen der peripheren Nerven bei Durchblutungsstörungen haben vor allen *Staemmler* sowie *Siegmund* bei Erfrierungen Erfahrungen gesammelt; an dieser Stelle soll der Hinweis darauf genügen.

8. Andere Untersuchungsmethoden.

Von allergrößter Bedeutung für die Pathogenese sind die Veränderungen am vegetativen Nervensystem, die ich früher ausführlich abgehandelt habe. Klinisch nachweisbare Funktionsstörungen dieses Systems spielen in die Erklärung mancher diagnostischer Untersuchungsmethoden bei den Durchblutungsstörungen mit hinein (Fiebererzeugung, Kälte-

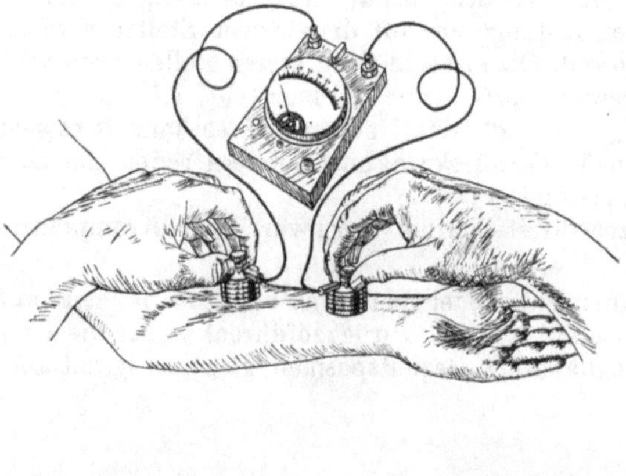

Abb. 62. Elektrodermatometer zur Messung des elektrischen Hautleitwertes für die Funktionsprüfung des vegetativen Nervensystems. (Firma: Siemens - Reiniger - Werke A. G., Erlangen.)

reflex, Teilbäderproben, Sympathikusblockade und viele andere Prüfungsmethoden). Ich will auf sie nicht noch einmal eingehen und nur noch die Prüfung der Schweißsekretion erwähnen.

Sie wird nach der *Minor*schen Jodstärkemethode vorgenommen und zur Anzeigestellung von Sympathikusoperationen bei Angiitis obliterans empfohlen. Nur Kranken mitfeuchten Händen und Füßen, also leicht Schwitzenden, soll die Operation nützlich sein. Mir scheint diese Probe nicht zuverlässig genug, da sie ja im wesentlichen nur etwas über einen anderen Teil der Sympathikusfunktionen aussagt, auch wenn dieser nervlich mit der Gefäßfunktion gekoppelt ist.

Veränderungen des elektrischen Hautwiderstandes bei Durchblutungsstörungen geben sich schon früh zu erkennen. *Richter*, in Gemeinschaft mit *Levine* und *Otenasek*, haben durch die Messungdes Hautwiderstandes, die als eine Prüfmethode des Sympathikus verwendbar ist, feststellen können, daß dort, wo eine Sympathikusreizung besteht, die Hautresistenz abnimmt. *Regelsberger* fand mit seinem Elektrodermatometer an schlecht durchbluteten Gliedmaßen, z. B. beim *Raynaud*-Formenkreis und bei jeder Art von Gangrän sowie bei der Angiitis obliterans, die elektrische Störung bereits im Bereich der klinisch scheinbar noch gesunden Haut so deutlich ausgeprägt, daß die spätere Demarkationslinie nach dem elektrischen Verhalten einigermaßen sicher vorausbestimmt werden konnte.

Die Messung geschieht in der Weise, daß mittels Spezialelektroden an zwei, einige Zentimeter auseinanderliegenden Hautstellen eine genau einstellbare konstante Gleichspannung gelegt wird. Ein Galvanometer zeigt die dem Leitwert proportionale Stärke des Stromes an. Als Spannungsquelle dient eine eingebaute Taschenlampenbatterie. Die Handhabung der Apparatur ist denkbar einfach (Abb. 62).

Die Hautwiderstandsmessungen zeigen nicht unbedingt zellige Veränderungen der Gewebe an, sondern sind Künder von Funktionsstörungen im Gewebe. Es gibt auch noch andere Kennzeichen, die eine Funktionsstörung der Gewebe ausdrücken, so z. B. Spannungserhöhungen in Muskeln und Bindegewebe, die bei angiospastischen Gefäßerkrankungen in den zugehörigen Reflexzonen auftreten und den Ausgangspunkt für die sogenannte „Bindegewebsmassage reflektorischer Zonen“

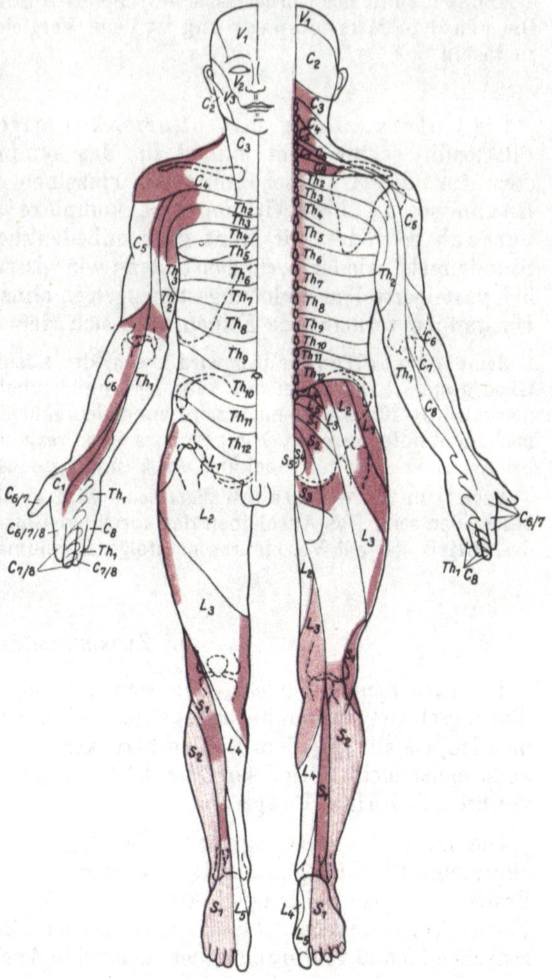

Abb. 63. Segmentschema mit Maximalpunkten nach *Leube - Dicke* an Armen und Beinen bei Gefäßerkrankungen.

von *Leube* und *Dicke* gegeben haben. *Leube* hat die dabei erhobenen Befunde in ein System geordnet, das zur Diagnostik sehr wohl brauchbar ist, obwohl nur eine Spezialausbildung in dieser Art der Massage die Feinheiten der Unterscheidung möglich macht:

Bei Erkrankungen der Beingefäße handelt es sich um die Segmente L1—5 und S1—2, bei Erkrankungen der Armgefäße um die Segmente C3—8, Th1—4 bzw. Th1—12 (Abb. 63), da entwicklungsgeschichtlich das oberflächliche Muskel- und Bindegewebe des ganzen Rückens und des Brustkorbs aus der Armanlage stammt und Gefäße und Nerven von ihr bezieht. Für ein geschultes Auge sind die Spannungserhöhungen im Bindegewebe als bandförmige und flächige Einziehungen in den Wurzelabschnitten der genannten Segmente deutlich zu erkennen, also bei Beingefäßerkrankungen am Becken, bei Erkrankung der Armgefäße am Schultergürtel und Brustkorb. Prüft man an diesen Stellen die Verschiebbarkeit der Subkutis gegen die Körperfaszie und vergleicht sie mit den gleichen Stellen bei Gefäßgesunden, so fällt bei schweren angiospastischen Gefäßerkrankungen die starke Verhaftung der Subkutis mit der Körperfaszie auf, die als Ausdruck erhöhter Spannung zu deuten ist. Die erhöhte Muskelspannung ist beim Vergleich mit Gefäßgesunden ebenfalls leicht zu tasten.

Die Untersuchung mit pharmakologischen Mitteln (Adrenalin, Atropin, Pilocarpin) ergibt nicht einmal für das sympathische Nervensystem, geschweige denn für die Unterscheidung der einzelnen Durchblutungsstörungen eindeutige Ergebnisse, da ihre Wirkung eine komplexe ist. Insbesondere der Adrenalinversuch erscheint mir nicht ganz unbedenklich, obwohl die Wirkung nach einer Stunde meist wieder vorüber ist; denn wir wissen ja, daß schon kurzdauernde künstlich gesteigerte Durchblutungsstörungen in ohnehin schon gefährdetem Gebiet unter Umständen verheerende Folgen nach sich ziehen können.

Beim Adrenalinversuch wird 1 ccm der Lösung 1 : 1000 subkutan in das erkrankte Glied gespritzt, nachdem die Ausgangs- und Ruhetemperatur festgestellt worden ist. Bei normaler Gefäßbeschaffenheit wird ein gleichmäßiger Temperaturabfall mit tiefstem Stand nach 15 Minuten erreicht. Ein gesundes Glied reagiert mit Temperatursenkung von etwa 5^0, bei Arteriosklerose mit Senkung um 2^0 und bei spastischen Prozessen bis zu 9^0.

Auch dem AT 10-Versuch *Ratschows* wird keine große Anwendung in der Diagnostik beschieden sein. Das Ausbleiben des normalen Blut-Ca-Anstieges nach mehrtägigen Gaben des Mittels soll bei Vasoneurosen infolge Eiweißmangelzustandes vorkommen.

9. Zusammenfassung

In erdrückender Fülle stellen sich die diagnostischen Kennzeichen der Durchblutungsstörungen und die angegebenen Untersuchungsmittel vor. Es ist gar nicht möglich, sie alle in jedem Fall zu berücksichtigen oder anzuwenden, und zum Glück auch meist nicht nötig. An Durchblutungsstörungen denken, bedeutet oft schon die halbe Diagnose.

Die Differentialdiagnostik ist dagegen schon schwieriger, doch geben hier allgemeine Erfahrungen aus dem Häufigkeitsverhältnis schon gewisse Hinweise: Bei Frauen im geschlechtsreifen Alter ist an das *Raynaud*sche Phänomen und seinen Formenkreis zunächst zu denken, bei jungen Mädchen an eine Akrozyanose. Männer zwischen 20 und 40 Jahren haben meist eine Angiitis obliterans, ältere Leute beiderlei Geschlechts eine Arteriosklerose. Eine diabetische Grundlage ist durch Harn- und Blutzuckerbestimmungen leicht sicherzustellen. Der variköse Symptomenkomplex gibt sich meist auch durch andere sichtbare Zeichen zu erkennen. Embolischer und thrombotischer Verschluß treten immer plötzlich auf. Die selteneren Formen der Durchblutungsstörungen und Mischformen verlangen dagegen die Anwendung eines größeren diagnostischen Apparates und eine besonders genaue Anamnese.

Hat man die Vorgeschichte genau aufgenommen und geduldig die subjektiven Klagen angehört, so kommt man meist mit ganz einfachen Untersuchungsmethoden aus, von denen hier die wichtigsten und einfachsten, schon in der Sprechstunde anzuwendenden, noch einmal kurz aufgeführt werden sollen. Alle übrigen Methoden bleiben der klinischen Untersuchung vorbehalten:

Der Gang des Kranken, wenn er ins Sprechzimmer tritt, das Aussehen der Glieder, der Zustand und die Farbe der Haut, die Hautwärme bzw. -kälte, schon mit der bloßen Hand gemessen, Fehlen des Pulses oder Unterschiede zwischen beiden Körperseiten verstärken unter Umständen schon den nach der Anamnese aufgekommenen Verdacht. Einige leicht auszuführende Funktionsprüfungen, wie Lagerungsprobe, abgeänderter Arbeitsversuch, Zeitprüfung der Hyperämie nach Stauung und Blutleere machen dann die Diagnose zur Gewißheit. Indirekte Erwärmungsproben als Mittel zur Prüfung der Temperatursteigerung des kranken Gliedes, im Vergleich zu der der übrigen, nehmen schon wieder mehr Zeit in Anspruch und sind darum mehr für den klinischen Betrieb geeignet, wo dann mit dem übrigen Rüstzeug, insbesondere Leitungsunterbrechung des Sympathikus und anderen Spezialuntersuchungen, Oszillometrie, Angiographie, Hautthermometrie und elektrischer Widerstandsmessung der Punkt auf das i gesetzt werden kann.

III. Die einzelnen Formen der Durchblutungsstörungen

A. Durchblutungsstörungen vorwiegend funktionellen Charakters

1. Gefäßübererregbarkeit

weisen viele Menschen auf, ohne daß sie gleich immer als krank anzusprechen sind. Sie ist dadurch gekennzeichnet, daß alle Gefäßreaktionen das normale Maß überschreiten. Mit der Begriffsbestimmung der „normalen" Gefäßreaktionen fangen die Schwierigkeiten an. Ich will nicht darauf eingehen. Wir wollen darunter die Innehaltung einer gewissen physiologischen Breite nach oben wie nach unten verstehen. Unter einer „Gefäßübererregbarkeit" können wir uns vielleicht schon eher etwas vorstellen, obwohl auch dafür keine Grenzen festzulegen sind, vielmehr fließende Übergänge bestehen. Was bei dem einen „noch" normal erscheint, kann beim anderen „schon" der Ausdruck einer krankhaften Reaktion sein.

Im Sprachgebrauch der Mediziner haben sich einige Bezeichnungen eingebürgert, mit denen gewisse Vorstellungen verbunden werden, auch „wo die Begriffe fehlen . . .". Die oft recht unklaren Vorstellungen werden aber durch noch so schöne fremdklingende Namensgebungen nicht deutlicher. Eine solche unklare Begriffsbestimmung ist auch die „Angiopathie". Wörtlich übersetzt heißt Angiopathie „Gefäßleiden". Man könnte darunter also alle Arten von Gefäßleiden zusammenfassen, mögen sie funktionellen, also im wesentlichen vasomotorischen, oder organischen, also entzündlichen und degenerativen sowie proliferativen Charakters sein. Man sollte darunter daher nicht nur die funktionellen Durchblutungsstörungen vereinigen, sondern muß die organischen miteinbeziehen. Ein Hinweis auf auch sonst im klinischen Gebrauch — leider — nicht selten angewandte Bezeichnungen ähnlicher Art, wie Cholezystopathien, Nephropathien, Myopathien usw., für Krankheitszustände nicht immer eindeutiger Art ist unangebracht, denn man kann einen Fehler nicht durch Vergleich mit einem anderen richtigstellen.

Wenn ich dagegen in dem Abschnitt über die Pathogenese und auch hier den Begriff der erworbenen und angeborenen „angiopathischen Reaktionslage" übernommen habe, so habe ich das bewußt getan, und zwar in dem verallgemeinernden Sinne für die Entwicklungsmöglichkeiten der verschiedensten, ja aller Durchblutungsstörungen. Ebenso unklar sind andere Bezeichnungen für diese abnorme Reaktionsbereitschaft der Gefäße, wie „Angioneurose", „neurozirkulatorische Dystonie", „Gefäßlabilität", „Kapillarneurose", „Vasomotorismus", die aber alle besser sind, weil sie doch schon wenigstens eine Beziehung zur Funktionsstörung durch den Hinweis auf das Nervensystem einschließen.

Eine Gefäßübererregbarkeit ist oft das erste klinisch sichtbare Zeichen einer angiopathischen Reaktionslage. Verschiedene Temperamentsveranlagungen wie Neigung zu besonders lebhaftem Hautfarbwechsel, Erröten und Erblassen aus Scham, Angst, Zorn, Wut, Blutandrang zum Kopf, Klopfen der Gefäße, verstärkter Dermographismus sind noch nicht ohne weiteres Zeichen einer angiopathischen Reaktionslage. Ihre Abhängigkeit vor allem von psychischen

Momenten drückt ihre zentrale Bedingtheit, subkortial oder dienzephal, aus. Neigung zu Schwindelanfällen und Ohnmachten, besondere Kälte- oder Wärmeüberempfindlichkeit dagegen können schon eher auf einer angiopathischen Grundlage beruhen. Sind namentlich mit den letzteren starke Schweißbildung, Spasmen der Hohlorgane, besonders des Magen-Darmkanals, verbunden, die zu Verstopfung, unregelmäßigem Stuhlgang, Blähungen führen, bei Frauen oft in Abhängigkeit von der Menstruation, so häufen sich doch Erscheinungen, die auf neurovegetative oder hormonale Störungen (Schilddrüse, Hypophyse) verdächtig sind. Alle diese Störungen lassen oft trotz der krankhaft gesteigerten Funktionen noch keine Organveränderungen erkennen. Vielfach bilden sie sich mit der Geschlechtsreife zurück. In anderen Fällen treten sie erst danach auf. Bei wieder anderen lassen sich dagegen weitere hypophysär-dienzephale Störungen nachweisen, so daß in diesen Fällen *Ratschow* nicht von Durchblutungsstörungen, sondern von Blutverteilungsstörungen spricht, bei denen die Gefäße und örtlichen Steuerapparate völlig intakt sind.

Pathologisch-anatomische Besonderheiten an Gefäßen und Vasomotorensystem sind bei dieser Art von Gefäßübererregbarkeit nicht bekannt.

Diagnostisch läßt sich die Gefäßübererregbarkeit von richtigen Durchblutungsstörungen durch einfache thermische Prüfung abgrenzen: Kurzes kaltes Teilbad von 14—16° läßt die Glieder blaß und zyanotisch werden. Die reaktive Hyperämie nach kurzer Blutsperre ist gesteigert oder unter Umständen verzögert, wobei dann sogar bläuliche Verfärbung auftreten kann. Die Dermographie ist lebhaft, der Blutdruck niedrig.

Therapeutisch kommen Abhärtung, sympathikusdämpfende Mittel wie Bellergal, Sedativa in Frage. Deutliche endokrine Störungen müssen entsprechend behandelt werden.

Eine Reihe von Menschen mit Gefäßübererregbarkeit trägt deutlich die Züge von „vegetativ Stigmatisierten" im Sinne *E. v. Bergmanns*. Ich habe an anderer Stelle (Kap. I, B, 3) die Vermutung ausgesprochen, daß vielleicht als das morphologisch faßbare Substrat derartiger vegetativer Stigmatisation, die sich natürlich nicht nur in Durchblutungsstörungen kund zu tun braucht, feingewebliche Veränderungen in den sympathischen Ganglien angesprochen werden können, die wir bei organisch „noch" gesunden Gefäßen finden, die aber offenbar funktionell schon gestört sind. Über die Berechtigung meiner Vermutung müssen die zu erwartende Diskussion und weitere Erfahrung abgewartet werden.

Von den von mir hier gemeinten „vegetativ Stigmatisierten" müssen die extremsten Grade von Durchblutungsstörungen stigmatisierter Mystikerinnen mit psychosomatischen Phänomenen abgetrennt werden, die sinnfällige Haut- und Schleimhautblutungen, beispielsweise in Form der Male der Passion Christi und dergleichen, auf Grund seelischer Vorstellungen meist in visionären Ekstasen hervorbringen können. Wer sich hierfür interessiert, findet das Wissenswerte in dem Buche von *F. L. Schleyer* zusammengetragen.

2. Krankhaft gesteigerte Verengerungsbereitschaft der peripheren Gefäße

Vasoneurosen

Da die Vasoneurose meist bei Jugendlichen angetroffen wird, ist an hormonale Dysfunktion zu denken, doch sind eindeutige mono- oder pluriglanduläre Störungen nicht nachgewiesen.

Rosenfeld hält primäre Störungen im sympathisch-parasympathischen System für möglich, die wegen der von *L. Fischer* allenthalben nachgewiesenen kapillären Veränderungen von *Curschmann* ins vegetative Zentrum des Zwischenhirns verlegt werden, während *Cassirer* sie für die *Schultz*sche Form der Akroparästhesien in den peripheren sensiblen Hautnerven und für die *Notnagel*sche Form in den peripheren vasokonstriktorischen Nerven sehen wollte.

„Tote Finger"

Zu den letzteren Formen ist auch wohl der „tote Finger", Digitus mortuus *Reils* zu rechnen, der sich ohne Schmerzen meist am 2. bis 4. Finger ausbilden kann, Leichenblässe und Eiskälte zeigt, aber sehr rasch wieder normale Hautfarbe annimmt und sich namentlich hierdurch von *Raynaud*-Attacken maßgeblich unterscheidet. Meist in der Pubertät treten Gefäßkrämpfe auf, um sich mit zunehmendem Alter zu verlieren. Besondere Behandlung erübrigt sich, Diathermierung der Halsganglien ist ebenso wie Gefäßgymnastik angeraten worden.

Cassirer sowohl wie *Curschmann* sind der Ansicht, daß endokrine und vegetative Störungen in gleicher Weise aktiv und passiv vorliegen, ohne daß die „vegetative Instabilität" auf die bestimmte Formel der Vago- oder Sympathikotonie gebracht werden konnte, sondern vielmehr häufiger eine gemischte Reaktivität (Heterotonie) nachzuweisen ist. Interessant ist, daß *Lichtwitz* und ebenso *Oppenheim* und *Curschmann* die direkte Entstehung der Arteriosklerose aus vasomotorisch-neurotischen Störungen langer Dauer für wahrscheinlich halten. Doch auch ohne morphologisch nachweisbare Wandveränderungen können Arterienkrämpfe schwerste Durchblutungsstörungen wie Organinfarkte und Extremitätengangrän verursachen, wie *Schmidt* auf Grund von Sektionsbefunden mitteilte. *Ratschow* konnte bei Eiweißmangelschaden häufiger Akroparästhesien und *Raynaud*-artige Attacken beobachten. Er will diese und andere durch Eiweißmangel bedingten Störungen jedoch nicht als periphere Durchblutungsstörungen, sondern vielmehr als Regulationsstörungen übergeordneter vegetativ-hormonaler Funktionen gelten lassen. Bei zahlreichen Erkrankungen des Magen-Darmkanals wurden anfallsweise symmetrische Gefäßspasmen von *Ferraboue* beobachtet und als reflektorische und nicht toxische Wirkung angesehen, was, wie ich früher auseinandergesetzt habe, über viscero-cutane und andere Reflexe durchaus erklärlich scheint, und von *Beneke* anatomisch begründet wurde.

Trophoneurosen

Von den eigentlichen Durchblutungsstörungen, die in diesem Buch abgehandelt werden, und von den soeben angeführten Vasoneurosen zu trennen sind die neuropathischen Gewebsveränderungen, Geschwüre und Gangränen, die als Trophoneurosen bei Syringomyelie, Tabes, Myelitis, Myelodysplasie, Rückenmarksverletzung, toxischen Schädigungen (z. B. Kohlenoxydvergiftung), sowie bei Schädigung peripherer Nerven (Neurom, Neuritis, Schußverletzungen) bekannt sind und meist als Malum perforans und Dekubitus auftreten. Sie sollen hier, um den Rahmen des Buches nicht zu überspannen, nicht besprochen werden.

Aus der Reihe der

Akroparästhesien

wird in der letzten Zeit ein Krankheitsbild eigener Art herausgehoben, die Brachialgia paraesthetica nocturna, der „nächtliche Kribbelschmerz in den Armen" *(W. Schulte)*. Dieses Krankheitsbild beruht nicht auf einer Neuritis oder statischem Druck auf den Plexus brachialis, entspricht auch nicht dem sogenannten „Scalenus-Syndrom", sondern wird durch Störungen des vasovegetativen Apparates hervorgerufen. Pektanginöse Beschwerden, vor allem infolge von Koronarsklerose, die ähnlicher Art sind, lassen sich meist unschwer ausschließen.

Von den genannten anderen Leiden läßt es sich abgrenzen durch die klinischen Erscheinungen: durchweg werden Frauen im Alter von 20—40 und mehr Jahren häufiger befallen als Männer. Schlankwüchsige, psychisch agile und labile Typen ohne eigentliche vegetative oder hysterische Stigmatisation herrschen vor. Fast ausschließlich wird die obere Gliedmaße befallen, wie schon die Namensgebung anzeigt. Nicht ausgeheilte Infekte, Erschöpfungszustände, Schwangerschaften können vorausgehen. Insbesondere aber sind körperliche Anstrengungen, in erster Linie Hausfrauenarbeit wie Waschen, Stricken, Tragen von schweren Einkaufstaschen mitverantwortlich zu machen. Die Parästhesien (Kribbeln, Taubheit in den Fingern, Gefühl von Eingeschlafensein und Gedunsenheit sowie Hitzegefühl) treten mit Vorliebe in der 2. Hälfte der Nacht oder in den frühen Morgenstunden auf. Sensibilitätsstörungen, Reflexanomalien und Druckempfindlichkeit der Nervenstämme fehlen. Die Schmerzen können durch Schleuderbewegung der Arme, Massage und vor allem Eintauchen der Hände in kaltes Wasser zum Verschwinden gebracht werden, während Wärmeanwendung jeder Art sie verschlimmert.

Gerade durch das letztere drängen sich Parallelen mit der Kausalgie auf, so daß wir auf vasovegetative Störungen hingelenkt werden. *W. Schulte* möchte diese funktionellen reversiblen Störungen weder auf einen ausschließlich sympathischen noch auf einen parasympathischen, also weder auf einen vasokonstriktorischen noch vasodilatatorischen Nenner bringen, ist jedoch geneigt, eher ein Sympathikusüberwiegen anzunehmen. *Duus* ist der Ansicht, daß viele der hier beschriebenen Beschwerden durch mechanische Einengung der Foramina intervertebralia infolge degenerativer Wirbelsäulenprozesse (Osteochondrose) verursacht sind. Durch Spezialaufnahmen der Zwischenwirbellöcher in halber Seitenlage und Vergleich mit den nachbarschaftlichen Zwischenwirbellöchern müßte sich dies differentialdiagnostisch ausschließen lassen.

Zur Behandlung wird als besonders günstig die Verabfolgung von Venostasin angegeben *(Schulte, Winkler)*. Daneben ist vor allem Ruhigstellen der Arme, zum mindesten passive Schonung notwendig. Einspritzungen ins Ganglion stellatum geben bei älteren Fällen einen großen Teil Versager, obwohl sie, unter Umständen wiederholt angewandt, gleichfalls erfolgreich sein können. Von *Winkler* werden Novocainumspritzungen der A. brachialis oder subclavia empfohlen, von *Taepper* in der Annahme, daß der Störungshergang in den Seitenhörnern und in der Pars intermedia des Rückenmarks liege, Röntgentiefenbestrahlungen. Die übrigen Medikamente (Padutin, Priscol, Nitrotabletten, auch Vitamin B allein) haben meist enttäuscht. Im Anfang ist ein Pyramidon- bzw. Salizylstoß, eventuell Atophan, mitunter von Vorteil. Im vorgerückten Alter sind unter Umständen Sexualhormone angezeigt. Kurzwellen- und Diathermiebehandlung werden allgemein schlecht vertragen, sachgemäße Massagebehandlung dagegen gerühmt *(Vogel)*.

Traumatische Angioneurosen

Wodurch die Gefäßübererregbarkeit, selbst bei Annahme einer konstitutionellen angiopathischen Reaktionslage, zu krankhaften Erscheinungsformen geführt wird, so daß die Aufstellung des, wenn auch unklaren Krankheitsbegriffes, der Vasoneurose gerechtfertigt erscheint, ist im Einzelnen nur selten herauszubekommen, wie die vorhergehenden Ausführungen erkennen ließen. Dagegen kennen wir gewisse traumatische Insulte, in Form einer unphysiologischen Überbeanspruchung oder als Dauerreiz, die Gefäßspasmen bewirken können. Diese Art Gefäßverkrampfung wird nach unseren heutigen Kenntnissen als „traumatische Angioneurose" nicht unzutreffend bezeichnet. Sind hier auch die Gefäßstörungen zunächst rein funktioneller Art, so können sie doch in schwerste organische Wandschäden ausarten, wie nachgewiesenermaßen bei Dauererschütterungen. So finden wir also auch hier wieder, wie beim *Raynaud*-Formenkreis keine grundsätzlichen, sondern nur gradliche Unterschiede, bzw. fließende Übergänge von funktionell in entzündlich und degenerativ bedingte Durchblutungsstörungen. Wir kennen vor allem den reflektorischen Arterienkrampf, aber auch die gleichen Krampfzustände an Venen.

Auf den traumatisch-segmentären Gefäßkrampf nach *Küttner-Baruch* haben vor allem *F. Kroh* und *Vianney* aufmerksam gemacht. Der segmentäre Krampf kann sich über mehrere Stunden hinziehen. Neben mechanischen sind auch thermische Reize zur Erzeugung von Gefäßspasmen bekannt und werden in Form von heißen und kalten Wasserbestrahlungen zwecks Stillung von Blutungen auch heute in der Volksmedizin noch verwertet. Nach Weichteilverletzungen geschieht die Blutstillung am allerwenigsten durch Gerinnung des Gefäßinhaltes, vielmehr größtenteils durch Kontraktion der Wand. Arterien wie Venen reagieren gleich, sogar die Umgebung beteiligt sich in mehr oder weniger weitem Umfang daran. Durch die stumpfe Gewalteinwirkung werden anscheinend die die Gefäße umgebenden sympathischen Nervenfasern geschädigt, wodurch die Krampfzustände veranlaßt werden, doch auch bei Reizung spinaler Zentren und peripherer Nerven kommen Gefäßkrämpfe zustande, ja schon intramuskuläre Injektion soll solche hervorrufen können *(Friedrich)*.

Selbst stumpfe Verletzungen können zum allmählichen Versiegen sogar eines großen Gefäßes führen, wie *Franke* von der A. femoralis einen Fall beschreibt. *Nowicki* teilt den Fall eines 24jährigen Landarbeiters mit, dem beim Fällen ein Baum auf die Schulter schlug und Schulterblatthals und Akromion brach. Nach 12 Tagen Beginn der Hautnekrose am Arm. Operative Freilegung zeigte die A. brachialis auf 1,5 cm ringförmig eingeschnürt. Der Arm erholte sich nicht und mußte nach $1^1/_2$ Jahren abgesetzt werden. Die histologische Untersuchung der Gefäßwände ergab keine Veränderungen. Weitere Mitteilungen von *Dimtza, Frassy, E. Lehmann, Winterstein* und einigen anderen bestätigen das. Ein eigener Fall mit besonders schweren Folgezuständen, die ein posttraumatisches Ödem hinterlassen hatten, und den ich deswegen und aus anderem Grunde an anderer Stelle des Buches ausführlicher geschildert habe (Kap. III, D, 5), gehört gleichfalls hierher. Gefäßspasmen auch nach Schußverletzungen in der Nachbarschaft (Steckschüsse) bei einwandfrei unverletzter Arterie sind wiederholt beschrieben. In der Abb. 59 habe ich einen durch Fremdkörperreiz unterhaltenen Spasmus wiedergegeben. Zwei Fälle von traumatischer Gangrän des Fußes ohne äußere Verletzungsspuren und ohne Frakturen nach Explosion tiefliegender Tretminen wurden von *Eichhoff* beobachtet. Die Gangrän des ganzen Fußes wurde auf Gefäßschädigungen, wahrscheinlich in erster Linie zunächst der venösen Gefäße zurückgeführt, die eine hochgradige Stauung im peripheren Kreislauf erzeugt und die Ernährung gestört hat.

Ischämische Muskelkontraktur

Daß bei Luxationen und deren Repositionen sowie bei gelenknahen Frakturen Gefäßschädigungen auftreten und auch Zirkulations- und Durchblutungsstörungen ohne direkte Gefäßzerletzung, ist jedem Unfallchirurgen bekannt. Es mag genügen, mit der Erwähnung dieser Komplikation die entsprechenden Krankheitsbilder in die Erinnerung zurückzurufen. Die ischämische Muskelkontraktur nach *Volkmann*, die durch bindegewebige Umwandlung und hochgradige Schrumpfung der kontraktilen Elemente entsteht, so daß schließlich eine derbe, steinharte Bindegewebsmasse sich bildet, entwickelt sich fast ausschließlich bei Kindern nach suprakondylären Oberarmbrüchen, seltener nach Bruch beider Unterarmknochen dicht am Handgelenk und ganz selten nach Bruch des unteren Oberschenkeldrittels. Als Ursache wird neben Gefäßverletzung durch Verschiebung der Bruchstücke und Druck des entstandenen Blutergusses auch eine primäre Nervenschädigung, vor allem des Medianus, angenommen, wodurch eine Vasomotorenstörung herbeigeführt wird. Ein Verschulden des Arztes, das oft in zu eng angelegtem Gipsverband vermutet wird, ist wohl meist abzulehnen. Da aber schon nach 6—8 Stunden die Ischämie ihren Höhepunkt erreicht, kann nur allerschnellste Hilfe die schlimmsten Folgen abwenden. In meinem Buch über die „Normale und gestörte Knochenbruchheilung" bin ich näher hierauf eingegangen.

Die Therapie bei allen durch Traumen verursachten akuten Durchblutungsstörungen, mag es sich um Gefäßspasmen nach stumpfen Verletzungen, offene Gefäßzerreißungen oder das *Volkmann*sche Syndrom handeln, hat darin zu bestehen, sofort zu versuchen, die Blutzirkulation zu bessern. Falls durch Abnahme des Verbandes und Lagewechsel und durch Novocainblockade des zugehörigen sympathischen Grenzstrangs, wovon ich die besten Eindrücke habe, keine augenblickliche Besserung zu erzielen ist, ist die Verletzungsstelle freizulegen. Ausräumung des Hämatoms, Gefäßnaht oder Arteriolyse sind im allgemeinen die Methoden der Wahl, und nur im Falle einer einwandfrei schweren Wandverletzung kommt eine Arterienresektion in Betracht. *Du Pan* sowie *Griffiths* konnten bei solchen Operationen doch schwere Intimaverletzungen an dem äußerlich nicht sichtbar verletzten, sondern nur spastisch kontrahierten Gefäß feststellen.

Reflektorischer Venenkrampf (Achselvenenstau)

Eine reflektorische Verkrampfung der Venen bietet das neuerdings unter der Bezeichnung „Achselvenenstau" *(Brandt)* geführte Krankheitsbild, das auch unter dem Namen Achselvenenthrombose, Claudicatio venosa intermittens und ähnlich beschrieben worden ist. Da längst nicht immer eine Thrombose oder Thrombophlebitis vorhanden, eine traumatische Entstehung sehr selten ist und ein völliger Verschluß auch nicht immer vorliegt, ist die oben wiedergegebene Namensgebung bis jetzt als die zutreffendste anzusehen. *Schroetter* hat 1884 zuerst darüber berichtet, aber erst durch *Löhr* (1929) ist eine regere Diskussion in Gang gekommen.

Die Ursache der Erkrankung ist in der Vene selbst zu sehen. Druck von außen — Verwechslung mit dem „Scalenus-Syndrom" *(Wanke)*! — spielt keine große Rolle. An der Durchtrittsstelle der Achselvene zwischen Schlüsselbein und 1. Rippe ist eine physiologische Enge und vor diesem „Schwächepunkt" kann bei über das gewohnte Maß hinausgehender Tätigkeit fast nur bei Männern am Arbeitsarm ein anhaltender Gefäßkrampf auftreten, der die verschiedensten Veränderungen nach sich ziehen kann, isolierte Intimahyperplasie, Thrombose und Thrombophlebitis. Auf die ungewohnte anstrengende Tätigkeit als Ursache weist der hierbei öfters geklagte Anfangsschmerz hin. Daß auch andere Schädigungen des Gefäßsystems, Infektionen und chronische Infekte, für krankhafte Erscheinungen des Gefäßnervensystems an dieser Stelle mitverantwortlich gemacht werden, versteht sich. Nach *Pogany* soll in der Gegend des „Schwächepunktes" ein als Schließmuskel fungierender Mechanismus bestehen, der vom Vasomotorenzentrum abhängig sei. Der Venenverschluß läßt sich phlebographisch darstellen (Abb. 64).

Die Behandlung hat sich in den Anfangsstadien auf möglichst schnelle Lösung des Gefäßkrampfes zu richten. Zu diesem Zweck sind feuchte Umschläge, Hochlagerung, Spasmolytika, Ganglion stellatum-Anästhesie anzuraten. In chronischen Fällen ist operatives Vorgehen am Platze, das die Entfernung des Thrombus anzustreben hat, und wenn dieses nicht gelingt, in der Resektion des erkrankten Venenstückes, selbst bei nicht völligem Verschluß bestehen sollte, um, wie bei der Arteriektomie einen im Circulus vitiosus wirkenden Dauerreiz endgültig auszuschalten.

Epicondylitis humeri, Coracoiditis

Für die Epicondylitis humeri, Coracoiditis und verwandte Leiden nehmen *Iselin*, *Scheller* u. a. Durchblutungs- und damit verbundene Ernährungsstörungen in jedem Falle als wesentlich für die Entstehung an. Es handelt sich hierbei um ein Leiden, das handwerklich Ungeübte und möglicherweise auch in bezug

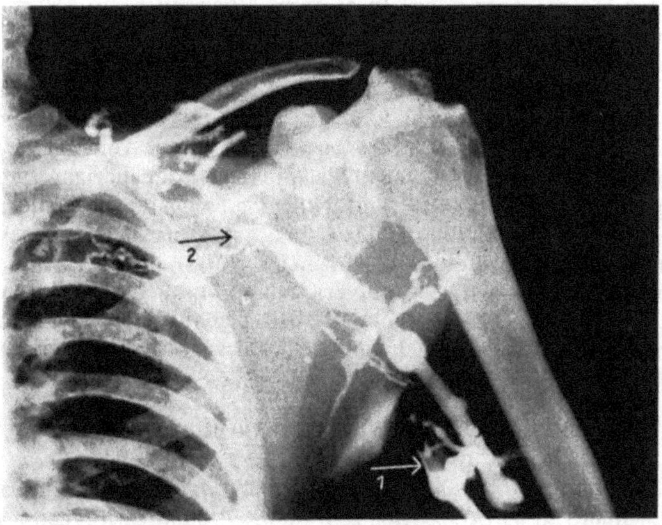

Abb. 64. G. M., 19 Jahre. Phlebogramm: Achselvenenstau mit Thrombose. Im Röntgenbild zeigt die V. basilica im unteren Abschnitt einen Stop. (Thrombus?) Nur die Randkonturen sind noch eine kurze Strecke angedeutet ↗$_1$. Von hier Anastomosenfüllung der V. cephalica, die vor der V. axillaris eine spindelförmige Erweiterung und am Übergang in die Subklavia wieder einen Stop zeigt ↗$_2$. Auch hier sind nur Randkonturen, die vermutlich ebenso wie bei der Basilika durch den Thrombuskonus ausgepaart sind. Dichtes Kollateralnetz um die Subklavia herum. Sehr schön die Venenklappen, die wie Zweigknospen aussehen. Vor ½ J. Unterschenkelosteomyelitis. Vor 14 Tagen kleine Verletzung am Finger, oberflächlich entzündet. Bei der Arbeit plötzlich Schmerzen, nach ½ Std. Anschwellung des Armes.

auf den Knochenbau unterwertige Menschen befällt, die wegen des bereits vorgeschrittenen Lebensalters, meistens über 40 Jahre, vielleicht auch schon Störungen im hormonalen Gleichgewicht aufweisen. Gelegentlich werden auch bei untrainierter, sportlicher Überanstrengung die gleichen Beschwerden bei Jugendlichen hervorgerufen („Tennis-Ellenbogen"). In Parallele zu den Überlastungsschäden (Spontanfrakturen, Umbauzonen) wird angenommen, daß Schmerz- und Funktionsstörungen und im späteren Stadium degenerativ-entzündliche Veränderungen die Krankheitserscheinungen auf dem Wege über die Schmerzrezeption zu dem vegetativen Nervensystem hervorrufen. *Iselin* will sie als vasomotorische Störung, als Muskel-Gefäß-Krampf oder vasoneurotische Störung am Muskel- bzw. Bandansatz auffassen.

Auch hier wieder scheinen vegetativ Nervöse oder Labile besonders betroffen zu werden. Die Ermüdung der Muskeln (*Vuillet*) infolge falscher Beanspruchung verursacht Schmerzen an ihren Ansatzpunkten, dem Oberarmknorren oder Rabenschnabelfortsatz, woraus Myogelosen *(Fr. Lange)* oder Hartspann *(A. Müller)* resultieren, die durch die schlechte Blutversorgung der Strecker begünstigt werden *(Ettore)*.

Therapeutisch kommt Ruhigstellung, am besten in Gipsschiene, unter Einbeziehung der benachbarten Gelenke, bei der Epikondylitis auch der ganzen Finger, sowie nach *Erb* und *Baumbusch* Azetylcholin- oder Priscoleinspritzung im Anschluß an die 1%-Novocaininfiltration und Kochsalz- oder gar Alkoholeinspritzung in den periostalen Band- oder Muskelansatz in Frage. Eingreifendere Maßnahmen wie Sehnen-Knocheneinkerbung *(Hohmann)*, Periostausschneidung *(Fischer)*, Abtragung des Epicondylus *(Franke)* oder Periostumscheidung *(Saxl)* sind dann meist überflüssig. *Iselin* rät unter Umständen Daueranästhesie der sympathischen Ganglien durch Alkoholeinspritzung an.

Gefäßschäden durch Dauererschütterung

Es geht natürlich nicht an, nun alle als „Ermüdungserscheinungen“ der verschiedensten Gewebe bekannt gewordenen Krankheitsbilder hier einzufügen und auf Durchblutungsstörungen zurückzuführen; denn bei diesen kommen, obwohl zweifelsohne Ernährungsschäden sich einstellen, die Durchblutungsstörungen doch wohl nur als Folgeerscheinung, aber nicht als auslösende Ursache in Betracht. Namentlich an den Knochen finden sich eine ganze Reihe in dieses Gebiet gehöriger Erkrankungen: Die Umbauzonen *(Looser)*, kristallinische Ermüdungserscheinungen *(Henschen)*, Spontanfrakturen der Soldaten *(Osterland)*, mechanisch-technologisch als „Schwingungsbrüche“ bezeichnet, „sympathischer Knochenschwund“ *(Martin)*, intermolekulare Verschiebungen *(Matti)*, Materialverschlechterung durch Dauertraumen *(Göcke)*, Schäden durch Preßluftwerkzeuge *(Rostock)* und unspezifische Spongiosaerkrankungen *(Block)* möchte ich hier nur anführen, ohne auf sie näher einzugehen. Interessenten verweise ich auf das entsprechende Kapitel in meinem Buch „Die normale und gestörte Knochenbruchheilung“. Nur eine Krankheitsgruppe dieser Art müssen wir doch wohl herausgreifen, die Schäden, die durch Dauererschütterungen an den Blutgefäßen selbst verursacht werden, weil diese den Anlaß zu Durchblutungsstörungen geben.

Arbeiter, die jahrelang mit Preßluftwerkzeugen (Gußputzer, Steinklopfer, Granitbrecher) oder Anklopfmaschinen (Schuhindustrie) zu tun haben, bekommen gar nicht selten typische Störungen an Fingern, Händen und Unterarmen. Nach *Pyro* stellen sich Gefäßstörungen bei Granitbrechern nach zwei Jahren in 35% und nach 10 Arbeitsjahren in 70% ein. *Seyring* beobachtete die ersten Klagen der Arbeiter meist schon nach $2^1/_2$ Jahren, während mit dem 3. Arbeitsjahr bereits 50% und nach 10 Arbeitsjahren 60% der Preßluftarbeiter erkrankt gefunden wurden.

Die Finger werden blaß, „sterben ab“ („Totenfinger“), kribbeln, die Bewegung wird behindert, Gefühlsstörungen besonders gegen Kälte treten auf. Bei Rechtshändern erkrankt zumeist die linke Hand, weil diese am festesten das Werkzeug umfassen muß, bei Linkshändern umgekehrt die rechte Hand; auch doppelseitige Erkrankungen kommen vor, die von den Fingern auf Hände und Unterarme übergreifen können. Meist sind auch andere Gewebsarten, insbesondere Muskeln, Knochen und Gelenke mitbeteiligt.

Auf Grund der Dauererschütterungen treten zunächst Gefäßkrämpfe auf, die mit dem Kapillarmikroskop einwandfrei nachgewiesen werden konnten, so daß man von „traumatischen Angioneurosen“ sprach *(Kölsch)*. Durch die ständige, jahrelang anhaltende Wiederholung immer derselben Schädigung entwickeln sich aus diesen zunächst funktionellen Gefäßstörungen regelrechte organische Veränderungen, die unter Aufsplitterung der Gefäßwandschichten, Bildung von tuberkelähnlichen Zellanhäufungen mit Riesenzellen schließlich zum völligen Gefäßverschluß durch Bindegewebspfropf führen (Abb. 40) und dem histologischen Bild gleichen, das wir von der Angiitis obliterans her kennen. Am Ende der Entwicklung steht der örtliche Gewebstod mit Fingerspitzennekrosen, schlecht heilenden Wunden und selbst Gangrän ganzer Finger (*Holtzmann*, *Kölsch*, *Seyring*, *Teleky*).

In differentialdiagnostischer Hinsicht wichtig sind die Untersuchungen von *Meyer-Brodnitz* und *Wollheim*, die in den Kapillargebieten anderer Körperstellen keinen krankhaften Befund erheben konnten, und ferner das oft gleichzeitige Vorhandensein anderer Krankheitszeichen gleicher Ursache.

Die Therapie hat vor allem in der Prophylaxe zu bestehen, indem man jahrelang fortgesetzte ununterbrochene Arbeit mit Preßluftwerkzeugen möglichst überhaupt zu unterbinden trachtet und derartige Arbeiter täglich nur stundenweise beschäftigt und jährlich mehrere Monate die Arbeit ganz aussetzen läßt (*Junghanns*). Ein Versuch mit chirurgischen Eingriffen am Sympathikus ist anscheinend bisher noch nie unternommen worden, in Analogie mit der Angiitis obliterans doch zumindest in den Anfangsstadien theoretisch zu begründen, falls gleichzeitig ein Arbeitswechsel vorgenommen wird.

Eigenartigerweise ist diese Gefäßerkrankung bisher nicht als Berufskrankheit entschädigungspflichtig, wie die auf gleicher Ätiologie beruhenden Muskel-, Knochen- und Gelenkveränderungen, obwohl die Erwerbsverminderung beim Erkennen von Durchblutungsschäden nach *Holtzmann* doch mit 40—90% zu bewerten ist.

Anfallsweise auftretende Gefäßkrämpfe an den Fingern sollen nach *Pyro* und *Gruber* auch bei Fahrern von Traktoren und großen Lastwagen sowie bei Motor- und Radfahrern auf schlechtem Pflaster vorkommen. Die Beschwerden verschwinden jedoch wieder.

3. Der Raynaud-Formenkreis

Keine Durchblutungsstörung wird so oft fälschlich diagnostiziert wie die „*Raynaud*sche Krankheit". Selbst viele Veröffentlichungen, namentlich kasuistischer Art, halten einer ernsten Kritik nicht stand. Die Diagnose ist nur zu stellen bei übertriebenen vasomotorischen Paroxysmen an symmetrischen Körperteilen mit Farbenwechsel und Schmerzen bei erhaltenem Puls in den zuführenden Arterien; ganz überwiegend ist das weibliche Geschlecht betroffen. Und auch dann ist die Diagnose *Raynaud*sche Krankheit oft noch unsicher, weil der damit verbundene Begriff nicht einheitlich zu definieren ist. Das wichtigste Unterscheidungsmerkmal gegenüber anderen Durchblutungsstörungen bleibt das anfallsweise Auftreten und der meist rasche Wechsel der Erscheinungen.

In seiner 1862 veröffentlichten Dissertation unternahm *Raynaud* den Versuch, zu zeigen, daß es „eine Art von trockener Gangrän der Extremitäten gibt, die man unmöglich als durch Gefäßobliteration entstanden erklären kann", und zu beweisen, „daß diese Art der Gangrän ihre Ursache in einer Störung der Innervierung der Blutkapillaren hat". Das Auftreten einer Nekrose, die, zumal wenn sie symmetrisch sich einstellt, *Raynaud* selbst als eine ihrer charakteristischsten Erscheinungen ansah, gehört meines Erachtens nicht mehr zum Bild einer rein funktionellen Durchblutungsstörung, sondern drückt bereits das Vorhandensein eines organischen Gefäßschadens aus, der zu einer Blutstromunterbrechung geführt hat. Der Durchblutungsschaden hat sich also in solchen Fällen über das Stadium rein funktioneller Störungen bereits hinaus entwickelt und ist in das Gebiet der Durchblutungsstörungen mit vorwiegend entzündlichen Gefäßveränderungen (Angiitis obliterans) einzureihen. Selbst länger anhaltende Gefäßspasmen führen bei gesunden Gefäßwänden ohne weiteres so gut wie niemals zu einer Gewebsnekrose in den zugehörigen Abschnitten. Bei dem Auftreten von Gefäßverengerungen nach stumpfen Verletzungen ohne nachweisbare unmittelbare Verletzungsspuren an den Gefäßen *(Friedrich)*, von denen wir oben gehört haben, spielen doch wohl noch andere Faktoren mit. Andererseits besteht aber kein Zweifel, daß häufige Widerholungen von längerdauernden Gefäßspasmen mit der Zeit Durchblutungsstörungen in den Geweben verursachen können und daß schließlich sogar Gewebstod eintreten kann. Ich erinnere nur noch einmal wieder an Myokardschäden nach pektanginösen Anfällen. Vorzugsweise wird aber zunächst wohl immer die Gefäßwand Organschäden erleiden, die am ehesten durch chemische, von dem gestauten Blut ausgehende Veränderungen verursacht wird. Ist nun erst einmal ein organischer Gefäßwandschaden vorhanden, so können leicht weiterfolgende Gefäßspasmen den Wandschaden verschlimmern und schließlich andere Gewebsschäden in den abhängigen Partien bis zu Nekrosen nach sich ziehen. Nach *Mouquin* neigen auch die meisten französischen Fachleute heute dazu, die in den späteren Stadien der *Raynaud*krankheit nachzuweisenden Veränderungen an den kleinsten Blutgefäßen als Folge der ständig wiederholten Spasmen anzusehen. Auch *White* will die vaskulären Störungen durch tonische Kontraktion der kleineren Arterien ohne augenfällige pathologische Veränderung ihrer Wandung verursacht sehen. *Rieder* weist darauf hin, daß eine mit Gangrän anfangende Krankheit von vornherein nicht für eine *Raynaud*sche Erkrankung zu halten ist.

Das *Raynaud*-Phänomen

Es erscheint mir daher notwendig, den Begriff und das Krankheitsbild der „*Raynaud*schen Krankheit" zum mindesten stark einzuengen, sofern man sie nicht ganz fallen lassen will. *Lewis* und *Pickering* lehnen den Ausdruck *Raynaud*sche Krankheit ab und schlagen vor, zu unterscheiden zwischen „*Raynaud*schem Phänomen" und Gangrän oder Nekrose. Sie verstehen unter *Raynaud*schem Phänomen den aktiven, vorübergehenden Verschluß kleiner Arterien, der sich in Blässe oder Zyanose der betroffenen Haut äußert, wobei es zunächst gleichgültig sei, ob das Phänomen ein rein spasmotorischer Effekt oder die Folge einer zerstörenden Gefäßerkrankung ist. Ich möchte noch weiter gehen und entsprechend meinen vorhergehenden Ausführungen nur dann von *Raynaud*-Phänomen sprechen, wenn oder solange es sich um anfallsweise auftretende Gefäßkrämpfe, die mehr oder weniger rasch abklingen und mannigfaltigem Wechsel der Erscheinungen unterworfen sind, und um sicher noch nicht nachweisbare Gefäß- und Gewebsschäden handelt. Liegt aber bereits — oder, wie andere sagen mögen, nur — eine Intimaverdickung vor, so ist ein einwandfreier organischer Gefäßschaden vorhanden, der, da es sich um eine Intimaveränderung handelt, eben schon zu den Endangiitiden zu rechnen ist. Da aber das Vorhandensein einer Intimaschädigung aus den klinischen Erscheinungen allein nicht erkannt werden kann, zähle ich dieses Krankheitsbild den Durchblutungsstörungen vorwiegend funktionellen Charakters bei. Hier nun besondere „Mischformen" von *Raynaud*krankheit mit Endangiitis obliterans annehmen zu wollen, wie z. B. *von Hasselbach*, verwirrt nur die Begriffe. Es gibt ohne jeden Zweifel auch Angiitiskranke, die Krisen, Attacken, Anfälle oder wie sonst man ihre anfallsweise auftretenden und wieder vorübergehenden Zustände von Gefäßkrämpfen bezeichnen will, bekommen. Damit wird aber auch wiederum nur bewiesen, was ich zur Begründung meiner

Einteilung der Durchblutungsstörungen gesagt habe, daß alle Erscheinungen in einer aufsteigenden Linie liegen, von dem anfallsweisen Gefäßkrampf bis zum organischen Gefäßverschluß, und daß man höchstens unterscheiden kann zwischen Durchblutungsstörungen vorwiegend funktionellen und vorwiegend organischen Charakters. Aus den angeführten Gründen möchte ich auch nicht, wie *Braeucker* das tut, eine „echte" *Raynaud*krankheit von „sekundären" *Raynaud*schen Symptomenkomplexen trennen, die im Anschluß an andere Erkrankungen und Irritation der vasomotorischen Bahnen entstehen.

Die Ausbeute an krankhaften Befunden der Gefäße beim *Raynaud* ist recht mager. Gelegentlich an interkurrenten Leiden verstorbene *Raynaud*kranke haben bei der Autopsie keine Gefäßveränderungen feststellen lassen *(Danninger)*. Schon *Raynaud* fand bei Sektionen solcher Kranken ausnahmslos die Gefäße bis in die Fingerspitzen frei durchgängig. Ganz allgemein werden die Gefäße in den Anfangsstadien als gesund bezeichnet. *Lewis*' Annahme eines Spasmus infolge rein örtlicher Erkrankung der Digitalarterien wurde von *O. Müller* widerlegt. Daß in späteren Stadien auch die Gefäßwände schwer verändert angetroffen werden, und zwar Intimawucherungen, Muskularisverdickungen und Thrombenverschlüsse gefunden werden, ist kein Grund, den Ursprung der Erkrankung in die Gefäßwände zu verlegen. In den späteren Stadien sind als weitere Folge der Erkrankung auch fast immer andere Gewebe ebenfalls verändert. Vor allem finden sich dann Sklerodermie, Atrophie der Haut, der Nägel und sogar der Knochen. Es geht aber nicht an, die Sklerodermie und andere Gewebsveränderungen als Voraussetzungen für die Diagnose des *Raynaud*schen Phänomens zu bezeichnen oder gar zu sagen, daß die Sklerodermie erst den Morbus *Raynaud* zur Krankheit mache.

Fehlen bei den ersten Krankheitszeichen Gefäßveränderungen, so konzentriert sich das Interesse um so mehr auf Veränderungen an dem Vasomotorenapparat, in dem ja schon *Raynaud* die Ursache der Krankheit suchte. *Danninger* (1933) konnte im Thalamus opticus eigenartige kleine Aufhellungsherde feststellen, ohne daß sich allerdings Fettkörnchenzellen, die man wohl im Gehirn bei degenerativen Prozessen hätte erwarten dürfen, gefunden hätten. Ein derartiger Einzelfall ist selbstredend noch kein Beweis. Den Befund einer Reizung der Seitenhornzellen des Rückenmarks von C_8—L_2 bei einem fraglichen *Raynaud*fall mit Gangrän der Finger durch *Gagel* und *Watts* habe ich schon an anderer Stelle erwähnt (Kap. I, B, 3). In den Grenzstrangganglien aber sind sowohl an den Ganglienzellen wie dem neurofibrillären Apparat und den eingelagerten Gefäßen einwandfreie Veränderungen entzündlicher wie degenerativer Art wiederholt festgestellt *(Sunder-Plassmann* u. a.*)* und auch von uns erhoben worden, die man mit Fug und Recht in die Pathogenese mit einbeziehen muß.

Im einzelnen sind folgende Mikrobefunde an den exstirpierten Ganglien bei *Raynaud*kranken erhoben worden: Mächtige perivasale Rundzelleninfiltrate, intravasale Anhäufungen, Kernveränderung mit Vakuolenbildung, Kernmembranveränderungen, Kernquellungen, Kernzerfall, Pyknose, Eindringen von epithelialen Kernen aus der Umgebung der Ganglienzellen in ihre Plasmaleiber, perinukleäres Ödem. An den marklosen Nervenfibrillen in den Ganglien wurden bislang keine Veränderungen gefunden, an den Rami communicantes dagegen Ödem der *Schwann*schen Scheiden und Verquellung der Achsenzylinder. Selbst an den peripheren feinsten Gefäßnervenplexen konnten Veränderungen nachgewiesen werden. Mit einer andersartigen Deutung dieser Befunde habe ich mich oben bereits auseinandergesetzt.

Offenbar handelt es sich also beim *Raynaud* — und darin stimme ich *Sunder-Plassmann* bei — um einen in der Substanz des vegetativen Nervensystems lokalisierten toxischen Schaden, der bei entsprechender Ausprägung in den vorgenannten Formen morphologisch faßbar wird und das ganze System in einen hyperergischen Reizzustand versetzt, so daß einmal anfallsweise Durchblutungsstörungen funktioneller Art und das andere Mal dystrophische Gewebsveränderungen sich entwickeln.

Ob die Schäden nur in der zentralen oder auch in der peripheren vegetativen Nervensubstanz sich einnisten, wie *Sunder-Plassmann* annimmt, ist noch nicht sicher erwiesen. Das neurohormonale Zellsystem ist ja in den Grenzstrangganglien als Teil des vegetativen Präterminalplexus ebenso vorhanden, wie in jedem anderen peripheren Gewebsabschnitt, und die Möglichkeit der Zellschädigung des nervösen Terminalretikulums an den peripheren Gefäßen ist daher, auch wenn sie noch nicht erwiesen ist, ebenso gegeben, wie die bereits nachgewiesene Zellschädigung eines Teils des vegetativen Nervensystems in den zentralen Schaltstellen.

Für eine hyperergische Reaktionslage der vegetativen Zentren sprechen die entzündlichen Veränderungen an den Gefäßen innerhalb der Ganglienzellen, wo sie als mesenchymale Einlagerung von dem reaktiven Geschehen des übrigen Mesenchyms selbstverständlich nicht auszuschließen sind. Damit werden wir auf einen ätiologischen Faktor hingewiesen, der bei dem Zustandekommen der Krankheit von Bedeutung sein kann und meiner Meinung nach von hervorragender Bedeutung ist. Es würde dann das *Raynaud*phänomen als eine Frühform allergisch-hyperergischer Reaktion mit Recht an den Anfang der Entwicklungsreihe der Durchblutungsstörungen gestellt werden dürfen, die von dem *Raynaud*phänomen über die Angiitis zur Arteriosklerose und zum völligen Gefäßverschluß führt. Die Frage, ob die gefundenen feingeweblichen Veränderungen am vegetativen Nervensystem primärer oder sekundärer Natur in dem Krankheitsgeschehen sind, oder ob sie die Gefäßwandveränderungen in der Peripherie nur begleiten, dürfen wir bei dem Fehlen entgegenstehender Befunde einstweilen wenigstens dahin beantworten, daß wir ihnen einen primären Rang zuerkennen. Ich persönlich könnte mir vorstellen — das ist allerdings meine Privatmeinung und nur als Forschungshypothese gedacht —, daß auch die peripheren kleinsten Blutgefäße vielleicht doch schon gleichsinnige allergisch-hyperergische Veränderungen aufweisen können, da einmal die Gefäße in der Peripherie und die Vasa vasorum ebenso wie die in den Ganglien, von deren Veränderungen ich berichtet habe, denselben mesenchymalen Ursprung haben *(Herzog)*, andererseits das Mesenchym der Sitz allergisch-hyperergischer Reaktionen ist und gerade Allergosen in der Pathogenese der Durchblutungsstörungen eine bedeutende ätiologische Rolle zu spielen scheinen. Mit dem Einwand, mit dem neuerdings auch *Ratschow* von seiner früheren Stellung abzurücken und die Bedeutung des terminalen Retikulums abzuerkennen scheint, weil auch nach totaler Anästhesie einer Extremität sich Akroparästhesien durch Stauung und elektrische Reizung erzeugen lassen, und vielmehr die Pathogenese zentral ansetzen will, mit diesem Einwand ist die Annahme einer weitgehenden peripheren vegetativen Mitbeteiligung nämlich noch nicht widerlegt. Ich will hier aber nicht wiederholen, was ich in dem Abschnitt über die allgemeine Pathogenese zu diesem Fragenkomplex schon gesagt habe und verweise deshalb darauf. Auch darf die Tatsache der nunmehr von einer zunehmenden Anzahl von Forschern immer wieder bestätigten pathologischen Veränderungen an den Ganglien nicht damit abgetan werden, daß diese unspezifisch seien, wie es namentlich im amerikanischen Schrifttum im Anschluß an die Mitteilung von *Craigh* und *Kernohan* häufig noch geschieht. Man muß sie zum mindestens als krankhafte Befunde in den Rahmen des ganzen Krankheitsgeschehens stellen, wenn man ihnen keinen ursächlichen Platz in der Pathogenese einräumen will. Auch darüber haben meine Ausführungen im Kap. I, B, 3 u. 4 mehr gebracht.

Das Mitwirken insbesondere **hormonaler Faktoren** kann gar nicht in Zweifel gezogen werden, wie aus der Mehrerkrankung des weiblichen Geschlechts allein schon und aus der biologischen Einheit des neurovegetativen und endokrinen Systems überhaupt genügend hervorgeht. Außer Menstruationsstörungen finden sich oft auch andere Zeichen **endokriner Dysfunktion**, so vermehrte, aber auch verminderte Schilddrüsentätigkeit. Manchmal werden klinische Zeichen von Hyperthyreoidismus bei verringertem Grundumsatz angetroffen, schließlich auch Nebennieren- und Hypophysenstörungen *(Mouquin)*. Entsprechende hormonale Behandlungsversuche hatten allerdings meist zweifelhafte oder gar keine Erfolge, womit per exclusionem der ätiologische Wert dieser Behauptungen herabgemindert wird.

Die Geschlechtsgebundenheit beim *Raynaud* läßt sich nach *Ratschow* durch Tierexperimente beweisen, bei denen sich durch hohe Follikulingaben eine ausgesprochene Intimaverdickung erzeugen läßt. Durch die Intimaverdickung sollen die Gefäßwände gegen die im Blut kreisenden Eiweißnoxen geschützt werden. Infolge Fehlens dieses Intimaschutzes bekommen daher Männer eher eine Angiitis, während Frauen mehr zu *Raynaud*krämpfen neigen. Gegen diese Theorie läßt sich einwenden, daß gerade auch bei der Angiitis sehr erhebliche Intimawucherungen eines der hervorstechendsten Merkmale der Gefäßveränderungen sind und diese bei Männern überwiegen.

*Oppel*s Ansicht, daß die *Raynaud*formen durch eine Hyperadrenalinämie bewirkt werden, wodurch das sympathische Nervensystem in einen Reizzustand versetzt und der arterielle Spasmus hervorgerufen werde, ist allgemein abgelehnt worden und ebenso die daraus gezogene therapeutische Schlußfolgerung, die in der Forderung der Epinephrektomie gipfelte. Der hämotologische Unterschied zwischen der *Raynaud*erkrankung und der Arteriosis suprarenalis soll nach *Oppel* darin bestehen, daß bei letzterer eine Hyperthrombozytose und eine Verschiebung der Kalzium-Kalium-Elektrolyte nach der Seite des Kaliums festzustellen sei.

Manchmal scheinen auch **chronische Infektionen**, insbesondere **Lues**, eine Rolle zu spielen. Die hereditäre Syphilis bildet, wie das *Hutchinson* schon 1876 zuerst behauptete, nach *Syropoulos* und *Georgaras* eine der Hauptursachen der *Raynaud*erkrankung, unter ihren 42 Fällen nämlich vierzehnmal. Auch nach akuten Infektionen ist das Auftreten beobachtet worden. Meiner Meinung nach handelt es sich in diesen Fällen jedoch wohl meist um Angiitiden.

Von bestimmten **Giften**, die zu Gefäßkrämpfen und *Raynaud*-artigen Anfällen führen können, wie Ergotamin, Schwermetallen, ist bereits früher die Rede gewesen (Kap. I, B, 4), sie werden an anderer Stelle noch einmal kurz abgehandelt werden. Zersetzungsprodukte sollen nach *E. K. Frey* das Gewebe beeinflussen, chemische Stoffe nach *Brown* und *Lewis* direkt an den Gefäßen angreifen, ohne daß das vegetative System eine Rolle spiele. Nach der Möglichkeit anderer endogener oder exogener Intoxikation ist zu fahnden.

Sklerodermie

Bei der **Sklerodermie**, die im Gefolge der *Raynaud*erkrankung oft zu finden ist, ist die Blutkörperchensenkungsgeschwindigkeit erhöht, ein erhöhter Kongorotschwund, ein positiver Ausfall der Reaktionen nach *Takata* und *Gross* sowie eine strukturelle Veränderung der Serumeiweißkörper nachzuweisen. Dementsprechend wird der Sklerodermie von *Emmrich* eine Hyalinose zugrundegelegt und von *Ratschow* vermutet, daß **Skleroproteine** der krankmachende Eiweißkörper sind, der bei allen *Raynaud*kranken vermehrt sein soll. Die der Erkrankung zugrundeliegende allgemeine **Eiweißstoffwechselstörung** soll durch einen besonderen „**Lokalisatoreffekt**" jeweils örtlich gebunden werden können. Da nach Einpflanzung von Kälberhypophysen in kleinen Stücken die krankhaften Eiweißverbindungen sich zurückbilden und die Haut weich wird, ist auch hierin ein Beweis endokriner Abhängigkeit der Erscheinungen zu erblicken, ohne daß die Ausschließlichkeit der Abhängigkeit von der Hypophysentätigkeit damit ausgedrückt ist.

Der Meinung, daß die Sklerodermie mit einer hormonalen Störung in Verbindung zu bringen sei, schließen sich auch *Leriche* und *Fontaine* an, welche wegen der meist anzutreffenden Hyperkalkämie eine Überfunktion der Nebenschilddrüsen in den Vordergrund stellen und darum die Sympathikusoperation mit einer Parathyreoidektomie verbinden.

Dieser Ansicht sind auch *Bernheim* und *Garlock*. *Leriche* betrachtet die Sklerodermie nicht als eine sympathische Trophoneurose, sondern den Sympathikus als einen der Vermittler des Mechanismus der Erkrankung. Das Hormon bestimme dabei die vasomotorische Störung von hypertonischem Typus an der Peripherie, welche ihrerseits wieder die Grundelemente für die Entstehung der Störungen bilde. Daneben wird vor allem die Schilddrüse in den Kreis der pathogenetischen Erwägungen hereingezogen, ebenso wie Thymus, Nebennieren und Hypophyse. In diesem Zusammenhang kommt vielleicht auch dem neurohormonalen Zellsystem *Sunder-Plassmann*s eine besondere Bedeutung zu, das mit seinen eigenartigen epithelialen Zellen sowohl im vegetativen Präterminalplexus wie auch in den Grenzstrangganglien eingelagert ist.

Die Sklerodermie ist die Folge pathogenetischer Sonderfaktoren, die bestimmten *Raynaud*fällen von vornherein ein ganz eigenartiges Gepräge geben (*Sunder-Plassmann* und *Jaeger*). Während *Ratschow*, wie schon gesagt, ihre Ursache in einer Eiweißstoffwechselstörung allgemeiner Art sucht, die unter besonderen Bedingungen lokalisiert werden kann, werden von anderen hormonale und vegetative Veränderungen ätiologisch herangezogen. Die ganze Pathogenese ist noch höchst unklar. *Hoff* will ihre Entwicklungsmöglichkeiten in einer „mesenchymalen Disposition" bei einer gestörten vegetativen Regulation sehen. Die Beschränkung der sklerodermatischen Herde auf ein von bestimmten Rückenmarkssegmenten, Wurzelzonen oder peripheren Nerven versorgtes Hautgebiet läßt nach *Doering* die Sklerodermie als eine Erkrankung des Nervensystems, und zwar, wegen bestimmter Kardinalsymptome, als eine Erkrankung des vegetativen Nervensystems erscheinen, über deren Einzelheiten auch *Cassirer* und *Hirschfeld* (1935) noch nichts Genaues sagen können. Aus der Beschränkung auf ein bestimmtes Nervengebiet glauben die letzteren auf den Sitz der Krankheit in einem peripheren Abschnitt des vegetativen Nervensystems schließen zu können, während *Curschmann* den Sitz in die vegetativen Zentren verlegen will; denn es könnten außer den trophischen Zentren für Haut und Unterhaut auch die endokrinen Drüsen geschädigt sein und so neben der zu der Sklerodermie führenden Hautdystrophie eine pluriglanduläre Insuffizienz bestehen. Ein ursächlicher Zusammenhang der Sklerodermie mit einer Erkrankung der Endgefäße, die von vielen angenommen wird, wird von *Cassirer* und *Hirschfeld* entschieden abgelehnt und die Gefäßveränderung nur als „Teilerscheinung" der Erkrankung gelten gelassen. An einer Vergesellschaftung eindeutiger *Raynaud*phänomene mit Sklerodermie ist jedoch nicht zu zweifeln. Gerade diese Tatsache deutet auf den gleichen Ursprung beider Krankheitsformen hin, ebenso wie die therapeutischen gleichzeitigen Erfolge bei ihnen durch einen und denselben Eingriff am sympathischen Nervensystem. Die „vasospastischen Typen der Sklerodermie" sind besonders günstig durch eine Sympathikusoperation zu beeinflussen, wie schon *Brüning* und *Stahl* berichteten und *Adson*, *O'Leary* und *Brown* an einer größeren Anzahl von Fällen bestätigen konnten. Generalisierte Formen der Sklerodermie sind nach *Gask* und *Ross*, *Leriche* und *Fontaine* für die operative Behandlung ungeeignet, obwohl *Gohrbandt* auch bei allgemeiner Ausbreitung durch örtliche Eingriffe am Sympathikus, ja schon durch einfache Blockaden, Rückbildungen der Gesamterscheinungen erreichte.

Nach *Garlock* beruhen die Gefäßspasmen beim *Raynaud* und der Sklerodermie auf einer Störung des Kalkstoffwechsels. Die Nebenschilddrüsen sollen meist vergrößert sein. Sie sollen hypertrophieren, wenn das Kalziumangebot in der Nahrung zu gering ist, weil der Körper den Serumkalkspiegel konstant aufrecht zu erhalten sucht, und es wird dann der Kalk aus anderen Geweben, insbesondere den Knochen, entnommen. Darauf beruht vielleicht die röntgenologisch oft frühzeitig nachzuweisende Demineralisation der Knochen, die man jedoch auch anders, nämlich im Sinne der *Sudeck*schen Dystrophie erklären könnte.

Ist auch die Existenz besonderer trophischer vegetativer Nervenfasern noch umstritten, so unterstreicht *Lampert* doch ihre Rolle neben der Einwirkung der Vasomotoren und charakterisiert die *Raynaud*formen als Kombination einer Trophoneurose und einer gleichzeitigen kapillaren Dyskinese. Als mögliche Grundlage der kapillären Gefäßveränderungen nimmt er eine, schon von *Cruveilhier* vorausgeahnte, konstitutionelle Hypoplasie des Kapillargebietes an.

Auf diesem Boden sollen dystrophische Prozesse durch Funktionsveränderungen der sympathischen Nerven und möglicherweise der vegetativen Zentren hervorgerufen werden. Hierdurch werden Veränderungen des Gewebsmetabolismus, der rezeptorischen Funktion und der Adaptation des Zu- und Abflusses des Blutes verursacht, welche ihrerseits schwere Dystrophie und gar Gewebsnekrose herbeiführen können. Familiäre Häufung kommt vor (*Neham*, zit. nach *Ratschow*). Konstitutionelle Faktoren kommen sicherlich wohl mit in Frage; denn anders läßt sich nach unseren heutigen Kenntnissen gar nicht erklären, warum in dem einen Falle die Krankheit sich auf Gefäßspasmen, also das eigentliche *Raynaud*phänomen, beschränkt, im anderen Falle mit Sklerodermie vergesellschaftet ist und in einem dritten Fall ohne erkennbare *Raynaud*zeichen gleich als Sklerodermie in Erscheinung tritt.

Autohämagglutination

Neuerdings wird auch das Auftreten einer Autohämagglutination in Verbindung mit peripheren Gefäßerkrankungen, insbesondere dem *Raynaud*formenkreis gebracht und vermutet, daß die peripheren Gefäßstörungen durch intravasale Hämagglutination bedingt seien, wenn die Glieder der Kälteeinwirkung ausgesetzt waren (*Forbes*).

Unter Autohämagglutination versteht man nach *Boxwell* und *Bigger* „die Zusammenballung von Erythrozyten zu unregelmäßigen Klümpchen, die dem bloßen Auge sichtbar sind. Der Vorgang spielt sich im eigenen Serum des betreffenden Menschen ohne Bakterienwirkung bei Lufttemperatur ab und ist bei Körpertemperatur reversibel". Da die in Frage kommenden Autoagglutinine bei niedrigen Temperaturen am wirksamsten sind, werden sie auch als „Kälteagglutinine" bezeichnet, obwohl dieser Ausdruck nur beschränkt zutrifft. Die Autoagglutination ist zu trennen von der Pseudoagglutination (Geldrollenbildung), von der bakteriogenen Agglutination und von der Polyagglutinabilität. Bei der letzteren z. B. werden die Blutkörperchen bei niedrigen Temperaturen durch die meisten Normalseren ohne Abhängigkeit von der Blutgruppe, nicht jedoch durch das eigene Serum agglutiniert. Von 10000 gesunden Menschen haben wahrscheinlich 0,29% Kälteagglutinine im Serum.

Da die *Raynaud*anfälle oft, ja meist durch Kälteeinwirkung ausgelöst werden, schließt *Forbes*, daß eine Autohämagglutination hierbei mitspiele, indem nämlich rein mechanisch die kleinen peripheren Gefäße infolge intravasaler Erythrozytenagglutination, die durch die Kälteeinwirkung ausgelöst wird, blockiert werden. Die

Kälte bewirkt dabei einmal die Autoagglutination und zum anderen eine Vasokonstriktion. Auch die Reversibilität sowohl des Agglutinationsvorganges wie des Gefäßkrampfes bei Erhöhung der Außen- und Körpertemperatur steht hiermit in Einklang. Es ist aber doch wohl anzunehmen, daß zum Zustandekommen der Autoagglutination schon eine Herabsetzung der Zirkulationsgeschwindigkeit in der Peripherie vorhanden sein muß, daß also noch andere, offenbar neurovegetativ bestimmte,

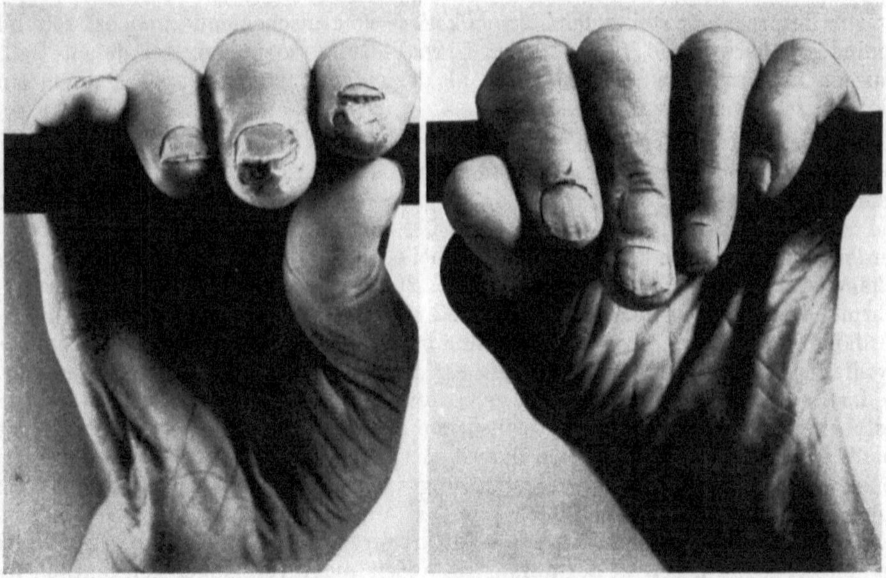

Abb. 65. E. W., 73 jähr. ♀. Klinisch typischer *Raynaud*, doch wahrscheinlich Angiitis obliterans mit raynaudartigen Attacken. Nekrosen an den Fingerkuppen und sklerodermatisch veränderte Finger rechts. Nagelveränderungen. Seit 5 Jahren „sterben" die Finger bei Kälte ab.

Voraussetzungen gegeben sein müssen und die Agglutination vielleicht doch nur Begleitsymptom ist. Ein ätiologischer Zusammenhang ist jedenfalls noch keineswegs bewiesen, zumal die einwandfreien feingeweblichen Veränderungen in den sympathischen Grenzstrangganglien beim *Raynaud* damit noch keine Erklärung finden, es sei denn, daß sie vielleicht im Sinne einer Autoallergisierung als Allgemeinwirkung ausgelöst sein könnten. Wenn das der Fall ist, käme man der Erklärung der Erfrierungsschäden vielleicht ebenfalls einen Schritt näher, zumal man auch hier den Begriff der Kälteallergie in die Debatte geworfen hat.

Im Gegensatz zu ihrem ersten Beschreiber wird die *Raynaud*sche Krankheit von *Lewis* als echte Überempfindlichkeitsreaktion gegen Untertemperaturen aufgefaßt und von *Pearse jr.* die Lokalisation dieser Fehlreaktionen auf die Digitalarterien beschränkt. *Mumme* berichtet von Kranken, die in den Tropen als Seeleute arbeitsfähig waren, in unseren Breiten dagegen schon im Sommer bei leichten Abkühlungen entsprechende Anfälle bekamen, so daß sie den Beruf wechseln mußten. Und auch *Ratschow* schildert raynaudartige Anfälle bei einem 57jährigen Mann, die schon bei 21° Außentemperatur auftraten. Sogar ein Blutstatus konnte wegen sofort auftretender Gerinnung nur bei Erwärmung des austretenden Blutes auf 37° gemacht werden.

Das Vorliegen einer Autohämagglutination ist zu erkennen aus dem Nachweis von Hämoglobin im Urin nach jedem Anfall. Lues soll fast immer vorliegen. *Mumme* beschreibt diese Erscheinung als Begleitung der Glomerulonephritis. Man muß sis deshalb wohl als Symptom der letzteren bezeichnen und kann darum nicht das Krankheitsbild einer eigenen Durchblutungsstörung aufbauen.

Die Klinik

des zur Besprechung stehenden Formenkreises von anscheinend zunächst rein oder zumindest überwiegend funktionellen Durchblutungsstörungen, bei denen Gefäßspasmen im Vordergrund stehen, die als *Raynaud*phänomen zu bezeichnen sind, zeigt ein sehr wechselvolles Bild.

Fast durchweg werden Frauen befallen. Diese Tatsache ist so eindeutig anerkannt, daß die Diagnose eines *Raynaud*phänomens beim Mann von vornherein zunächst einmal Zweifel an der Richtigkeit der Diagnose aufkommen lassen darf. Das dritte und vierte Dezennium herrschen vor, doch sollen auch Säuglinge ebenso betroffen werden können, wie ich klinisch einen Fall bei einer 73jährigen Frau zur Beobachtung bekam (Abb. 65). Bei oft nur geringer Kälteeinwirkung von 16° oder durch Berührung von kälteren metallenen Gegenständen selbst in warmen Räumen können „Anfälle" ausgelöst werden. Im Anfall sind bei gedrosseltem Durchfluß die Kapillaren erweitert, daher zeigt sich eine Rötung der Finger und Abkühlung derselben. Durch die fortdauernde Stase geht die Rötung in die Gliederverfärbung über, die bei Ruhe bestehen bleibt; bei Bewegungen jedoch, die durch die auftretenden Schmerzen veranlaßt werden, sowie bei Erheben der Glieder laufen die Kapillaren leer und es tritt völlige Abblassung ein, „Leichenfinger, doigts morts". Außerhalb des Anfalls ist bei *Raynaud*kranken, im Gegensatz zu mehr organisch bedingten Durchblutungsstörungen, durch Lagewechsel keine Hautfarbveränderung zu erzielen *(Gask-Ross)*. Gefühlsstörungen liegen in der anfallsfreien Zeit nicht vor, außer gelegentlich festzustellenden Thermoparästhesien nach *Cassirer* und *Hirschfeld*. Werden die Hände nicht länger dem Kältereiz ausgesetzt und der Rumpf erwärmt, so läßt sich der Anfall abstoppen und zurückbringen. *Pearse jr.* konnte bei Abkühlung des Gesamtkörpers typische Spasmen auslösen, obwohl die Hände im Wasser von 42° lagen. Auch nach Trinken von 1 l eisgekühlten Wassers ließen sich solche Spasmen hervorrufen. Nach dem Anfall werden die Finger oft rasch rot, gelegentlich auch blau, bisweilen fleckförmig. Die Anfälle und ihre Rückbildung gehen nicht gleichmäßig in allen Fingern — fast ausschließlich sind nur die 2.—5. Finger daran beteiligt — vor sich, sondern ganz unberechenbar. Kalte Handbäder von Schmelzwassertemperatur vermögen bisweilen keine Leichenblässe hervorzurufen, sondern vertiefen oft nur die Zyanose. Die Untersuchungsergebnisse sind individuell sehr verschieden (Abb. 66): Ich konnte bei einigen genau und über lange Zeit beobachteten und vielfach den gleichen Versuchsanordnungen unterworfenen Kranken überhaupt keine Regelmäßigkeit im Ausfall des Versuchs mit Teilbädern feststellen. Psychische Erregungen spielen eine ganz große Rolle. Die Anfälle brauchen sich nicht auf die Finger zu beschränken, sondern können auch Nase, Kinn, Zunge und Ohrläppchen ergreifen. Auch Kopfschmerzen, vor allem halbseitige sind gar nicht selten. Vereinzelt stellen sich eine vorübergehende halbseitige Amaurose, desgleichen Herzbeklemmungen ein. Die betroffenen Glieder fühlen sich im Anfall eiskalt an und sind dann schmerzhaft. *Cassirer* und *Hirschfeld* teilen örtliche Temperatursenkungen bis zu 20° mit. Der Puls der zugehörigen Arterie ist auch im Anfall stets zu fühlen, das Allgemeinbefinden nur wenig gestört, keine Temperatursteigerung zu messen. Der Blutdruck steigt an. In der kalten Jahreszeit häufen sich die Anfälle, in der warmen tritt ein Stillstand ein. Die Anfälle sind meist nur von kürzerer Dauer, können sich aber öfter hintereinander wiederholen. Von einem eigentlichen Anhalten der Anfälle über Stunden, ja Tage, kann man meiner Meinung nach nicht reden, wohl von einer über Tage, ja Wochen hindurch grotesk gesteigerten Anfälligkeit mit dauerndem Wechsel der Erscheinungen, einem Farbenwechsel von Blau zu Rot und wieder von Rot zu Blau, wobei jedoch die Anfallsspitzen mit Leichenblässe der Finger nur selten erreicht werden.

Trotz oft lange unterhaltener Durchblutungsstörungen erleiden die Gewebe lange keine ernstlichen Schäden. Auch Ödeme brauchen nicht aufzutreten. Zu Ödem führende besondere Formen (*Nohtnagel*sche Form) sind schon länger bekannt und zeichnen sich dadurch aus, daß auch bei Hochhalten der Glieder die Venen nicht leerlaufen, weil sie offenbar streckenweise ebenfalls spastisch kontrahiert sind. Als Akroasphyxia hyperthrophica hat *Cassirer* besonders starke Weichteilschwellungen beschrieben. *Rosenbach* und *Ratschow* sahen chronische Gelenkschwellungen auftreten. Mit der Zeit jedoch stellen sich vielfach kleine örtliche Nekrosen ein, anscheinend unabhängig von der Dauer und Zahl der Anfälle. Sie beginnen meist an der Fingerkuppe dicht unter der Nagelspitze und entwickeln sich aus einer kleinen Blase, die eintrocknet oder bei falscher Behandlung und Infektion zum Geschwür wird. Die Nekrosen bilden sich gelegentlich an mehreren Fingern gleichzeitig oder nacheinander, selbst an Ohrläppchen, Nase, ja sogar an Zungen- und Penisspitze kommen sie vor. Wie das Auftreten der Anfälle zwar meist symmetrisch, wenn auch in der Häufigkeit seitenunterschiedlich sein kann, so auch das Eintreten der Nekrosen. Kommt es zum Absterben von Geweben, also zur Nekrose, so sollten wir, wie ich oben auseinandergesetzt habe, nicht mehr von funktionellen Durchblutungsstörungen sprechen, weil nämlich dann bereits organische Wandveränderungen der Gefäße vorliegen, mögen sie auch nur die kleinsten Endigungen der Digitalarterien betreffen.

Andere Gewebsstörungen als Folge langjährigen Bestehens der Krankheit sind Schwellungen der Finger, die nicht teigiger Art sind, sich also nicht wie beim Ödem wegdrücken lassen. Die Finger werden unförmig, die Haut hart, glatt und glänzend, aber auch rissig (Rhagaden), die Hände ungelenk. Die Nägel verändern sich, werden riffelig und verlieren ihre Form und Härte. Die Endglieder können sich allmählich verjüngen, die Gelenke verschwellen und versteifen. Schon frühzeitig läßt das Röntgenbild eine Entkalkung namentlich der Endphalangen erkennen, ferner eine Aufrauhung der Randzeichnung und umschriebene Spongiosaherde (*Kornblum*). Da die Rarefikation vor allem den distalen Phalanxanteil betrifft, während die Phalanxbasis verhältnismäßig gesund zu sein scheint, nehmen *Gask* und *Ross* an, daß die Veränderungen an der Fingerspitze durch Sklerosen bedingt werden, daß dagegen die Basis deshalb gut ernährt bleibt, weil die die Epiphyse versorgenden Gefäßästchen sich vorher von den Fingergefäßen abzweigen. Nach eingetretener Sensibilitätsstörung können sich allmählich Muskelatrophien mit regelrechten elektrischen Entartungsreaktionen herausbilden. Meist ist eine verstärkte Schweißbildung im

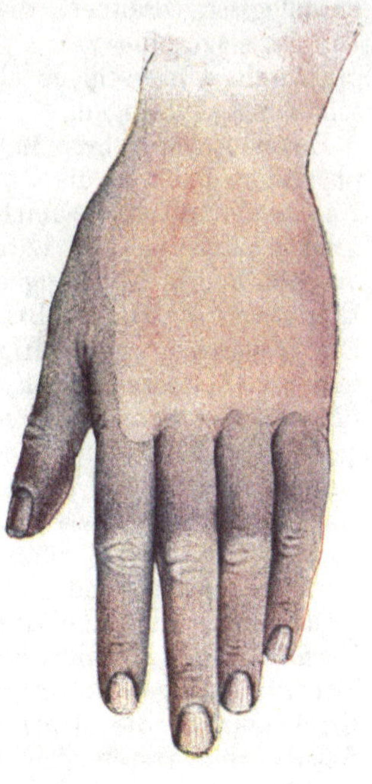

Abb. 66. M. p. 41 jähr. ♀. *Raynaud*phänomen. Zustand morgens b. Aufstehen

anfallsfreien Stadium vorhanden. Alle diese Erscheinungen können sich schließlich zu dem Bild der Sklerodermie und Sklerodaktylie verdichten, ohne daß ihr Auftreten immer an eine funktionell bedingte, vasospastische Gefäßkrankheit gebunden sein muß.

Die Diagnose, deren charakterischste Merkmale ich an den Anfang dieses Kapitels stellte, läßt sich durch einige Hilfsmittel sichern. Das Kapitel über die allgemeine Diagnostik möchte ich hier einer besonderen Beachtung empfehlen. Alter und Geschlecht der Kranken lenken schon bei der ersten Untersuchung den Verdacht auf die Diagnose. Bei jüngeren Frauen unter 25 Jahren handelt es sich meist um eine Akrozyanose, bei der Paroxysmen fehlen. Symmetrie der Erscheinungen und Farbenwechsel ohne immer erkennbaren Grund geben weitere Hinweise. Die Häufigkeit, Dauer und Rückbildung der „Anfälle" bieten keinen sicheren Maßstab zur Unterscheidung weder von den einfachen vasokonstriktorischen Neurosen, bei denen auch „Leichenfinger" entstehen, noch von der Angiitis obliterans, bei der ebenfalls Gefäßkrämpfe auftreten können. Bei der letzteren reichen jedoch die Krämpfe im allgemeinen höher hinauf und die gestauten oder anämischen Gewebsbezirke sind von wesentlich größerem Ausmaß, weil ja auch die Gefäßveränderungen wesentlich höher hinaufreichen. Novocainblockaden der Grenzstrangganglien können zur Unterscheidung gleichfalls nicht herangezogen werden, da sie in jedem Falle, wo noch eine vasomotorische Ansprechbarkeit vorhanden ist, die Gefäßkrämpfe lösen können. Eher sind schon absichtliche Abkühlungen auf 16—18^0 imstande, durch künstliche Wiederholung eines Anfalls die Diagnose wahrscheinlich zu machen. Der Puls der zuführenden Arterien bleibt stets, auch im Anfall, fühlbar, da der Krampf sich auf die Digitalarterien beschränkt. Infolgedessen können Arteriogramme auch die Digitalarterien völlig durchlässig zeigen, zumal die Kontrastmittel an sich noch spasmenlösend wirken. Sind die zuführenden Gefäße im Röntgenbild irgendwie pathologisch verändert, so handelt es sich um eine andere Durchblutungsstörung. Die Oszillographie vermag hier wenig zu helfen. Auch nach *Dimtza* sind arteriographische Unterschiede allein nicht imstande, eine differentialdiagnostische Entscheidung zu bringen.

Einen großen Raum in den diagnostischen Betrachtungen über das *Raynaud*phänomen nehmen die kapillarmikroskopischen Untersuchungen ein. Im *Raynaud*anfall ist die reizbare Schwäche der Kapillaren auf dem Gipfelpunkt angelangt. Reizung und Lähmung folgen oder vereinigen sich in unberechenbarem Wechsel und in Abhängigkeit von augenblicklich vorliegenden inneren oder äußeren Einflüssen *(O. Müller)*. Bei allen Kranken sind die Kapillaren so groß, daß 5—7 rote Blutkörperchen gleichzeitig passieren können. Sie sind unregelmäßig geschlängelt und zeigen Aussackungen, der Blutfluß ist körnig, langsam und neigt zu Stasen *(Deutsch)*. *Adson* und *Brown* fanden die Kapillaren hingegen eng und scharf abgegrenzt, die Passage schnell und regelmäßig. Hinsichtlich ihrer Zahl sind die Kapillaren jedoch normal *(White)*. Während *Halpert* im Intervall schon die Strömung träge und körnig, sowie zeitweise Stase fand und im Anfall, bis auf einige wenige mit langsamer körniger Strömung, in allen Schlingen Stase und bläulich-violette Färbung sowie Auswüchse und Vorbuckelungen, daneben ganz leere Gefäßabschnitte sah, fanden *Leriche* und *Policard* außerhalb des Anfalls keinerlei Abweichungen von der Norm. Die Kapillarmikroskopie scheint nach dieser Auslese aus dem Schrifttum auch kein zuverlässiges Untersuchungsmittel zu sein, zumal in der Unregelmäßigkeit der Erscheinungen die Regel zu liegen scheint. Bei *Raynaud*, Erythromelalgie und Sklerodermie treten gleichsinnige Störungen im Kapillargebiet hervor, und zwar weit über die äußerlich sichtbar befallenen Stellen hinaus *(O. Müller)*.

Röntgenologisch nachweisbare Knochenveränderungen der Endphalangen zeigen sich oft schon in frühen Stadien *(Borak)*. Durch Fiebererzeugung mit unspezifischer

Eiweißeinspritzung empfehlen *Adson* und *Brown* die Differentialdiagnose weiter zu treiben; Einzelheiten darüber vgl. Kap. II, 3.

Bei allen Durchblutungsstörungen ist die Ausführung der Wassermannschen Reaktion am Platze, auch beim *Raynaud.* Ein genauer Nervenstatus muß erhoben werden, um Haut- und Fingerveränderungen beispielsweise bei der Syringomyelie und der Hämatomyelie hiervon abzugrenzen. Bei diesen fehlen die Gefäßkrämpfe und die Schmerzen. Hysterisch bedingte Angiospasmen kommen vor *(Curschmann)*, können aber schließlich aus dem Allgemeinbefund erkannt werden.

Hinsichtlich der Therapie bitte ich bezüglich der allgemeinen Maßnahmen im letzten Abschnitt nachzulesen. Allgemeinerkrankungen, chronische Infekte, hormonale Störungen, besonders von seiten der Schilddrüse, und auch Psychotherapie verdienen entsprechende Beachtung. Übungstherapie, Gefäßrhythmik, Reflexzonenmassage können, richtig und lange genug angewandt, unter Umständen viel zur Behebung der Beschwerden beitragen. Die Wirkung innersekretorischer Präparate wird meist negativ beurteilt. *Graves* sowie *Gariepy* haben nie Besserung von ihnen gesehen. Im Anfall können Nitropräparate nützlich sein, auch Alkohol, ohne daß man seine Anwendung zur Gewöhnung werden zu lassen braucht. Örtliche Maßnahmen wie Skarifikation nach *Noesske* und Saugglockenbehandlung zur Kupierung des einzelnen Anfalls erscheinen mir überholt, seit wir in der Novocainblockade der zugehörigen Grenzstränge und ihrer Ganglien ein Mittel kennengelernt haben, mit dem es meist schlagartig gelingt, die Anfälle zu unterbrechen. Die schweren morphologischen Veränderungen an den Ganglien rechtfertigen die operative Ausrottung des Grenzstranges, in dessen Ganglien wir das faßbare Substrat für die vasomotorische Überreizbarkeit erblicken müssen. Mit konservativen Maßnahmen ist daher bei wirklich ernsten Krankheitsfällen nicht zuviel Zeit zu verlieren, da die andauernden Spasmen für die Gefäße selbst nicht gleichgültig sind und die Gefahren für die übrigen Gewebe sich mit der Zeit vergrößern.

Selbst *Adson* und *Brown*, die die unspezifische Fieberbehandlung propagieren, haben sich der chirurgischen Therapie verschrieben und resezieren von L_2—$_4$ bzw. C_8—Th_2. *Barcroft* und *Hamilton* führen die Sympathektomie der oberen Gliedmaße in der Weise aus, daß sie die vorderen und hinteren Wurzeln des 2. und 3. Interkostalnerven ausgiebig resezieren und den Grenzstrang zwischen dem 3. und 4. Thorakalganglion durchtrennen. Ich reseziere, wie auch bei allen anderen Durchblutungsstörungen, den Grenzstrang von C_8—Th_3 bzw. L_2—S_1 und habe dies an anderer Stelle begründet. *Sunder-Plassmann* und *Müller* meinen, da nach Grenzstrangentfernung beiderseits die vorher vorhandenen schweren hormonalen Störungen eine wesentliche Beeinflussung zur Norm erfahren, wie Untersuchungen des Kohlehydrat-, Kalzium- und Gesamtstoffwechsels ergaben, daß beim *Raynaud* eine krankhafte Umstellung des Organismus auf neurovegetativ-hormonaler Basis vorliege, an der nicht nur einzelne Teile, sondern das gesamte vegetative System sowohl zentral wie peripher in besonderer Weise beteiligt sei. Postoperativ empfiehlt *Sunder-Plassmann* zur Bekämpfung eines drohenden Rezidivs Thyreoidea sicca und Vitamin B_1. Bei zwei Mißerfolgen nach der Grenzstrangresektion fand *White* so ausgedehnte Narbenbildung und Fibrose der Extremitäten, die den Grund für einen mechanischen Verschluß der Arterien im Sinne der *Lewis*schen Theorie abgaben, daß er hierin den Mißerfolg begründet sieht. Wir können darin einen Grund mehr für die Frühoperation erblicken. Auch an dieser Stelle sei noch einmal hervorgehoben, was für jede Ausrottung des Sympathikusgrenzstranges oder einzelner Ganglien gilt, daß damit selbstverständlich keine völlige Desympathisierung erreicht werden kann. Wie nach allen operativen Sympathikusunterbrechungen wird der anfänglich immer überraschende Operationserfolg mit der Zeit etwas abgeschwächt, weil die Peripherie autonomen Einflüssen neu zu gehorchen lernt, so daß sich auch eine gewisse vasokonstriktorische Fähigkeit wieder einstellt. Immerhin bleiben aber gerade nach Sympathikusoperationen beim *Raynaud* „normalisierte" Dauerveränderungen der Vasomotilität bestehen, die sich vor allem in einer geringeren Empfindlichkeit gegen niedrige Temperaturen ausdrückt *(Gask* und *Ross)*, so daß die Eingriffe ihre volle Berechtigung behalten, zumal uns kein besseres Mittel bislang zur Verfügung steht.

Nach *Stropeni* hat *Durante* die *Pende*sche Operation der Resektion des linken Splanchnikus bei *Raynaud*formen wie bei Angiitis obliterans mit gutem Erfolg ausgeführt, um die Entfernung der Nebenniere zu vermeiden. Auch hier ist wohl eine Gesamtumstellung des neurovegetativen Systems das Ausschlaggebende am Erfolg. Die Entfernung der Nebenschilddrüsen *(Garlock)* hat keine Anhänger gefunden.

Die örtliche Sklerodermie läßt sich durch die gleichen Eingriffe am Sympathikus bessern, ja gelegentlich sogar beseitigen, doch werden auch Versager berichtet. *Gohrbandt* hat sogar mit paravertebralen Sympathikusblockaden gute Erfolge bei generalisierter Ausdehnung verzeichnen können. Ein Versuch, kleine Stücke Kälberhypophyse nach *Ratschow* zu implantieren, verdient geprüft zu werden, auch wenn die Besserung nur solange anhält, bis die Resorption erfolgt ist, so daß Wiederholung der Einpflanzung nötig wird. Überempfindlichkeit soll allerdings gelegentlich auftreten können.

Der Ergotismus

als Folge einer Vergiftung mit Ergotaminpräparaten oder dem Mutterkornpilz selbst, der im Roggenbrot auch bei starker Ausmahlung heutzutage wohl kaum noch vorkommt, ist recht selten. Man versteht darunter spastische Verengerungen der Endstromgefäße, der Arteriolen und Venolen, die gelegentlich aber auch schnell organische Wandschäden an den Gefäßen setzen können in Form von subintimalen Infiltrationen mit nachfolgenden Thrombenbildungen. Obwohl Ergotamin und Adrenalin bei der Vasomotorik als Antagonisten gelten, haben *Ratschow* und *Steckner* in Tierexperimenten eine bislang nicht erklärbare Steigerung der nekrotisierenden Wirkung auf den Rattenschwanz bei Verwendung beider feststellen können. Ergotaminvergiftung bei therapeutischer Anwendung ist von *Hoff* beobachtet worden bei über 2 Jahre fortgesetzter Darreichung von Bellergal, dessen wesentlichen Bestandteil es ausmacht. Periphere Durchblutungsstörungen mit fleckförmig begrenzten Zyanosen und Nekrosen und später den Zeichen einer beginnenden Sklerodermie können auftreten. In vereinzelten Fällen lassen schon kürzere Zeit verabfolgte Dosen von Ergotamin Kribbeln und Taubheitsgefühl aufkommen. Absetzen des Medikamentes bringt rasch Besserung mit völligem Rückgang der Symptome. Im amerikanischen Schrifttum wird Adrenalin und Papaverin als Gegenmittel empfohlen *(Yater* und *Cahill)*. Die letztgenannten Autoren wie auch *Gould*, *Price* und *Ginsberg* warnen vor allem vor Gynergenanwendung bei Gefäßerkrankungen sowie bei Wochenbettfieber und septischen Zuständen.

4. Krankhaft gesteigerte Erweiterungsbereitschaft der Gefäße

Akrozyanose

Die „Blausucht", Akrozyanose, Akroasphyxie beginnt oft schon im Kindesalter, meistens in der Pubertät und ist im geschlechtsreifen Alter bei der Frau häufiger als beim Mann. Hormonale Störungen werden angenommen, doch nicht in dem Sinne, daß zu wenig, sondern daß zuviel Hormone, Follikulin, im Blut kreisen und der Hormonwirbel im Organismus noch nicht auf das ordnende Erlebnisziel ausgerichtet ist. Doch gewiß sind auch andere endokrine Organe dabei funktionell gestört, wie aus den Wechselbeziehungen der Geschlechtshormone, vor allem zu den Schilddrüseninkreten, zu erwarten und durch entsprechende Beobachtungen und Untersuchungen sichergestellt ist, z. B. im Zusammenhang von Dysmenorrhoe und Hyperthyreose. Eine Verminderung des Kalkgehaltes im Blut durch mangelnde Nebenschilddrüsenfunktion wurde öfter beobachtet. Letzten Endes wird die Störung auf eine Hypophysen-Zwischenhirnfehlsteuerung zurückgeführt, die ein Zuviel an vasodilatatorischen oder ein Zuwenig an vasokonstriktorischen Substanzen mit sich bringt. Lues soll ursächlich ebenfalls in Frage kommen. Die Gerinnungszeit ist verlängert, die Zahl der Blutplättchen vermindert.

Die vasomotorische Störung liegt in der Endstrombahn. Der venöse Anteil derselben ist abnorm weitgestellt und seine Reaktion schlaff und träge, und zwar liegt nach *Ratschow* eine mangelnde Kontraktionsfähigkeit der Venolen vor. Die Zyanose ist in ihrer Stärke wechselnd und findet sich fast immer symmetrisch, vor allem an den Spitzen der Gliedmaßen und reicht an den oberen Gliedmaßen meist bis an die Grenze des distalen Drittels. Die Glieder fühlen sich kalt an, Temperaturerniedrigung um 3—4° gegenüber der Norm ist zu messen. Außer den rein vasomotorischen Störungen finden sich vermehrte Schweißabsonderung und nicht selten auch eine Hypertrichose. Der arterielle Blutdruck ist meist niedrig, der Tonus der größeren Venen hingegen regelmäßig erhöht (*Villaret*). Da andererseits die venösen Anastomosen weit geöffnet gefunden werden, herrscht ein ständiger Sauerstoffmangel, der die Kapillarendothelien durchlässiger macht und der Ödementstehung Vorschub leistet.

Differentialdiagnostisch ist die Akrozyanose leicht zu unterscheiden vom *Raynaud*phänomen, von Erythromelalgie und Akroparästhesie und paroxysmalen Ödemen, weil vor allem Schmerzen fehlen, kein schubweises Auftreten oder anfallsweise Verschlimmerung zu beobachten sind und die Zeichen völligen Gefäßverschlusses ausbleiben. Bei Kälte wird die Blausucht verstärkt, durch Hochheben der Glieder verringert. Es fehlt der übliche vasomotorische Reflex nach kaltem Bad. Die Prüfung der reaktiven Hyperämie zeigt verstärkten Ausfall mit einem Stich ins Blaue.

Die Behandlung muß versuchen, den Tonus des Sympathicus zu vermehren und das endokrine Gleichgewicht wieder herzustellen. Wärme bessert die subjektiven Beschwerden der Kranken außerordentlich. In den meisten Fällen erübrigt sich jede besondere Heilmaßnahme wegen der Geringfügigkeit der Beschwerden, ansonsten sind in den physikalischen Behandlungsmethoden hinreichend Handhaben für ein Gefäßtraining gegeben. Cyrensalbenbehandlung (*Ratschow*) bei frostbeulenartiger Umwandlung einzelner Stellen oder Hypophysentransplantation (*Feuchtinger*) helfen, sind aber anscheinend auch nicht von länger anhaltender Wirkung. Ich habe gelegentlich transpleural mit Hilfe des Thorakoskops unterhalb der dritten Rippe den Grenzstrang durchtrennt nach dem Vorgang von *Kux* und kann diesen Eingriff für diese Fälle bestens empfehlen.

Als

Erythrozyanosis crurum puellarum

ist eine unter der ländlichen Bevölkerung bei Mädchen und jungen Frauen vorkommende harmlose Durchblutungsstörung bekannt, die sich vor allem im unteren Drittel der Unterschenkel zeigt, ohne Hände und Füße zu befallen. Konstitution und Geschlechtshormone scheinen eine Rolle hierbei zu spielen, denn während der Menses ist die Störung oft am stärksten.

Erythralgie, Erythromelalgie, Pseudoerythralgie

Von den Akrozyanosen unterscheiden sich die sehr seltenen Erythralgien dadurch, daß bei ihnen auch die arteriellen Kapillarschenkel atonisch oder hypotonisch sind, so daß es sich bei diesen Durchblutungsstörungen um einen völligen Tonusverlust der Kapillaren handelt, wobei der Sitz der Störung in den spinalen vasomotorischen Zentren, wie auch im Sympathikus (Ganglien oder Zentralursprungsgebiet) gesucht wird. Infolge der gegenüber der Akrozyanose wesentlich stärkeren

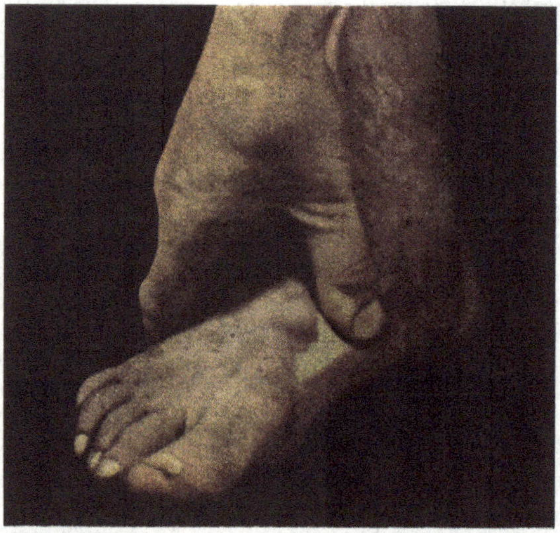

Abb. 67. K. H., 49 jähr. ♂. Abnorme Gefäßweitstellung, Mischform: Akrozyanose + Erythralgie. Kam mit starker Blaufärbung, Parästhesie, Schwellung der Beine, r. > li., Ulcus cruris ohne sichtbare Varizen. Zustand nach 4monatiger Behandlung mit subjektiven und objektiven Erfolgen durch Gefäßtraining mittels intermittierender Venen- und Arterienstauung: Die immer noch übersteigerte Blutfülle der Gewebe wird deutlich bei Bestreichen mit dem Finger. Die dabei erfolgende Blutleere weicht augenblicklich wieder einer starken Blutfülle.

Durchblutungsstörung zeigen sich schon frühzeitig organische Veränderungen an den kleineren und mittleren Gefäßen in Form von Plasmaeinbrüchen. Daher wollen manche auch in einer primären Gefäßwanderkrankung die Ursache der Funktionsstörung sehen. Hormonale Dysfunktionen fehlen.

Am ehesten zu vergleichen sind die klinischen Erscheinungen mit örtlichen Entzündungen bei Verbrennung 1. Grades durch Sonnen- oder Ultraviolettstrahlen. Auch heftige Schmerzen, die bei der Namensgebung berücksichtigt wurden, sind wie bei dieser vorhanden. Vor allem die Füße sind betroffen, weniger die Unterschenkel, selten die Hände und Finger. Berufliche Bedingungen, Hitzeeinwirkung, besonders bei Heizern, sind ursächlich beschuldigt. Die anfängliche Röte geht mit der Zeit ins Bläuliche über. Wo neben roten auch blaue Bezirke sich zeigen, hat man auch die Bezeichnung „Erythromelalgie" angewandt. Die Hauttemperatur der erkrankten Gliederteile ist bis auf 5° über die Norm gesteigert. Zusätzliche Wärme und Hängenlassen der Glieder vermehren die Schmerzen (Abb. 67).

Differentialdiagnostisch muß man vor allem einfache Frostbeulen ausschließen, die alle Zeichen der Erythralgie bieten. Weiter kommen in Betracht die

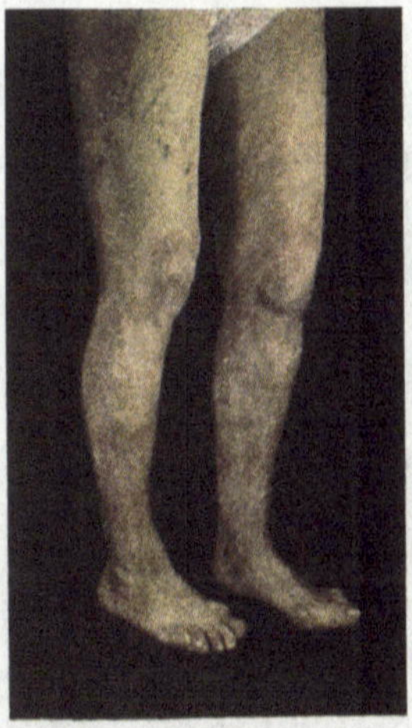

Abb. 68. A. G., 72 jähr. ♀. Durchblutungsstörung infolge Gefäßweitstellung. Seit über 30 Jahren Beschwerden, damals „erfrorene" Füße vermutet. Deutliche Mischform: Arterielle und venöse Teleangeektasien. Varizen. Pseudoerythralgie, „heiße Füße", bei Kälte werden die Unterschenkel zyanotisch (Erythromelalgie). Völliger Tonusverlust d. Endstrombahn.

Kausalgie, welche schwere Erythralgie aufweisen kann, und die „heißen Füße" alter Leute. Bei den letzten spricht man auch von Pseudoerythralgie *(Frey)*. Es sind das ältere Leute mit obliterierender Arteriosklerose, bei denen die Temperatur nicht gesteigert, sondern herabgesetzt erscheint und die Füße sich sogar kalt anfühlen können, weil die offenstehenden arteriovenösen Anastomosen das Blut von den Kapillaren abhalten. Der Puls ist bei der Pseudoerythralgie meist nur schwach zu fühlen, während er bei der echten Erythromelalgie immer voll, oft sogar überfüllt erscheint (Abb. 68). Nach *Heilmeyer* findet sich die Erythralgie an den Gliedmaßen als klinisches Symptom der Erythrämie (Polyzythämie) oft mit den Zeichen der Akrozyanose vergesellschaftet. Es sind dies oft Fälle mit Kombination verschiedener Durchblutungsstörungen, von denen die Abb. 69 auch einen Eindruck vermittelt. Eine Arteriitis mit Lichtungseinengung wird dabei so oft gefunden *(Norman*; ferner *Reznikoff*, *Foot* und *Bethea)*, daß der Verdacht ausgesprochen wurde, es handle sich bei Erythrämie um eine primäre Gefäßkrankheit, aus der infolge von Anoxämie der Erythrozytenbildungsstätten in Knochenmark und anderen Zentren erst sekundär die Erythrämie sich entwickle. Von einem Erysipel, einem entzündlichen Ödem oder einer beginnenden Phlegmone sollte man die Erythralgie schon eher unterscheiden können. *Bing* hat einen Fall begutachtet, bei dem er die Erythromelalgie und Erythroprosopalgie, d. i. eine vasomotorische Neurose im Bereich der vom Halssympathikus versorgten Teile des Gesichtes, traumatisch bedingt ansah, nämlich als Folge einer erlittenen Zerrung im Gebiet der letzten Zervikal- und der zwei obersten Thorakalwurzeln im Wurzelabschnitt vor Abgang der Rami communicantes.

Therapeutisch ist vor Kälteanwendung zu warnen, weil sich nach anfänglicher Besserung Verschlimmerung der Beschwerden einstellt. Hohe Salizylgaben und Vitamin B_1 können versucht werden. In einem Fall habe ich mit Alkoholblockade einen recht guten Erfolg gehabt und auch die in Abb. 68 ge-

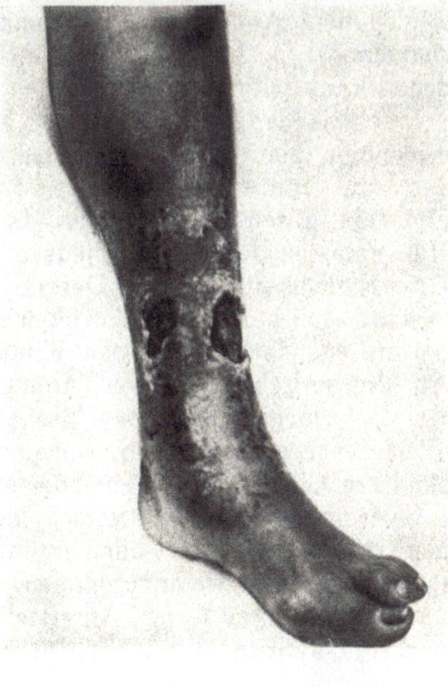

Abb. 69. v. T., 61 jähr. ♀. Kombinierte schwere Durchblutungsstörung an beiden Beinen, li. > re. Polyzythämie, Cor bovinum, zeitweilig schwer dekompensiert mit Leberstauung usw., Varizen seit 40 Jahren, Ulcera cruris varicosa seit 6 Jahren, schwere Gewebssklerose und Pigmentierung.

zeigte 76jährige Kranke selbst zufriedengestellt, so daß die Frau ein Jahr später nach Aufhören der Blockadewirkung sich zur Wiederholung derselben einfand. Auch *Anbrumjanz* hat mit lumbaler Sympathektomie eine bedeutende Besserung erzielen können, so daß also die Sympathikusoperationen auch hier mit anderen Maßnahmen in Konkurrenz treten können.

Die Kausalgie

Zu den Leiden, die funktionell bedingte Durchblutungsstörungen im Gefolge haben, müssen wir auch die Kausalgie zählen. Von *Leriche* stammt die Auffassung der Kausalgie als Störung der vasomotorischen Innervation. Im strengen Sinne stimmt das natürlich nicht, denn die vasomotorischen Störungen, die Gefäßspasmen, sind nur ein Teil der Krankheitserscheinungen im Bereich von peripheren Nerven und Gefäßen, die meist an eine nur unvollständige Verletzung eines spinalen Nerven sich anschließen, wobei allerdings die vegetativen Bahnen besonders beteiligt sind. *Lauber* und *Roedig* haben kürzlich (1949) eine Monographie darüber veröffentlicht.

Bereits 1813 wurde das Krankheitsbild erstmalig von *Pott* und *Denmark* beschrieben, 1864 erhielt es seine Bezeichnung durch *Weir Mitchell* wegen seiner hervorstechendsten Eigenschaft des „Brennschmerzes“. Die charakteristischen Schmerzen stellen sich mit ganz vereinzelten Ausnahmen nur nach Verletzungen, und zwar auffallenderweise meist nach nur teilweiser Verletzung des Ischiadikus und des Medianus bzw. Medianus-ulnaris ein. Gerade diese Nerven sollen durch einen besonderen Reichtum an sympathischen Nervenfasern ausgezeichnet sein. Schon im vorigen, mehr noch im letzten Weltkrieg haben sich die Mitteilungen über Beobachtungen des Leidens gehäuft. Nach *Fuchs* findet es sich bei höchstens 1% der Gliedmaßenschüsse, nach *Riechert* mit 2% bei 500 Nervenverletzten, *Carter* fand das ausgeprägte Bild unter 750 Nervenverletzungen einmal, leichtere Formen unter 130 Fällen einmal. Mit Schußneuritiden und Schußneuralgien darf es nicht verwechselt werden, und erst recht nicht mit „Hysterie“ oder „Neuropathie“, wozu die Bevorzugung bestimmter konstitutioneller Typen, nämlich asthenischer und lymphatischer, verleiten könnte. Eine gewisse Psycholabilität läßt sich jedoch bei den meisten Kranken nicht wegleugnen. Auch die „Phantomschmerzen“ sind streng hiervon zu trennen, sie sind im Hypothalamus verankert, desgleichen die „Stumpfhyperpathien“, mit denen kausalgiforme Beschwerden jedoch verbunden sein können.

Das klinische Bild der Kausalgie: Zum Unterschied von den ziehenden, reißenden, neuralgischen Schmerzen empfindet der Kausalgiekranke Trockenheit der Haut und einen brennenden Schmerz, wie durch Brennesseln, heißes Öl, glühendes Eisen hervorgerufen. Jede Berührung, auch schon solche des Bettes, das Hängenlassen des Gliedes, jede psychische Erregung können den Schmerz bis zur Unerträglichkeit steigern. Der ganze Körper gerät in einen Überempfindlichkeitszustand. Ich habe einen Kranken in Behandlung gehabt, der deswegen sogar schon bei aufregenden Filmen den Kinobesuch unterbrechen mußte („Sympsychalgie“). Auch sensorische Reize, wie Türenschlagen, grelles Licht, also akustische und optische Reize, vermögen neben psychischen stärkste Schmerzen auszulösen. Aus Angst vor allem Trockenen und vor Erwärmung tragen die Kranken nasse Handschuhe, wickeln sich ihre Glieder feucht ein oder stecken stundenlang die Glieder in kaltes Wasser („Hygromanie“). Auf die verschiedenste Weise können die Schmerzzustände psychogen fixiert, intensiviert oder extensiviert werden, man muß sich aber hüten, Simulation oder Hysterie anzunehmen. *Ulmer* und *Mayfield* berichten, daß der Schmerz unter 75 Kranken 44mal unmittelbar nach der Verwundung, bei 14 innerhalb der nächsten 48 Stunden auftrat. Dieser frühzeitige Schmerz ist ein Kennzeichen für die Kausalgie. Schwere trophische und vasomotorische Störungen an den erkrankten Gliedern geben weitere Symptome des Krankheitsbildes ab und zeigen unverkennbare Verwandtschaft mit einer anderen vasodilatatorischen Extremitätenneurose *(Bing, Iselin)*, nämlich mit der Erythromelalgie: flammendrote Hautverfärbung und Schweißsekretion sind die auffallendsten äußeren Erkennungszeichen. Die Hautwärme schwankt je nach der Umgebungstemperatur. Bei niedriger Außentemperatur ist die Haut ebenfalls kühl und verfärbt sich fleckig-rot bis blau-zyanotisch, bei warmer Umgebung wird sie heiß und zeigt die schon erwähnte charakteristische flammende Röte. An diesem Verhalten ist ohne Zweifel eine maßgebliche Miteinbeziehung der Vorflutgefäße und der arteriovenösen Anastomosen in den Krankheitsprozeß zu erkennen. Daß im weiteren Verlauf deutliche Atrophien von der Haut bis zu den Knochen auftreten können, versteht sich nach allem. Die Atrophien sind namentlich an der Haut als Glanzhaut, Runzelhaut, dünne und durchsichtige Haut, an Nagelveränderungen mannigfacher Art, an den Muskeln durch Umfangsverminderung des Gliedes und an den Knochen durch die röntgenologischen Zeichen der *Sudeck*schen Gliedmaßendystrophie feststellbar *(Sprung)*. Wenn man diese Symptome im Verein mit Funktionsausfall im Nervengebiet des Medianus, Medianus-ulnaris bzw. Ischiadikus antrifft, so ist das Leiden in ausgeprägten Fällen unschwer zu erkennen.

Diese Schilderung der klinischen Erscheinungsform glaubte ich vorausstellen zu müssen, um das Wesen und die Ursache der Kausalgie, die, wie wir gesehen haben, im wesentlichen mit vasomotorisch-trophischen Störungen einhergeht, klarmachen zu können. *Brüggemann* (1947), dem wir eine sehr kritische Auseinandersetzung mit dem autonomen Nervensystem im Bilde der Kausalgie verdanken, sieht sie in einem gesteigerten Erregungszustand derjenigen efferenten autonomen Fasern, die von den Zwischenhirnzentren aus jede Organzelle versorgen und bei der Schädlichkeitsabwehr mitsamt der zugehörigen Kapillare gesteigert tätig werden lassen. Nach Durchschneidung dieser Nervenfasern erlischt jede Lebensfunktion und der so nervlich ausgeschaltete Gewebsabschnitt wird zu einem isolierten Laboratoriumspräparat. Diese Nervenfasern werden für identisch mit den sogenannten trophischen Fasern gehalten und von *Brüggemann* „Vitalfasern" genannt. Die Schmerznerven, als Teil des autonomen Nervensystems, zeigen auf afferentem Wege den subthalamischen Zentren die Schädigungen in der Peripherie an und veranlassen die lebensnotwendigen vegetativen Regulationen. Bei einem erhöhten Erregungszustand der das Zelleben regulierenden Fasern kommt es durch jedweden Reiz gleichzeitig zu einer Kontraktion der vorgeschalteten Gefäßabschnitte, was also einem gesteigerten Sympathikotonus entspricht. Durch die Vasokonstriktion wird eine Durchblutungsminderung hervorgerufen, die ihrerseits infolge Begünstigung einer Gewebsazidose zu verstärkter Ionisierung des Blutkalziums führt. Die aktive Kapillarerweiterung, wie die auf periphere entzündliche Reize, bleibt dabei erhalten. Da nun eine Gewebssäuerung nicht nur Folge, sondern auch Voraussetzung der Aktivitätssteigerung ist, hängen also Sympathikohypertonie und Zellstoffwechselsteigerung wechselseitig voneinander ab und unterhalten sich in unserem Falle in einem Circulus vitiosus. In dem infolge der verminderten Blutzirkulation übersäuerten Gebiet werden Schmerzen wie in jedem Entzündungsgebiet verspürt. Dieser Vorgang spielt sich anscheinend vorzugsweise in der Haut ab oder versetzt sie durch die Einwirkung weiterer Einflüsse, vor allem hyperämisierender Art, in einen Reiz- bzw. Empfindlichkeitszustand, so daß sonst unterschwellige Reize verstärkt empfunden werden. Denn auch die Schmerznervenfasern, deren adäquater Reiz als chemischer angesprochen wird, werden durch das wie bei einer Entzündung vermehrt freiwerdende Histamin oder ähnliche Substanzen erhöht erregt. Der namentlich von *Mayfield* erfolgte Hinweis auf das Vorkommen der zwei Möglichkeiten des vasomotorischen Verhaltens, der Vasodolatation und der Vasokonstriktion, die zu den wechselnden klinischen Krankheitsbildern gehören, läßt sich als Wirkung und Gegenwirkung im neurovegetativen System hier einfügen.

Es bleibt nun noch die Frage nach der Auslösung einer solchen vegetativen Dysfunktion zu stellen, die das Krankheitsbild der Kausalgie herbeiführen kann. Man muß da wohl eine gesteigerte Erregungslage im autonomen System als Ausdruck der erhöhten Reaktionsbereitschaft zum Anlaufen des geschilderten Circulus vitiosus mit *Brüggemann* sowie *Lauber* und *Roedig* annehmen. Dabei bleibt es gleichgültig, welche exogenen oder endogenen Bedingungen die elektive Reizung der Schmerz-, Sympathikus- oder Vitalfasern bewirken, deren jede für sich durch ihren Reizzustand den Circulus vitiosus einleiten kann, der als das Wesen der Kausalgie gilt. Diese Theorie *Brüggemanns* habe ich deshalb ausführlicher wiedergegeben, weil sie mir die Pathogenese und auch die sinnvolle Therapie gleichzeitig am besten zu erklären scheint. Über andere, zum Teil sich stark widersprechende Theorien möge man bei *Lauber* und *Roedig* nachlesen.

Die mikroskopische Untersuchung wegen Kausalgie exstirpierter Grenzstränge hat überraschenderweise genau die gleichen krankhaften feingeweblichen Veränderungen der sympathischen Ganglien ergeben, wie wir (*Block-Plenge*, *Albers*, *Sunder-Plassmann* und viele andere) sie bei Durchblutungsstörungen anderer Art immer wieder und regelmäßig nachweisen können. Wir dürfen also wohl in den Ganglienveränderungen auch hier das morphologische Substrat für den im sympathischen Nervensystem unterhaltenen krankhaften Dauerreiz und einen Beweis für die Richtigkeit der *Brüggemann*schen Ansicht von dem Wesen der Krankheit sehen. Daß die Zellveränderungen in den Ganglien spezifisch sind, darf nicht erwartet werden, denn die hierfür ätiologisch in Frage kommenden Faktoren sind, wie ich früher auseinandergesetzt habe, außerordentlich zahlreich und die gewebliche Reaktion der Ganglien auf die verschiedensten Ursachen ist nicht so sehr von den Noxen, als vielmehr von der Eigenart der Ganglienzellen abhängig und aus diesem Grunde bei allen dieselbe. Warum in dem einen Falle nur funktionelle Gefäßstörungen, wie z. B. beim *Raynaud*-Phänomen und hier bei der Kausalgie, das andere Mal organische Gefäßwandveränderungen durch die Ganglienveränderungen ausgelöst werden, ist natürlich schwer zu sagen: wir können uns da einstweilen nur mit unseren mangelhaften Kenntnissen des vegetativen Systems und insbesondere der Topik der Ganglienzellen entschuldigen und müssen andererseits die Möglichkeit einer fortschreitenden Entwicklung der Schädigung der Gefäßwände von den zunächst rein funktionellen bis zu den schwersten organischen Störungen anerkennen, wie ich sie in diesem Buch an den verschiedensten Stellen aufzuzeigen mich bemüht habe. Auch *Wanke* betont die Beziehungen zum *Raynaud*-Phänomen und zur Angiitis obliterans, die sich immer wieder schon aus dem rein klinischen Bild ergeben.

Bei der Therapie kommt es darauf an, den geschilderten Circulus vitiosus zu durchbrechen. Unter Zugrundelegung der entwickelten Ansichten über die Pathogenese des Leidens ist darum auch von konservativen Maßnahmen im allgemeinen nicht viel zu erwarten. Internistische Mittel, B-Vitamin, Hormone, Gynergen, Azetylcholin, Eupaverin usw. helfen nicht viel oder nur ganz kurzdauernd. Physikalische Therapie wird wegen der Überempfindlichkeit meist besonders schlecht vertragen. Vor Morphium ist zu warnen. Die von den Kranken selbst versuchte Schmerzlinderung durch feuchte Umschläge ist nicht zu unterbinden. Unterbringung in Einzelzimmer kann gelegentlich erforderlich werden. Umstimmung durch Insulinschock ist versucht worden, doch meist ohne Dauererfolg. Unter Anerkennung der wiedergegebenen Theorien bleibt als wirksamstes der Eingriff am Grenzstrang, entweder als Blockade oder als operative Durchtrennung bzw. Ausrottung (*Puhl*, *Ullmer* und *Mayfields*, *Albritten* und *Maltby*). Meine persönliche Wertung der einzelnen Maßnahmen habe ich im Kapitel über die Therapie dargelegt und möchte hier nur erwähnen, daß ich die Ausrottung des Grenzstranges für einzig folgerichtig halte, weil damit der in den krankhaft veränderten Ganglien gelegene Dauerreiz endgültig beseitigt wird. Im Gegensatz zur Angiitis obliterans sind bei der Kausalgie die Erfolge der Grenzstrangausrottung an den oberen Gliedmaßen, im Schrifttum sowohl als nach meinen eigenen Erfahrungen, durchweg günstiger als an den unteren. Enttäuschung über den operativen Erfolg glaube ich nach den mitgeteilten Berichten meistens auf ungenügende Ausdehnung der Grenzstrangoperation zurückführen können, sofern nicht der Krankheitsprozeß im vegetativen Nervensystem bereits bis in die Zwischenhirnzentren fortgeschritten und dort verankert ist.

B. Durchblutungsstörungen mit vorwiegend entzündlichen Gefäßveränderungen

Von den Durchblutungsstörungen vorwiegend funktionellen Charakters solche mit vorwiegend entzündlichen Gefäßveränderungen abzusondern, ist eine ziemlich willkürliche Maßnahme. Vor allem wird bei derartiger Unterteilung die Mitwirkung anderer Faktoren, von denen wir schon beim normalen Zusammenspiel der Kräfte, welche die Durchblutung besorgen und regeln, gehört haben, namentlich der in diesen Fällen stets in ähnlicher Weise schwer krankhaft veränderten neurovegetativen Regulationsorgane, garnicht in Rechnung gestellt. Wir müssen aber, auch wenn man nicht das vegetative Nervensystem als das primär geschädigte Organ in dem Krankheitsgeschehen anerkennen will, was ja auch bisher durchaus noch nicht erwiesen ist — seine Würdigung als krankhafter Dauerreiz für die therapeutischen Maßnahmen ist anders zu beurteilen! —, doch seine pathologischen Veränderungen als maßgeblich in die pathogenetischen Betrachtungen miteinbeziehen und können nicht ohne weiteres aus klinischen oder pathologisch-anatomischen Beobachtungen von vermeintlichen Krankheitszuständen Unterschiede konstruieren, die eigentlich nur Entwicklungsphasen darstellen. In den vorhergehenden Abschnitten haben wir eine ganze Reihe solcher Krankheitsphasen kennengelernt, bei denen funktionelle Störungen das Bild zunächst beherrschen, die aber anerkanntermaßen vielfach, wenn nicht meist, mit der Zeit auch organische Gefäßwandstörungen nach sich ziehen. Die Entwicklung der organischen Schäden aus den funktionellen Störungen geschieht langsam. Bei den organischen Gefäßschäden, die Durchblutungsstörungen machen, zeigen sich vielfach zunächst solche entzündlicher Art. Doch auch diese gehen, wie wir sehen werden, ohne scharfe Abgrenzung meist fließend in Gefäßwandschäden degenerativer und proliferativer Art über oder kommen auch gleichzeitig mit ihnen vor. Hierüber werden wir noch öfter zu sprechen haben. Wenn ich also an dieser altgewohnten Einteilung festhalte, so möchte ich trotzdem die Entwicklung der Gefäßschäden von den funktionellen Störungen bis zu den schwersten organischen Schäden als ein zusammenhängendes Krankheitsgeschehen betrachtet wissen.

Die pathologisch-anatomischen Befunde sind nicht nur in verschiedenen Fällen, sondern auch bei den einzelnen Gefäßen und Gefäßabschnitten desselben Falles äußerst verschiedenartig, sowohl in den Anfangsveränderungen wie in den Endstadien. Es trifft daher, wie auch *Dürck* betont, keine der für die Krankheitsbilder vorgeschlagenen Bezeichnungen für die gesamten proteusartig wechselnden Krankheitserscheinungen zu. Dennoch möchte ich einstweilen die Bezeichnung Angiitis obliterans weiterführen, womit m. E. einmal der hervorstechende Entzündungscharakter und zum anderen die wichtigste und schlimmste Folge der ganzen Erkrankung, die Obliteration, gleichzeitig ausgedrückt werden. Mit dieser persönlichen Auffassung steht nicht im Widerspruch, daß es sicherlich auch ganz bestimmte entzündliche Gefäßveränderungen sui generis gibt, die weder aus funktionellen Störungen hervor- noch in degenerativ-proliferative Veränderungen übergehen, sondern ausheilen und sich auch feingeweblich zurückbilden können. Auch bestreite ich durchaus nicht die Möglichkeit, daß funktionelle Störungen ohne jede gewebliche Folge nach Aufhören des krankhaften Reizes verschwinden, und ebensowenig die Möglichkeit, daß degenerativ-proliferative Prozesse, wie gewisse Arten der Arteriosklerose, auch ohne ein erkennbares entzündliches Vorstadium zustande kommen können. Was ich aber annehme, ist folgendes: die Mehrzahl der zu Durchblutungsstörungen führenden Gefäßerkrankungen, funktionelle, entzündliche, degenerativ-proliferative Veränderungen, liegen auf einer Entwicklungslinie. Warum in dem einen Falle die Linie eingehalten, im anderen unterbrochen wird, warum einmal das Leiden mehr örtlich, das andere Mal mehr allgemein in Erscheinung tritt, das bleibt im Einzelfall natürlich schwer zu ergründen. Von den vielerlei in Betracht kommenden endogenen und exogenen Faktoren habe ich des öfteren schon gesprochen. Auch der „Lokalisationsfaktor" *Ratschows* ist nur ein Wort für viele unbekannte Größen. Wir können uns bei den einzelnen zur Debatte stehenden und voneinander zu trennenden „Krankheitsbildern" bisher ja nicht einmal über die feingeweblichen Befunde einigen. Wieviel weniger ist da eine einheitliche Deutung dieser Befunde möglich! Mit „Verwechslung" der klinischen und pathologischen Bilder kann man hier nicht gegenargumentieren, sie mag bei weniger Erfahrenen mal vorkommen. Manches läßt sich gewiß gegen eine solche synthetisierende Betrachtung vorbringen, viele analytische Einzelheiten fügen sich ihr jedoch sehr gut ein. Insbesondere unter den entzündlichen Gefäßveränderungen gibt es vielerlei Unterschiede, aber andererseits tragen auch hier wieder die meist scharf getrennten Bilder so viele wesensgleiche Züge, daß man sie meiner Meinung nach sehr wohl unter einem größeren Blickwinkel zusammenfassen und ihnen dennoch eine besondere „individuelle" Entwicklungsabart zuerkennen darf. So zögert, um an dieser Stelle nur zwei Beispiele zu nennen, *Dürck* z. B., der die Spontangangrän der Jugendlichen als eine besondere Reaktionsform der Gefäßintima auf die verschiedensten Schädlichkeiten auffaßt, nicht, so unterschiedliche Erscheinungsformen wie bei den größeren Arterien, Veränderungen in der Art der rekurrierenden Thromboendokarditis, bei den mittleren die Fibrinthrombosen mit Bildung riesenzellhaltigen Organisationsgewebes, bei den kleineren Arterien die Bilder einer Periarteriitis in einheitlicher Schau zu bringen. Auch Krankheiten, die bislang vielfach für spezifisch gehalten wurden, werden heute ja schon anders eingeordnet. So betont ferner *Ratschow* mit Recht, daß wir beispielsweise nicht mehr von einer luischen oder tuberkulösen Gefäßerkrankung sprechen sollen, sondern von Veränderungen der Gefäße bei Lues bzw. Tuberkulose sprechen müssen. Ich erwähnte das schon früher. Solche Beispiele lassen sich dutzendfach bringen. Wohl um wenige Krankheiten sind in letzter Zeit soviel Meinungsverschiedenheiten zutage getreten, wie um die Angiitis obliterans. Es ist nicht zuviel gesagt, wenn ich behaupte, daß fast jeder Autor über die Pathogenese seine eigene Ansicht hat. Ich hoffe, mit diesem Abschnitt die im vorigen bei den funktionellen Störungen gegebene Begründung für meine Anschauung weiter zu stärken, und betone auch hier, daß ich mit meiner Ansicht nicht allein stehe, auch wenn sie in dieser umfassenden Form vielleicht noch nicht so konkret dargestellt wurde.

Aus allen diesen Gründen haben wir m. E. keine Berechtigung mehr, bei den Gefäßkrankheiten mit vorwiegend entzündlichen Erscheinungen noch weiter zu unterscheiden zwischen „primärer Arteriitis", „echter Arteriitis", „allergisch-hyperergischer Entzündung", „Panangiitis" usw., sondern wir müssen alle diese Erscheinungsformen als verschiedene Reaktionsweise des Gefäßapparates auf die mannigfaltigsten Schädlichkeiten einheitlich betrachten, was ich tue, indem ich sie zusammenfasse als:

1. Angiitis obliterans

Bereits 1841 hatte *Hecker* in einer Monographie als auslösende Ursache für die obliterierenden Prozesse bei der „brandigen Zerstörung durch Behinderung der Zirkulation des Blutes" eine echte Arteriitis erkannt. 1879 hat *v. Winiwarter* als Erster dann den Namen „Endarteriitis obliterans" geprägt für dieselben klinischen Krankheitserscheinungen, weil er in seinen histologischen Studien eine produktive Endarteriitis fand, die er als das Primäre bei einem in „eigentümlicher, vom atheromatösen Prozeß verschiedenerweise erkrankten Gefäß" ansprach, das durch fortschreitende Obliteration Gangrän zur Folge hat. Die Thrombose sei sekundär. Dieser Ansicht haben sich die meisten Forscher angeschlossen (*Borchard*, *Wwedensky*, *Rieder*, *Dürck*, *Gruber*, *Ceelen*, *Wagner* und *Neuner* und viele andere); sie wird auch heute noch am meisten vertreten.

Doch schon frühzeitig (1891) stellte sich *v. Manteuffel* in starken Gegensatz hierzu. Er nahm als Grundleiden eine frühzeitig auftretende Arteriosklerose an, die durch Intimaverdickung die Gefäßlichtung einenge. Sein Schüler *Weiß* ordnete sie dementsprechend der senilen Gangrän unter, von der sie sich nur dadurch unterscheide, daß sie indirekt durch Thrombose die Gangrän bewirke.

Buerger (1908, 1924) hat dann in seinem Buch Ansichten vertreten, die hinsichtlich der Spätstadien mit denen der älteren deutschen Forscher übereinstimmen. In den Frühstadien nahm er wegen der zellreichen Leukozytenherde, Riesenzellen und zahlreichen Thromben in den Arterien und Venen der Gliedmaßen eine chronische Entzündung der ganzen Gefäßwand ohne arteriosklerotische Prozesse mit unmittelbar angeschlossenen thrombotischen Vorgängen an. Die Entzündung sollte durch einen spezifischen Erreger hervorgerufen sein. Da aber ein solcher bislang nicht nachgewiesen werden konnte, ist *Buerger* später (1939) selbst wieder von dieser Ansicht abgerückt. Er glaubt auch nicht, daß eine besondere Reaktionsbereitschaft des Retikuloendothels eine Rolle spielt, mit deren Nachweis ja auch die Frage nach der Pathogenese nicht endgültig zu beantworten ist. *Gruber* lehnt die Spezifität der Entzündungserscheinungen ab, da sie ja auch bei Phlegmonen und Thrombenorganisation zu finden sind. Eine Ablehnung erfuhr diese Ansicht auch von *Stapf*, *Neubürger*, *Lubarsch*, *Ceelen*.

Von einer Panangiitis obliterans sprach als Erster wohl *Schum*, sofern man die allererste Beschreibung von *Hecker* nicht in diesem Sinne auslegen will, weil alle drei Wandschichten mit Bevorzugung allerdings der Intima, an dem Entzündungsvorgang beteiligt sind. Auch nach *Buerger*s neuester Ansicht (1939) ist fast immer die ganze Wand des Gefäßes von Anfang an ergriffen. Die Ausdehnung der Entzündung ist nach Größe und Richtung ungleichmäßig. In unseren gemeinsamen Studien meiner Operationspräparate sind *Plenge* und *ich* zu derselben Auffassung gekommen, worüber ich Einzelheiten sogleich bringen werde. Ganz gleichartige Bilder sah *Gruber* bei septischer Panarteriitis und -phlebitis, sowie im Gefolge von Erfrierungen. *Allen* und *Brown* nehmen ebenfalls eine diffuse Entzündung der Wand der Arterien und Venen an, denen sich sekundär Thrombose und ihre Organisation anschließen.

Die Deutung der Intimahyperplasie als primärer Veränderung bei dem Leiden geht auf *Gruber* zurück, der bei Erfrierungen außerhalb des eigentlichen Gangränbereiches keine Entzündungen, sondern lediglich Intimaverdickung und Ödem fand. Die Entzündungen sollen durch in den Gefäßscheiden aufsteigende Infektionen zustande kommen, die von der Gangrän ausgehen.

Nach *Ceelen* ist das gesamte mesenchymale Gewebe des Gefäßapparates an den entzündlichen Veränderungen beteiligt. Daneben finden sich degenerative, fibrinoide Verquellungen im periadventitiellen und interstitiellen Gewebe. Alles dieses richtet den Blick auf Parallelen mit dem infektiösen Rheumatismus, so daß *Ceelen* im Sinne der allergisch-hyperergischen Gewebsreaktionen (*Rössle*, *Klinge*, *Lindenbaum* und *Kapitza*) direkt von einer „Angiitis rheumatica" spricht. *Ratschow*, der in Experimenten an sensibilisierten Tieren ähnliche histologische Bilder hervorrufen konnte, schließt sich ihm an, desgleichen *Hueck* und neuerdings viele andere. Auch mit meinen Vorstellungen von der Pathogenese deckt sich diese Ansicht weitgehend (vgl. Kap. I, B, 4).

Ziemlich allein steht *Krompecher* mit seiner Theorie einer primären Elastofibrose des gesamten Körpergewebes. Durch elastische Elemente bildende Zellen, Elastoblasten, die zwischen Media und Endothel wuchern, werde die Lichtung allmählich verlegt. Im Alter kann eine Atheromatose hinzutreten, in einigen Fällen sekundär Phlebitis. Auch *Krampfs* Auffassung der Krankheit als einer primären arteriellen Thrombose, die durch Funktionsstörung die weiteren geweblichen Erscheinungen als sekundäre Kombinationsvorgänge verursache, hat wenig Anklang gefunden. Immerhin läßt mit *Stricker* auch die Klinik *Leriches* die Möglichkeit einer primären arteriellen Thrombose offen, da ja das histologische Bild keinen Hinweis auf die Pathogenese bietet.

Daß das Leiden sich nie auf eine Gliedmaße beschränkt, sondern immer eine Allgemeinerkrankung des Gefäßapparates ist, wenn auch mit Vorliebe an den Gliedmaßen, ist schon seit langem bekannt. Ausgedehnt sind oft die inneren Organe betroffen. *Ceelen*, *Erb*, *Perla*, *Jäger*, *Hauser* haben ausführliche Sektionsberichte hierüber gebracht, die ich mit *Plenge* aus unserem Krankengut vielfach ergänzen könnte.

In der gleichen Weise wie die Arterien können auch die Venen befallen sein, ohne daß man der früher geäußerten Meinung *Buergers* beipflichten kann, daß eine Thrombophlebitis Begleiter oder Vorläufer sein müßte. Schon die eigenen Zahlenangaben *Buergers* sprechen dagegen, der bei den tiefen Venen 40% und bei den oberflächlichen der Arme und Beine 20% meist als „Phlebitis migrans" festgestellt hat, des weiteren die Zahlen *Telfords*, der nur 25% Venenentzündung vorfand. Obwohl das histologische Bild meist dem der Thrombose entspricht, soll das nach *Leriche* und *Fontaine* nicht heißen, wie es vielfach geschieht, daß die oft auch so genannte Thrombangiitis obliterans als eine primäre Thrombose aufgefaßt werden muß. Vielmehr muß nur zugegeben werden, daß die Thrombose in der Entwicklung dieses Leidens eine hervorragende Rolle spielt. Einen sehr interessanten Beitrag zur Klärung der Frage, warum Arterie und Vene oft gleichzeitig befallen werden, konnten *Winternitz* und *Le Compte* liefern. In Versuchen an Ziegen, denen Tusche in die Vasa vasorum einer Vene eingespritzt wurde, ließ sich ein Übertritt derselben in die Vasa nutritia der nebenlaufenden Arterie nachweisen und umgekehrt. Man kann selbstverständlich auch neben den gleichen ätiologisch angeschuldigten Faktoren an wesensgleiche neurovegetative Störungen bei beiden Gefäßen denken.

Viel zu wenig Bedeutung wird auch heute noch den Veränderungen des vegetativen Nervensystems beigemessen, von dessen Zustand und Reaktionsbereitschaft die Vasomotorik doch weitgehend abhängt. Mein Standpunkt in dieser Frage ist im Kapitel über die „allgemeine Pathogenese" nachzulesen. Ich möchte mich hier nicht wiederholen. Zum mindesten müssen, um mit *Denecke* zu sprechen, Wechselbeziehungen einerseits zu den versorgten Körpergebieten, andererseits zu den versorgenden Nervengeflechten bestehen. Ich verweise nur noch einmal auf die Arbeiten vor allem von *Stöhr jr.*, *Sunder-Plassmann*, *Leriche* und seiner Schule, sowie auf das grundlegende Werk von *L. R. Müller* und seinen Mitarbeitern. Insbesondere unter der Führung *Leriches* hat sich deshalb die chirurgische Therapie dem vegetativen

Nervensystem auch bei diesen Leiden zugewandt, da nach seiner Ansicht die Obliteration der Arterie allein nicht zur Gangrän führt, sondern erst die Irritation der perivaskulären sympathischen Plexus im Bereich der erkrankten Gefäßwand und die davon abhängigen vasokonstriktorischen Reflexe in der Peripherie.

Ein Übergang der Angiitis obliterans zur regelrechten Arteriosklerose ist so vielfach beschrieben, daß wir die Anerkennung ihrer fortschreitenden Entwicklung in dieser Richtung nicht mehr umgehen können. Einer der ersten Forscher, *v. Manteuffel*, und sein Schüler *Weiß* haben, wie schon erwähnt, die Angiitis obliterans überhaupt als frühzeitige Arteriosklerose aufgefaßt. Auch *Krompecher* läßt das „Hinzutreten" einer Atheromatose im Alter gelten. *Leibovici* unterscheidet zwei Typen bei der Angiitis obliterans, einen mit, einen ohne Entzündungserscheinung, letzteren hauptsächlich mit proliferativen Vorgängen, die neben sekundärer Thrombose vor allem zur Sklerosierung der Media und Intima, in anderen Fällen zu atheromatösen Depots führen. *Gerlach* will zwar auch die Angiitis obliterans als erste „aufsteigende" Periode der zur Arteriosklerose führenden Gewebsveränderungen ansehen, möchte sie aber dennoch von diesen unterscheiden, weil bei ihnen auch in den späteren Stadien die regressiven Veränderungen, wie hyaline Entartung und Kalkablagerung, ausbleiben sollen. Dem kann ich nicht zustimmen auf Grund meines eigenen Krankengutes, das *Plenge* verarbeitet hat und aus dem ich oben bereits in Abbildungen einige Beispiele brachte. Auch *Leriche* und *Fontaine*, die die Arteriosklerose als Aufbrauchkrankheit auffassen und sie scharf von der Angiitis obliterans trennen wollen, müssen mannigfache Übergangsformen anerkennen, so daß hauptsächlich im mittleren Alter die Grenzen zwischen beiden nicht immer streng gezogen werden können. In vorgeschrittenen Stadien und bei Überdeckung verschiedenartiger Veränderungen konnte auch *Stricker*, ebenfalls aus der Schule *Leriches*, 11 Jahre zuvor die einzelnen Formen der obliterierenden Arteriitis, der luischen und der diabetischen, die Mediadegeneration, Verkalkung der Arterien und die eigentliche Atherosklerose nach dem histologischen Bild ebensowenig trennen. *Mc Kittrick* stellte in 10,3% auch bei einwandfreier Angiitis obliterans Verkalkungen der Gefäßwände fest. Andere Kronzeugen habe ich im Kapitel über die allgemeine Pathogenese angeführt.

Der stichhaltigste Grund für eine Anerkennung des Überganges des obliterierenden entzündlichen Gefäßprozesses zur Arteriosklerose dürfte aber wohl der Befund beider nebeneinander bei demselben Gefäß in verschiedenen Abschnitten sein. *Barron* und *Linenthal* zeigten in 7 Obduktionsbefunden solches Nebeneinander von Arteriosklerose und Angiitis obliterans. In meinem eigenen Krankengut konnten *Plenge* und ich wiederholt dasselbe bestätigen. Ich kann hier natürlich nicht alle diesbezüglichen Bilder wiedergeben, sondern möchte mich auf drei Fälle beschränken, die ich im Kapitel „Pathologie" bereits gebracht habe. Der eine Fall (Abb. 21—22) zeigt bei einem 45 Jährigen eine Angiitis mit starken entzündlichen Erscheinungen und an demselben Glied deutliche Artherosklerose, der andere (Abb. 19—20) bei einem 55 Jährigen eine Panangiitis mit nahezu völligem Verschluß der Lichtung und gleichzeitige Intimaverkalkung sowie an anderen Stellen desselben Gliedes regelrechte Knochenbildung, und schließlich der dritte bei einem 11 Jährigen nach Osteomyelitis eine einwandfreie frische Angiitis obliterans und gleichzeitig schwerste chondro- und osteoplastische Degeneration unmittelbar nebeneinander (Abb. 10—11 und 23—24).

Wenn dagegen die meisten Autoren noch (?) einen scharfen Trennungsstrich zwischen Angiitis obliterans und Arteriosklerose gezogen wissen möchten, so sind damit die vorstehenden Befunde und auch ihre Deutung nicht widerlegt.

Mehr möchte ich über die gegensätzliche Deutung der pathologisch-anatomischen Befunde nicht bringen, denn die wesentlichen Unterschiede in dem Meinungsstreit glaube ich dargetan zu haben, sondern nur noch in groben Umrissen das pathologisch-anatomische Geschehen zeichnen, wie es sich *Plenge* und mir in unseren gemeinsamen Betrachtungen der Präparate und auf Grund der Literaturstudien entwicklungsmäßig darstellt, ohne auf die einzelnen Autoren, mit denen wir übereinstimmen, besonders hinzuweisen. Im Kapitel über die allgemeine Pathogenese habe ich mich mit ihnen auch schon des näheren auseinandergesetzt.

Das pathologisch-anatomische Bild der Angiitis obliterans zeigt makroskopisch Arterien, Venen und Nerven häufig zu einem derben bindegewebigen Strang verwachsen, aus dem die einzelnen Gebilde schwer herauszupräparieren sind. Die Arterienwand ist ungleichmäßig verdickt, bisweilen etwas knotig anzufühlen. Die Gefäßlichtung ist verengt. Die Venen sind oft frei und äußerlich nicht krankhaft verändert; sind sie es aber, so unterscheiden sie sich gradlich auch nur wenig von den kranken Arterien und grundsätzlich gar nicht. Thromben können sich in Arterien wie in Venen finden.

Mikroskopisch zeigen die Arterien (vgl. Abb. 10, 11, 14, 15, 16, 17, 19, 21) vor allem und zunächst Intimaveränderungen, die an den mittleren und kleineren Gefäßen oft stärker ausgebildet sind. Die Aufquellungen der Intima zeigen fibrinoiden und hyalinen Charakter. Hinter Endothelquellungen und -auflockerungen kommt es zu proliferativer Gewebsneubildung, die das Gefäß ganz unterschiedlich befällt, mal zylindrisch gleichmäßig, mal beet- oder polsterförmig exzentrisch, schließlich das Lumen stenosieren und gar obliterieren kann. Die hypertrophischen und hyperplastischen Endothelien, welche die Intimaverdickung ausmachen, bilden sich zu faserigen, elastischen Bindegewebsstrukturen um. An ihrer Oberfläche wuchert eine neue Endothelschicht. Zwischen dieser und der bisweilen nur wenig erhaltenen, bisweilen ebenfalls gequollenen und aufgefaserten Elastica interna kann sich die Intimaverdickung in außerordentlicher Breite entfalten, so daß mitunter die ganze Lichtung ausgefüllt wird (Abb. 70). Riesenzellen und leukozytäre Durchsetzung aller Gefäßwandschichten sind meist in den Frühfällen anzutreffen, oft in solcher Anhäufung, daß man eine exsudative Entzündung vor sich zu haben glaubt. Oft aber auch sind die Leukozyten granulomartig zusammengeballt. Gerade diese Form lenkt den Verdacht auf rheumatoide oder, besser gesagt, allergisch-hyperergische Reaktionen. Bevorzugt werden von der Intimawucherung und leukozytären Anhäufung die Gefäßteilungsstellen und perivasal die Vasa vasorum. In der zugrundegegangenen Intima haben wir Verkalkungen gefunden (Abb. 20).

Schon rein mechanisch kann an den durch die Intimawucherung verursachten Verengerungen, sofern diese an sich nicht selbst schon bei kleineren Gefäßen einen Verschluß herbeiführen, der Blutstrom verlangsamt und hierdurch, sowie durch damit verbundene Permeabilitätsänderung des Endothels, die Schranke für das vorbeifließende Blut durchbrochen und die Entwicklung eines roten Thrombus eingeleitet werden. Außerdem erschwert die Bevorzugung der Gefäßteilungsstelle die Ausbildung eines Kollateralkreislaufs und verschlechtert dadurch ganz beträchtlich die Blutversorgung der Gewebe. Auch kann das abgehobene oder neu gewucherte Endothel bersten, die gewucherte Intima und Media können tief einreißen und so ihrerseits den Anlaß zur Thrombusentstehung abgeben. Die Thrombosierung erfolgt schubweise, indem sich zentralwärts Schicht auf Schicht ansetzt, bis die Lichtung völlig verlegt ist. Durch den Zell- und Fibringehalt, den Gefäß- und Bindegewebsreichtum und den Blutpigmentgehalt sind die sich anschließenden verschiedenen Organisationsstadien der Thrombose charakterisiert. Mit der Zeit klaffen Spalten innerhalb der Thromben, die schließlich durch einen regelrechten Endothelbelag ausgekleidet werden, zwar einen minimalen Blutdurchtritt gewähren, für die eigentliche Funktion des Gefäßes aber bedeutungslos bleiben. Durch solche Rekanalisation können sich innerhalb der ursprünglichen Lichtung mehrere Lumina nebeneinander bilden. In Frühfällen entstandene Thromben sind ebenfalls leukozytär durchsetzt.

Die Elastica interna kann lange Zeit unversehrt bleiben oder, wie meist, in den Krankheitsprozeß mit einbezogen sein. Sie spaltet sich, verdoppelt sich und reiht sich halskrausenartig auf, was offenbar nicht nur der Kontraktion der unter ihr liegenden Muscularis entspricht. Risse entstehen in ihr und lassen Granulationsmassen aus der

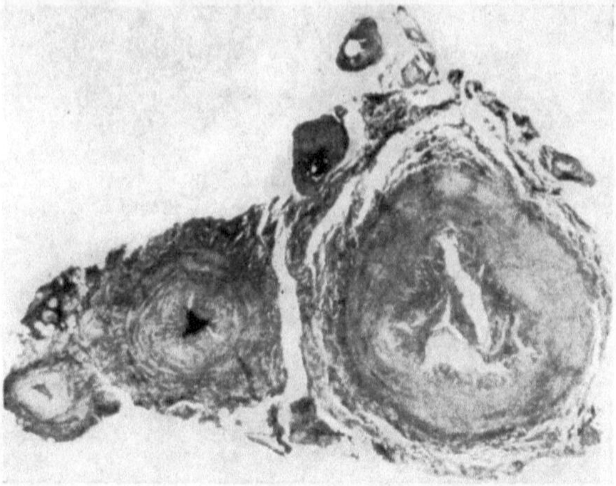

Abb. 70. G. I., 66jähr. ♀. Angiitis obliterans mit arterieller Embolie der A. poplitea (vgl. Farbbild 89 desselben Falles).

Media ins Lumen einwuchern. Degenerative Vorgänge mit regelrechten Kalkeinlagerungen kommen auch hier, wie in den anderen Wandschichten, vor.

Media und Adventitia sind in vielen Fällen zunächst weniger betroffen als die Intima. Es kommt auch das Gegenteil vor, so daß man den Eindruck gewinnt, daß das Krankheitsgeschehen ebenso von hier zur Intima wie zur Adventitia hin fortschreiten kann. Gar nicht selten aber zeigen sie, besonders die Media, von vornherein die gleichen entzündlichen Veränderungen mit polymorphkernigen Leukozyten, Rundzellen, Fibroblasten, Riesenzellen. Entzündungsgranulome, wie bei der Periarteriitis nodosa und Tuberkulose, werden in der Media (Abb. 16) ebenso wie in der Adventitia gefunden. Auch hier wieder spielen sich die Entzündungen bevorzugt an den Abgangstellen der kleinen Gefäße ab. Die entzündliche Infiltration aller Wandschichten in wechselndem Ausmaß findet sich so häufig, daß man die Bezeichnung Endangiitis fallen lassen und von einer „Panangiitis" oder, allgemeiner und darum besser, „Angiitis obliterans" sprechen sollte. Die Muskularis kann in ähnlicher Weise wie die Intima verquellen, sich auflockern, hypertrophieren. Das den Entzündungen nachfolgende gefäßführende Granulationsgewebe bildet sich bindegewebig-narbig um und trägt damit weiter zum Verschluß der Gefäßlichtung bei, während von der Adventitia herkommende neugebildete Kapillaren in alle Wandschichten einsprießen.

Zugrundegehende Muskelfasern lagern Kalkpartikelchen ein, verschwielen und schaffen so das Bild der Arteriosklerose, in das also offensichtlich der Krankheitsprozeß ausmündet.

An den Venen finden sich grundsätzlich gleiche Veränderungen, ebenfalls unterschiedlichen Ausmaßes: Intimawucherungen, Elastikaaufsplitterungen, Media- und Adventitiaentzündungen und Degenerationen. Oft ist es bei der Ausdehnung der

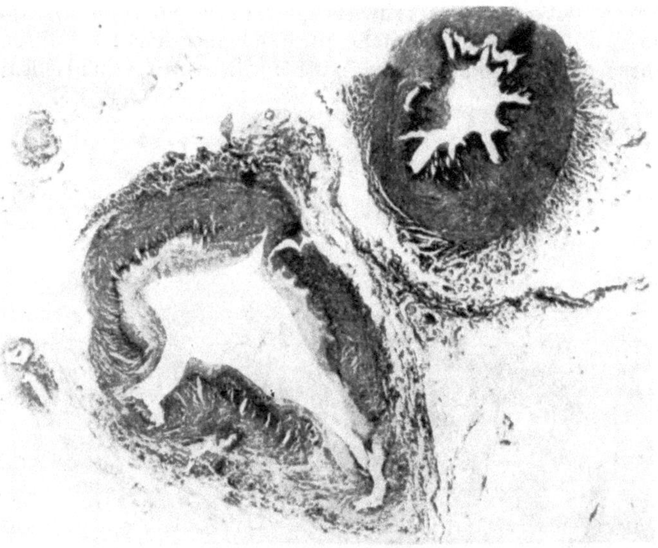

Abb. 71. M. W., 42 jähr. ♂. Angiitis obliterans. A. tib. post. re. oben, li. unten die größere Vene mit gleichartigen Veränderungen, die an einer Stelle einen Intima- und Mediaeinriß zeigt. Die Veränderungen der Arterie betreffen vorwiegend die anderen Wandschichten und am wenigstens die Intima. Derselbe Fall Abb. 43 und 73.

Veränderungen außerordentlich schwer und bisweilen gänzlich unmöglich, im Mikropräparat Arterie und Vene auseinanderzuhalten (Abb. 71).

Aneurysmatische Ausbuchtungen werden bei der Periarteriitis nodosa vielfach beschrieben, aber auch bei der Angiitis obliterans kommen sie anscheinend vor. *Pemberton* und *Mahorner* beobachteten unter 320 Fällen zweimal multiple Aneurysmen. Sie gehören dem Frühstadium der Erkrankung an, wenn bereits die Wandschwäche besteht, eine Thrombose aber noch nicht eingetreten ist. *Rouillard*, *Lançon* und *Kern* bestätigen diese Beobachtungen.

Die vorhergehenden Schilderungen der Veränderungen allein an den Gefäßen geben uns m. E. keine Berechtigung mehr, bei den Gefäßkrankheiten mit vorwiegend entzündlichen Erscheinungen noch weiter zu unterteilen in primäre Endarteriitis, echte Entzündung, allergisch-hyperergische Reaktionsformen, endogene und exogene Angiosen, akute und chronische, periphere und zentrale Arteriitiden oder dergleichen mehr; denn wir finden bei einem und demselben Kranken oft an einem und demselben Gefäß, qualitativ und quantitativ unterschiedlich allerdings, alle Varianten als Reaktionsformen auf die allerverschiedensten Schädlichkeiten.

Schwere Veränderungen an den peripheren Nerven stellte *Pančenko* fest: Die Markscheiden sind verändert, Polyblasten treten auf, die *Schwann*schen Zellen werden vermehrt, die Achsenzylinder zerreißen teilweise nach Zerfall der Markscheide. Die Nerven scheinen unter einem toxisch-infektiösen Einfluß der nekrotisch gewordenen Zonen zu stehen und bieten das Bild einer ischämischen Entzündung. Bei Durchblutungsstörungen nach Erfrierung fanden *Staemmler* sowie *Siegmund* die gleichen Veränderungen, die sie ebenfalls auf Anoxämie zurückführen bzw. auf die aus dem geschädigten Gebiet stammenden Eiweißzerfallsprodukte (vgl. Kap. I, B, 2). Da *Gurevic* stets in den Gefäßwänden der Nervengefäße Veränderungen fand, vermutet er, daß in gewissen Fällen von Affektionen der peripheren Nervenstämme ebenfalls die Angiitis obliterans ätiologisch und pathognomonisch zugrundeliegt. Daß in den sympathischen Grenzstrangganglien die Gefäße in gleicher Weise verändert anzutreffen sind, habe ich oben schon erwähnt und auch meine hierauf fußende Annahme begründet, daß die Gefäße der Ganglien als mesenchymale Abkömmlinge an den allgemeinen allergisch-hyperergischen Reaktionsformen dieses Keimblattes teilhaben können. Im übrigen will ich hier nicht abermals die Veränderungen an den neurovegetativen Gebilden schildern, sondern auf meine obigen Ausführungen verweisen und nur noch einmal betonen, daß in jedem Fall der von mir bei Angiitis obliterans ausgerotteten Grenzstränge schwere und allerschwerste Veränderungen an den Ganglien durch *Plenge* und mich gefunden wurden (vgl. Kap. I, B, 3). Entgegenstehende Literaturangaben sind mir darum nicht recht verständlich, es sei denn, daß, was oft der Fall ist, die pathologischen Befunde wohl anerkannt, ihre Deutung für die Pathogenese jedoch abgestritten wird. Auch hiermit habe ich mich oben schon des breiteren auseinandergesetzt.

In der Mehrzahl der Fälle von Angiitis obliterans finden sich Zeichen eines Spasmus der Kapillaren, häufig verbunden mit einer Insuffizienz der Arteriolen. Wird der Vagus mittels intravenöser Atropineinspritzung ausgeschaltet nach *Danielopolu*, so stellte sich nach den Beobachtungen von *Nikisin* bei allen Kranken eine Hypotonie des Vagus und bei einigen gleichzeitig eine Hypertonie oder auch Hypotonie des Sympathikus ein. Es werden daher die sehr schmerzhaften Kapillarspasmen als Folge des Nachlassens des Vagustonus aufgefaßt. Diese Vermutung einer Schwächung der Vasodilatatoren (Vagusasthenie) bestätigte sich *Jegorow* durch autoptische Befunde an der Schilddrüse, deren Drüsenbläschen im Überschuß mit Kolloid gefüllt gefunden wurden. Anscheinend ist der Übertritt in den allgemeinen Kreislauf gehemmt und auch damit wieder das relative Überwiegen des Sympathikus zu erklären.

Röntgenologisch nachweisbare Veränderungen an den Knochen, die im Sinne der *Sudeck*schen Gliedmaßendystrophie auszulegen sind, sind auch histologisch erkennbar. Atrophie und unregelmäßige Anordnung (Bündelung) der Spongiosabälkchen, Lakunenbildung, starke Atrophie der Kompakta, die in schweren Fällen völlig geschwunden sein kann, periostale Auflagerungen und Randwulstbildungen, Verschmälerung der Gelenkspalten, knöcherne Ankylose, erhöhte Plastizität des Knochens werden als die hervorstechendsten Erscheinungen von *Fugazzola* zusammengestellt. *W. Müller*, *Jaffe* und *Pomeranz* sowie *Oehlecker* haben sich damit befaßt. *Tanahasis* Knochenmarksbefunde bei der Angiitis obliterans ähneln denen bei der Osteomalazie und beim *Barlow*: Umwandlung in Fasermark mit hochgradiger Verminderung der Erythrozyten und Leukozyten. Alle diese Veränderungen am Knochen sind offensichtlich sekundärer Art und von der Durchblutungsstörung abhängig, ebenso wie die Folgen für die übrigen Gewebe, die bis zum Brand führen können. Die nicht so ganz seltenen multiplen Hautnekrosen und ähnliche Erscheinungen an den inneren Organen, vor allem am Darm, sind hier einzureihen. Wir wollen uns mit ihnen aber nicht näher beschäftigen (vgl. Abb. 15, 17, 77, 78 und Ende dieses Kap.).

Ebenso wie die Weiterentwicklung in Degenerationsstadien ist die Rückbildung der entzündlichen Gefäßveränderungen möglich. Darüber wissen wir noch sehr wenig. Wenn aber — und daran ist ja nicht zu zweifeln — Entzündungen der Gefäßwände vorliegen, so ist nicht einzusehen, warum diese nicht auch hier, wie sonst im Organismus, gelegentlich völlig zurückgehen sollen, ohne ernstere Spuren zu hinterlassen. Es kommt deshalb einem von *Ratschow* klinisch genau beobachteten und histologisch als Entzündung einwandfrei gesicherten Fall mit besonderer Lokalisation als Arteriitis temporalis eine hohe Bedeutung zu.

Sein 61jähriger Kranker zeigt die Entwicklung eines akuten angiitischen Schubs mit allen Merkmalen der Entzündung, hochgradiger Blutkörperchensenkungsbeschleunigung und allgemeinem Krankheitsgefühl. Nach Entfernung der Streuherde gingen die akut entzündlichen Erscheinungen, sowohl im allgemeinen Krankheitsbild wie auch im histologischen Präparat, in wenigen Wochen vollständig zurück. Mit dieser Erkrankung befaßt sich eine neuere Monographie von *Cooke* (1946) (zit. nach *Kenneth*), nach dem Riesenzellen das pathologische Bild charakterisieren, die aber zum Unterschied von tuberkulösen Prozessen nach und nicht, wie bei diesen, vor der Ausbildung von Nekrosen in Erscheinung treten und auch an anderen Arterien im ganzen Körper anzutreffen sein sollen.

Da die Angiitis obliterans in Schüben auftritt, wenn auch meist ohne sinnfällige allgemeine Entzündungserscheinungen, und diese Schübe ebenso wie das akute erste Auftreten einer Angiitis obliterans sich anerkanntermaßen weitgehend auf Salizylate und Herdbereinigung hin zurückbilden können, wird die Verwandtschaft mit rheumatischen Vorgängen, die histologisch sich erweisen läßt und anamnestisch immer wieder anzutreffen ist, auch klinisch deutlich gemacht, denn die rheumatischen Infiltrate sind ja sehr flüchtig. Ob die in den sympathischen Ganglien angetroffenen entzündlichen Vorgänge ebenfalls flüchtig sind, ist nicht zu sagen, immerhin möglich; daß aber bei längerer Dauer gerade in diesen empfindlichen Organgeweben schwere degenerative Vorgänge bald folgen können, ist wahrscheinlich.

Und daß umgekehrt von degenerativen Vorgängen aus durch die Eiweißzerfallsprodukte ebenfalls wieder Entzündungen verursacht werden können, habe ich früher schon angeführt. *Ratschow* will in dem durch pathologische Eiweiße sensibilisierten Organismus durch einen besonderen Lokalisatoreffekt in Verbindung mit spezifischen Organantigenen hauptsächlich im mesenchymalen Gewebe die veränderte Reaktion hervorgerufen und die sympathischen Ganglienzellen nur sekundär in das Krankheitsgeschehen mit hineingerissen werden lassen. Dem habe ich mich an verschiedenen Stellen dieses Buches entgegengestellt mit dem Bemerken, daß die Gefäße der Ganglien ebenfalls Teile desselben Mesenchyms sind, wie die der Gliedmaßen und darum allergisch-hyperergische Reaktionen hier wie dort angetroffen werden können. Der Unterschied ist nur der, daß die Lokalisation in den Ganglien viel schwerwiegendere Folgen nach sich ziehen kann wegen der neurovegetativen Regulationen und für den Fall, daß sich hier in der Strukturveränderung ein Dauerreiz fixiert.

In den größeren Arbeiten und Monographien über die Angiitis obliterans von *Rieder* (1932), *Ceelen* (1932), *v. Hasselbach* (1939), *Wagner* und *Neuner* (1939), *Klostermeyer* (1941) und *Denecke* (1941) findet der deutsche Leser noch mancherlei mehr unter verschiedenen Blickwinkeln und mit unterschiedlicher Betonung zusammengetragen.

So mannigfach wie die Deutung der pathologisch-anatomischen Befunde sind auch die Wertungen der für die Ätiologie in Betracht kommenden Faktoren.

Zunächst einmal wird die frühere Annahme *Buergers*, die dieser selbst später nicht mehr aufrecht erhielt, nämlich die einer spezifisch-infektiösen Ätiologie, durchweg abgelehnt, weil kein Erreger sich finden ließ (*Telford*, *Allen* und *Brown*). Vereinzelte entgegenstehende Berichte (*Rabinowitz*, *Martin* und *Shore*) haben sich nicht bestätigen lassen. Damit ist aber die Einwirkung infektiöser Vorgänge dennoch nicht ausgeschlossen. Diese spielen sicherlich eine große, vielleicht sogar überhaupt die entscheidende Rolle, nur vollzieht sich anscheinend ihr Einfluß auf eine andere Art, nämlich auf dem Wege über die allergisch-hyperergische Reaktion, wie die meisten Bearbeiter annehmen. Wegen der Entzündungen und granulomartigen Infiltrate in Media und Avdentitia, der fibrinösen Verquellungen, Ahteromatose und Sklerose der Intima wird die Angiitis obliterans, ebenso wie die als rheumatisch sichergestellte Endo- und Myokarditis, dem großen Formenkreis des Rheumatismus zugeordnet (*Ceelen*, *v. Hasselbach*, *Lindenbaum* und *Kapitza*, *Lipke* u. a.,) nachdem *Glahn* und *Pappenheim* entzündliche und degenerative Vorgänge am Gefäßsystem bei sicherem Rheumatismus festgestellt und *Klinge* die Atherosklerose der großen Gefäße als Teilerscheinung des Rheumatismus angesprochen haben. Die Ansichten von *Ratschow*, *Sunder-Plassmann* und auch meine eigene decken sich großenteils damit. Im Abschnitt über die allgemeine Pathogenese habe ich mich mit dieser Fragestellung ausgiebig auseinandergesetzt.

In vielen Fällen von Extremitätengangrän bei Jugendlichen dürften, meint *Gruber*, die angetroffenen Gefäßveränderungen nicht Ursache der Gangrän sein, sondern Folge von Infektionen, die sich in den durch vasomotorische Einflüsse schlecht ernährten Gewebsteilen einstellen. Es scheint aber doch der Gefäßapparat für bestimmte Infektionen bzw. ihre Toxine auch primär schon besonders leicht angreifbar. Das gilt besonders vom Flecktyphus (*Killian* und *Obertreis*), bei dem vor allem an den mittleren und kleineren arteriellen Gefäßen der Gliedmaßen Veränderungen vorkommen, die in dieser Form sonst nicht gesehen werden. Im Zusammenhang mit der Ansiedlung der Rickettsien in den Gefäßendothelien treten Quellungen, Abschilferung, Proliferation und manchmal auch Thrombenbildung auf. Wenn die Flecktyphuserreger aus der Gefäßwand in die Haut ausgeschieden werden, entsteht in dieser Zeit das typische Exanthem. Eine Gewebsnekrose stellt sich dabei in der Regel nicht ein, weil eben nur kleinere Äste betroffen sind. Den Verschluß der Hauptschlagader des Beines nach Flecktyphus mit den typischen histologischen Erscheinungen der Angiitis obliterans beschreibt allerdings *Gesenius*. Neigung zu Blutung und Nachblutung ist vorhanden. Nach *Goodmann* sollen 97% der Juden in New Xork an Flecktyphus gelitten haben, worauf er die Auslese der jüdischen Rasse hinsichtlich der Angiitis obliterans zurückführen will.

Außer den akuten Infektionskrankheiten kommen ätiologisch auch noch die chronischen Infekte in Betracht, die als Fokalherde an Zähnen und in Mandeln, Blinddarm, Gallenblase, Darm und Vorsteherdrüse, sowie vor allem in blanden rheumatischen oder rheumatoiden Schüben zu suchen sind und ihre Schadstoffe in den Kreislauf einstreuen können. *Meleney* und *Miller* haben in China bei Durchblutungskranken eine Pyorrhoea alveolaris gefunden, die dort jedoch bei 70% der erwachsenen Bevölkerung angetroffen werden soll. Gerade diese blanden Infekte wirken anerkanntermaßen oft allergisierend. Von sehr vielen wird die Lues ursächlich beschuldigt, was meiner Meinung nach oft zu Unrecht geschieht. Man muß aber grundsätzlich bei jedem Fall an sie denken und nach ihr fahnden.

Abrikosov und *Rudnik* haben sich die Aufgabe gestellt, die Häufigkeit hyperergischer Gefäßveränderungen bei Infektionskrankheiten aus dem morphologischen Bild, das sich durch fibrinoide Quellung der Gefäßwand und histiozytäre Reaktion darstellt, zu bestimmen. Derartige Veränderungen kamen bei septischem Scharlach in 18,6% der Fälle, bei Streptokokkenallgemeininfektion in 20% der Fälle zur Beobachtung. Bei Diphtherie, Fleckfieber und Tuberkulose konnten sie nur nachgewiesen werden in Fällen, die durch septische Infektionen kompliziert waren. Auch Masern und Malaria hinterlassen ihre bleibenden Spuren in den Gefäßwänden und können unter Umständen sogar bei Jugendlichen zur fortschreitenden Gliedmaßengangrän führen.

Strukturveränderungen der Nervenelemente der Blutgefäße, vor allem innerhalb der Adventitia, fand *Istamanova* an Aorta, Carotis und Femoralis kindlicher Leichen, die an Dysenterie, Pneumonie, Scharlach und rheumatischen Infektionen gestorben waren. Morphologisch faßbare Degenerationserscheinungen zeigten sich überraschend früh, schon nach anderthalbtägigem Scharlach.

Bei der Polyzythämie (*Vaquez*form) kann es gelegentlich zu Durchblutungsstörungen kommen, die als Claudicatio intermittens Gefäßspasmen, wahrscheinlich auf dem Boden von entzündlichen Gefäßveränderungen, anzeigen. Es ist hier wohl naheliegend, die Gefäßerkrankung mit den Blutveränderungen aus der Überaktivität des Knochenmarks herzuleiten (*Ramond; Horton* und *Brown*) (Abb. 69).

Einen großen Umfang in der Besprechung der Ätiologie nehmen die Kälteeinwirkungen ein. Schon *Gruber* und nach ihm viele andere, insbesondere *Bal* und *Aminjew*, messen ihnen eine große ursächliche Bedeutung bei. Von *Bal*s 96 Kranken hatten 59 einmalige oder wiederholte Erfrierungen überstanden, dennoch beansprucht auch er für seine Bevölkerung im Astrachangebiet für die infektiöse Theorie ein bedeutend größeres Interesse. *Ratschow* steht auf einem anderen Standpunkt, und in der Tat scheinen die Kälte- und Nässeeinwirkungen mehr auslösende als ursächliche Wirkung zu haben. *Von Hasselbach* meint, daß es eine fortschreitende Gefäßveränderung als Folge einer vor längerer Zeit erlittenen Erfrierung nicht gäbe, „es sei denn, daß es sich um eine Endoangiitis obliterans handelt". Das ist es aber gerade, worum der Streit geht, denn es ist nach übereinstimmender Ansicht aller Untersucher nicht möglich, eine Angiitis obliterans von Gefäßveränderungen nach Erfrierung und örtlichen Traumen zu unterscheiden. Die Erfahrungen des letzten Krieges haben uns jedoch erkennen lassen, daß viele örtliche Erfrierungsschäden weit über den unmittelbaren Schadensbereich hinausreichende obliterierende angiitische Erkrankungen im Gefolge haben können, die sich nach den histologischen Befunden an den Gefäßen und ihrem neurovegetativen Apparat in keiner Weise von denen anderer Genese unterscheiden. Selbstredend spielen auch hier wieder zahlreiche andere Faktoren mitbestimmend hinein, die in der Konstitution und Disposition und mancherlei Umweltsbedingungen zu suchen sind. In mehreren Arbeiten habe ich mich (*Block*) damit befaßt, und die Veränderungen an den Gefäßen und dem vegetativen Nervenapparat wiedergegeben, dabei Störungen im letzteren als wesentlich, vielleicht als ursächlich bedeutungsvoll beim Zustandekommen örtlicher Erfrierungen betont (vgl. Kap. I, B, 1 u. 4). Die Erfrierung ist als die Folge länger dauernder Kälteschädigung bei Dystonie des vegetativen Nervensystems aufzufassen und befällt besonders Personen, die wir als Vagotoniker vegetativ gezeichnet finden. Die zentralen Vagotoniker sind nun aber in bezug auf ihren peripheren Kreislauf meist Sympathikotoniker, reagieren also auf Kälteeinwirkung besonders stark mit Gefäßspasmen und steigern durch dieses Verhalten die Neigung zu Erfrierung. Von der Kältehämagglutination und der Kälteallergie habe ich früher schon gesprochen.

Die Vasokonstriktion bei Kälteeinwirkung ist eine Zweckmaßnahme des Körpers, um die Wärmeabgabe zu verringern. Der betroffene Körperteil wird kalt und blaß. Nach kurzer Kälteeinwirkung tritt eine reaktive Hyperämie ein, die allmählich wieder abklingt, womit bei leichteren Graden die Schadwirkung abgewandt ist. Bei längerer Einwirkungsdauer und höheren Kältegraden oder durch besondere innere oder äußere Momente weicht die Vasokonstriktion einer Stase mit bläulich-roter Verfärbung der Haut und zeigt damit die stark herabgesetzte Durchblutung in den nunmehr erweiterten Gefäßen an. Gewebssäuerung und freigewordene vasoaktive Aminbasen schaffen nach *Siegmund* Milieuänderungen, die die Permeabilität der Gewebs- und auch der Endothelzellen verändern. Aus dem Plasma treten Flüssigkeit und Eiweiß ins Gewebe. Das sind die Vorgänge bei den Kälteschäden ersten Grades, die, wenn die Schädigungen nicht zu lang dauern und nicht sehr hochgradig gewesen sind, unter Wiederherstellung eines geordneten Stoffwechsels völlig zurückgebildet werden können.

Werden bei länger bestehenbleibender Peristase die ausgetretenen eiweißreichen Blut- und Zellflüssigkeiten nicht abgeführt, so bleiben in den tieferen Schichten Ödeme und als sichtbarste Zeichen die Abhebung des Hautepithels von seiner Unterlage, die Blasenbildung, zurück. Wir sprechen dann von Kälteschäden zweiten Grades (Abb. 39).

Bei stärkster Anoxämie stellt sich aber trotz maximaler Füllung der Blutgefäße und trotz der freigewordenen gefäßerweiternden Amine die Gefäßfunktion nicht wieder her, vielmehr lassen die Kapillar- und Gefäßwände Flüssigkeit und Eiweißkörper vermehrt ins Gewebe durchtreten, wo unter Kernauflösung die Zellen zerstört werden. In den erweiterten Arterien und Venen entwickelt sich eine echte Stase mit völligem Stillstand des agglutinierenden Blutes und mit Hämolyse und Zellzerfall. Dieser Zustand ist nicht mehr rückbildungsfähig, er bedeutet Gewebstod und entspricht den Kälteschäden dritten Grades. So gut wie nie kommen diese drei Erfrierungsgrade streng abgrenzbar vor, fast immer treffen wir Mischformen und Übergänge an (Abb. 72).

In gewisser Hinsicht sind alle Erfrierungsgrade mikroskopisch durch Entzündungsvorgänge charakterisiert, die sich bei Nekrose und Gangrän am Rande der Demarkation abspielen. Keine Gewebsart ist davon ausgenommen. Meist erst später stellen sich die degenerativen Merkmale vor. Die Veränderungen an den Blutgefäßen, Arterien wie Venen (Abb. 14), sind in keiner Weise von denen der sonstigen obliterierenden Angiitiden zu unterscheiden. Desgleichen habe ich in sämtlichen Fällen, wo ich wegen schwerer Durchblutungsstörungen nach Erfrierung die Grenzstränge herausgenommen habe, wiederum in Gemeinschaft mit *Plenge*, stets und ohne Ausnahme schwere und schwerste Veränderungen entzündlicher wie degenerativer und proliferativer Art an den sympathischen Ganglien festgestellt *(Block)*.

Das im ersten Weltkrieg von den Franzosen beschriebene „Schützengrabenübel", von den Italienern „Schützengrabenfuß" und den Amerikanern „trench-foot" genannt, sowie der nach langem Aufenthalt im Wasser, beispielsweise bei Überlebenden nach Torpedierung, sich entwickelnde durchblutungsgestörte sogenannte „immersion-foot" sind auch uns Deutschen leider nicht unbekannt geblieben *(Block)* und grundsätzlich nicht von den Erfrierungsschäden zu trennen. Das hierbei im Beginn sich fast immer zeigende Ödem ist kein Unterscheidungsmerkmal gegenüber der Angiitis obliterans anderer Ursache, vielmehr der erste Ausdruck eines ernsten örtlichen Gewebsschadens. Erfrierung und Angiitis obliterans stehen nämlich nicht im Gegensatz zueinander, sondern die Erfrierung ist nur eine der vielen Ursachen, die zur Angiitis obliterans führen können. In der Monographie von *Staemmler* finden Interessenten noch weitere Einzelheiten.

Um nicht noch einmal an anderer Stelle auf die Erfrierungen zurückkommen zu müssen, möchte ich, obwohl es hier eigentlich nicht hingehört, in bezug auf die Therapie nur auf die Notwendigkeit der Bekämpfung der Gefäßverkrampfung, die im Anfang mit Sympathikusblockade und in den Spätstadien mit Beseitigung der als Dauerreiz weiter konstriktorisch wirkenden krankhaft veränderten sympathischen Ganglienkette bestens und schnellstens möglich ist, hinweisen und im übrigen den Abschnitt über die konservativen Heilmaßnahmen zu beachten bitten.

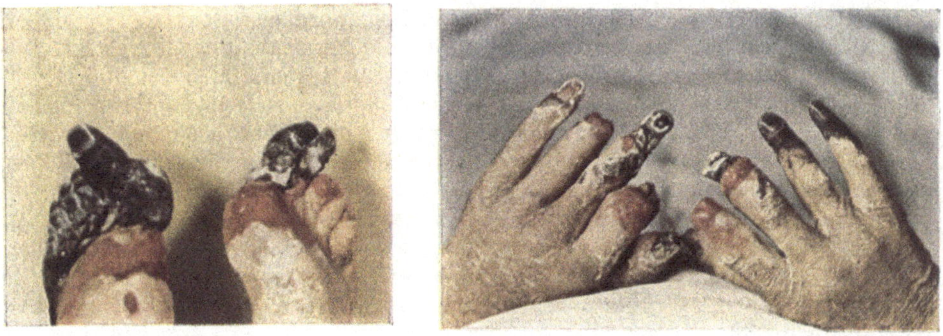

a

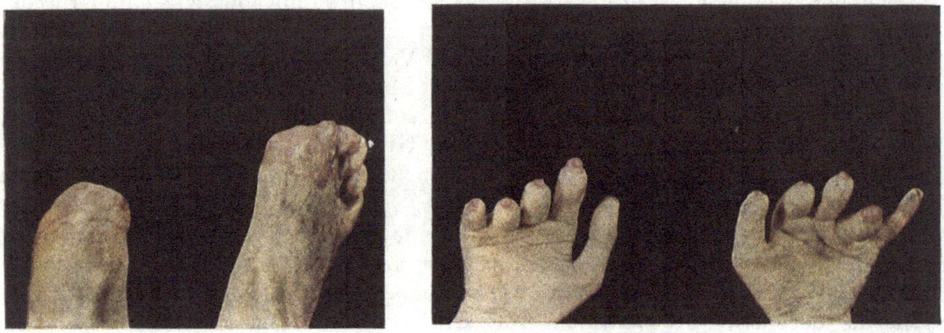

b

Abb. 72. W. E., ♂. Erfrierungen III. Grades beider Hände und Füße bei demselben Kranken. a) phot. 22. 2. 43, etwa 3 Wochen nach der Erfrierung. b) phot. 30. 4. 43 nach Abstoßung der Nekrosen.

Weiter werden ätiologisch für die Pathogenese der Angiitis obliterans vor allem rassische und konstitutionelle Eigenheiten beschuldigt. Eine bestimmte Rassenanfälligkeit hat sich nicht nachweisen lassen. Auch in den Tropen und Subtropen kommt die obliterierende Angiitis vor. Nur die Neger scheinen verhältnismäßig wenig befallen zu werden. Die früher angenommene Bevorzugung der jüdischen Rasse hat sich als Trugschluß *Buergers* sehr bald klarstellen lassen, weil er an einem jüdischen Krankenhaus tätig war. Dagegen scheint das familiär gehäufte Vorkommen *(v. Hasselbach)* auch von anderen Gefäßerkrankungen *(Silbert)*, Arteriosklerose, apoplektische Insulte, bei einem Drittel der Fälle von *Koyano* in Japan, bei Ehe unter Blutsverwandten *(Fugazzola)*, die Annahme gewisser konstitutioneller Bedingtheiten schon eher zu rechtfertigen. *Zolotova* will bemerkt haben, daß in der zweiten Generation die endarteriitischen Erscheinungen bedeutend früher begannen als in der vorangehenden. In eigenen Untersuchungen bei Erfrierungen glaubte ich *(Block)* die Tatsache, daß unter sonst gleichen äußeren Bedingungen ein Teil der Soldaten sich die Gliedmaßen erfror, während der andere Teil gesund blieb, ebenfalls nicht anders als konstitutionell bzw. dispositionell erklären zu können.

Durch die experimentellen Untersuchungen von *Mc Grath* und *Ratschow* ist der Einfluß der endokrinen Drüsen, insbesondere der Sexualhormone, wahrscheinlich gemacht. Auch der therapeutische Erfolg in manchen Fällen läßt sich positiv in diesem Sinne auslegen. Dagegen hat die Annahme einer Hyperadrenalinämie, mit der *Oppel* seine Nebennierenentfernung begründete, einer Nachprüfung nicht standgehalten *(Rieder)*. Erstaunlicherweise aber hat *Leriche* dieselbe Ansicht vertreten auf Grund eigener Experimente mit *Froehlich* und *Lucinesco* und sieht (1939) nach 13jähriger Erfahrung die wirksamste Operation in der Nebennierenentfernung, während nahezu die ganze übrige Welt die Operation längst abgelehnt hat.

Über das Rauchen und das Nikotin will ich an dieser Stelle kein Wort mehr verlieren und bitte nachzulesen, was ich im Kap. I, B, 4 geschrieben habe.

Auch über Metallvergiftungen durch Blei, Kupfer, Arsen, die ursächlich zu schweren Durchblutungsschäden führen können, habe ich mich oben bereits ausgelassen (Kap. I, B, 4).

Da, wie ich schon bei der Besprechung der überwiegend funktionell bedingten Durchblutungsstörungen erwähnt habe, bestimmte physikalisch-mechanische Faktoren, außer Kälte insbesondere Dauertraumen, weniger einmalige Verletzungen, eine vielleicht doch lokalisierende Rolle spielen können, wird oft die Frage nach dem Bestehen eines ursächlichen Zusammenhanges zwischen Angiitis obliterans und von außen einwirkenden Schädlichkeiten gestellt. Ihre Beantwortung kann zu den schwierigsten Aufgaben eines ärztlichen Gutachters gehören. *v. Hasselbach* hat den Versuch gemacht, gewisse gutachtliche Richtlinien aufzustellen, die sehr beachtenswert erscheinen, die ich hier aber nicht wiedergeben will, um so weniger, da ich mich an verschiedenen Stellen dieses Buches schon dazu geäußert habe. Häufiger als die Anerkennung der bestehenden Krankheit als Unfallfolge wird eine Entschädigungspflicht wegen Verschlimmerung durch eine Verletzung oder einen einmaligen Kälteschaden in Erwägung zu ziehen sein. Ein äußeres Trauma, manchmal geringfügigster Art bei der Nagel- und Fußpflege z. B., läßt oft die Nekrosen entstehen.

Klinisches: Wenn ein Mann im 3. bis 5. Jahrzehnt mit Durchblutungsstörungen zu uns kommt, so ist schon von vornherein mit allergrößter Wahrscheinlichkeit eine Angiitis obliterans anzunehmen. Denn die Geschlechtsgebundenheit ist bei dieser Form der Durchblutungsstörung ebenso so auffallend wie bei bestimmten Gruppen der im vorigen Kapitel besprochenen vorwiegend funktionellen Störungen, nur daß hier die Männer bevorzugt werden. An der *Mayo*klinik waren von 1907 bis 1937 948 Kranke, davon 426 mehrmals, wegen Angiitis obliterans in Behandlung *(Horton)*. Das Durchschnittsalter betrug bei den 98% Männern 41,8 Jahre, das der weiblichen Kranken 38,8 Jahre. Bei Frauen verläuft die Krankheit im allgemeinen milder. Der Ernst der Krankheit und das meist tragische Schicksal der von ihr Befallenen geht aus dem weiteren Zahlenbericht der Klinik und einigen anderen hier folgenden Daten hervor:

Bei den 948 Kranken mußten 401 Amputationen gemacht werden, davon 69% größere, 31% kleinere (Finger, Zehe). 85 Kranken wurden beide Beine amputiert, von denen 18 gestorben sind. In den letzten 10 Berichtsjahren hat die Zahl der Amputationen erheblich abgenommen. *Buerger* schätzte die Notwendigkeit der Operationen auf 75—80%. *Mc Kittrick* hat in zehn Jahren 288 Kranke mit Thromboangiitis oder Arteriosklerose der peripheren Arterien behandelt und in 16 Jahren 565 Kranke mit arteriosklerotischer und diabetischer Gangrän operiert. Von 460 unbehandelten Fällen, über die *Kiaer* berichtet, verloren 64% innerhalb der ersten fünf Jahre der Krankheit ein Bein durch Amputation, innerhalb der ersten zehn Jahre weitere 46% das zweite Bein. *Buerger* errechnete die Zeit von den ersten Frühsymptomen bis zum Auftreten von Nekrosen mit sechs Monaten bis 7 Jahren, *Bosse* mit durchschnittlich 7½ Jahren und die Lebensdauer auf 11,1 Jahr.

Aufschlußreich sind auch die Todesursachen: Von den 948 Kranken *Hortons* sind insgesamt 175 gestorben, davon 47 an Koronarsklerose, 12 an Apoplexie, 7 an Lungenembolie. *Averbuck* und *Silbert* berichten von 47 einwandfreien Angiitis obliterans-Fällen, die mit dem Tode endeten und von denen 19 obduziert wurden: je jünger die Kranken, desto schlechter ist im allgemeinen die Prognose. 7 starben nach operativen Eingriffen, 12 an anderen Krankheiten, 6 an chronischen Infektionen und Kachexie. Die restlichen 22 gingen an ihrem Gefäßleiden zugrunde. Unter *v. Hasselbachs* 218 Begutachtungsfällen sind 31 gestorben, 6 an angiitischer Obliteration der Kranzgefäße, 4 an einer gleichzeitigen der Gehirngefäße und 6 an einer solchen der Bauchgefäße infolge Peritonitis bei Darmwandnekrosen.

In diesen Todesursachen drückt sich auch die Ausdehnung dieser Gefäßerkrankung über den ganzen Körper aus. Selbst die Rumpfschlagadern können mitbeteiligt sein. *Stahnke* berichtet von einem 23jährigen Mann, bei dem im Amputationspräparat eine Angiitis obliterans festgestellt wurde und bei dem die Sektion eine Thrombose der Aorta thoracica aufdeckte, die vom Abgang der A. mesenterica sup. an kontinuierliche Thrombusmassen bis in die Femoralis aufwies. Der Fall ähnelt zwei Fällen von *Gesenius*, der eine Thrombose der Aorta abdominalis beide Male intra vitam aortographisch darstellen konnte, einmal bei einem Mann, das andere Mal bei einer Krankenschwester. Beide Fälle heilten übrigens spontan aus, die Gliedmaßen bei beiden waren kollateral genügend ernährt geblieben. Trotz Beteiligung der Hirn- und Bauchgefäße findet sich die Krankheit vorzugsweise in den unteren Gliedmaßen ausgebreitet, nur in 21% nach *Buerger* und 24,2% nach *Mc Kittrick* war die obere Gliedmaße befallen. Trotz der generalisierten Ausbreitung ist ein symmetrischer Befall im Anfang nur selten festzustellen, die andere Gliedmaße zeigt oft Jahre später sinnfällige Symptome. Auch die Kranzgefäße des Herzens sind davon nicht ausgeschlossen. Wenn *Samuels* und *Feinberg* unter 50 Kranken mit Angiitis obliterans bei 5 schwere eindeutige klinische und elektrokardiographische Zeichen einer Myokardschädigung fanden, die vermutlich auf eine analoge Erkrankung der Koronararterie zurückzuführen ist (im EKG. Verbreiterung und Aufsplitterung des Kammerkomplexes, abnormer Abgang von ST., Arborisationsblock), so zeigten doch 30 Fälle nur geringere Veränderungen, die nicht ausreichend waren zur Annahme einer Myokardschädigung, und 15 Fälle keinerlei Anhaltspunkte für eine solche Annahme. Ein Befall der Lungenschlagadern wird von *Ratschow*, *Höra* und *Wendt* sowie *Postel* und *Laas* mitgeteilt.

Entsprechend den unterschiedlichen pathologisch-anatomischen Bildern sind auch die klinischen Erscheinungsformen außerordentlich wechselvoll. Man kann vielleicht zwei Formen gegen eine dritte abgrenzen, die nach ihrem Auftreten und ihren Symptomen auch schon jeweils die vorherrschenden pathologisch-anatomischen Veränderungen zu erkennen geben.

Bei der ersten Form handelt es sich um bei oder nach Infektionskrankheiten auftretende Beschwerden, die sich in örtlichen Schmerzen oder mehr oder weniger ausgeprägten Entzündungserscheinungen äußern und den Verdacht auf eine tiefliegende Gefäßentzündung erwecken. Die damit verbundenen Durchblutungsstörungen nehmen langsam, aber fortschreitend zu und unterscheiden sich hierdurch von einem plötzlich erfolgten embolischen Verschluß. Hier wird man bei der Infektionsanamnese ohne weiteres an eine Arteriitis denken. Die zweite Form zeigt die ersten, ebenfalls entzündlichen Erscheinungen an den Venen, die eine langsam über Wochen und Monate fortkriechende Phlebitis, „Phlebitis migrans", oder Thrombophlebitis zur Ursache haben. Zunächst an den hautnahen Venen zeigen sich knotige Verdickungen, in der Ein- oder Mehrzahl, gerötet und schmerzhaft, von Ödemen und Krämpfen begleitet. Die einzelnen Entzündungsherde können sich unter Pigmentablagerung zurückbilden, bald aber auch in der Nachbarschaft auftreten und schließlich zusammenhängende verdickte Stränge bilden. Die möglichen Wege des Übergreifens von hier auf die Arterien im Verlaufe vieler Monate, oft Jahre, habe ich geschildert. Die dadurch bedingten Durchblutungsstörungen weisen an den

Arterien mehr proliferative und degenerative Vorgänge auf. So deutlich charakterisiert sich der Beginn des Leidens aber nur verhältnismäßig selten, meist zeigen sich hier Beginn und erste Entwicklung ganz uncharakteristisch: bei dieser zahlenmäßig größten dritten Gruppe stehen auch wieder Schmerzen im Vordergrund der Beschwerden, die jedoch sehr wechseln, sowohl in ihrer Stärke wie in ihrem Ausmaß und ihrer Dauer.

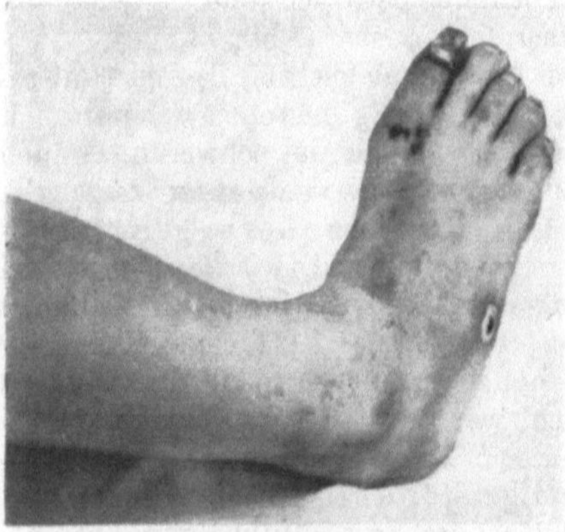

Abb. 73. M. W., 42 jähr. ♂. Angiitis obliterans, derselbe Fall wie Abb. 43 Der Kranke hat trotz Lendengrenzstrangentfernung das Bein verloren. Das Mikrobild der A. tib. post. dieses Falles zeigt Abb. 71.

Kurzdauernde Krämpfe mit Blaßwerden der Füße, vorübergehende Schmerzen, die an eine Thrombose denken lassen oder als Rheumatismus gedeutet werden, auch im Anschluß an einen chronischen Gelenkrheumatismus erst auftreten oder von den Kranken selbst zeitlich damit oder mit einer Durchnässung oder starken Abkühlung der Glieder in Verbindung gebracht werden, werden geklagt. Überempfindlichkeit gegen Kälte wird überhaupt gern angegeben. Schmerzen an der Hacke, der Sohle oder zwischen den Zehen geben Veranlassung zu Verwechslung mit Plattfußbeschwerden, ziehende Schmerzen in der Wade werden fälschlich als Neuritis gedeutet, bis dann eines Tages die Schmerzen so heftig werden, daß die Leute auf der Straße stehen bleiben müssen, sich vor ein Schaufenster stellen und nach kurzem Ausruhen erst weitergehen können, um bald erneut wegen Schmerzen nicht weitergehen zu können. Ist es zu solchem „intermittierenden Hinken" gekommen, treibt dieses oft erst die Kranken zum Arzt. Das intermittierende Hinken ist aber noch als ein Frühsymptom zu werten *(Mc Kittrick)* und in diesem Stadium ist mit energischen konservativen Maßnahmen, besonders auch mit Salizylaten, ein Heilerfolg möglich, wenn sie genügend lange fortgesetzt werden. Der „Ruheschmerz" dagegen ist ein Spätzeichen, das zu ernster Prognose zwingt. Ruheschmerzen treten auch bei Bettruhe und Bettwärme auf. Die Kranken finden Linderung durch Herabhängenlassen ihrer Beine über die Bettkante. In solchem Zustand sitzen sie mit schmerzverzerrten Gesichtern die halbe Nacht im Bett und reiben ihre Füße und Zehen (Abb. 43).

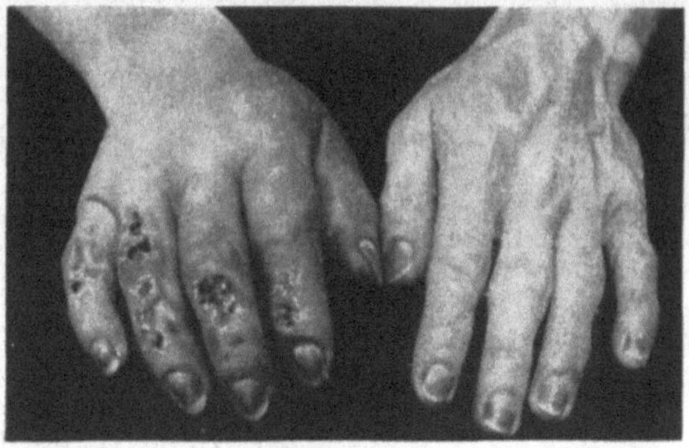

Abb. 74. E. D., 43 jähr. ♂. Angiitis obliterans aller Glieder. Beinamputation 1940 rechts, 1943 links. Tiefe Blaufärbung der rechten Finger und Schwarzfärbung aller Endglieder. Unförmigkeit der Finger der rechten Hand. Hals- Brust-Grenzstrangausrottung 1948 rechts und links, danach rasche Demarkation der Nekrosen an der rechten Hand, so daß nur die End- bzw. die Mittelglieder abgesetzt zu werden brauchten.

Vortäuschung einer beginnenden Ischias kommt vor, doch sind auch regelrechte neurologische Störungen nicht so selten, wie allgemein angenommen wird *(Stauder)*.

In überwiegender Zahl steht die Durchblutungsstörung der unteren Gliedmaßen im Vordergrund, die oberen werden jedoch ebenfalls betroffen und zeigen dann wesensgleiche Veränderungen und Krankheitserscheinungen (Abb. 73, 74).

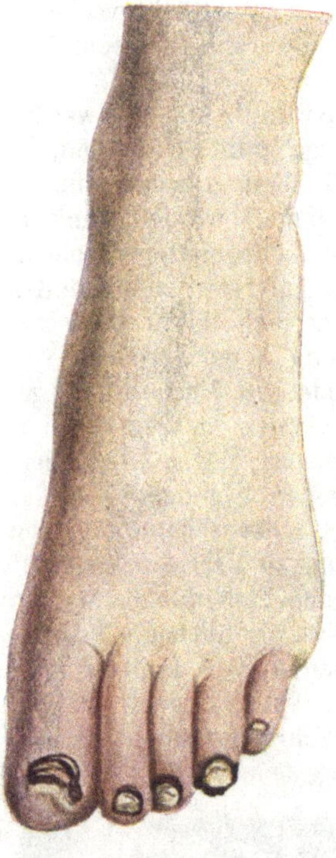

Abb. 75. H. I., 25 jähr. ♂. Angiitis obliterans. Vor zwei Jahren angeblich Venenentzündung linke Wade, vor 5/4 Jahren li. Großzehe „erfroren", vor 1/4 Jahr li. vierte Zehe „erfroren". Li. Großzehe andernorts operiert, will nicht heilen. A.dors. ped. pulsiert nicht.

Die früher nur bei Abkühlung leichter als sonst auftretenden Hautfarbveränderungen stellen sich nun auch bei leichten Anstrengungen und in schweren Graden auch ohne solche ein. Im Verlauf von Jahren zeigen die Zehen zylindrische Formveränderungen *(Schörcher)*. Nekrosen am Nagelfalz und zwischen den Zehen (Abb. 75) geben infolge Verkennung der Ursache Anlaß zu falscher Behandlung. Die Nekrosen können geschwürig zerfallen, solche kleinen Ausmaßes können ausheilen, bis dann aber schließlich, wenn die Nekrosen über das Endglied meist der 1. oder 5. Zehe hinausreichen, eine operative Absetzung nötig wird, deren Ausmaß durch vorausgeschickte Operation am Sympathikus ganz wesentlich herabgesetzt werden kann, so daß man vielfach sich mit der Opferung einzelner Zehen zunächst noch begnügen kann.

Der ganze Verlauf ist charakterisiert durch Remissionen von kürzerer oder längerer Dauer, die sogar ohne sachgemäße Behandlung zu beobachten sind, sowie durch etappenweises Fortschreiten des Krankheitsprozesses an einer oder mehreren Gliedmaßen. Plötzliche Verschlimmerungen infolge völliger Gefäßverlegung kommen vor. Sie trat unter 255 Fällen von *Kvale* und *Allen* 15mal (= 6%) auf und zwang unter diesen in 66% zur Amputation. Gar nicht so selten, nämlich in 11 Fällen (=4%). war der Gefäßverschluß überhaupt das Initialsymptom der Angiitis obliterans,

All die vielen diagnostischen Kennzeichen und Untersuchungsmittel, die ich Kap. II, 1—8 wiedergegeben habe, braucht und kann man nicht sämtlich anwenden. Am wichtigsten sind das durch Lagerungsprobe und Arbeitsversuch nachzuweisende frühzeitige Auftreten von Schmerzen und Hautfarbveränderungen. Von den klinischen Untersuchungsmitteln läßt die Arteriographie Unterschiede gegenüber den *Raynaud*formen, nicht aber gegenüber der Arteriosklerose deutlich werden, und die Oszillometrie gibt auch nur über die Höhe der Obliteration und nicht über ihre Art Auskunft. Den *Raynaud*schen Formenkreis, die Akrozyanose und Erythromelalgie können wir von der Angiitis obliterans abgrenzen durch die Symmetrie ihrer Erscheinungen und das Vorhandensein der Pulse. Das anfallsweise Auftreten der Gefäßkrämpfe, das den *Raynaud* charakterisiert, ist von dem intermittierendem Hinken zu unterscheiden. Schwieriger ist die Trennung von der Arteriosklerose, bei der röntgenologische Kalkschatten im Verlaufe der Gefäße eine Unterscheidung schon eher ermöglichen, desgleichen Blutdruckerhöhung, obwohl diese ja auch nicht bei jeder Arteriosklerose vorhanden zu sein braucht. Von örtlichen Entzündungen ist die Angiitis obliterans durch das Fehlen von Fieber und Puls und durch die Kälte des ganzen Gliedes zu unterscheiden. Vor allem werden bei der Angiitis obliterans die Schmerzen beim Hängenlassen der Glieder vermindert, während die Gewebsentzündungen durch Hochlagerung an Schmerzen verlieren. Jede Art des Brandes verschlechtert die Prognose.

Die physikalischen, chemischen und mikroskopischen Veränderungen des Blutes, auf deren Klarstellung vor allem russische Forscher viel Arbeit verwandt haben, *Glebowitsch*, *Girgolaff*, *Ostrogorski*, aber auch Amerikaner wie *Silbert*, *Kornzweig* und *Friedlander*, weiter aus der neueren Zeit *Theis* und *Freeland*, haben mehr wissenschaftlichen als diagnostischen Wert. Die Viskosität ist durch *Koga* zuerst erhöht gefunden als Folge der Polyzythämie und Wasserverarmung. Bei akuten Fällen ist die Blutsenkung mehr beschleunigt. Sie geht mit Besserung zur Norm zurück. Der einzelne Erythrozyt ist in akuten Stadien vergrößert, die Gesamtzahl der weißen und roten Blutkörperchen vermehrt. Auch die Blutgerinnungszeit ist beschleunigt, um bei zunehmender Besserung wieder normal zu werden. Der p_H-Wert des Blutes steigt im Anfang auf 7,60 und höher an, um bei Besserung zwischen 7,38—7,50 zu schwanken. Die Erhöhung des Sauerstoffgehaltes des venösen Blutes haben wir schon durch die Öffnung der arteriovenösen Anastomosen begründet. Auch der Phosphor-, Kalzium-, Cholesterin- und Zuckerspiegel sind verändert und bestätigen ihrerseits die Neigung zur Konzentration des Blutes. Die Verminderung der Gesamtblutmenge hat augenscheinlich ebenfalls hierin ihren Grund.

Für die Behandlung der Angiitis obliterans sollte neben selbstverständlichen allgemeinen Maßnahmen jedes Mittel recht sein, das Erfolg verspricht, und deren gibt es eine ganze Reihe, wie aus dem Kapitel über die konservative und chirurgische Therapie hervorgehen dürfte. Es ist bei dem Ernst der Lage, in der sich jeder Angiitiskranke befindet, sogar eine gewisse Polypragmasie erlaubt, womit ich nicht das wahllose Ausprobieren der verschiedensten Mittel anpreisen will, sondern nur ausdrücken möchte, daß das Nebeneinander verschiedener gutbegründeter und erfahrungsgemäß wirksamer Mittel, wie bei kaum einer anderen Krankheit, zu rechtfertigen ist. Bei einwandfrei frischen Fällen ist, wie bei jeder Entzündung und Infektion, langdauernde Ruhe das Allerwichtigste. Bei älteren Prozessen, sofern noch keine nachweislichen Gewebsschäden vorliegen, habe ich vor allem von physikalischen Maßnahmen der verschiedensten Art, die ein Gefäßtraining zum Ziel haben, Gutes gesehen. Namentlich aber und nicht zuletzt muß man auch gerade hier der Sympathikuschirurgie sich erinnern, die in Betracht kommt, solange noch das kranke Gefäßsystem funktionell auf entsprechende Reize reagiert. Die Auswahl der einzelnen Eingriffe und ihre Anzeigestellung habe ich ausführlich im letzten Kapitel des Buches gebracht. Es gibt kein schneller wirksames und mehr erfolgversprechendes Mittel als den richtigen Eingriff am Sympathikus zur richtigen Zeit. Die Operationsgefährdung ist, gemessen an der Schwere und der ungünstigen Prognose des Leidens, verhältnismäßig gering. Vor allem treiben wir mit der Sympathikuschirurgie, d. h. mit der Ausrottung der von vielen anderen und von mir in allen meinen Fällen schwerstverändert gefundenen Grenzstrangganglien, in gewissem Sinne eine kausale Therapie, weil wir — ohne noch einmal auf die Meinungsverschiedenheiten hinsichtlich der Priorität der Veränderungen an den Gefäßen bzw. Ganglien einzugehen — damit eine Dauerreizquelle beseitigen, die, zum mindesten im Sinne des Circulus vitiosus, die Gefäßverkrampfung stets zu steigern imstande ist, und damit auch wieder die Organschäden der Gefäßwand vermehrt. Wir dürfen aber bei allen unseren schönen chirurgischen Erfolgen nicht vergessen, daß wir die fortschreitende Entwicklungsneigung des Grundleidens meist nur örtlich aufhalten, das Grundleiden selbst, das ja durchweg generalisiert auftritt, jedoch damit kaum beeinflussen. Dasselbe gilt in gleicher Weise für alle örtlich angewandten konservativen therapeutischen Maßnahmen. Der Kranke darf bei dem meist überraschenden Anfangserfolg nicht darüber hinweggetäuscht werden, er muß vielmehr zeitlebens in Behandlung und Beobachtung bleiben. Unsere ganze Sorge hat sich nunmehr erst recht den ätiologischen Faktoren zuzuwenden und unsere Aufgabe darin zu bestehen, diese nach Möglichkeit abzuhalten oder zu beseitigen. Da das Grundleiden auf entzündlicher und allergisch-hypergenetischer Basis aufgebaut ist, gilt es also in erster Linie, die Ursachen hierfür aufzudecken und zu bereinigen.

Bei dem Entschluß zur Absetzung nekrotischer Teile muß man sich von Fall zu Fall entscheiden. Auf der einen Seite gilt es, die Widerstandskraft des angrenzenden, noch verhältnismäßig gut ernährt erscheinenden Gewebes nicht zu überschätzen, das manchmal der nur schwer zu vermeidenden Infektion nicht gewachsen ist *(Usadel)*, und auf der anderen Seite gilt es zu bedenken, daß von den Nekrosen und ihrem Geschwürszerfall krankhafte Reize ausgehen können, die die Vasokonstriktion noch zu steigern vermögen *(Danielopolu)*. Aber auch damit werde ich mich im letzten Kapitel noch weiter beschäftigen.

Ob es nach dem Gesagten noch berechtigt ist, die Periarteriitis nodosa, ebenfalls eine Systemerkrankung, isoliert zu betrachten, erscheint fraglich, zumal das Hauptcharakteristikum, die Entzündungsgranulome, auch bei anderen Formen der Angiitis obliterans gefunden wird. Das Leiden ist sehr selten. *G. G. Gruber* konnte bis 1926 nur 103 Fälle aus der Literatur zusammenstellen, deren Zahl bis jetzt 150 nur wenig überschritten haben dürfte. Nicht immer ist selbst den Pathologen mit bloßem Auge die Diagnose möglich, die histologisch jedoch unschwer zu stellen ist. Es handelt sich um eine Entzündung der Arterienwand und des periarteriellen Gewebes mit charakteristischen Veränderungen von generalisierter Ausdehnung. Infolgedessen sind die klinischen Erscheinungen auch recht mannigfach und meist schwer zu deuten. Männer werden anscheinend auch hier bevorzugt betroffen, am häufigsten zwischen 20—40 Jahren.

Histogenetisch kann von allen Wandschichten der Gefäße das Leiden seinen Anfang nehmen. Mit dieser Erkenntnis ist die Annahme der ersten Beschreiber *Kußmaul* und *Mayer* (1866), die zur Namensgebung führte, daß die entzündlichen knötchenartigen Verdickungen vorwiegend an den Gefäßscheiden säßen, überholt. Bei kleineren und mittleren Arterien können die subintimalen Gewebe und die Media fleck-, sichel- oder ringförmig verquellen. Bei den großen Gefäßen geht der Prozeß von den Ernährungsgefäßen aus. An degenerative Vorgänge, Nekrose und Auflösung von Gewebselementen, schließen sich exsudative Fibrinausscheidung und Rundzellenanhäufungen, vorwiegend aus Leukozyten bestehend, mit reichlicher Durchsetzung von Eosinophilen. Je älter der Prozeß, um so mehr Lymphozyten und Plasmazellen zeigen sich. Es schließt sich eine starke Wucherung der Intima an, die zum völligen Verschluß der Lichtung führen kann, oder es entwickelt sich von der Adventitia her ein üppiges Granulationsgewebe, das die Grenzmembran und Media zerstört und die schon verdickte Intima zu noch weiterer Wucherung anregt. Das Granulationsgewebe geht in Narben über, die mitunter die Granulationsbildung ganz in den Hintergrund treten lassen. Gar nicht selten kommt es infolge Zerstörung der Gefäßwände zu aneurysmatischen Ausbuchtungen, sogar der größeren Gefäße. Verwechslungen des mikroskopischen Befundes mit der Tuberkulose sind vorgekommen *(Mühe)*, was wegen der Riesenzellen und der lymphatischen Reaktion möglich erscheint. *Ratschow* will die Entwicklung der beschriebenen fibrinoiden Degeneration in der Media als Differentialdiagnostikum für die Periarteriitis nodosa gegenüber der Entwicklung derselben in der Intima bei Angiitis obliterans und dem lockeren Bindegewebe beim Rheumatismus hinstellen. Nach *Allen* dürfte die Bezeichnung „Periarteriitis" kaum noch zu Recht bestehen, da es sich eher um eine „Panangiitis" handelt, an der alle Gefäßschichten beteiligt sind (Abb. 76). Nach *Ratschow* werden auch bei der Periarteriitis nodosa in den Grenzstrangganglien pathologische Veränderungen gefunden, wie bei den anderen Durchblutungsstörungen.

Hinsichlich der Ätiologie wird neuerdings die Annahme einer spezifischen Infektion von einigen Autoren wieder aufgegriffen, während andere der Erkrankung eine besonders geartete Wirkung unspezifischer Infektion oder In-

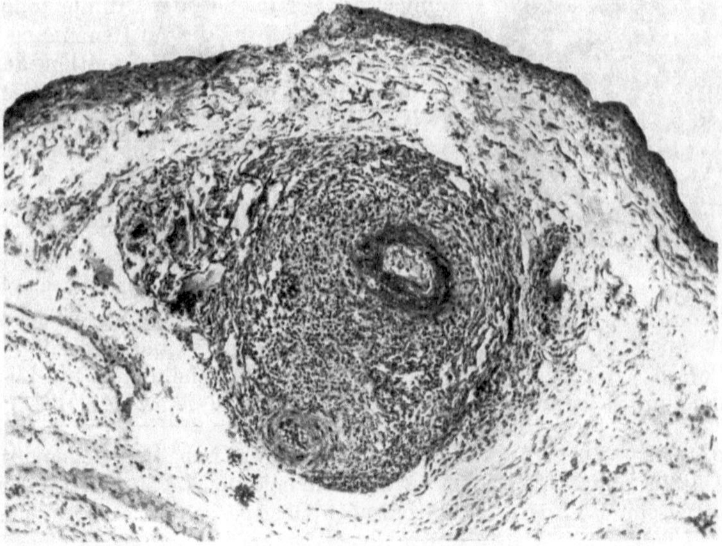

Abb. 76. A. B., 65 jähr. Frische Periarteriitis nodosa. Kleine Gefäße aus dem Oberschenkel. Ohne Kenntnis des Allgemeinbefundes und der übrigen Mikrobilder würde man die hier wiedergegebenen Veränderungen eher als „Panangiitis" bezeichnen. (Sammlung Prof. Linzbach, Sekt. Nr. 679/46).

toxikation zugrundelegen wollen (*Royd* und *Nußbaum*). Diese letzteren Autoren nehmen auch an, daß eben nur die fatalen Fälle gut erforscht sind und die mit Spontanheilung infolge Nichterkennens doch zahlreicher sind, als bisher angenommen wurde, zumal sich auch die Berichte über derartige Spontanheilungen in letzter Zeit häufen (nach *Allen* 10% Heilungen). Daneben verdient noch das Bemühen Beachtung, die Erkrankung als allergisch-hyperergische Reaktionsform, und zwar rheumatischer Ätiologie, hinzustellen (*Klinge*), wozu vor allem die Deutung der histologischen Befunde, die auch tierexperimentell erzielt werden konnten, den Anlaß gibt.

Klinik: In der Vorgeschichte gehen Infektionen örtlicher (infizierte Wunde, Phlegmone, Angina) oder allgemeiner Art (Gelenkrheumatismus, Grippe u. a.) den ersten Krankheitserscheinungen voraus. Meist werden starke Schmerzen in den Gliedmaßen geklagt. Durch die Ausdehnung auch auf die Vasa vasorum und nervorum können Ernährungsstörungen Degenerationen in den Nerven mit Par- und Anästhesien oder trophische Störungen durch Verschluß der Gefäßlichtung verursachen. Daneben finden sich uncharakteristische Bauchschmerzen, die zu manchen chirurgischen Fehleingriffen geführt haben, denn die Veränderungen können neben der Niere (hämorrhagische Nephritis), die am häufigsten betroffen ist, alle Organe befallen. Als drittes wichtigstes Krankheitssymptom besteht eine Blutungsneigung, von Petechien und Ekchymosen — offenbar toxisch bedingt — bis zu ausgedehnten Gewebsblutungen infolge Zerstörung der Gefäßwand oder Platzens von Organaneurysmen. Das Blutbild ist entzündlich verändert mit Linksverschiebung und deutlicher Eosinophilie. Puls, Temperatur und gelegentliche Milzschwellung lassen den septischen Charakter erkennen. Das Leiden endet für gewöhnlich nach längstens einem Jahr unter den Erscheinungen der Peritonitis oder Urämie tödlich.

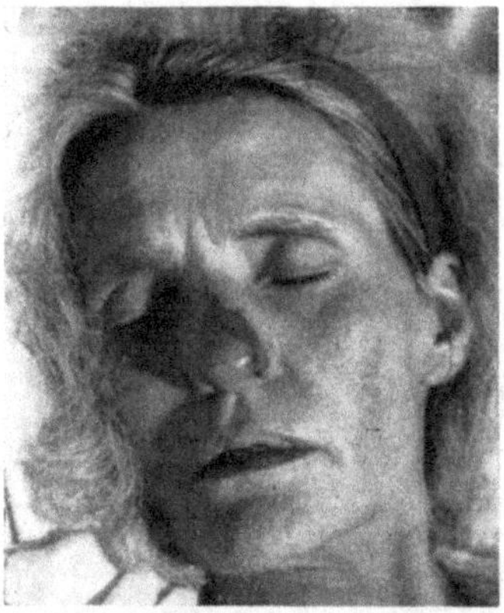

Abb. 77

Die Knötchenform, die zur Benennung den Anlaß gab, ist durch äußere Betastung entlang den größeren Arterien nur in einem Teil der Fälle festzustellen. Falls die klinische Untersuchung die Vermutungsdiagnose bringt, kann sie unter Umständen durch Probeschnitte aus der befallenen schmerzhaften Muskulatur oder von Hautknötchen mikroskopisch bestätigt werden.

Therapeutisch waren wir bisher gegen das meist stürmisch verlaufende Leiden machtlos. Selbstverständlich wird man wegen des septischen Charakters auch die neuzeitlichen Mittel Sulfonamide und Penicillin nicht unversucht lassen. Jod oder anderweitige antiluische Behandlung soll bisweilen die Erkrankung zum Stillstand gebracht haben *(Baló* und *Nachtnebel)*.

Multiple, oft symmetrische Hautnekrosen haben bisweilen ihren Grund in einer Angiitis obliterans. Dabei ist die Ätiologie meist gänzlich unklar, auch an endogene toxische Einflüsse bei chronischer Obstipation *(Castex* und *di Cio)* ist

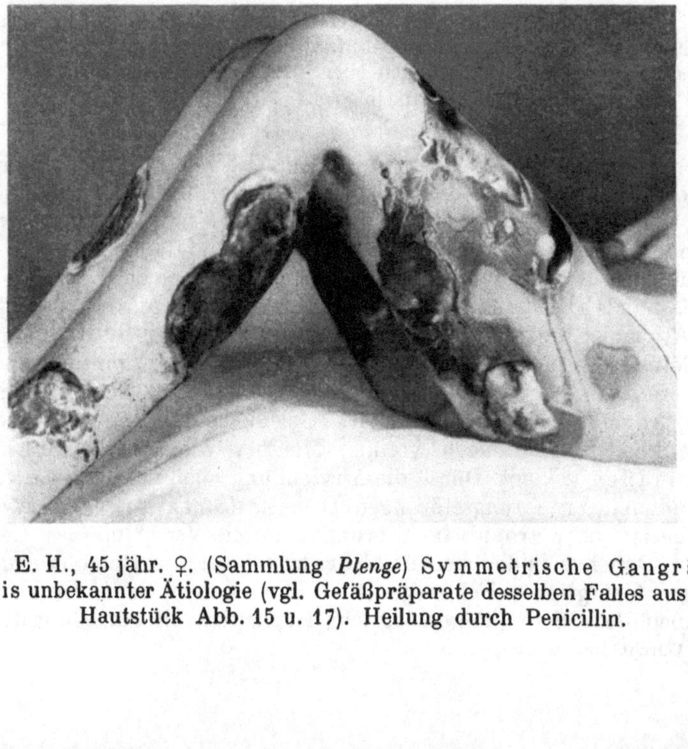

Abb. 77/78. E. H., 45 jähr. ♀. (Sammlung *Plenge*) Symmetrische Gangrän infolge Panangiitis unbekannter Ätiologie (vgl. Gefäßpräparate desselben Falles aus exzidiertem Hautstück Abb. 15 u. 17). Heilung durch Penicillin.

zu denken oder an sonst uncharakteristische Allgemeininfektion. Das Krankheitsbild verläuft oft hoch fieberhaft und stürmisch. In *Köhlmeyers* Fall war es vergesellschaftet mit einer Chorioiditis und gleichartigen Gefäßveränderungen in der Darmwand, die dann den Tod an Peritonitis herbeiführten. In den Abb. 77—78, die mir Kollege *Plenge* zur Verfügung stellte, handelte es sich histologisch um einwandfreie Angiitis obliterans gänzlich unbekannter Ursache, die durch Penicillinbehandlung geheilt werden konnte und damit den Beweis eines infektiösen Ursprungs lieferte. Eine kürzlich in meiner Klinik behandelte 66 jährige Frau B. O. mit gleichartiger Erkrankung konnte ebenfalls durch Penicillin gerettet werden; nur an der linken Hand mußten die Fingerendglieder abgesetzt werden.

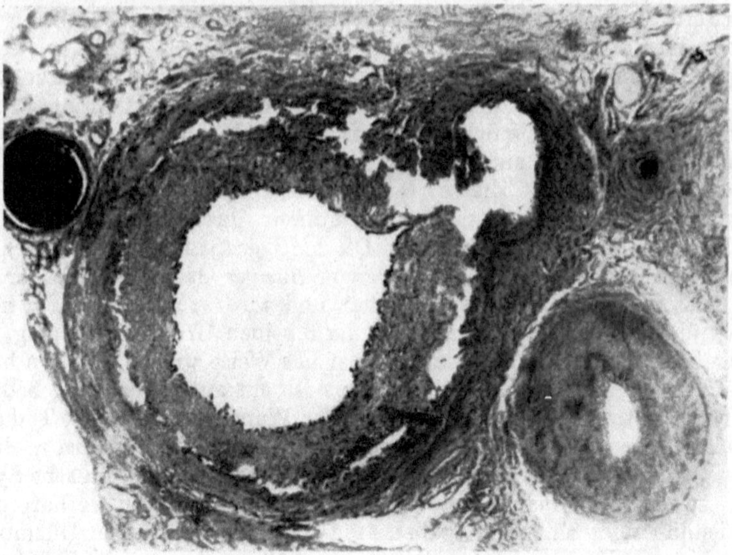

Abb. 79. Me. (Sammlung *Plenge*): Angiitis obliterans des re. kleineren Gefäßes und frische eitrige Thrombophlebitis des großen.

2. Phlebitis. Thrombophlebitis

Die Phlebitis, noch häufiger die Thrombophlebitis ist eine der uns geläufigsten Erkrankungen der Venen, so daß wir hier nur einige grundsätzliche Betrachtungen darüber anstellen wollen. Ihr Auftreten hat nicht das Vorhandensein von Krampfadern zur Voraussetzung, wenn sie auch am häufigsten dabei vorkommen.

Geringe, traumatische Schädigungen, fortgeleitete Lymphangiitiden oder andere Entzündungen können auf die Venenwand übergreifen. Sicherlich gibt es aber eine große Anzahl von Fällen, bei denen diese von außen an die Venenwand herangetragenen Schädigungen nicht in Frage kommen, wo wir vielmehr mit *Dietrich* und seiner Schule eine durch Sensibilisierung veränderte Funktion der Gefäße und dadurch bewirkte gesteigerte Resorption gegenüber Krankheitskeimen oder anderen Eiweißtoxinen annehmen müssen, welche die Permeabilität der Endothelien verändern. Wir haben also dann grundsätzlich die gleichen pathogenetischen Vorgänge, wie wir sie bei der Arteriitis schon kennen gelernt haben (Abb. 79). Es kommt zur Bildung von Plasmaschlieren am Endothel, Agglutination von Thrombozyten, Einwanderung von Leukozyten und Haftung von Erythrozyten an das Fibrin. Die Ausbildung einer örtlichen Thrombose ist jedoch viel häufiger als bei der Arteriitis. *Leriche* sucht die Ursache der Thrombophlebitis in verstärkten vasomotorischen Reflexen, die spastisch Vene und Arterie treffen. Die Reizung der Venenwand zieht reflektorisch Vasokonstriktionen auch der Gefäße in der weiteren Umgebung und eine Blutstase der kleinsten Gefäße in der Nachbarschaft nach sich und wird somit ein Grund für das die Phlebitis begleitende Ödem, denn einfacher Gefäßverschluß oder örtliche Thrombusbildung lösen im Tierversuch noch keine Ödembildung aus. *Leriche* und *Kunlin* haben denn auch im Verfolg dieser Überlegungen therapeutisch durch Anästhesierung des Lendengrenzstranges mit Erfolg das Zustandekommen einer Thrombose zu beeinflussen und zu verhüten vermocht.

Die Schilderung der Diagnose, des klinischen Verlaufes und der möglichen Komplikationen, vor allem der Vereiterung und Embolie, darf ich mir wohl ersparen. Auf eines der ersten Kennzeichen für das Vorliegen einer Thrombose bzw. Thrombophlebitis der tiefen Wadenvenen ist von *Payr* aufmerksam gemacht worden: bei Plantarflexion des Fußes gegen den Widerstand der angestemmten Hand des Untersuchers steigern sich die Schmerzen in der Wade, denn aus dem Rete venosum plantare beginnt meist die aufsteigende Form der tiefen Phlebitis.

Eine besondere Form ist die Phlebitis migrans, die durch ihre Rötung, Schwellung und ihr sprunghaftes Fortschreiten in ihren Anfängen zu Verwechslungen mit einem Erysipel führen kann. Die heftigen Schmerzen unterscheiden sie jedoch von diesem. Sie wurde namentlich von *Buerger* als das Primäre für die Entwicklung einer Angiitis obliterans angesehen und wird zu Unrecht auch heute von manchen in dieser Weise beschuldigt, was darin seinen Grund haben mag, daß, wie wir gesehen haben, recht oft die Venen in gleicher Weise wie die Arterien bei diesem Leiden betroffen sind. Die Phlebitis migrans ist ein außerordentlich bedrohliches Leiden, aber selbst wenn der Prozeß bei seiner Wanderung über die Teilungsstelle der V. iliaca hinaus nicht nur auf die andere Seite übergeht, sondern in die untere Hohlvene aufsteigt, sogar die Nierenvenen beteiligt werden und urämische Symptome auftreten, ist das noch kein Grund untätig in Resignation zu verharren. Durch hohe Penicillin- und Sulfonamidgaben und Verabreichung von Dicumarol und Thrombocid ist es mir in der letzten Zeit in zwei Fällen gelungen, die Kranken zu retten, wobei ich vor allem durch die Verabfolgung von Pervitin die Urämie überwunden zu haben glaube. Nebenbei bemerkt, hat auch in anderen Fällen von Urämie, bei hepato-renalen Komplikationen, das Pervitin mir ausgezeichnete Dienste geleistet.

Gangrän als Komplikation der Phlebitis ist selten, ihr Vorkommen entweder durch Übergreifen entzündlicher Abläufe von den Venen auf die Arterien oder durch ausgedehnte Stase bei gleichzeitigem reflektorischen Arteriospasmus zu verstehen.

Hinsichtlich der Therapie der Phlebitiden sei nur noch erwähnt, daß auch ich, wie das neuerdings wohl meistens geschieht, die Kranken nur so lange im Bett bei Horizontallagerung der Beine — nicht mit erhöhten Beinen wegen der Gefahr der Thrombusverschleppung aus den tiefen Venen! — liegen lasse, wie starke Schmerzen bestehen, d. h. etwa 5—6 Tage. Dann stehen die Kranken mit einem festen Kompressionsverband nach *Fischer* auf. Man vermeidet auf diese Weise am ehesten das Aufpfropfen weiterer Koagulationsthromben. Nebenbei verordne ich Venostasin, ohne von einer Beschleunigung des Heilungsvorganges überzeugende Beweise zu haben. In der Blutegelbehandlung ist man aus züchterischen Gründen oft örtlich gehemmt. Halten die postphlebitischen Ödeme an, so kommen Ausschaltungen des Sympathikus in Frage in der Form von paravertebralen Blockaden, um den spastisch gedrosselten Kollateralkreislauf in Gang zu bringen. Die Anästhesierung ist öfters, unter Umständen täglich, zu wiederholen und wird von manchen gleich in den ersten Anfängen des Leidens angewandt (*Leriche* und *Kunlin* und *Jung*, *Geisendorf*, *Ochsner* und *de Bakey* u. v. a.). In geeigneten Fällen kommt die Eröffnung der Venen zur Entfernung des Thrombus nach *Läwen* in Frage, wobei unter Umständen sogar ausgedehnte Thromben durch rückläufig ausstreichende Bewegung von der Peripherie her ausgedrückt werden können. Besser ist oft die Resektion des ganzen obliterierten Gefäßabschnittes, da ja auch nach der Thrombusentfernung die primäre Wandveränderung bestehen bleibt und zu Rezidiven Anlaß gibt. Bei Vereiterungen ist Spaltung nach allgemeinen chirurgischen Grundsätzen notwendig.

C. Durchblutungsstörungen mit vorwiegend degenerativen Gefäßveränderungen

Degenerative Gefäßwandveränderungen können, wie ich schon verschiedentlich gezeigt habe, das Endstadium einer langen Entwicklungsreihe in der Pathogenese der Durchblutungsstörungen darstellen. Sie brauchen aber die Prodromalstadien der entzündlich bedingten oder überwiegend funktionellen Durchblutungsstörungen nicht zu durchlaufen, sondern können sich selbständig herausbilden. Dann sind sie aber meist an Stoffwechselleiden gebunden, die ihrerseits zu anderen ätiologischen Faktoren, die wir in den früheren Kapiteln kennengelernt haben, wieder hinzukommen können und die degenerative Entwicklung anregen, einleiten oder verschlimmern. Letzten Endes bilden allgemeine oder lokale Stoffwechselstörungen überhaupt die wichtigste Ursache für ihre Entstehung.

1. Arteriosklerose

In der Arteriosklerose haben wir die Summation aller an den Arterien vorkommenden Degenerationsvorgänge. Der von *Marchand* geprägte Begriff der Atherosklerose stellt die Verbindung zu der immer mit der Arteriosklerose verbundenen Atheromatose her, bei der fleckige lipoide Degenerationsherde größerer und kleinerer Arterien den Beginn der Arteriosklerose auch schon durch ihr bisweilen in frühester Jugend ganz vereinzeltes Auftreten zeigen können. Ihr Erscheinen geht dem der fibrösen Platten voraus, so daß diese als bindegewebige Reaktion auf die primäre Lipoidablagerung anzusehen sind *(Anitschkow)*. Hyaline und schleimige Entartung finden sich gleichzeitig. Verkalkung und Geschwürsbildung gesellen sich hinzu. Die Kalkniederschläge können sich in allen Wandschichten absetzen, besonders in der Intima, sogar in den aufgelagerten Thromben. Neben den Degenerationen sind regenerativ-kompensatorische Hyperplasien anzutreffen. Intimausuren und atheromatöse Geschwüre geben oft den Anlaß zur Thrombusbildung. In vorgeschrittenen Stadien sind die Gefäße erweitert und geschlängelt. Ist auch die Arteriosklerose eine Systemerkrankung, so bildet sie sich doch an gewissen Lieblingsstellen stärker aus. Verfettungen und Verkalkungen bei Jugendlichen können sich unter Umständen völlig zurückbilden *(Jores)*. Die Abtrennung einer reinen Mediasklerose von der Arteriosklerose *(Mönckeberg)* interessiert in dieser Besprechung nicht, weil sie sich klinisch nicht unterscheidet und noch weniger bei Durchblutungsstörungen; auch sind solcher Art mehr die großen Gefäße erkrankt. Andererseits ist nach *Leriche* und *Fontaine* gerade die Altersgangrän häufiger durch Mediaverkalkung als durch Atheromatose bedingt. Einzelheiten darüber und über die feingeweblichen Veränderungen will ich nicht bringen, ich darf sie wohl als größtenteils bekannt voraussetzen. Uns interessiert hier nur die Ausbreitung in den Gliedmaßengefäßen. Hier ist es so, daß die Schwere der Veränderungen noch nicht ohne weiteres ein Gradmesser für mögliche Durchblutungsstörungen ist, da gerade die kleineren Arterien, die den Kollateralkreislauf bilden, selten befallen werden.

Die von *Thoma* (1920) vorgeschlagene Bezeichnung Angiosis für diese chronische Erkrankung des Gefäßsystems, die sich in zwei Stadien, der Angiomalacia und Angiosclerosis zeigen soll, hat sich nicht einzubürgern vermocht, obwohl er den Beweis erbracht zu haben glaubte, daß allgemein und lokal auf die Gefäßwand beschränkte Stoffwechselstörungen durch das Zwischenglied der angiomalazischen Dehnung zur Angiosklerose führen, ebenso wie zu Aneurysmen und Varizen.

Die Ansicht, daß auch die Arteriosklerose ihre ersten Anfänge in Intimaveränderungen nimmt, hat noch sehr viele Anhänger (z. B. *Jores*). Die Vorgänge sind bisweilen von den früher bei den vorwiegend entzündlichen Gefäßveränderungen beschriebenen kaum zu unterscheiden. Damit aber nähern wir uns wieder der von mir eingangs dieses Kapitels geäußerten Möglichkeit verschiedener Entwicklungsrichtung bzw. der Möglichkeit fortschreitender Entwicklung aus denselben Anfängen. Solange aber die Pathologen sich noch nicht einig sind, welche Veränderungen sie zur Arteriosklerose zählen sollen und wo die Grenze beispielsweise gegenüber einer „Präsklerose" ist, glaube ich auch die These aufrecht erhalten zu dürfen, daß wenigstens bei den zu Durchblutungsstörungen führenden Arteriosklerosen „gewisse" Formen das Endstadium einer Entwicklungsreihe sind, die von reinen Funktionsstörungen über entzündliche zu degenerativen und kompensatorisch-regenerativen Vorgängen führt. Der Hauptgrund liegt für mich in dem bei demselben Kranken und oft sogar an demselben Gefäß zu erhebenden gleichzeitigen Befund von Entzündungs- und Degenerationsprozessen (Abb. 19, 20; 21, 22; 10, 11, 23, 24; und Kap. III, B, 1).

Staemmler stellt sich die Entstehung der Arteriosklerose in Verbindung mit den von ihm an den Sympathikusganglien gefundenen Veränderungen vor, die analog den von mir wiederholt bei anderen Durchblutungsstörungen wiedergegebenen sind. Die Ganglienbefunde bei Infektionskrankheiten, bei Diabetes und bei der Arteriosklerose sind ähnlich. Eine ursächliche Beziehung dieser Ganglienveränderungen zur Arteriosklerose hält *Staemmler* daher für wahrscheinlich, indem durch diese Veränderungen die nervöse Regulation des Gefäßtonus gestört wird und die dadurch bedingten Blutdruckschwankungen zur Arteriosklerose führen. Mit dieser Auffassung meint er den Anschauungen von der Wirksamkeit toxischer Schädlichkeiten wie mechanischer Beanspruchung bei der Entstehung des Leidens gleicherweise gerecht zu werden. Da, was er tierexperimentell erweisen konnte, die Sympathikusschädigung eine Degeneration der Muskelzellen der Media zur Folge hat, die unter der Wirkung des Blutdrucks weiter degenerieren und schließlich durch Bindegewebe ersetzt werden, nimmt er an, daß auch die Veränderungen, die zur Arteriosklerose führen, von der Media ihren Ursprung nehmen und die Intima erst sekundär beteiligt wird. Beziehungen zum Vasomotorensystem sind sicherlich auch dadurch zu erweisen, daß die Arteriosklerose sich mit Vorliebe an den Einmündungsstellen der Vasa vasorum und den Abgängen der Seitenäste einnistet, wo das Nervennetz besonders stark ausgebildet ist, und wo auch, wie schon gesagt, die entzündlichen Wandveränderungen bevorzugt angetroffen werden. Mit der Theorie *Sunder-Plassmanns*, der den nh-Zellen des Terminalretikulums in Verbindung mit dem Cholesterinstoffwechsel eine besondere Bedeutung bei der Entstehung der Arteriosklerose zuschreiben möchte, habe ich mich oben (Kap. I, B, 4) bereits auseinandergesetzt. Wie man sieht, rückt das vegetative Nervensystem in seiner pathogenetischen Wertung auch bei diesem Leiden langsam nach vorn. Im allgemeinen werden überhaupt noch viel zu wenig die neueren Erkenntnisse über das Vasomotoren- und das gesamte vegetative Nervensystem bei der Besprechung der Pathogenese dieser Krankheit zugrundegelegt, die wir *Stöhr* jr., *Sunder-Plass-*

mann u. a. verdanken. Ich habe deshalb diese Theorien über die Pathogenese der Arteriosklerose herausgegriffen, weil sie die chirurgische Therapie am sympathischen Nervensystem untermauern. Es gibt selbstverständlich noch eine ganze Reihe anderer Theorien, die Imbibitionstheorie *Aschoffs* u. a., über die *Jores* eine ausgezeichnete Abhandlung in Henke-Lubarschs Handbuch zwar 1924 geschrieben hat, die aber auch heute noch lesenswert ist. Interessenten können sich hier weiter unterrichten. Ich will den Rahmen nicht überspannen und diese Problembesprechung abbrechen, obwohl noch vieles dazu gesagt werden könnte.

Als sicher ist jedenfalls anzunehmen, daß in ätiologischer Hinsicht vielerlei Faktoren bei der Pathogenese mitspielen. Neben zweifellos konstitutionellen Momenten, die in familiär gehäuftem Auftreten des Leidens zutage treten, kommen Ernährungs- und Stoffwechselstörungen (experimentelle Cholesterinfütterungen), chronische Gifteinwirkungen (Nikotin, Blei, Alkohol, Infektionen) und mechanische Schädigungen (funktionelle Überbeanspruchung) in Betracht. Wegen der letzteren ist man geneigt, die Arteriosklerose den Abnutzungskrankheiten zuzuzählen, wobei nicht nur an übermäßige körperliche, sondern auch geistige und seelische Anstrengung gedacht wird, und an jede andere Erkrankung, die durch Blutdrucksteigerung (Alkoholismus, Nephritis) die Elastizität der Gefäßrohre auf eine Dauerbelastungsprobe stellt.

Funktionsstörungen der endokrinen Organe haben eine anscheinend untergeordnete Bedeutung. Erstaunlich ist, daß *Leriche* und *Fontaine* (1941) den letzten Grund der Arteriosklerose in übersteigerter Arbeit der Nebenniere suchen, wie *Oppel*, und folgerichtig ihre teilweise oder gänzliche Entfernung fordern bzw. die Durchtrennung der Splanchnici major und minor, wonach die Nebennieren zwar nicht atrophieren, aber weniger produzieren. Diese Ansichten gehen auf die Versuche der experimentellen Adrenalinsklerose *Josués* zurück, die von *Erb* und vielen anderen nachgeprüft und bestätigt wurden.

Mag auch für die Arteriosklerose allgemein, wie *Thoma* behauptet, die wichtigste Ursache der Entstehung in Stoffwechselstörungen liegen, welche die Angiomalazie erzeugen, so sind doch für die Fälle, die zu Durchblutungsstörungen führen, Infektionen und chronische Infekte ätiologisch wichtiger, und zwar in derselben Weise, wie wir dies bei den vorwiegend entzündlichen Veränderungen besprochen haben. Es gibt so gut wie keinen Fall, aus dessen Vorgeschichte sich diese ausschließen lassen.

Die arteriosklerotisch bedingte Durchblutungsstörung kündigt sich nicht erst mit dem Auftreten des Altersbrandes an, sondern macht meist schon monate- und jahrelang zuvor Beschwerden, deren bekannteste Symptome, das intermittierende Hinken und der Hackenschmerz oft schon nach kurzen Wegen, den Kranken den Arzt aufsuchen lassen. In der Ruhe wird schon recht früh über Kribbeln und Ameisenlaufen sowie kalte Füße geklagt, ebenso auch über Hitze und Brennen in den Füßen. Der Fußrückenpuls fehlt oft, doch nicht immer. Der Hackenschmerz bei alten Leuten darf nicht ohne weiteres als Calcaneomalacie gedeutet werden. Oft leiden gerade die Kranken daran, die, wenn sie durch andere Krankheiten ans Bett gefesselt werden, besonders leicht und schnell zu Dekubitalgeschwüren neigen. Im allgemeinen gibt schon das Alter gewisse Hinweise für die Diagnose, obwohl auch im höheren Alter noch Fälle von Angiitis obliterans, ja selbst von *Raynaud*formen vorkommen und umgekehrt bei Jugendlichen schon sklerotische Gefäßveränderungen stärksten Grades anzutreffen sind (Abb. 80, 81, 82). Gegenüber anderen Durchblutungsstörungen ist meist aber die größere Ausdehnung des Brandes charakteristisch, der für gewöhnlich nicht von stärkeren Entzündungen in der Kampfzone zwischen Tod und Leben begleitet ist. Insbesondere anfallsweises Auftreten von Schmerzsteigerung spricht mehr für Angiitis obliterans.

Die Diagnose stützt sich auf den Nachweis einer Arteriosklerose irgendwo im Körper, auf hohen Pulsdruck, Hypertonie, Cholesterinämie oder Hyperglykämie und manche andere Unterscheidungsmale, die im Kap. über die allgemeine Diagnostik zusammengefaßt sind. Die Oszillationen sind abnorm hoch und im Wasserbad nur wenig beeinflußbar. Arteriographisch zeigen sich die Gefäße breit, unregelmäßig gewunden mit Wandeinkerbungen. Die Bilder sind jedoch nicht eindeutig, da auch bei der Angiitis obliterans die beet- und polsterartigen Intimaverdickungen die gleichen Aussparungen hervorrufen können. Der zufällige Befund eines schattengebenden Gefäßbandes im Röntgenbild ist wie überhaupt die Ausdehnung der Allgemeinsklerose noch kein Gradmesser für das Auftreten und die Beurteilung einer Durchblutungsstörung oder ihrer Prognose; denn diese hängen bei den Gliedmaßen im wesentlichen davon ab, ob die mittleren und kleineren Gefäße befallen sind (Abb. 52, 53). Die arteriosklerotischen Veränderungen an den inneren Organen und im Gehirn sollen hier unberücksichtigt bleiben. Ein langsamer oder plötzlicher Gefäßverschluß, der dann allerdings meist zum Brand führt, wird verursacht durch die Ausbildung eines Thrombus, der von der Intimazerstörung seinen Ausgang nehmen kann. Besonders gefährlich werden Thrombusverschlüsse bei Sitz in der Arteria poplitea. Die Gefährlichkeit des Thrombusverschlusses ist nicht durch die Höhe seines Sitzes gegeben, sondern vielmehr durch die Ausdehnung der damit ausgelösten reflektorischen Querschnittsobliteration die den Kollateralkreislauf bei der meist allgemein herabgesetzten Elastizität der Altersgefäße nicht zur Entfaltung kommen läßt oder ihn drosselt. Darauf beruht ja der Vorschlag der Arteriektomie *Leriches*, womit ein krankhafter Dauerreiz ausgeschaltet werden soll. Wenn die größeren Gefäße auch völlig durchgängig sind, können im Alter auch ohne Vorwarnungen Finger und Zehen blau und schwarz werden („essentielle Altersgangrän"), wenn in den Endstromgefäßen sich

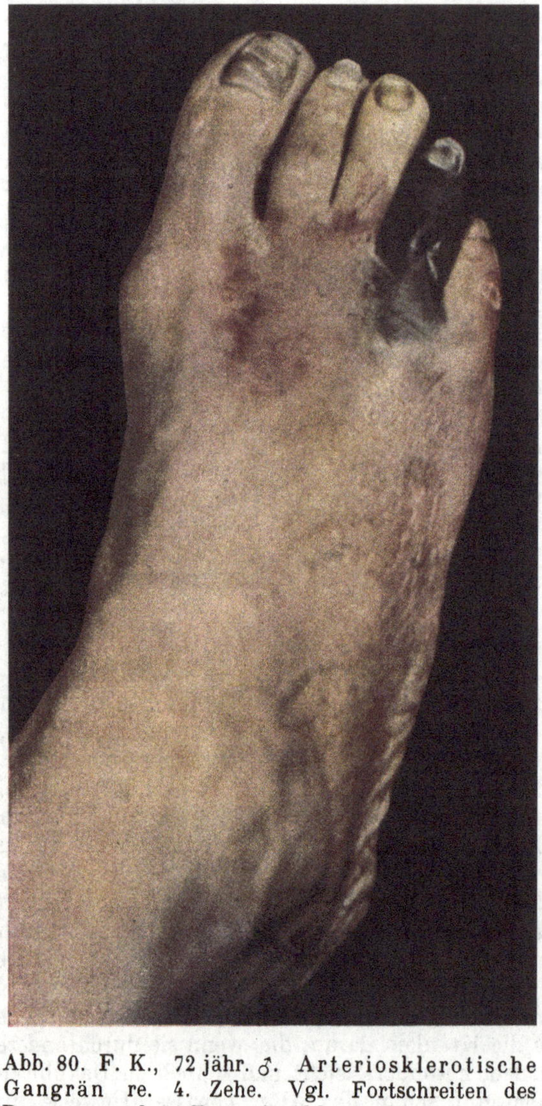

Abb. 80. F. K., 72 jähr. ♂. Arteriosklerotische Gangrän re. 4. Zehe. Vgl. Fortschreiten des Prozesses nach 14 Tagen in Abb. 81 desselb. Falles.

multiple Thromben festsetzen. Der arteriosklerotische Brand bleibt meist trocken, der diabetische wird schnell feucht.

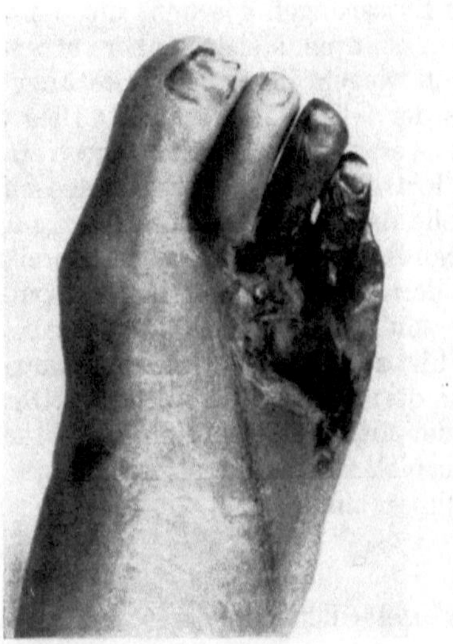

Abb. 81. F. K., 72 jähr. ♂. Arteriosklerotische Gangrän. Vgl. das Farbphoto desselben Falles 14 Tage früher in Abb. 80.

Ist es bei der Arteriosklerose erst einmal zu Durchblutungsstörungen gekommen, so ist die Prognose sehr schlecht. Nirgends häufiger als gerade hierbei müssen Amputationen vorgenommen werden. In Ergänzung der zum Vergleich mit der Angiitis im vorigen Kapitel schon angeführten Zahlen möchte ich nur noch *Svatoň* erwähnen, der bei 98 Fällen von Altersgangrän in 82,6% mit 26,5% Sterblichkeit und 45 Fällen von jugendlicher Gangrän in 46,6% mit nur 2 Todesfällen infolge Lungenembolie amputieren mußte. In zusätzlichen Traumen konnten *Veal* und *Fetridge* 130 mal unter 171 Fällen ein beschleunigendes und verschlimmerndes Moment feststellen was sie, da es sich in 62% ihrer Kranken um Neger handelte, mit der schlechten Fußhygiene begründen. In unseren Breitengraden hingegen führt gerade das Gegenteil, eine übertriebene oder, sagen wir lieber, eine falsch angebrachte Fußpflege durch dabei erfolgende Verletzung in Verkennung der ersten Anzeichen einer Durchblutungsstörung gar nicht selten zu Verschlimmerung des Leidens.

Hinsichtlich der Therapie darf ich mich unter Hinweis auf meine Ausführungen in dem letzten Kapitel kurz fassen. Unter den konservativen Maßnahmen sah ich doch öfters gute Erfolge bei Anwendung der physikalischen Methoden, die auf ein Gefäßtraining abzielen, dagegen weniger von lange fortgesetzten Kochsalzinfusionen. Allerdings mußte gerade bei den Kochsalzinfusionen die Therapie doch häufiger abgebrochen werden, weil Temperatursteigerung, Schüttelfröste und örtliche Beschwerden an der Injektionsstelle eintreten. Von der Wirkung der medikamentösen Therapie habe ich mich nicht recht überzeugen können, wenn auch der Vorschlag *Ratschows*, 25 mg Cyren in Komprettenform einzupflanzen, Nachprüfung verdient, zumal ein Zusammenhang der erlöschenden Sexualhormonbildung mit dem Altersbrand nahe-

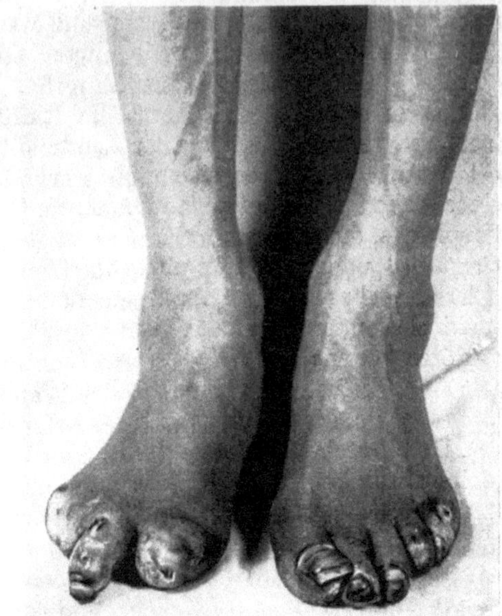

Abb. 82. St., 70 jähr. ♂. Arteriosklerotische Durchblutungsstörungen. Vor 1 Jahr Zehen brandig geworden. Hat sie sich selbst angeblich dann abgebrochen. Seit 4 Wochen Verschlimmerung beiderseits, zunehmendes intermittierendes Hinken. A. dors. ped. li. gut fühlbar, re. kaum. Deutliche Zerebralsklerose, epileptische Anfälle.

liegt. Nur vom Dilatol habe ich bisher subjektive Besserungen gesehen, die dann auch durch exakte Meßmethoden objektiviert werden konnten. Meistens aber suchen gerade die zu dieser Gruppe gehörenden Kranken wegen ihrer Durchblutungsstörungen uns Chirurgen zu spät auf, wenn schon der Gliedmaßenbrand vorliegt. Bei kleineren Ausmaßen des Brandes kann man selbstverständlich auch hier noch zunächst alle konservativen Register ziehen. Der fortschreitende Brand dagegen zwingt uns vor allem bei Thrombose und Embolie das Messer in die Hand zur Vornahme der Amputation, die bei Infektion der brandigen Stellen von vornherein hoch erfolgen muß. Leider wächst mit der Höhe der Absetzung auch die Sterblichkeitsziffer. Von der Arteriektomie kann ich persönlich nicht viel Günstiges berichten. Meine Erfolgsergebnisse mit der Sympathikuschirurgie, Grenzstrangausrottung, sind auch bei weitem nicht so günstig wie die bei Angiitis obliterans. Das hat seinen Grund wohl ohne Zweifel darin, daß bei den alten Leuten die muskulären Elemente der Gefäßwände wegen der dort sich abspielenden und altersbedingten Veränderungen funktionell nicht mehr so ansprechbar sind.

2. Stoffwechselleiden, Diabetes und Gicht

Es erscheint mir fraglich, ob wir berechtigt sind, die sogenannte „diabetische Gangrän" von der Altersgangrän abzutrennen. Insofern möchte ich *Leriche* und *Fontaine* zustimmen, die schreiben: „Es gibt keine besondere Art diabetischer Arteriitis", wobei ich mich allerdings in bezug auf die Bezeichnung „Arteriitis" von ihnen absetze; denn ohne Zweifel herrschen die degenerativen Vorgänge an den Gefäßen im pathologisch-anatomischen Bild vor und nicht die entzündlichen. Der Unterschied gegenüber der Altersgangrän ist nur altersmäßig gegeben und durch die besondere Ätiologie, die hier — gar nicht einmal immer ursächlich für die Gefäßveränderungen an sich — in dem Stoffwechselleiden zugrunde liegt; denn das Durchschnittsalter der Kranken mit diabetischer Gangrän liegt nach mehreren Angaben um wenigstens zehn Jahre früher. Nach *Graves* ist das durchschnittliche Alter des Beginns des Altersbrandes 66,2, das der diabetischen Gangrän 54,4 Jahre und zwar sind bei beiden Formen überwiegend Männer betroffen. Während früher 61% der Diabetiker im Coma zugrunde gingen, sterben heute 47% am Diabetes und von diesen $^1/_4$ infolge diabetischer Gangrän. Und auch dieser relativ späte Befall ist daraus zu erklären, daß durch die Einführung der Insulintherapie das Bild sich insofern verändert hat, als die Leute mit ihrem Leiden älter werden und arteriosklerotische Störungen sich mehr auswirken können. Im übrigen ist das Auftreten einer diabetischen Gangrän vielfach die Folge einer primären Infektion accidentellen Ursprungs, die in ihrem Verlauf einen gangränösen Charakter annimmt *(Leriche* und *Fontaine)* und gar nicht unbedingt an das gleichzeitige Bestehen einer Arteriosklerose gebunden ist. Andererseits jedoch ist bekannt, daß Stoffwechselleiden, und insbesondere Diabetes und Gicht, relativ früh Veränderungen an den Gefäßen auslösen können, die den degenerativen Prozessen in höherem Alter entsprechen und mit dem Verlust der Elastizität der Wandung alle anderen geweblichen Folgen auslösen können, die wir vorhin bei der Arteriosklerose kennengelernt haben (Abb. 61, 83-85). Damit steht die Tatsache nicht im Widerspruch, daß gerade beim Diabetes gern kleine Thrombenteilchen sich loslösen und embolisch die kleinen Gefäße verschließen und damit Nekrosen verursachen. Die Schwere des Diabetes geht nicht unbedingt parallel mit der Schwere der Sklerose und dem Durchblutungsschaden. Die Fälle, bei denen die diabetischen Phlegmonen ohne schwerere Gefäßveränderungen sich auf Grund eines Traumas entwickeln, sind dann auch diejenigen, welche sich noch vielfach mit konservativen Maßnahmen, insbesondere unter richtiger Insulintherapie des Diabetes und chirurgischer Behandlung der Phlegmonen beeinflussen lassen, ohne daß Amputationen nötig werden. Der richtige Gliedmaßenbrand hingegen geht immer mit arteriellen Thrombosen einher und unterscheidet sich vom Altersbrand nur dadurch, daß es eben infolge der Störung des Kohlenhydratstoffwechsels besonders leicht und schnell zur Gangrän kommt.

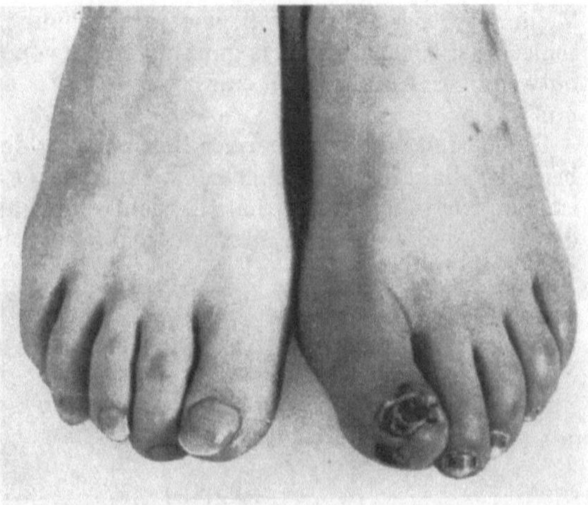

Abb. 83. E. H., 59jähr. ♀. Arteriosklerotische Gangrän bei Diabetes. Seit 1/4 Jahr zwei Nekrosen an der Großzehenkuppe. Der ganze Fuß ist bläulich verfärbt. Keine Pulsation der A. dors. ped. Vgl. dazu gehöriges Rö.Bild Abb. 84.

Das klinische Bild wird beherrscht von der Gangrän, die oft ohne andere Zeichen eines Durchblutungsschadens auftritt. Selbstverständlich sollte es sein, bei jeder Durchblutungsstörung Blutzuckernüchternwerte zu bestimmen und bei Verdacht auf Gicht Harnsäurebestimmung anzustellen. Die Prognose wird beeinflußt durch das Nachlassen der allgemeinen Widerstandskraft des Diabetikers. Höhe des Blutzuckers und Azidose sind nicht maßgeblich, ebensowenig wie die Höhe des Blutcholesterinspiegels, der beim Diabetiker immer erhöht und mit der Häufigkeit der Gefäßwanddegeneration in Parallele zu setzen ist. Während der gewöhnliche Altersbrand oft ganze Glieder ergreift, sind bei der diabetischen Gangrän im Anfang meist nur einzelne Gliederteile, einzelne Zehen, Teile der Ferse oder der Fußsohle, besonders an den Auftrittsflächen unter dem 1. oder 5. Zehengrundgelenk, befallen. Zum Unterschied von der Altersgangrän ist die diabetische Gangrän bei gleich scharfen Demarkationslinien gegenüber dem Gesunden für gewöhnlich durch eine breite Entzündungsreaktion des angrenzenden Gliedabschnittes, den „Brandhof" (Abb. 85), gekennzeichnet, was seinen Grund in der Bakterieninvasion hat, die bei der allgemeinen Gewebsazidose besonders günstigen Nährboden vorfindet und auch in dem Übergang der Nekrose zum feuchten Brand, zur Gangrän, sich ausdrückt. Die Neigung zum Fortschreiten des phlegmonösen Prozesses und des Brandes ist aus demselben Grund und nach meinen Erfahrungen bei der diabetischen Gangrän, entgegen anderslautenden

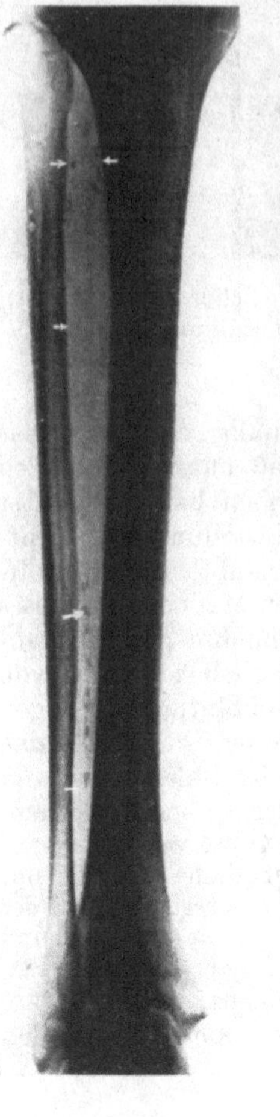

Abb. 84. E. H., 59jähr. ♀. Arteriosklerotische Gangrän bei Diabetes. Die Pfeile weisen auf die unregelmäßigen Kalkeinlagerungen in den Unterschenkelarterien hin. Leeraufnahme. Derselbe Fall wie Abb. 83.

Meinungen, besonders groß, wie ja überhaupt die Heilungstendenz beim Diabetes schlecht ist. Deshalb wird ja ganz allgemein von chirurgischer Seite von vornherein bei notwendiger Amputation eine hohe Absetzung verlangt. Hierüber herrscht Einmütigkeit.

Damit sind wir schon bei der Besprechung der Therapie. Es ist nicht notwendig, bei jeder diabetischen Gangrän eine Insulinkur einzuleiten, denn die Blutzuckerhöhe ist, wie wir schon gehört haben, nicht maßgeblich für deren Zustandekommen und den weiteren Verlauf. Wissen wir doch, daß Insulin Gefäßspasmen macht, die vom

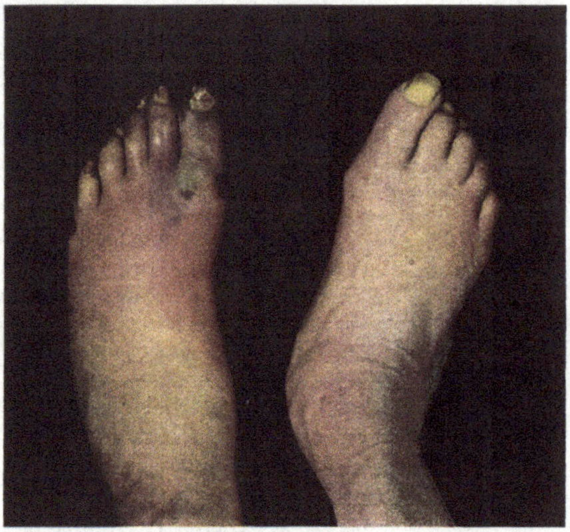

Abb. 85. H. M., 65 jähr. ♂. Gangrän bei Diabetes mit beträchtlicher reaktiver Entzündung in der Umgebung „Brandhof". Im Rö. Bild schon ohne Füllung die Arteriosklerose der großen Gefäße zu erkennen.

gesunden Organismus ausgeglichen werden durch die ebenfalls vom Pankreas erfolgende Produktion des gefäßschonenden Kallikrein, sodaß unter Umständen die Durchblutungsstörung verschlimmert werden kann. Dennoch halte ich unter exakter klinischer Kontrolle nach vorheriger diätetischer Einstellung einen entsprechenden Therapieversuch mit kleinsten Insulindosen für erlaubt, um die Stoffwechsellage im Gleichgewicht zu halten, sofern mit diätetischen Maßnahmen dieses allein nicht möglich ist. Bei der Gicht sind entsprechende Maßnahmen zur Herabsetzung des Harnsäurespiegels am Platze. Mit der Kohlensäuregasbehandlung, von der *Ratschow* bei diesen auf Stoffwechselleiden beruhenden Durchblutungsstörungen besonders gute Erfolge berichtet, und mit der synkardialen Massage habe ich keine Erfahrungen. Von der notwendigen chirurgischen Behandlung der Phlegmonen und der leider sehr oft erforderlichen hohen Absetzung der Glieder sprach ich schon.

Unter 225 Amputationen der Frankfurter Universitätsklinik waren 41,4% wegen Gangrän aus irgendwelchen Gründen notwendig; unter diesen steht die diabetische Gangrän mit 15,6% in erster, die arteriosklerotische mit 10,6% in zweiter Linie. Die restliche Zahl der Amputationen verteilte sich auf Unfallverletzungen, Tuberkulose, Geschwülste und Osteomyelitis (*Westermann* und *Wedulla*).

Operationen am sympathischen Grenzstrang führe ich hierbei ganz ausnahmsweise aus wegen der allgemeinen schlechten Heilungstendenz jeglicher Operationswunden und der herabgesetzten Widerstandskraft bei Diabetikern.

3. Die Varikose

Unter den Erkrankungen der Venen, die zu Durchblutungsstörungen führen können, ist die Varikose die häufigste. Varizen, Krampfadern, sind sackartige Erweiterungen oder geschlängelte Gefäßbezirke großer oder kleiner Venen, die oberflächlich subkutan oder tief in der Muskulatur liegen, bevorzugt an den unteren Gliedmaßen angetroffen werden, aber auch an anderen Stellen des Körpers, am Unterbauch, Skrotum, an den Hämorrhoidalvenen, an Blase, Speiseröhre und im ganzen Darmkanal. Oft sind sie zugleich an verschiedenen Körperstellen, oft vereint mit anderen Leiden wie Hernien, X-Beinen, Knick-Plattfüßen, so daß man mit *Bier* bei den Betroffenen von „Bindegewebsschwächlingen" spricht und hierdurch gleich eine konstitutionelle Bedingtheit in der Erschlaffung des Stützgewebes anerkennt. Die häufige Vergesellschaftung mit Juckreiz, Ekzemen, Ödemen und Unterschenkelgeschwüren, akuten und chronischen Thrombosen, und zwar unabhängig von der Ausdehnung des Grundleidens, läßt uns alle diese Erscheinungsformen als varikösen Symptomenkomplex zusammenfassen. In seiner Monographie über die „Krampfadern" hat *Jaeger* alles dieses ausführlich gebracht. Trotz der außerordentlichen Verbreitung des Leidens stehen noch manche Fragen offen.

Die meisten Forscher sind sich darüber einig, daß es sich bei den Krampfadern um ein ererbtes Leiden handelt, wofür *Curtius* den Beweis erbracht hat. Durch die Einflüsse des späteren Lebens wird die Anlage zur sinnfälligen Erkrankung. Verwandtschaft besteht mit den Angiomen, das sind Geschwülste, die sich aus Gefäßen mit anomaler Schlängelung und Erweiterung durch Neubildung von Gefäßen und Wucherung von Gefäßwänden entwickeln. So werden die „Besenreiser", teleangiektatische Bildungen der kleinsten Venen, als Übergangsformen zwischen den Angiomen und den eigentlichen Varizen angesehen. Die varikösen Erweiterungen größerer Gefäße erscheinen je nach Art und Ausdehnung als venöse Angiome, Phlebektasien oder eigentliche Varizen. Früher als Ursache angenommene Behinderungen der Blutzirkulation durch Stenosen des Herzens, Stauung durch Tumordruck oder graviden Uterus, Einströmen von arteriellem Blut in die Venenbahn, Berufstätigkeit oder Anstrengungen werden heute bei der Ätiologie abgelehnt, ihnen kommt höchstens eine auslösende Bedeutung zu. Der Erwerb der aufrechten Körperhaltung kommt freilich schon eher als dispositioneller Faktor in Betracht, wie aus der reichlichen Versorgung der Beinvenen mit Klappen, der Wandausstattung der Beinvenen mit kräftigen Muskeln und der ausgedehnten Anastomosierung hervorgehen dürfte. Die mangelhafte Schlußfähigkeit der Klappen ist nicht auslösendes Moment, selbst wenn sie schon die Voraussetzung für den zentrifugalen Blutstrom in den Krampfadern ist. Ebensowenig kann dem hydrostatischen Druck der lastenden Blutsäule, selbst bei Schlußunfähigkeit der Klappen, ein primär entscheidendes Gewicht bei der Entstehung des Leidens zuerkannt werden, obwohl sicherlich bei einmal ausgeprägter krankhafter Erweiterung der Venen die weitere Entwicklung dadurch gefördert wird, denn neben den kranken finden sich zu häufig gesunde Venenabschnitte und außerdem regelmäßig eine vollkommen gesunde Vene, „Richtvene", die das Blut um die Varizen herum zentripetal ableitet. Eine gesunde Vene kann nach *Bohnenkamp* sogar einer Druckhöhe von der Größe des arteriellen Blutdruckes standhalten. Das wissen wir Chirurgen ja auch aus der Erfahrung bei Einpflanzung von venösen Schaltstücken in resezierte Arterien hinein. Abflußbehinderung durch Stauung machen andere Veränderungen, z. B. arteriovenöse Aneurysmen: die Venen werden durch sie arterialisiert, wobei die Muskulatur hypertrophiert. Hingegen kann bei angeborener Wandschwäche eine Stauung zur Venenerweiterung führen, weshalb offenbar in der Schwangerschaft oft eine Verschlimmerung der

Krampfadern vorkommt. Gegen die Stauungstheorie läßt sich weiter anführen, daß auch schon im Beginn der Schwangerschaft Krampfadern auftreten können.

Die Folgen ihrer Leistungsschwäche sucht die Vene zunächst durch eine Muskularishypertrophie auszugleichen. In der gleichzeitig auftretenden diffusen Erweiterung, der Phlebektasie, ist ein Vorstadium der echten Varizen zu erblicken, bei der die Wandmuskulatur dann atrophiert und die elastischen Elemente zu Grunde gehen. Die schlechte Beschaffenheit des 0-armen und schlackenreichen Blutes führt nach *Büchner* zur „asphyktischen Permeabilitätsstörung" mit erhöhter Durchlässigkeit der Endothelschicht, zu Wandverquellung, Gefäßwandwucherungen, extrazellulärer Faserneubildung. Die Atrophien entwickeln sich ungleichmäßig und geben damit infolge des Verlustes ihrer Elastizität Anlaß zur Ausbildung der sackartigen Erweiterung und Verlängerung und Schlängelung des Gefäßrohres, die das eigentliche Krankheitsbild ausmachen. Je weiter die krankhaften Prozesse auf das Quellgebiet der Vena saphena übergreifen, um so mehr leidet die Ernährung der Gewebe, zu der das venöse Blut allein ungeeignet ist. Die Verlagerung des Krankheitsprozesses in die Peripherie ist also der Hauptgrund für die Entstehung des varikösen Symptomkomplexes mit Ekzem-, Ödem- und Geschwürsbildung. Anfänglich bemüht sich der Organismus, die Gefahr der Unterernährung der Gewebe direkt und indirekt auszugleichen. Als direkte Kompensation sind die schon genannten Richtvenen und die Ausbildung von Verbindungswegen der oberflächlichen zu den tiefen Venen zu betrachten und als indirekte Kompensation der sogenannte „venöse Privatkreislauf" nach *Magnus* und *Fischer*, bei dem am stehenden Menschen das in der V. femoralis zurückströmende Blut an der Einmündungsstelle der V. saphena in diese „überläuft" und in die Peripherie, zentrifugal, zurückfließt, wobei dann das Kapillargebiet unter erhöhten Druck gerät (Abb. 60). Durch den letzteren Umstand werden Bedingungen ähnlich wie bei der Akrozyanose geschaffen: infolge der Stauung werden die arteriellen Kapillaranteile reflektorisch verengt, und es summiert sich die venöse Stauung mit einer arteriellen Sperre. Die Erstickung des Gewebes mit allen seinen Folgen, vor allem die Geschwürsbildung, wird so verständlich. Auf die Zellschädigung durch den Erstickungsstoffwechsel antwortet der Körper mit entzündlichen Reaktionen auch in der Tiefe der Gewebe, wodurch sehr schmerzhafte chronische Infiltrate, insbesondere an der Schienbeinknochenhaut und Knochenatrophien zustande kommen können. In der Pubertät zeigen sich die ersten Anzeichen und in der Schwangerschaft und im Klimakterium meist die Dekompensationen.

Über die Mitbeteiligung endokriner, insbesondere ovarieller (Schwangerschaft) Faktoren bestehen im wesentlichen nur Vermutungen. Auch neurovegetative Veränderungen werden ätiologisch herangezogen. *Kashimura* beschuldigt eine erhöhte Reizbarkeit des nervösen Apparates der Venen als Ursache für die Varizenentstehung. Infolge der angeborenen oder erworbenen Schwäche der Venenwand und zugleich der Vasomotoren wandele sich die anfängliche Steigerung des Gefäßtonus in sein Gegenteil um. Es komme zu Herabsetzung der Erregbarkeit, Erschlaffung der Muskulatur, Vermehrung des Bindegewebes und schließlich zur Erweiterung der Venen. In Tierversuchen wies *Perpiña* nach, daß Reizung der lumbosakralen sympathischen Ganglien die A. femoralis verengert, die V. femoralis erweitert und die Entfernung der Ganglien umgekehrt eine Erweiterung der Arterienlichtung und Verengerung der Vene erzielt. Kapillarmikroskopisch und oszillometrisch, sowie durch Messung des Venendruckes konnte er beim Menschen dieselben Ergebnisse nachweisen. Bei 18 Kranken mit schwerer Varikose fand er an den exstirpierten Grenzstrangganglien deutliche Veränderungen, und zwar mikroskopisch Verminderung der Zellen, schlaffes Bindegewebe und starke Pigmentierung des Protoplasmas. Wenn nicht noch andere, insbesondere Kern- und Strukturveränderungen der Ganglienzellen sich in diesen Fällen erkennen lassen, sind wir nach unseren Betrachtungen über die allgemeine Pathologie berechtigt, hier einige Skepsis walten zu lassen, doch müssen wir weitere Untersuchungen auch hier abwarten.

Da Ulcera cruris varicosa meist bei Frauen im Klimakterium oder nach Ovarienexstirpation gefunden werden, will *Müller* den Grund hierfür in einer ständigen Sympathikusreizung wegen der fehlenden Ovarientätigkeit sehen. *Magnus*' Ansicht, daß losgelöste Bröckel von Thromben in Krampfadern embolisch in die Peripherie geschleudert werden und dann im Verein mit dem Sauerstoffmangel des nichtarterialisierten Venenblutes die Ernährungsstörungen verursachen, die zum Ulkus führen, hat viel Bestechendes, ist jedoch noch nicht bewiesen. Bei den Geschwüren handelt es sich um Substanzverluste in stark entzündlich infiltriertem Gebiet, das endophlebitische und arteriitische Gewebsbilder aufweist. Der Geschwürsrand ist derb oder schlaff, oft hyperkeratotisch, je nach der Dauer des Bestehens, und der Geschwürsgrund von hämorrhagischen, ödematösen, nektrotisierenden Granulationen ausgefüllt. Die Nachbarschaft ist oft weitgehend hieran beteiligt. Periostitiden und Knochenatrophien sind oft röntgenologisch erkennbare Begleiterscheinungen.

Über das klinische Bild der Varikose darf ich mir wohl jedes weitere Wort ersparen.

Die Diagnose macht im allgemeinen keine Schwierigkeiten. In jedem Fall sind bei Unterschenkelgeschwüren serologische Untersuchungen anzustellen, um eine Lues auszuschließen, wenn schon der Sitz dieser Geschwüre gewöhnlich ein anderer ist. Auch an Tuberkulose, Aktinomykose und andere Pilzerkrankungen ist zu denken. Phlebogramme aus diagnostischen Gründen halte ich zumeist für überflüssig. Die *Perthes*sche und *Trendelenburg*sche Probe (Kap. II, 5) sind vor allem prognostisch zu verwerten, um über die Aussicht bestimmter Operationsmethoden Aufschluß zu geben.

Curtius reiht auch die *Osler*sche Krankheit (Teleangiektasia hereditaria multiplex) in den varikösen Symptomenkomplex ein. Vorzugsweise an Wange, Nase, Lippen und Zunge, hin und wieder auch an den Fingerbeeren zeigen sich kleinste variköse Erweiterungen der oberflächlichsten Venen. Häufiges Nasenbluten und Störungen der Blutgerinnung und Blutungszeit vervollständigen das Bild, wozu von *Eppinger* noch gewisse Formen von Leberzirrhose mit sternförmigen kleinen Venektasien gerechnet werden.

Jede Behandlung ist richtig, die den „Privatkreislauf" in den Krampfadern unterbricht. Schon der bei Laien so beliebte Gummistrumpf kann das in gewissem Umfang erreichen, nur darf er nicht aus reinem Gummi bestehen, sondern höchstens gummidurchwirkt sein, um porös zu bleiben und nicht die Neigung zur Ekzembildung zu verstärken. Verschiedenerlei Maßnahmen zur Muskelkräftigung, Heißluftbäder, Gefäßgymnastik, Hydrotherapie werden empfohlen. Die weiteste Verbreitung hat wohl die „Verödung" der Krampfadern gefunden. Sie ist ganz ausgezeichnet. Bei langgestreckten Krampfadern und am Oberschenkel ist sie jedoch wegen der möglichen Schlußunfähigkeit der Klappen zu vermeiden, bei Entzündungen jeder Art und Neigung zu Thrombophlebitiden unbedingt zu unterlassen. Ein bestehendes Ulcus cruris ist dagegen kein Hinderungsgrund, nur sollte man die Säuberung des Geschwürsgrundes und damit eine Änderung der Bakterienflora durch besondere Maßnahmen zuvor anstreben. Die Technik der Verödung setze ich als bekannt voraus. Als Verödungsmittel werden 10—20% Kochsalzlösung, 66% Traubenzuckerlösung, *Lugol*sche Lösung genommen, nur noch höchst selten Sublimatlösungen. Alle diese Mittel machen in kleinsten Mengen paravenös leicht heftige Entzündungen, ja Gewebsnekrosen; deshalb nehme ich nur noch Varicocid, ein Präparat aus Lebertranrückständen, bei dem die durch Aussickern aus dem Venenstichkanal möglichen Entzündungen in ertragbaren Grenzen bleiben. Die Emboliegefahr ist minimal, lebensbedrohende Komplikationen sollen nach *Jaeger* nur in 0,02% auftreten. Immerhin ist zur Vermeidung der Thrombusverschleppung die Hochlagerung der Beine zu vermeiden.

Unter den operativen Maßnahmen steht die Resektion der V. saphena obenan. Sie wird von den meisten Chirurgen auch anderen operativen Verfahren vorausgeschickt und hat als alleiniger Eingriff bei positivem Ausfall der *Trendelenburg*-Probe öfter schon vollen Erfolg. Die Methode nach *Babcock* ist nur für langgestreckte Varizen anwendbar, die Exstirpation nach *Madelung* für größere Krampfaderpakete und thrombosierte Varixknoten recht geeignet. In gar nicht seltenen Fällen kombiniere ich, wenn nötig, diese drei Methoden noch mit multiplen subkutanen Diszisionen nach *Klapp* oder führe letztere allein aus. Das *Klapp*sche Verfahren gibt die kosmetisch besten Resultate und bei unbedingt notwendiger ausgiebigster Durchschneidung aller varikösen Gebilde auch die besten Dauerresultate (Abb. 86a—b). *Andrievsky* und *Gorodecky* berichten über 89 nach *Klapp* operierte Kranke. Nach 10jähriger Beobachtungsdauer konnten 57 nachuntersucht werden, von denen 60% völlig geheilt waren, 30% ein Rezidiv und 7% Oedeme und periodische Schmerzen hatten. Ich möchte glauben, daß bei der in der Natur des Leidens liegenden Neigung zu Rückfällen keine andere Methode hiermit konkurrieren kann. Es liegt nicht in meiner Absicht, alle Operationsverfahren anzuführen oder gar kritisch dazu Stellung zu nehmen, ich gebe mit vorstehenden Bemerkungen nur meine eigenen Erfahrungen wieder.

Aus seinen Experimenten an Tieren, an denen regelmäßig nach Durchschneidung der Hüftbeinnerven Kälte der unteren Gliedmaßen, venöse Hyperämie, arterielle Gefäßspasmen und Ulzerationen auftraten, schloß *Perpiña* mit Recht, daß hierbei die in den gemischten Nerven verlaufenden dilatatorischen Fasern durchtrennt wurden und die vasokonstriktorischen Impulse überwiegen konnten. Nach Entfernung lumbosakraler Ganglien trat das Gegenteil auf, und deshalb führte er bei 17 Kranken mit starken Varizen, teilweise elephantiastischen Ödemen, starken Gefäßschmerzen und großen Geschwüren die lumbale Ganglionektomie und in 4 Fällen die gleichzeitige Entfernung der V. saphena mit über sechs Jahre anhaltenden guten Erfolgen durch.

Jede Klinik hat für die Behandlung der Krampfadergeschwüre ihr Spezialverfahren, das mit geringen Abweichungen immer wieder nur eine Umwandlung der zentrifugalen Blutstromrichtung in die zentripetale des normalen Venenstromes im Auge hat, mögen auch sonst besondere Druckverbände, Klebro-, Zinkleim- und andere Verbände oder einfache strenge Bettruhe angeordnet werden. Die angewandten Salben, Höhensonne, 2% Kochsalz- oder Rivanolaufschläge und vieles mehr sind dabei meines Erachtens von nebensächlicher Bedeutung. Bei allen Druckverbänden ist zu beachten, daß die Krampfadern durch Hochhalten der Beine erst zum Leerlaufen gebracht werden müssen und daß die Bindentouren am Vorfuß anfangen und so geführt werden, daß der Fuß nicht in Knick-Plattfußstellung gezwungen wird, d. h. die ersten Touren müssen von der Innen- über die Streckseite nach außen und dann unter der Fußsohle her geführt werden (Abb. 87a-c). Von Sexualhormonen wollen *Ratschow* sowie *Sunder-Plassmann* Erfolge gesehen haben. Über Ultraschallbehandlung der Ulzera bestehen noch zu geringe Erfahrungen. Gute Resultate auch bei diesen Krankheitsbildern hat *Leube* mit der Reflexzonenmassage sammeln können.

Im übrigen aber ist bei Ulcus cruris die Ausschaltung des Sympathikus mit wiederholter Novocain- oder einmaliger Alkoholblockade auch von vielen Seiten seit *Leriches* Empfehlung der periarteriellen Sympathektomie ausgeführt worden, da eine anhaltende Störung im Gefäßtonus auch nach Beseitigung der ursächlichen Momente vorliegt. Die in der Literatur wiedergegebenen Berichte sind sehr widersprechend. Je größer die Behandlungsreihe und je länger die Beobachtungsdauer,

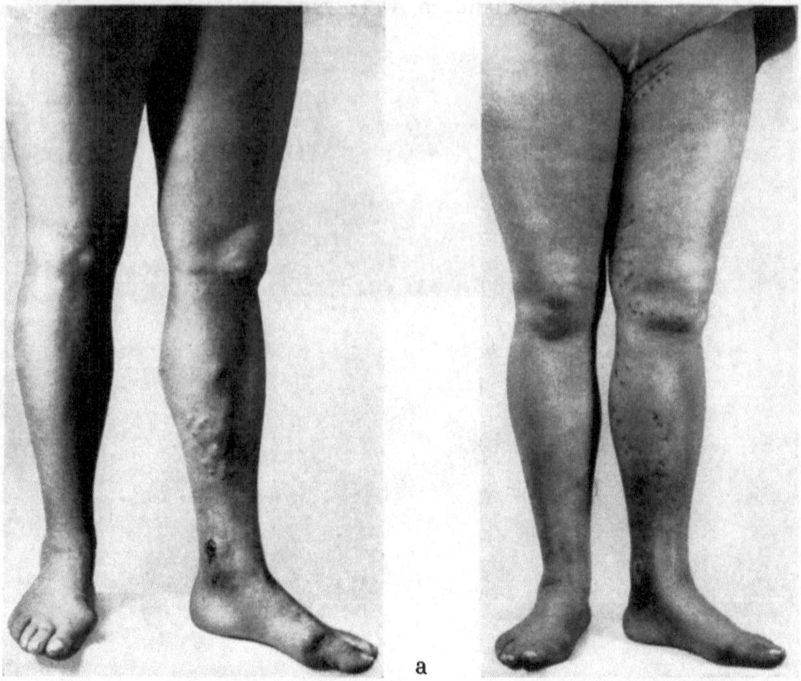

a b

Abb. 86 a–b. I. W., 37 jähr. ♀. Ulcus cruris varicosum bei verhältnismäßig geringer Krampfaderbildung seit 4 Jahren nach Thrombose im Wochenbett. a) Zustand vor der Operation, b) Zustand 6 Wochen nach Operation nach *Trendelenburg* und *Klapp* (multiple subkutane Diszisionen): Das Ulkus ist bereits abgeheilt. Das geringe postoperative Ödem verschwindet erfahrungsgemäß binnen kurzem.

um so schlechter sind jedoch die Dauerheilungen hiernach. Durch *M. Ritter* habe ich in einer Dissertation die Literaturergebnisse und meine eigenen Fälle zusammenstellen lassen, die ich hier nicht ausführlich wiedergeben möchte. Die durchweg glänzenden Anfangserfolge gaben mir nur einen Dauererfolg von 50% Heilung. Dauerheilung ist um so sicherer zu erzielen, wenn die Blockaden mit der operativen Beseitigung des Grundleidens und plastischer Deckung des gereinigten Geschwürsgrundes verbunden werden, was auch schon *Leriche* angeraten hat. Allerdings habe ich stets nur die allerschwersten und therapieresistenten Fälle diesem Verfahren unterworfen, und unter den Mißerfolgen handelte es sich in 30% um postphlebitische Ulzera, die anerkanntermaßen sehr schwer zur Heilung zu bringen sind. Von Eingriffen jeder Art am Sympathikus erwarte man also allein hierbei nicht allzuviel! Eine operative gleichzeitige Behandlung der Krampfadern ist notwendig zur Beseitigung eines Dauerreizes auf die umgebenden Gefäße, auch die Arterien, und eine gleichzeitige intensive Behandlung der Geschwüre ist erforderlich, weil sie nach *Danielopolu* durch ihre Gewebszerfallsprodukte, Eiweißstoffe und Bakteriengifte, ebenfalls einen ständigen Reiz abgeben, der zentral vasomotorische Reflexe auslöst, so daß also ein Circulus vitiosus unterhalten wird. Eine Umschneidung des Geschwürs 1—2 cm vom Rand bis auf die Faszien, die auch als alleinige Therapie geübt wird, hilft in diesem Sinne auch schon etwas.

Die Novocainblockade allein schafft schon schnell eine Reinigung des Geschwürsgrundes und eine andere Bakterienflora, wozu man gar nicht einmal histologische

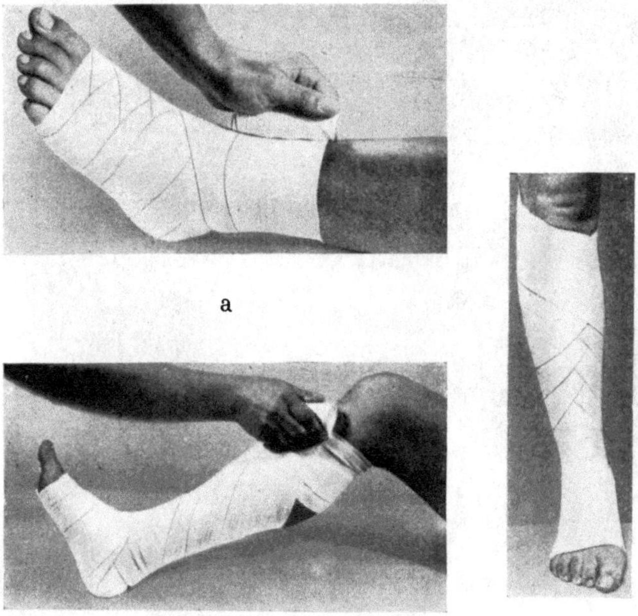

a b c

Abb. 87 a—c. Anlegung des Druckverbandes bei Krampfadergeschwür (aus *Leube*, 1946).

Untersuchungen *(Novikov)* anzustellen braucht; denn die Besserungen sind klinisch so auffallend und überzeugend, wie ich sie sonst nur unter Anwendung der feuchten Kammer nach *Bier* gesehen habe. Es kommt aber darauf an, die Zeitspanne der Hyperämisierung und Aktivierung, die ja bekanntlich nach 18—21 Tagen selbst nach Grenzstrangausrottung wieder nachläßt, auszunutzen und die Geschwürsheilung durch Narbenbildung nicht abzuwarten, sondern den gereinigten Geschwürsgrund durch Transplantation nach *Thiersch* oder noch besser nach *Reverdin* mit einer widerstandsfähigen Deckschicht zu versehen.

Nur bei ganz hartnäckigen Ulkusfällen wird sich auch der begeistertste Sympathikuschirurg ausnahmsweise mal zur Ganglionektomie entschließen *(Leriche)*. Ich habe das in meinem großen Krankengut einmal getan, und zwar ohne Dauererfolg, in einem ganz besonders gelegenen Fall:

Eine 27jährige Frau Kr. bekam vor 7 Jahren post partum eine Thrombophlebitis, danach ein 5×6 cm großes Ulkus am Unterschenkel. Vor 3 Jahren Alkoholblockade des Grenzstrangs, glatte Heilung des Geschwürs, doch Rezidiv. Vor 1 Jahr Ganglionektomie, nach 14 Tagen Ulkus ohne weitere Behandlung abgeheilt. Nach 3 Monaten abermals Rezidiv:

Saphenaresektion, *Klapp*sche Diszisionen, Auskratzung des Geschwürgrundes und *Reverdin*-plastik. Heilung nach knapp 6 Wochen. Nach 2 Monaten erneut 5-markstückgroßes Geschwür an derselben Stelle: Drahtschwebelagerung auf *Braun*scher Schiene, *Reverdin*-plastik auf dem gereinigten Geschwürsgrund, nach 5 Wochen Ulkus vernarbt. Weiterer Erfolg muß abgewartet werden. In solch renitenten Fällen und bei der Jugend der Kranken dürfte wohl jeder Therapieversuch gerechtfertigt sein.

Da die Frau vor 10 Jahren sich bei einem Suizidversuch durch Sprung aus dem 5. Stock-

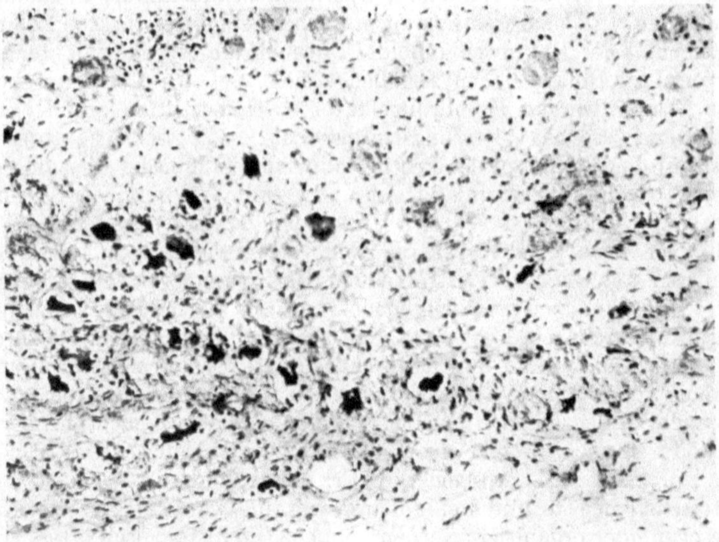

Abb. 80. B. K., 27 jähr. ♀. Ulcus cruris nach Thrombophlebitis. Throphoneurose. Gruppenweiser Befall der schwerveränderten Ganglienzellen mit Schrumpfung und Vakuolisierung, dazwischen und oben li. rundzellige Infiltration. Kresyl. Vergr.: 170.

werk einen Beckenbruch, Oberarm-, Oberschenkel- und Schlüsselbeinbruch, alles auf derselben Körperseite zugezogen hatte, auf der jetzt das Ulkus sich befand, ist namentlich im Hinblick auf die schweren histologischen Veränderungen der Ganglien vielleicht auch eine posttraumatische trophoneurotische Komponente ursächlich für die Genese des Ulkus mit in Rechnung zu stellen. Im Mikrobild wird die gruppenweise Anordnung der degenerativen Veränderungen neben entzündlichen besonders deutlich (Abb. 88).

D. Andere Formen von Durchblutungsstörungen

1. Thrombose und Embolie

Wenn auch die Thrombose sich hauptsächlich in den Venen (nach *Lubarsch* in 87%, in den Arterien in 13%) und die Embolie in den Arterien abspielt, so darf man sie doch wohl zusammenfassend besprechen: denn man versteht unter Thromben feste Abscheidungen aus dem Blut, die während des Lebens entstehen, und spricht von Embolie, wenn Thromben oder deren Teile sich von der Gefäßwand ablösen und durch den Blutstrom fortgeschwemmt an irgendeiner Stelle der Blutbahn eingekeilt werden. *Sulger*s monographische Bearbeitung (1931) bietet auch heute noch viel Wissenswertes hierüber.

Für die Entstehung einer Thrombose sind drei Hauptursachen verantwortlich zu machen: Veränderung der Blutzusammensetzung, der Gefäßwand und der Blutzirkulation. Mit auf der örtlichen Wundthrombose beruht die Blutstillung in der Chirurgie. Die Wundthrombose entsteht aus der Wandverletzung, die septische Thrombose aus der Wanderkrankung bei Phlebitis. Das Hauptinteresse konzentriert sich auf die sogenannte blande Fernthrombose der großen Venen. Von *Starlinger* und *Sametnik* werden Verschiebungen der elektrischen Ladung des Blutes nach Geburten, Infektionskrankheiten, Operationen, Marasmus, Leukämie ursächlich angenommen. Infolgedessen kommt es auch zu einer verstärkten Zellmauserung und Verschiebung der Bluteiweißkolloide. Da auch die Megakaryozyten sich dabei vermehren und zu Blutplättchen zerfallen, erhöht sich die Gerinnungsbereitschaft des Blutes. Weiter werden Ernährungsfaktoren, Konstitution und Hormongleichgewichtsstörungen, sowie Witterungseinflüsse als ätiologische Faktoren genannt. *Halse* weist auf das Verhalten des Prothrombinspiegels hin, der über das vegetative System sogar psychisch beeinflußbar ist und durch Änderung der Gerinnungszeit bei vegetativen Dystonikern von vornherein eine Thrombosegefährdung erkennen lassen soll. Dietrich macht reaktive Endothelveränderungen mit Bildung von Plasmaschlieren aus dem vorbeiströmenden Blut verantwortlich. Dagegen treten Kreislaufstörungen in den diesbezüglichen Arbeiten als beschuldigte Ursache auffallend zurück. *Leriche* schuldigt einen Spasmus der Vene als das Primäre an, dem sekundär durch Blutstauung und dadurch bedingte Ernährungsstörung der Wand die Gerinnung folge. Durch Giftwirkungen aus Infektionen und bei anderen Erkrankungen, durch Sensibilisierung oder Traumen könne der Venenspasmus zustandekommen, wodurch auch die mit den ersten Symptomen reflektorisch sich zeigenden arteriellen Durchblutungsstörungen ihre Erklärung finden.

Wir unterscheiden rote und weiße Thromben, die wandständig fixiert, aufgelöst oder aufgesogen oder organisiert werden können. Die histologisch öfters zu findende Rekanalisation innerhalb der Thromben bleibt für die Blutzirkulation funktionell wertlos. Von der Thrombose streng zu trennen ist die Thrombophlebitis, bei der die Emboliegefahr wegen des festen Haftens des Thrombus an der entzündeten Venenwand viel geringer ist.

Wann und wie es unter Abriß eines Teiles oder Einschwemmung des ganzen Thrombus zentripetalwärts in den Kreislauf zur Embolie kommt, ist noch ungeklärt. Nur in 30—33% der Lungenembolien, die zum Tode führten, wurde nach *Kirschner* und *Magnus* die Diagnose vorher gestellt. Die Zahl der Embolien bei internistischen und chirurgischen Leiden (insbesondere nach Operationen) hält sich ungefähr die Waage *(Sulger* sowie *Hübner* und *Freudenberg)*. Am gefährlichsten sind die Thrombosen der tiefen Bein- und Beckenvenen. Der abgerissene Thrombus passiert auffallenderweise meistens die Herzklappen und wird in die Pulmonalarterien geschleudert. Bei offenem Foramen ovale kann es zu arteriellen Embolien im großen Kreislauf kommen.

Der dramatische Ablauf einer massiven Lungenembolie prägt sich dem Gedächtnis des jungen Assistenten unauslöschbar ein, die vielen kleinen Embolien, als Pulmonal- oder Pleurainfarkte bezeichnet, werden aber oft verkannt. Ein nicht unbeträchtlicher Teil dieser sogenannten kleinen Infarkte ist aber vielleicht gar keine Embolie, sondern beruht möglicherweise auf reflektorischen Alveolarspasmen *(Bange)*, die segmentäre Lungenkrämpfe hervorrufen können. Die Häufigkeit der tödlichen Lungenemboliefälle unter Zugrundelegung des gesamten Krankengutes großer Kliniken und größerer Zeiträume schwankt zwischen 0,2 bis 0,3% *(E. K. Frey)*.

Weiter können arterielle Emboli aus dem linken Herzen oder aus der Aorta stammen, wo schwere arteriosklerotische Veränderungen den Anlaß zu thrombotischen Auflagerungen geben können, die abreißen. Wie mit der Peitsche geschlagen, zucken die Kranken oft unter dem Arterienkrampf zusammen und andererseits können Schmerzen gänzlich fehlen, wenn nur kleine Seitenäste der peripheren Arterien verstopft werden, die keine Gewebsischämie verursachen. Spätere Schmerzen beruhen auf nekrobiotischen Vorgängen. Von der Konsistenz des Embolus hängt oft das Schicksal der Gliedmaße ab: Ein fester Embolus reitet auf einer Teilungsstelle oder verschließt das Gefäß an einer Stelle, und es kann sich ein Kollateralkreislauf entwickeln. Ein weicher Embolus dagegen zerschellt, verschließt viele periphere Äste und führt zum Brand. In wenigen Tagen zeichnen sich durch oft groteske Farben die Kampfgebiete zwischen Tod und Leben der Gewebe ab (Abb. 89). Gelegentlich einmal kann es auch bei embolischem Verschluß einer Arterie durch reflektorische Venensperre bei niedrigem Blutdruck zum Gliedmaßenbrand kommen. Gefäßveränderungen, wie Verdickung der Intima und Media, sind bei der Embolie meist sekundäre Folgen der Ernährungsstörungen (Abb. 90). Der Sitz des Embolus ist für die chirurgische Behandlung von ausschlaggebender Bedeutung. Zu seiner Feststellung kann die Arteriographie wertvolle Hilfe leisten. Meist jedoch kommen die Embolien zu spät in die Hand des Chirurgen, denn nach 6 Stunden schon ist die Intimaschädigung so stark ausgeprägt, daß die Embolektomie keinen Dauererfolg mehr verbürgen kann, weil eine nachfolgende arterielle Thrombose einen neuerlichen Verschluß der Lichtung herbeiführt. Embolektomien aus der Lungenarterie nach *Trendelenburg*, wie sie einigen Chirurgen geglückt sind, bleiben Meisterstücke in der Hand weniger Auserwählter.

Auch nach stumpfen Arterienverletzungen, die zunächst nur unter dem Bild eines Arteriospasmus verlaufen, kann eine arterielle Thrombose sich einnisten, wenn bei erhaltener Media und Adventitia die Intima eingerissen ist. Auf diese kleine örtliche Schädigung kann sich ein Gerinnungsthrombus aufsetzen, der das Schicksal des Gliedes gegebenenfalls besiegelt.

Klinisch ist im Anfang das thrombosierte Glied kälter als das gesunde, auch blasser und erst bei Belastung infolge der Ischämie schmerzhaft. Dann aber ist der ganze Gefäßstamm schon druckempfindlich. Die Zeichen venöser Stauung, Zyanose und ödematöse

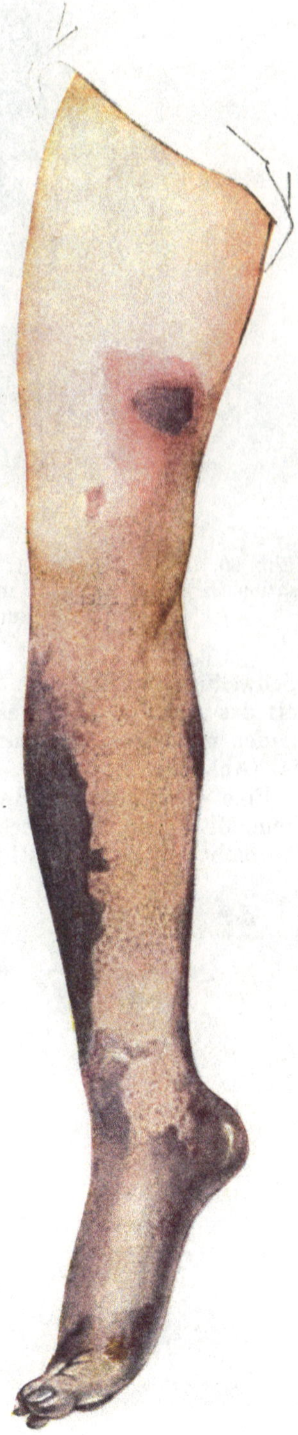

Abb. 89. G. I., 66 jähr. ♀. Embolie der A. poplitea 14 Tage vor Krankenhausaufnahme (vgl. Abb. 70 desselben Falles mit typischer Angiitis obliterans).

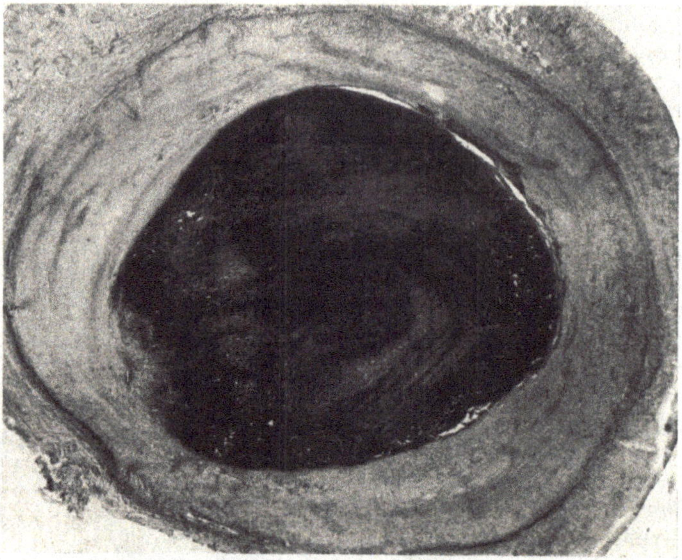

Abb. 90. E. W., 57 jähr. ♂. Frischer arterieller Embolus mit beginnender Organisation in einem kleinen Randbezirk li. unten. Am Gefäß selbst arteriosklerotische Verdickung (vgl. Abb. 12, 91 desselben Falles).

Schwellung, treten erst nach 24 Stunden und später auf, wobei das Glied wärmer als das gesunde wird. Das Gegenteil kommt vor bei arterieller Embolie: ein Leerlaufen der Venen, die nunmehr „Rinnsale" bilden, weil die Blutzufuhr ungenügend ist (Abb. 91).

Eine vorbeugende Behandlung der Thrombose gibt es noch nicht und auch kein Mittel, ein Fortschreiten des Prozesses sicher zu verhüten. Dicumarol und Thrombocid, sowie Mittel aus der Reihe der Heparine sind trotz auch von mir zu bestätigender gelegentlicher guter Erfolge noch keineswegs in der Lage, das „Wunder der Emboliefreiheit", das die Freiburger Klinik verkündete, nachzuerleben, denn diese Mittel sind für den allgemeinen Gebrauch noch in keiner Weise geeignet, weil bei längerer Anwendung und schon geringer Überdosierung zu gefährlich. Im übrigen decken sich die therapeutischen Vorschläge mit denen bei der Phlebitis.

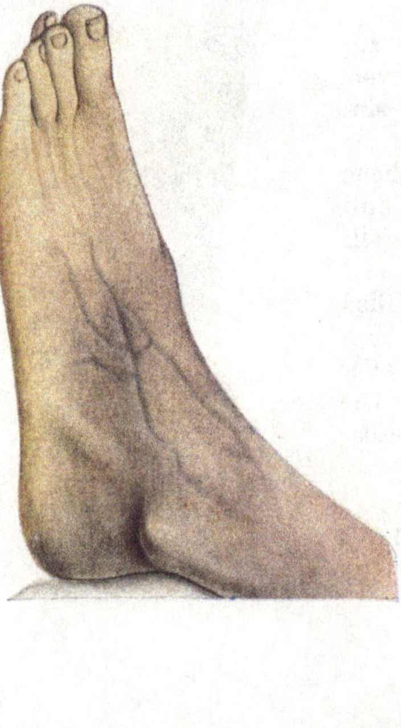

Abb. 91 E. W., 57 jähr. ♂. Embolie der A. poplitea. (Nach früherem Hungerödem und Thrombose?) Leerlaufen der Venen infolge ungenügenden Blutnachschubs: „Venenrinnsale". Anämie des Vorfußes, Zyanose des Unterschenkels. 9. 5. 49: Embolie; 12. 5.: Krankenhauseinweisung. Grenzstrangblockade; 2. 6.: Arteriektomie; 21. 6.: Lumbale Ganglionektomie L_2-S_1; 4. 7.: Oberschenkelamputation. (Vgl. dazu von demselben Fall die Mikrophotogramme der Arterie Abb. 12, 90)

Eupaverin-Einspritzungen bei Embolie nach *Denk* haben gelegentlich gute Aussichten bei mittleren und kleineren Arterien, meist schlechte bei großen, weil diese weniger muskuläre als vielmehr elastische Wandelemente besitzen, die auf krampflösende Mittel nicht ansprechen. Ein Versuch, den Gefäßkrampf mittels Grenzstrangblockade zu lösen, ist unbedingt anzuraten. Die Arterienembolie ist eine der Hauptanzeigen *Leriches* für seine Arteriektomie, um den für die Dauerkonstriktion der nachbarschaftlichen Gefäße verantwortlichen Dauerreiz auszuschalten. Er verbindet sie mit der Sympathikusblockade und hat sie erfolgreich sogar an der Trifurkation der Bauchaorta ausgeführt.

Eine ausführliche Schilderung der Pathogenese und Klinik der Thrombose und Embolie lag nicht in meiner Absicht, ich hoffe, mit dem Vorstehenden das Wesentlichste herausgehoben zu haben.

2. Akute Durchblutungsstörungen

Von den durch stumpfe Verletzungen ausgelösten Gefäßspasmen haben wir schon Kenntnis genommen. Es kann dabei auch zu isolierten Intimarissen bei makroskopischer Unverletztheit der übrigen Gefäßwandung kommen. Thrombose und dadurch bedingte Stromunterbrechungen sind die Folge. Nach Verschüttungen hat *Küttner* ohne äußere Verletzungsspuren Nekrosen ganzer Glieder beobachtet. Verätzung und Verbrennung führen nur selten und dann gewöhnlich über eine Thrombose zur Störung der Blutzufuhr. Röntgen- und Radiumschädigungen beruhen nach *Rost* meist auf Gefäßwandveränderungen, die die Endothelien quellen lassen und dadurch eine Verlegung der Gefäßlichtung herbeiführen, also den Anfangsstadien einer Angiitis obliterans nicht unähnlich sind. Erfrierungsfolgen zähle ich wegen der Gefäßveränderungen den Entzündungen zu und habe sie auch dort abgehandelt. Karbolsäure- und essigsaure Tonerdelösungen können durch ihre adstringierende Wirkung Vasokonstriktionen oft schwerster Art verursachen, die für den Kranken mit der Gangrän den Verlust von Fingern und für den Arzt Haftpflichtansprüche im Gefolge haben können.

Die unmittelbaren Verletzungen der Gefäße mit den Gefahren der Verblutung, Luftembolie, Thrombose, Wanddefekten, völliger Zerstörung und den Spätfolgen derselben wie pulsierendem Hämatom und Aneurysmen will ich hier nicht schildern. Daß sie Durchblutungsstörungen bis zum Gewebstod machen können, ist allen geläufig. Diese Art Durchblutungsstörungen haben ihre Ursache meist nicht in oft isolierten Verletzungen der Gefäße, beispielsweise bei Schuß oder Stich, sondern vielmehr in reflektorischen Begleitspasmen des ganzen Gliedabschnittes. Bei der Starkstromspätschädigung dagegen darf man in vielen Fällen wohl eine primäre tiefreichende Gewebs- und Gefäßschädigung annehmen. Auch auf die Gefahren der Infektion verletzter Gefäße, welche die Durchblutungsschäden verschlimmern können, will ich hier nicht eingehen, zumal die häufigsten Folgen einer solchen Infektion, Thrombose und Embolie, soeben Gegenstand einer Besprechung waren.

Bei allen frischen Verletzungen können, ebenso wie bei den Verletzungsfolgen, durch plötzliches Hinzutreten weiterer Schädigungen (z. B. durch heiße Bäder) akute Durchblutungsstörungen auftreten, die eine schnelle Abhilfe verlangen, weil durch ein längeres Fortbestehen dieser akut zunächst nicht immer bedrohlich erscheinenden Ernährungsstörungen große Gefahren heraufbeschworen werden. Das gilt auch in gleicher Weise bei plastischen Operationen in der Wiederherstellungschirurgie, wo wir bisweilen wider alles Erwarten oder, wenn wir bis an die Leistungsgrenze der Gewebe herangehen müssen, das Leben des Transplantates gefährdet sehen. In allen diesen Situationen haben wir in der Novocainblockade und nötigenfalls in der Alkoholblockade des Grenzstrangs ein ausgezeichnetes Mittel zur Hand, den Kollateralkreislauf anzuregen und oft, ja meist, die akute Gefahr des drohenden Gewebstodes abzuwenden. Bei Transplantationen, wo man die Grenzstrangblockade anzuwenden für nötig hält, kommt es jedoch unter Umständen darauf an, nicht nur das Glied mit dem Implantationsbett, sondern vor allem auch bei gestielten Fernplastiken das Glied, von dem das Transplantat genommen wird, durch den Eingriff zu hyperämisieren. Dieser schnellen und ausgezeichneten Hilfe sollte man sich erinnern vor allem auch nach hohen Unterbindungen größerer Gefäßstämme, nach Aneurysmaoperationen, namentlich nach weitgehender Einengung der Lichtung durch seitliche Naht des Gefäßrohres, weiter nach postoperativer und posttraumatischer Thrombosierung und völliger Verlegung der arteriellen Strombahn, bei Druck großer Hämatome auf die Gefäße und, wie wir bereits gehört haben, selbst bei arteriellen Embolien. In einer besonderen Arbeit habe ich mehrere beweisende Beispiele für die Wirksamkeit dieser relativ einfachen Maßnahme erbringen können *(Block)*.

3. Wundheilstörungen

Selbstverständlich kann auch eine allgemein daniederliegende Wundheilung durch derartige Grenzstrangblockaden gefördert werden. Ich habe ja schon davon gesprochen, daß Toxine der Bakterien und Eiweißzerfallsprodukte von den eiternden Wunden aus rückwirkend die Gefäßverkrampfung unterhalten und so infolge Durchblutungsstörung die Heilung verzögern können *(Danielopolu)*. Falls es mit anderen Mitteln nicht gelingt, schnell eine Änderung der Bakterienflora und damit eine Umstimmung in den Wundgranulationen zu erzielen, halte ich eine Grenzstrangblockade in besonderen Fällen für durchaus erlaubt und angebracht, aus dem gleichen Grunde, wie das z. B. bei Ulcera cruris vielfach empfohlen ist. Bei Stumpfgeschwüren allerdings soll man keine falschen Hoffnungen auf Grenzstrangblockaden setzen, weil diese sehr oft durch den Narbenzug und andere mechanische Momente, also durch äußere Faktoren unterhalten werden. Hier sind plastische Operationen, Stumpfkorrekturen oder Nachamputation meist nicht zu umgehen. Eine auch in diesen Fällen wiederholt zu beobachtende schnelle Abheilung des Geschwürs nach Grenzstrangblockade darf nicht darüber hinwegtäuschen, daß sich bei der nächsten Belastungsprobe ein Rezidiv einstellt, sofern eben nicht für einwandfreie Narbenverhältnisse an der Stumpfkuppe Sorge getragen worden ist.

Treten jedoch Ulzerationen und anfallsweise Zyanose und Schmerzen an anatomisch korrekten Amputationsstümpfen auf, so sind diese doch wohl größtenteils Zeichen trophischer Störungen infolge von Reflexen im Gebiet des Sympathikus, und zwar vasomotorischer Art *(Leriche)*. Besteht diese Annahme zu Recht, so läßt sich durch eine vorgängige Grenzstrangblockade der Erfolg einer eventuell beabsichtigten Grenzstrangdurchtrennung oder -ausrottung vorausbestimmen, im anderen Fall handelt es sich um „Stumpfhyperpathien", die meist weiter zentral verankert sind und nicht einmal durch Wurzeldurchschneidung, vielleicht durch Leukotomie, zu bessern sind. Wie sehr übrigens bei jedem Amputierten das sympathische Nervensystem im allgemeinen in Mitleidenschaft gezogen und nicht nur für die trophischen Störungen am amputierten Glied verantwortlich zu machen ist, hat *Sturm* in mehreren Abhandlungen geschildert, wobei er namentlich für die möglichen internen Spätfolgen der Beinamputation (Herz, Kreislauf, Hypertonie) als das Grundübel die regelwidrige Stärke sympathischer Erregungswellen im Beinamputationstumpf und ihre zentripetale Weiterleitung zum Hypothalamus betrachtet.

4. Seltenere Durchblutungsstörungen

Arterio-Phlebektasie

Der genuinen diffusen Phlebarteriektasie (*Clara* 1939, *Coenen* 1939) liegen vielleicht angeborene Fehlbildungen an den arteriovenösen Anastomosen zugrunde. Während *Clara* die Ausbildung der letzteren in diesem Falle gehemmt, *Coenen* hingegen sie pathologisch verändert sehen will, möchte *Sunder-Plassmann* wegen der engen Verbindungen des Nervensystems mit den epitheloiden Zellen einen neurogendysplastischen Einfluß in Erwägung ziehen und so die Annahme *Läwens* stützen, daß nervöse Störungen dabei beteiligt sind. Das Leiden ist nach *Coenen* begleitet von Gefäßzeichnungen der Haut, pulsatorischem Schwirren, abnormer Pigmentierung, Behaarung und Schweißsekretion sowie Schmerzen und Temperaturerhöhungen. Die durch die Ernährungsstörungen bedingten Gewebsveränderungen können Verlängerung und Verdickung der Knochen hervorrufen, ja sogar Geschwüre und Gangrän der Finger (*Krauspe*).

Glomustumoren

sind sehr seltene tumorartige Wucherungen der arteriovenösen Anastomosen, die von *Martorell* genauer studiert sind und denen auch *Sunder-Plassmann* sein Interesse zuwandte. Es handelt sich dabei um weitgehende Verschlüsse derselben, die, da sie meist nur auf ein Glied beschränkt sind, entsprechend auch nur örtliche, wenn auch schwere Durchblutungsstörungen machen, deren Folgen sich auch auf die knöchernen Teile erstrecken. Sie sitzen fast ausschließlich in den Endgliedern der Finger und Zehen, bisweilen unter den Nägeln, sind sehr berührungsempfindlich, auch spontan schmerzhaft und infolge ihrer bindegewebigen Abkapselung gut operativ zu entfernen. Man bezeichnet sie auch als „Angioneurome" und drückt damit ihre neuralen Bindungen aus. *Abramson* suchte wegen der mit ihnen vergesellschafteten allgemeinen vasomotorischen Störungen krankhafte Reflexe über spinale Zentren und *Sunder-Plassmann* konnte (1949) in ausgezeichneten Mikrobildern den Zusammenhang mit dem pathologisch veränderten neuralen Terminalretikulum zeigen.

Das Pseudoxanthoma elasticum

geht mit Sehstörungen, Hautveränderungen und peripheren Durchblutungsstörungen einher (*Grönblad* und *Strandberg*, 1929). Aus der Ähnlichkeit der Hautveränderungen mit Xanthomen hat es seinen Namen bezogen, histologisch zeigen sich jedoch degenerative Veränderungen der elastischen Anteile der Kutis. Bei der erblichen und in jedem Alter auftretenden Krankheit stehen die Augenveränderungen voran, die hier ebenso wie bei den zu intermittierendem Hinken führenden peripheren Durchblutungsstörungen in einem Substanzverlust der Elastikaanteile der Gefäßwände ihre Ursache haben. Insbesondere schlägt der Oszillograph niedriger aus als bei gleichaltrigen Normalen und auch das Sphygmogramm zeigt Abweichungen, die durch sie erkannt werden können. Wenn bei peripheren Durchblutungsstörungen Sehstörungen und gleichzeitig xanthomatöse Hautveränderungen entstehen, muß man also an diese sehr seltene Krankheit denken.

Schließlich seien noch einige ausgefallene Arten von Durchblutungsstörungen anhangsweise angeführt, die durch mechanisch bedingte oder angeborene Veränderungen verursacht werden:

Eine Gangrän des linken Armes durch Verschluß der A. subclavia, die in der Wand einer alten tuberkulösen Kaverne eingebettet war, beschrieb *Pask*.

Den angeborenen Schlagaderverschluß der Poplitea bei einem 6jährigen Knaben gaben *Allen* und *Adson* bekannt. Hier bestand eine Atrophie des ganzen linken Beines mit Verkürzung, Ulkus des Fußrückens über dem 2. Zehengrundgelenk, während die 3. Zehe früher schon amputiert war. Der Gefäßverschluß war von anderer Seite operativ bereits festgestellt worden. Vasomotorische Besserung konnte durch Grenzstrangentfernung erzielt werden. Weitere Arten von angeborenen Veränderungen, arteriovenösen Verbindungen, beschreibt *de Takáts*.

Solche Mitteilungen haben natürlich nur kasuistischen Wert, sie sollen zeigen, daß man bei Durchblutungsstörungen auch ganz ausgefallene Ursachen erleben kann.

5. Ödeme

Über die Entstehung der Ödeme wissen wir noch erstaunlich wenig. Bezüglich des Durchtritts von Wasser, Kristalloiden und Kolloiden reichen nach *O. Müller* unsere Vorstellungen und Kenntnisse von Filtration, Osmose und Onkose nicht zu einer befriedigenden Erklärung des Permeabilitätsproblems aus. Als gesichert können wir nur annehmen, daß eine vermehrte Durchlässigkeit der Kapillarwände, namentlich an ihren Scheitelstücken vorliegt, von denen aus nach beiden Seiten, vor allem nach dem venösen Schenkel zu der vermehrte Flüssigkeitsdurchtritt erfolgt. Nach *Lewis* sind es vor allem H-Substanzen, welche die Dilatation der Kapillaren bedingen und die auch die Endothelien durchlässiger machen. *Ratschow* wendet hiergegen ein, daß dann gerade bei arteriellen Durchblutungsstörungen infolge der Minderdurchblutung große Mengen derartiger Substanzen freiwerden müßten, was aber in der Praxis nicht oder nur in den schwersten Stadien und dann nicht einmal konstant der Fall sei. Bei den Durchblutungsstörungen spielt sicher wohl die Anreicherung von CO_2 in Blut und Gewebe häufig eine Rolle, was *Krogh* zu beweisen vermochte durch das Auftreten einer „unlöslichen Starre" nach 5—10 Minuten langer arterieller Blutsperre, falls die Versuche bei Abwesenheit von O_2 erfolgen, wie aus *Landis*' Experimenten hervorgeht. Auch gegen die letztgeäußerte Ansicht bringt *Ratschow* mit Recht wieder vor, daß gerade bei der Akrozyanose die teigig-ödematösen Schwellungen dann nicht zu erklären sind, weil hier infolge der hypertonisch gestellten arteriellen Kapillaren die Blutströmung sogar verhältnismäßig rasch ist. Neben endokrinen Faktoren spielt wohl ohne Zweifel das vegetative Nervensystem hier entscheidend mit hinein (*Asher*), wie vor allem eine ganze Reihe flüchtiger und paroxysmaler Ödeme und entsprechende therapeutische Maßnahmen vermuten lassen. Als Teilerscheinung einer dysgenitalen Neurose kennen wir ja das flüchtige Ödem bei Dysmenorrhoischen und Klimakterischen (*Curschmann*). *Ratschow* vertritt z. B. die Ansicht, daß bei der Angiitis obliterans infolge Mangels an Sexualhormonen das Kapillarhormon der Hypophyse (Vasopressin) überwiege und so das Ödem verhindere, während *Sunder-Plassmann* das Ausbleiben der Ödembildung bei dieser Krankheit auf die Weitstellung der arteriovenösen Anastomose zurückführt, durch die das Blut unter Umgehung des Kapillarkreislaufs abgeleitet werde, zumal ein Sexualhormonmangel in diesen Fällen nicht erwiesen sei. Auch die Beteiligung der Lymphbahnen an dem nervösen Reizzustand bei Durchblutungsstörungen (*Schörcher*, *Ghitzescu* und *Robacki*) ist vielleicht für die Bedeutung nervaler Faktoren bei der Ödementstehung mit heranzuziehen.

Kürzlich hat *H. Sturm* ganz allgemein Ödembildungen als Folge von Formveränderungen der Zellen erklärt. Die Zellen sollen nicht durch eine interzellulare Kittsubstanz, sondern nur durch Flüssigkeitsadhäsion aneinanderhaften und bei bestimmten Reizen durch Formveränderungen Spalten zwischen sich entstehen lassen. An Alveolarepithelien konnte *v. Hayek* durch subkutane Injektion von Atropin bzw. Adrenalin derartige Formveränderungen der Zellen beobachten, die nach diesen Experimenten als zweifellos auf die Vermittlung nervöser Bahnen zurückzuführen sind.

Ganz so einfach ist die Ödementstehung jedenfalls nicht, nicht einmal bei allgemeinem Stauungsödem, wie man dies selbst in der neuesten Auflage eines bekannten Lehrbuchs der Herz- und Gefäßkrankheiten noch dargestellt findet, daß bei Insuffizienz des Kreislaufs der Blutdruck in den Kapillaren hydrostatisch ansteige infolge Anwachsens des venösen Druckes, der damit größer werde als der ihm entgegenwirkende kolloidosmotische Druck des Blutes, so daß es zwangsläufig zur Ultrafiltration kommen müsse.

Das Stauungsödem ist gegenüber dem durch Veränderung der Blutzusammensetzung oder der Kapillaren verursachten Ödem abgrenzbar, das wir bei Hunger, Kachexie, Nephritis, Entzündungen zu sehen bekommen. Ob die durch Allergie und unter Nervenreizung, z. B. bei Beri-Beri-Polyneuritis und anderen Polyneuritiden, die zu schwerer Kachexie geführt haben, zustandekommenden Ödeme diesen gleichzusetzen sind oder noch wieder eine besondere Gruppe bilden, erscheint mir noch nicht sicher.

Sofern es sich um Reizzustände des vegetativen Nervensystems handelt, möchte ich jedenfalls hiervon noch einmal wieder eine Sondergruppe trennen und befinde mich damit in Übereinstimmung mit *Nonnenbruch*, denn manche der Durchblutungsstörungen gehen mit abnormen Erweiterungsreaktionen der terminalen Strombahn einher (Akrozyanose, Akrodynie, Akroparästhesie, Erythrozyanose, Erythralgie) und zeigen als Begleiterscheinung, wenn auch nicht regelmäßig, örtliche Ödeme. Diese letztgenannten Formen rechnen wir zu den Durchblutungsstörungen vorwiegend funktionellen Charakters. Da wir bei diesen zum Teil, z. B. bei den *Raynaud*fällen, schwere entzündliche und degenerative Veränderungen in den sympathischen Grenzstrangganglien finden (*Sunder-Plassmann*, *Braeucker*, *Block* u. a.), liegt es nahe, trotz einstweiligen Fehlens entsprechender Mikrobefunde auch für diese Krankheiten analoge Ganglienveränderungen zu vermuten. Jedenfalls konnte ich bei einem Fall von „posttraumatischem Ödem“ in den Sympathikusganglien Veränderungen von einer Ausdehnung nachweisen, wie wir sie sonst kaum bei anderen Durchblutungsschäden gefunden haben (vgl. Abb. 92). Bei Besprechung der einzelnen Ödembilder komme ich jeweils noch hierauf zurück.

Das Lymphödem

Es wurde schon erwähnt, daß der nervöse Reizzustand, der zu Durchblutungsstörungen führt, sich auch auf die Lymphbahnen auswirken kann (*Schörcher*). Ein Lymphödem kommt aber nur durch Verschluß der Mehrzahl der Lymphbahnen zustande. Es kommt angeboren, erblich vor, ferner durch Abflußbehinderung der Lymphdrüsen und -bahnen bei und nach Entzündungen, bei tropischen Infektionen und durch Tumormetastasen, sowie nach operativer Ausräumung der regionären Lymphdrüsen.

Bei entsprechend langem Bestehen kommt es zum Einwandern von Fibroblasten und damit zur bindegewebigen, narbigen Verlegung der Lymphbahnen, sodaß schließlich an Stelle der Lymphspalten derbes Bindegewebe das Fettgewebe durchsetzt und ersetzt und Muskeln und Nerven atrophieren. Die mit dem *Raynaud*phänomen gar nicht so selten vergesellschaftete Sklerodermie ist offenbar auch auf die solchermaßen entstandenen Gewebsindurationen zurückzuleiten.

Aus den pathologischen Veränderungen resultiert auch die klinische Unterscheidung von anderen Ödemen, daß nämlich Fingereindrücke keine Dellen hinterlassen.

Schmerzen bestehen nur bei Auftreten von Lymphgefäß- oder Zellgeweb sentzündungen, die gern rezidivieren. Die Beweglichkeit der Glieder ist oft erheblich eingeschränkt.

Das chronisch entzündliche Lymphödem führt oft zur „Elephantiasis nostras", das ganz monströse Formen annehmen kann. Leider nicht selten entwickelt sich dieser Zustand, wenn auch meist geringeren Grades, im Anschluß an Komplikationen bei Krampfadern. Pathologisch-anatomisch liegt dabei eine durch Stauung hervorgerufene Lymphstase mit Erweiterung der Lymphbahnen vor, durch die an sich oder durch hinzutretende Entzündung eine Bindegewebsvermehrung der Haut und Unterhaut bewirkt wird. Bei Lokalisation im Gesicht ist differentialdiagnostisch das Myxödem zu erwägen.

Familiäres Auftreten auf dem Boden erblicher Lymphektasien wird nach dem ersten Beschreiber „Milroys disease" benannt.

Ob und inwieweit es berechtigt ist, ein bei Frauen zwischen dem 10. und 24. Lebensjahr auftretendes „Lymphoma praecox" hier einzureihen und nicht vielmehr auf hormonale Störung zurückzuführen, bleibe dahingestellt.

Therapeutisch ist das chronische Lymphödem schwer zu beeinflussen, mit Medikamenten wohl gar nicht, eher schon durch physikalische Maßnahmen, wie Massage und Kompressionsverband. Die anzuwendenden chirurgischen Behandlungsversuche sind dieselben, wie ich sie unten bei dem traumatischen Ödem schildere. Grund zur Resignation besteht jedenfalls nicht ohne weiteres, denn ich habe mehrere sehr günstige Erfolge mit der Alkoholblockade und gelegentlich auch mit der Grenzstrangentfernung aufzuweisen. Hat sich jedoch eine Elephantiasis nostras bereits voll entwickelt, versagen nach allgemeiner und meinen persönlichen Erfahrungen auch diese letzteren Mittel (*Leriche* u. a.).

Neurotische Ödeme

in akuter oder seltener in chronischer Form sind nach *Curschmann* dann anzunehmen, wenn 1. keine zentralorganischen oder lokalen Ursachen vorliegen, wie Herz- und Nierenleiden, Hyperthyreoidismus, Anämien, Kachexien, Gefäßverschluß, Entzündungen, Gelenkleiden, 2. organische Nervensystemerkrankungen auszuschließen sind, wie vor allem Amyoatrophia spinalis, Syringomyelie, Tabes, Neuritis, Nervenverletzungen, und 3. vielmehr der Eindruck funktionell nervösen Geschehens im Vordergrund steht, das durch launenhaftes rasches Erscheinen und Verschwinden oder zyklische Periodizität gekennzeichnet ist.

In der Pathogenese werden, zumal wegen des intermittierenden Charakters der meisten hierher gehörigen Ödeme, Störungen in der Durchlässigkeit der Gefäßendothelien durch Schilddrüsenunterfunktion vermutet (*Eppinger*), die ihrerseits wiederum beispielsweise im Klimakterium durch Verminderung der Ovarialfunktion verursacht sein kann. Vor allem aber werden gerade diese Ödemformen als Symptome einer Allergie gedeutet.

Da bisweilen die Anfälle mit psychischen Symptomen (Erregung, Depression) verbunden sind und andererseits allergische Vorgänge wahrscheinlich sind (*Curschmann* fand Eosinophilie im Anfall, *Aßmann* Eosinophilie und Lymphozytose im Intervall mit Polynucleose im Anfall), nahm *Quincke* anfänglich einen angioneurotischen Ursprung als wahrscheinlich an, führte aber später die Störung auf eine direkte Kapillarwandschädigung durch Stoffwechselgifte zurück. Hinzu kommen endokrine Faktoren, menstruelle und Schilddrüsenstörungen, vielleicht auch funktionelle Störungen des Thymus und der Nebenschilddrüsen, die nicht nur mit dem Auftreten des Ödems in Verbindung gebracht werden, sondern auch die Beziehung zur Anaphylaxie unterstreichen.

Die bekannteste Form ist das von *Quincke* 1882 beschriebene Oedema circumscriptum cutis. In wenigen Minuten, ohne erkennbare Ursache entsteht an beliebiger Stelle unsymmetrisch eine umschriebene ödematöse Anschwellung, an der Peripherie meist leicht gerötet, im Zentrum blasser. Die Ausdehnung schwankt zwischen Pfennig- und Handgröße, kann auch einen ganzen Gliedabschnitt umfassen. Mit Vorliebe werden das Gesicht und die Augenlider befallen. Oft nur einige Stunden, bisweilen Tage hindurch kann es anhalten, ja selbst zum chronischen Trophödem werden. Unregelmäßig sich wiederholende Rückfälle sind bezeichnend. Das Allgemeinbefinden ist meist nicht gestört, insbesondere kein Fieber vorhanden. Männer und Frauen werden gleichermaßen betroffen. Familiäre Disposition ist von *Hertoghe* sowie *Edens* beschrieben. Lebensgefährdend kann es beim Auftreten in den Mundschleimhäuten werden, namentlich am Kehlkopf. Zu den seltenen Lokalisationen gehört die Papilla optica, das retrobulbäre Zellgewebe, Mediastinum, die Parotis und Mamma *(Quincke)*. Wie manche Fälle von Meningitis serosa *(Quincke, Ullmann)*, so möchte *Curschmann* auch echte Migräneanfälle ursächlich hier einreihen.

Differentialdiagnostisch ist das Lymphödem leicht abzugrenzen, da es niemals so eng umschrieben ist. Das Auftreten im Gesicht kann unter Umständen, wie bereits erwähnt, zu Verwechslungen mit Myxödem führen. Im allgemeinen aber ist die Flüchtigkeit der Erscheinungen schon charakteristisch genug, zumal wenn auch noch Blutbildveränderungen, wie Eosinophilie, nachzuweisen sind. Beim Auftreten in Gelenknähe sind arthritische Gelenkergüsse infolge des Fehlens von Schmerzen leicht abzugrenzen.

Auch der intermittierende Hydrops der Gelenke *(Moore, Schlesinger)* wird, sofern es sich nicht um die symptomatische, sondern um die idiopathische Form handelt, zu den neurotischen Ödemen gerechnet. Plötzlich und ohne erkenntlichen Anlaß schwillt meist ein Gelenk, selten mehrere. Die darüber liegende Haut wird teigig und röter, seltener blaß. Schmerzen fehlen auch hier, nur Spannungsgefühl besteht. Der Gelenkerguß bildet sich oft in ganz regelmäßigen Zwischenräumen wieder.

Unterscheidung verlangt die Diagnose von den chronisch rezidivierenden traumatischen Ergüssen, z. B. dem „Reiterknie“, und bei chronischem Verlauf von der gleichfalls schmerzlosen Gelenkschwellung bei Syringomyelie und Tabes.

In ähnlicher Weise tritt das intermittierende Ödem der Sehnenscheiden *(Schlesinger)* auf, das allerdings von schmerzhaften Muskelschwellungen begleitet sein kann *(Cassirer)*.

Quincke hat ferner eine Pseudoperiostitis beschrieben, die akut und rezidivierend alle Knochen, am häufigsten noch das Sternum befallen soll, und die er ebenfalls zu den Trophödemen zählt.

Die chronische Form des neurotischen Ödems ist recht selten, gelegentlich erblich *(Meige)*, sie folgt öfter kleinen Traumen, hin und wieder einer Polyarthritis *(Enderle)*. Von chronischen Hauterkrankungen (Erysipel, Ekzem, Leukämia cutis) muß man es trennen. Mehr noch als das *Quincke*sche Ödem ist es wegen seiner langen Dauer mit dem Myxödem zu verwechseln. Über im Anschluß an Thrombosen und Thrombophlebitiden auftretende chronische Ödeme ist in dem Abschnitt über diese Störungen nachzulesen.

Als therapeutische Maßnahmen kommen bei allen neurotischen Ödemen Diätverordnungen, vor allem fleischarme und salzarme Kost dort in Frage, wo nach *Ratschow* eine veränderte Durchlässigkeit der Darmschranke für Kapillargifte anzunehmen ist; zur Ergänzung sind für diese Fälle subaquale Darmbäder, Allisatin,

Thorantil und Enzynorm empfohlen. Ein Versuch mit Darreichung von Kalziumsalzen, die das Gefäßendothel abdichten und dadurch antianaphylaktisch wirken *(Wright)*, und mit Adrenalininjektionen ist zu machen. Bei Verdacht auf endokrine Störungen, insbesondere im Klimakterium, sollen mit Progynon oft überraschende Erfolge erzielt worden sein. Bei den chronischen Formen ist ein Versuch mit Thyreoidin angezeigt. Nur in seltenen Fällen wird man sich von chirurgischen Eingriffen Erfolg versprechen können. So liegen günstige Berichte über Sympathikusoperationen bei chronischem Gelenkhydrops vor; doch hierüber im nächsten Kapitel mehr.

Nicht immer, aber meist neurotischen Ursprungs, ist

das posttraumatische Ödem.

Da es chirurgisch am meisten interessiert, soll es etwas ausführlicher abgehandelt werden, wobei auch andere, die übrigen Ödemarten berührende Fragen mit zur Besprechung kommen.

Seit *Secrétan* (1901), der es bereits für ein Kunsterzeugnis hielt, und *Vulliet* (1902), der es als Unfallfolge und durch ein diffuses fibrinöses Exudat hervorgerufen betrachtete, bis zu *Reischauer* (1940), der es wiederum und zwar in allen Fällen als Kunstprodukt hinzustellen sich bemüht, hat es eine unterschiedliche Beurteilung gefunden. Das Krankheitsbild segelt unter verschiedenen Bezeichnungen wie „hartes traumatisches Ödem", „sogenanntes traumatisches Ödem", „akute Trophoneurose der Hand", „neurotisches Akroödem", „reflektorische Extremitätendystrophie", die schon die unterschiedliche Beurteilung erkennen lassen.

Nach stumpfer Gewalteinwirkung wird bevorzugt die Hand befallen. Überwiegend Männer in leistungsfähigem Alter werden davon betroffen. Sie zeigen eine mehr oder weniger starke Schwellung des Handrückens, die durch ein Ödem veranlaßt ist. Nahezu immer hat eine an sich geringfügige Quetschung auf breiter Fläche stattgefunden. Zuerst ist das Ödem weich, später wird es hart wie ein prallelastisches Luftkissen. Außer dem Handrücken werden auch die Grundglieder der Finger befallen. Meist setzt es sich gegen die Handwurzel scharf ab und nur selten ist der untere Teil der Streckseite des Unterarmes und noch seltener der Oberarm mit einbezogen, dagegen bleiben Hohlhand und Daumen nahezu immer frei. Bläuliche Verfärbung findet sich häufig, Schmerzhaftigkeit besonders über dem 2. und 3. Mittelhandknochen in verschieden hohem Grade. Infolge des Ödems ist die selbsttätige Beweglichkeit der Finger gehemmt, die des Daumens und Handgelenks weniger. Die grobe Kraft versagt viel stärker, als der mechanischen Behinderung entsprechen würde. Bei längerer Dauer treten trophische Störungen an Haut, Nägeln und Haaren auf. Die Haut verliert ihre Fältelung, wird glänzend und gespannt, dann bläulich und blaß und atrophiert schließlich. Die Nägel werden spröde, geriffelt und wachsen langsamer. Die Haare können ausfallen und die Schweißsekretion vermehrt oder vermindert sein. Die Muskulatur kann Schwund zeigen, die Atrophie aber durch die äußere Schwellung unkenntlich werden *(Bettmann)*, ohne daß Entartungsreaktion auftritt *(Sudeck)*, die sich jedoch in einem meiner Fälle nachweisen ließ. Nach *Braeucker* werden Sensibilitätsstörungen in Form von Hyperästhesie oder Hypästhesie regelmäßig gefunden, Spontanschmerz seltener, Druckschmerz dagegen häufiger. Das Schmerzsymptom steht im Vordergrund und führt infolge hypertonischer Kontraktion der Muskulatur zur zwangsweisen Ruhigstellung der Gelenke. Der Schmerz ist um so größer, je akuter das Ödem ist, um mit seinem Veralten allmählich nachzulassen. Man sieht oft keinerlei Knochenveränderungen. In späteren Stadien gelegentlich beobachtete Atrophien wurden als durch die Schwellung und Gewebsverdickung vorgetäuscht angesprochen, wogegen *Hilgen-*

feldt geltend macht, daß 2 Tage nach der Sympathikusoperation und nach Schwinden des Ödems die Knochenaufhellung röntgenologisch in gleicher Weise noch zu erkennen war.

Differentiadiagnostisch läßt sich das Krankheitsbild gegen eine akute Entzündung verhältnismäßig leicht abgrenzen, vor allem durch das Fehlen der Rötung und Wärme. Eine Tuberkulose der Knochen, Gelenke oder Sehnenscheiden ist manchmal nicht leicht auszuschließen, doch hilft hier gewöhnlich das Röntgenbild mit seiner in diesen Fällen wesentlich stärkeren Atrophie, falls nicht sogar Herde direkt erkennbar werden. Von Allgemeinerkrankungen, die zu Oedemen führen, unterscheidet sich das Leiden durch das Befallensein nur einer Gliedmaße. Die Tatsache, daß Verletzungen peripherer Nerven zu chronischem Ödem und anderen Zeichen trophischer Störungen führen können, bringt uns der Ursache des Leidens vielleicht schon etwas näher, nur müßte in solchen Fällen die Nervenverletzung auch aus anderen Anzeichen klar erkenntlich sein. Eine hysterische Genese (Oedème bleu *Charcots*) läßt sich beim Fehlen meist auch noch vorhandener anderer hysterischer Symptome leicht ausschließen, obwohl hier die Grenze zu den Artefakten, zu denen eine ganze Reihe von Autoren das Leiden zählen möchte, oft schwer zu ziehen ist.

Hinsichtlich der Ätiologie gehen die Ansichten weit auseinander. Es geht nicht an, alle Formen von „posttraumatischem Ödem" als Kunstprodukte und bewußte Täuschungen des Arztes hinzustellen, wie schon *Secrétan* als erster Beschreiber des Krankheitsbildes und weiter namentlich *Reischauer* in seiner monographischen Studie das tun, obwohl ihm unter 52 eigenen Fällen nur 4mal und *Patry* unter 48 Fällen 10mal der Nachweis der Täuschung gelang. Wiederholte Strangulationen, häufiges Beklopfen des Handrückens mit tuchumwickelten Flaschen, heftiges dauerndes Armkreisen und -schleudern sollen künstliche Ödeme hervorrufen können. Es gibt zweifellos auch andere Ursachen hierfür. Daß unter den so Erkrankten eine Reihe von Psycholabilen ist, die oft auch vegetativ labil sind, schließt nicht aus, daß es sich um ein regelrechtes „objektives" Leiden handeln kann. Die dermaßen Charakterisierten besitzen oft auch eine besondere Vasolabilität, die sicher wohl in ursächlicher Beziehung zu dem Leiden steht.

Der Nachweis von Blut im Gewebe (*Haegeler*) kann als Folge eines häufiger wiederholten absichtlichen Traumas wie auch einer einmaligen Unfallverletzung betrachtet werden. *Schlichting* fand ein schleimbeutelähnliches Gebilde, das er herausschneiden konnte. Eine Flüssigkeitsansammlung, die punktiert werden konnte, wurde von *Nagy* als Lymphextravasat nach Art eines Hämatoms aufgefaßt. *Thöle* sah mikroskopisch Fett- und Bindegewebsschwund bei Häufung von Kollagen- und Elastinfasern und in Spaltbildungen mit höckeriger Innenfläche reiskornähnliche Gebilde. Die eng zusammenliegenden Gefäße zeigten an verschiedenen Stellen Intimaverdickungen. Insbesondere *Strohmeyer* und *Hohmann* kommen auf Grund histologischer Ergebnisse zu der Auffassung, daß sich durch das Trauma eine Entzündung der Gefäßwände entwickle, die durch Stauung und dadurch bedingte Ernährungsstörung eine schwielige Umwandlung des Bindegewebes entstehen läßt. Bei einem Falle, der sogar zur Amputation führte, stellte *Classen* unter anderem an den großen und einigen kleineren Arterien ebenfalls teils umschriebene, teils diffuse Intimaverdickungen mit reichlich elastischen Fasern, die Elastica interna stellenweise aufgesplittert oder verdoppelt fest, während die Arteriolen unverändert waren, ebenso wie die Venen, Nerven und Sehnen. *Link* hingegen fand auch die Kapillaren wandverdickt und in ihrer Umgebung kleinzellige Infiltrate.

Als Ergebnis läßt sich zusammenfassen, daß im allgemeinen eine chronische Entzündung als Ursache des Leidens angesprochen wird, die sich teils an Blut-, teils an Lymphgefäßen sowie an Nerven abspielt und im Endeffekt das Ödem entstehen läßt.

Die Bevorzugung des Handrückens für diese Art von Ödembildung ergibt sich nach *Levy* aus der anatomischen Struktur des Spatium dorsale manus, das nach der Hohlhand zu durch Knochen und interdorsale Faszien und gegen den Unterarm durch das Ligamentum carpi dorsale gut abgegrenzt ist. In diesem Raum kann sich Flüssigkeit besonders leicht stauen, was dann später die bereits erwähnten organischen Folgen nach sich zieht.

Wie es nach jeder Art von Trauma, Entzündung, Erfrierung, Verbrennung, ja auch beim Tumor zu trophoneurotischen Krankheitserscheinungen kommen kann, oft auf dem Boden einer konstitutionellen Minderwertigkeit des Nervensystems *(zur Verth)*, so ist auch hier der Symptomenkomplex der Gliedmaßendystrophie und -atrophie im Sinne *Sudecks* nachzuweisen. Die Tatsache, daß viele dieser Kranken als psycho- oder zumindest vasolabil anzusehen sind, spricht nicht gegen eine der vorgebrachten Annahmen, sondern vermag sie zu ergänzen oder zu erklären, wenn man sich der Theorie *Speranskys* vom „Erst- und Zweitschlag" anschließt, die das Nervensystem hier getroffen haben.

Immer wieder aber ist zu betonen, daß die Ödembildung nur ein Symptom ist und daß es sich vielmehr um eine Erkrankung mehr oder weniger der ganzen Gliedmaße handelt, so daß wir auch hier Grund haben, von der reinen Zellularpathologie *Virchows* abzurücken und uns der Relationspathologie *Rickers* zuzuwenden wegen der gegenseitigen Abhängigkeit und Wechselbeziehungen, die durch Nerven und Blutgefäße vermittelt werden. Ein eigener Fall mag dies am besten beweisen, weil hier nicht nur einwandfrei Traumen und nachgewiesener Betrug als Ursache in Frage kommen, sondern vor allem die mikroskopische Untersuchung örtliche Veränderungen um die Gefäße des Ober- und Unterarmes herum eindeutig erkennen ließ und andererseits auch, wohl erstmalig, schwerste Veränderungen an den übergeordneten sympathischen Ganglien aufdeckte, denen für die Entstehung von Durchblutungsschäden eine pathogenetische Bedeutung zugesprochen werden muß.

B.*), 32jährig, erlitt am 21. 7. 1938 einen Fahrradunfall, wobei der linke Oberarm durch die Lenkstange gequetscht wurde. Nur 2 Tage Arbeitspause. Hand blieb aber geschwollen. Deshalb

8.—15. 12. 1938 Krankenhausaufnahme. Konservativ keine Besserung zu erzielen.

9. 2. 1939 Krankenhausaufnahme: Hand und Unterarm geschwollen, Radialispuls kaum zu fühlen. Tags darauf Operation: A. brachialis vor der Teilungsstelle, sowie A. radialis und ulnaris stark bindegewebig eingescheidet und verengt. Periarterielle Aushülsung. Histologisch: Frische und alte Blutungen, Hämosiderinablagerungen. Ödem nach 3 Tagen verschwunden. Entlassung.

9. 3. 1939 erneut Operation wegen Kribbeln und Taubheitsgefühl der Hand. Radialispuls schlechter. Abermals Freilegung der alten Operationsstelle und erneute, weitergehende Aushülsung. Beschwerdefrei entlassen.

25. 2. 1941 wiederum Krankenhausaufnahme: Vor 3 Wochen bei Glatteis erneut gestürzt, danach Hand- und Unterarmschwellung. Auswärts vorgenommener Einschnitt brachte keine Abschwellung. Rö.: o. B. Neurologisch Herabsetzung der Sensibilität für alle Qualitäten der Hand und im unteren Unterarm, besonders im Gebiet des N. ulnaris und medianus. Elektrische Entartungsreaktion, woraus auf einen vorangegangenen neuritischen Leitungsprozeß geschlossen wurde. Trockene Haut, Haarausfall lassen eine Beteiligung des Sympathikus vermuten. Deshalb in der Annahme, daß auch das sympathische Nervensystem des Armes in einem Überreizungszustand sei, am

10. 3. 1941 Ganglionektomie von C_8—Th_3. Zwei Tage danach Ödem geschwunden. Reizlose Heilung.

Mikroskopisch fanden sich in den Ganglien allerschwerste Veränderungen: ausgeprägte Fibrosen. Kaum eine Ganglienzelle noch normal. Allerschwerste Zellatrophien mit Kern-

*) Der Fall ist von *Bergmann* zur Grundlage einer Dissertation genommen worden.

schwund und Zusammensinterung des Zellinhaltes, Schrumpfung der Zellkapseln, Vakuolenbildung, Entmarkung von Nervenfasern (Abb. 92).

Danach Beschwerdefreiheit, sodaß der Patient zum Kriegsdienst eingezogen wurde.

27. 3. 1942 erneute Krankenhausaufnahme als Soldat: diesmal mit einem ganz einwandfrei in betrügerischer Absicht künstlich erzeugten starken Ödem, das von einer scharf abgesetzten Schnürfurche dicht über dem Ellbogengelenk bis zu den Fingern reichte!

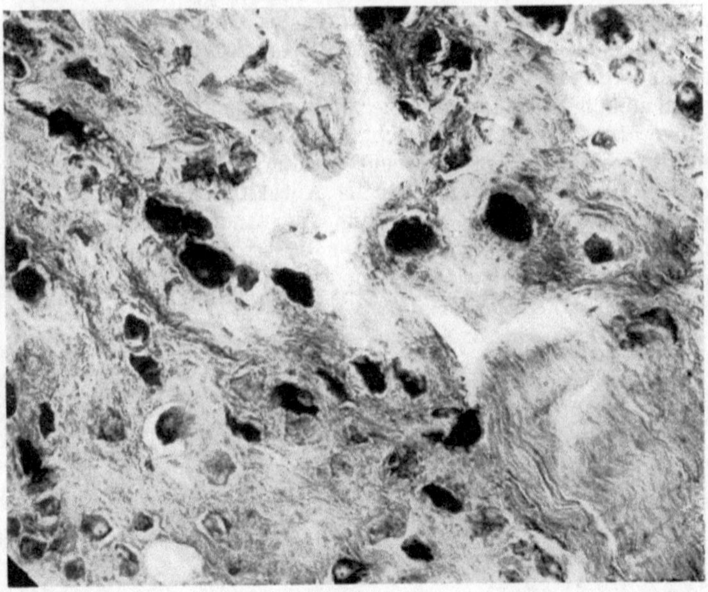

Abb. 92. Blö. 32 jähr. ♂. Posttraumatisches Ödem. Ganglion stellatum. Starke Fibrose und allerschwerste Atrophie der Ganglienzellen. Von einigen sind nur noch Trümmer zu erkennen. Spalten im Bindegewebe wahrscheinlich Kunstprodukte. (*Kresyl.* Oc. 8, Obj. 3, *Leitz*) (aus *Block* Zbl. Chir. **1947**).

Nachuntersuchung am

26. 2. 1949: Keine Ödeme mehr gehabt. Radialispuls links weniger kräftig als rechts. Außer nachweisbarem *Horner*-Syndrom sonst nichts Besonderes. Es ist nur noch nachzutragen, daß der Kranke in seinem ganzen Verhalten auch der Familie gegenüber psychisch abwegig ist.

Dieser Krankheitsfall erscheint mir nicht nur interessant, sondern auch sehr lehrreich und dürfte die ausführliche Wiedergabe der Krankengeschichte wohl verdienen, weil er in fast jede der oben erwähnten Theorien über die Entstehung und Ätiologie des Leidens als Kronzeuge eingefügt werden könnte, je nachdem, welchen Krankheitsabschnitt oder welchen klinischen, Operations- oder histologischen Befund man zum Beweis heranzuziehen für nötig hält. Mir aber beweist der Fall außer der allgemeinen Bestätigung der organisch bedingten vegetativen Störungen der Durchblutung vor allem die Richtigkeit der zuletzt angewandten radikalen Therapie der Ausrottung des Hals-Brust-Grenzstrangabschnittes für den Arm, denn in 9 Jahren seit der Operation hat der Kranke nie wieder ein Ödem gehabt, wenn man von dem kurzfristigen, mißlungenen Täuschungsversuch und einer 6wöchigen Schwellung nach einer Prellung vor 5 Jahren absieht, von denen die letztere wohl den üblichen Rahmen einer derartigen Unfallfolge sicher nicht überschreitet. Selbstredend kommen auch unter Umständen Novocainblockaden, Plexusanästhesie nach *Läwen* oder Ramisektion in Frage, über deren Wert als Sympathikusausschaltung jedoch das Urteil umstritten ist (vgl. Schlußkapitel). Von dem Einschneiden von Fenstern in die Faszien nach *Kondoleon* und der Schaffung neuer Abflußwege durch Einlegen von Seidenfadenzöpfen nach *Handley* wird nicht allzuviel mehr gehalten. Die konservativen Behandlungsverfahren dürfen gerade in diesen Fällen nicht unversucht gelassen werden: Hochlagerung des Gliedes, Warmwasserbäder, Heißluftanwendung, absolute Ruhigstellung, Schrotkugelbad nach *Rost*, energische Kompressionsverbände, Paraffinwatteverbände, Blutegel, Senföl, Cantharidenpflaster und manches andere sind hierzu empfohlen. Fast allgemein wird von der Massage abgeraten, und das entspricht auch meiner persönlichen Einstellung, weil gerade dadurch oft Schmerzen erzeugt werden und das vegetative Nervensystem nicht zur Ruhe kommen kann. Manche Autoren lehnen grundsätzlich alle Operationen ab, erlauben vielleicht die eine oder andere „symbolische" Behandlung und versprechen sich das meiste von einer seelischen und suggestiven Beeinflussung mit dem Ziel, die krankhaft verlaufende Unfallerlebnisreaktion zum schnellen Abschluß zu bringen *(Wagner)*.

IV. Die Behandlung der Durchblutungsstörungen

Die Behandlung der Durchblutungsstörungen müßte, rein theoretisch betrachtet, bei dem Janusgesicht des vegetativen Nervensystems immer von zwei Seiten möglich sein: Da es sich in der überwiegenden Mehrzahl der Krankheitsfälle um vasokonstriktorische Reizzustände handelt, käme eine Lähmung oder Aufhebung der sympathischen Komponente in dem Nervenspiel der Gefäßmotoren oder eine Reizung der dilatatorisch wirkenden Parasympathikuskomponente in Frage und nur ganz ausnahmsweise dürfte eine Lähmung der Vasodilatatoren und eine Reizung der Vasokonstriktoren in Erwägung gezogen werden.

Wenn je, dann müssen wir aber gerade bei der Therapie der Durchblutungsstörungen berücksichtigen, daß Sympathikus und Parasympathikus ja eigentlich gar keine Antagonisten sind, als welche man sie meist hinzustellen beliebt, sondern Synergisten, von denen der eine stets bestrebt ist, dem andren das Gleichgewicht zu halten, so daß beide gemeinsam den Organismus über alle Fährnisse hinwegzusteuern bemüht sind, wie die Zügel das Pferd auf den rechten Weg und über die Hindernisse bringen. Wie ein empfindsames Pferd aber nicht nur auf Zügel zu reiten ist, sondern selbst auf die kleinen Reithilfen, Schenkeldruck, Gewichtsverlegung usw., mit Kurs- und Rhythmusänderung reagiert, so auch das vegetative Nervensystem, bei dem wir uns hüten müssen, zu grobe Mittel anzuwenden. Können doch selbst bei Anwendung „üblicher" Mittel in „üblicher" Dosierung widersinnige Reaktionen ausgelöst werden, und zwar durchaus nicht nur mit Operationen am sympathischen Nervensystem. Das ist schon lange bekannt. *E. Frank* kennt sympathikotonische Reaktionen als Überkompensationen bei Menschen, die gar keine Durchblutungsstörungen haben, sondern die nur zu Tonuserhöhungen oder Funktionssteigerungen in irgendeinem Teilgebiet des Parasympathikus neigen. Um wieviel vorsichtiger müssen wir da sein bei Kranken mit sichtbaren Durchblutungsstörungen und gar bei solchen mit organischen Gefäßleiden! Nun gibt es aber auch — wenn ich den einmal begonnenen Vergleich mit Pferd und Reiter weiterführen darf — Pferde, die hart im Maul geworden sind und auf Schenkeldruck und andere Reithilfen nur mehr schwach ansprechen, vielmehr schnell wieder zurückfallen, bei denen man dann schließlich die Sporen anwenden muß: Was die Sporen beim Reiten, sind in der Therapie der Durchblutungsstörungen die chirurgischen Eingriffe am Sympathikussystem. Man soll sie nicht zu früh anwenden, um das hochdifferenzierte vegetative System nicht zu zerstören, man soll sie aber erst recht nicht zu spät anwenden, wenn der Organismus seine Reaktionsfähigkeit verloren hat und die geweblichen Veränderungen zu weit fortgeschritten sind, sondern rechtzeitig. Ist schon das Reiten eine Kunst, so ist es die Therapie noch weit mehr!

Alle Maßnahmen und Behandlungsvorschläge zielen darauf ab, sowohl anerkannte als auch fragliche Ursachen fernzuhalten oder abzustellen, die Gefäßverkrampfung oder die seltene abnorme Gefäßweitstellung herabzusetzen oder auszuschalten und den Kollateralkreislauf in Gang zu bringen oder zu steigern. Organische Gefäßveränderungen können nicht rückgängig gemacht werden, verschlossene Gefäßlichtungen nicht wieder durchgängig gemacht und insbesondere abgestorbene Gewebsbezirke nicht wieder zum Leben erweckt werden. Nur wo noch eine funktionelle Ansprechbarkeit der Gefäße, wenn auch in bescheidenem Maße, vorliegt oder eine funktionelle Irritation der Nebenbahnen noch normalisiert werden kann, hat ein therapeutischer Versuch Zweck. Leider aber sind alle diagnostischen Hilfsmittel nicht imstande, eine zuverlässige Prognose für die einzuschlagende Therapie zu geben. Wer sich viel mit ernsten Durchblutungsstörungen beschäftigt, kennt, und das gilt besonders für die eingreifenderen chirurgischen Maßnahmen am sympathischen Nervensystem, ebensoviel Fälle, wo die prognostischen Hilfsmittel dem therapeutischen Eingriff einen Erfolg zu versagen schienen und dennoch ein voller Erfolg beschieden war, wie umgekehrt Fälle, die ein gutes Resultat versprachen, bei denen aber nicht nur ein Mißerfolg, sondern offensichtliche Verschlechterung eintrat. Ich könnte jedenfalls für beides zahlreiche Beispiele bringen und finde mit meiner Ansicht reichlich Unterstützung im Schrifttum. Das soll aber nicht davon abhalten, alle diagnostischen und prognostischen Hilfsmittel zu erschöpfen; denn gerade die günstigen Prognosen an Hand der entsprechenden Prüfmethoden erleichtern Arzt und Kranken doch recht oft den Entschluß zu rettenden eingreiferenderen Maßnahmen. Wir kommen bei der chirurgischen Therapie noch darauf zu sprechen, wollen aber hier schon von vornherein klarstellen, daß wir den Standpunkt *Ratschows* nicht verstehen, der es „um so bedauerlicher“ findet, „daß in der breiteren Praxis die Durchblutungskranken immer noch den chirurgischen Abteilungen zugeführt werden“, weil die Art der gebotenen Therapie „internistisches Denken“ voraussetze. Internistisches Denken ist genau so abwegig wie chirurgisches Denken, wir sollten uns in der gesamten Therapie nur von ärztlichen Gesichtspunkten auf dem Boden medizinischer Erkenntnisse leiten lassen! Daß die Mehrzahl der Durchblutungskranken bei den Chirurgen landet, liegt nicht nur an den Chirurgen und ihren guten Behandlungsergebnissen, sondern an der Verkennung dieser Leiden besonders in ihren Anfangsstadien.

A. Konservative Maßnahmen

1. Allgemeine Maßnahmen

die für alle Durchblutungskranken Gültigkeit haben, richten sich vor allem auf die Ernährung und Lebensweise.

Übermäßige Fleischernährung verursacht Kontraktion der Arteriolen und Erschlaffung der Kapillaren, rein lakto-vegetabile Kost verengt die Kapillaren *(Gänsslen)*. Darauf zielen die diätetischen Behandlungsvorschriften von *Brauchle* und *Grote* ab, die bei Arteriosklerotikern durch striktes Verbot von tierischem Eiweiß und Kochsalz gute Erfolge erzielten. Ob umgekehrt bei Akrozyanosen durch reichliche Fleischzufuhr die Erweiterung der Arteriolen unterbunden werden kann, erscheint *Ratschow* vorstellbar, ist aber anscheinend noch nicht genügend ausprobiert. Rohkost ist angezeigt bei gesteigerter Kapillarerweiterung, um Permeabilitätsstörungen durch reichliches K-Angebot auszugleichen. In Japan soll nach *Ito* und *Wieting* die Spontangangrän Jugendlicher gerade wegen der vorwiegend vegetabilen Ernährung häufiger sein als in Europa. Da bei manchen Kranken mit Gangrän ein Vitamin-C-Mangel festgestellt worden ist, ist auf entsprechende Zufuhr Bedacht zu nehmen, zumal das Vitamin C ein wichtiger Wirkstoff für alle mesenchymalen Gewebsbestandteile ist. Im allgemeinen wird leichte gemischte Kost und reichliche Flüsssigkeitszufuhr das Richtige sein.

Über das Nikotin habe ich oben längere Ausführungen bereits gebracht (Kap. I, B, 4). Ein absolutes Rauchverbot erscheint mir persönlich für alle Durchblutungskranken unerläßlich, eine ärztlicherseits zugestandene Einschränkung des Rauchens wird von den Kranken ja doch nicht eingehalten, und der Einwurf der relativen Flüchtigkeit der Nikotinwirkung läßt sich leicht widerlegen durch die Tatsache, daß bei Vasolabilen — um solche handelt es sich ja bei allen Durchblutungsstörungen — die Gefäßreaktionen auf das Nikotin nachhaltiger sind als bei Gefäßgesunden.

Alkohol dagegen schadet nicht, hilft vielmehr durch die Gefäßerweiterung unter Umständen einen *Raynaud*-Anfall unterbrechen.

Kaffee und Tee erregen mehr das Vasomotorenzentrum und wirken nur in einzelnen Gefäßprovinzen erweiternd (Niere, Herz, Hirn). Insbesondere die Altersform der Gefäßsklerose soll unter anderem durch Kaffee günstig zu beeinflussen sein (*Albert*).

Die Fernhaltung seelischer Belastung und Erschütterung ist in der heutigen Zeit leichter empfohlen als praktisch durchzuführen.

Leichter einzuhalten sind allgemeine Verordnungen, die sich auf Kleidung und Körperpflege erstrecken: daß die Glieder warm zu halten sind, nicht durch Gummibänder abgeschnürt werden sollen, für passendes Schuhwerk zu sorgen ist, wollene Socken zu tragen und täglich zu wechseln sind, Hühneraugen und Schwielen nicht selbst beschnitten und Verletzungen jeder Art vermieden werden.

Unter den äußeren Faktoren, die für die Entstehung und Verschlimmerung von Durchblutungsstörungen in Betracht kommen, verdienen vor allem die Arbeitsbedingungen bestimmter Berufe besondere Beachtung. Arbeiten unter Kälte und Nässe sind für Vasolabile abzulehnen. Arbeiten mit Preßluftwerkzeugen (Nieter, Gußputzer, Betonbohrer, Traktorenfahrer usw.) sollten nicht jahrelang ununterbrochen ausgeführt werden. Hier hat eine ernste Berufsberatung einzusetzen, die oft auf einen Wechsel des Arbeitsplatzes hinstreben muß.

Als wichtigste Heilmaßnahme wird, wie bei allen Entzündungen, strenge Ruhe und zwar Bettruhe angesehen, durch die Muskelarbeit ausgeschaltet, damit der Gewebsstoffwechsel niedrig gehalten und die Wärmeabgabe verringert werden. Durch monatelange Bettruhe allein lassen sich Besserungen und sogar Heilungen erzielen. Diese therapeutische Maßnahme ist jedoch aus psychischen und vor allem aus sozialen Gründen wohl am schwierigsten durchzuführen. Namentlich im amerikanischen Schrifttum (u. a. *Silbert* und *Harbinson*) und auch von *Ratschow* wird aber darauf hingewiesen, daß der in der Ruhe liegende Heilfaktor nicht nur bei angiospastischen Störungen ganz besonders hoch zu veranschlagen ist, sondern sogar bei organischen Gefäßwandveränderungen entzündlicher und degenerativer Art. Bei gleichzeitig eingehaltener monatelanger Bettruhe wird sogar die Wirksamkeit anderer therapeutischer Maßnahmen, wie Fiebererzeugung, Padutindarreichung und dergleichen mehr, hinsichtlich des erzielten Erfolges in Zweifel gezogen. Im Bett sind die erkrankten Gliedmaßen nicht hoch, sondern tief, zumindest horizontal zu lagern. Die Kranken geben uns durch ihr eigenes Verhalten meist schon entsprechende Hinweise, indem sie sich durch das Heraushängenlassen ihrer Beine Linderung ihrer Beschwerden verschaffen. Bei gleichzeitigem Ödem hinwiederum ist eine Tieflagerung fehl am Platze. Angenehm empfunden wird meist das Einpacken der Glieder in Watte. Lichtbogen und Wärmflaschen sind gefährlich.

Ein ganz ernstes Kapitel ist die Frage der Schmerzstillung. Die Verordnung von Narkotika ist möglichst sparsam zu gestalten, wenn auch meist nicht ganz zu vermeiden. Große Zurückhaltung vor Morphium ist wegen der Suchtgefahr zu empfehlen, obwohl es schon bei kleinsten Dosen Erweiterung der Hirn- und Hautgefäße hervorruft, was als angenehmes prickelndes Wärmegefühl, zuweilen auch als lästiges Hautjucken (Urticaria) empfunden wird. Auf die Anwendung von Spasmolytika komme ich gleich noch zu sprechen. Mit Aufhebung der Gefäßspasmen hören ja meist auch die Schmerzen auf, und für diesen Zweck steht uns eine ganze Reihe von Mitteln zur Verfügung, die zum Teil schlagartig, wenn auch bisweilen nur mehr oder weniger langanhaltend wirken. Subjektives Einfühlungsvermögen in die Psyche des Kranken läßt gerade hier wahres Arzttum erkennen.

Zu den allgemeinen Maßnahmen, die sich gegen die Durchblutungsschäden richten, gehört vor allem auch das Suchen und Erkennen versteckter chronischer Entzündungsherde, die in Zähnen, Tonsillen, Nebenhöhlen, in einer chronischen Appendizitis, Cholezystitis, in der Prostata, in intestinalen Autointoxikationen ihren Sitz haben können. Beweise hierfür sind im Schrifttum so vielfach niedergelegt, daß sie nicht mehr nur als kasuistische Beiträge aufzufassen sind, sondern eine grundsätzliche Bedeutung erlangen. Durch Streuung der Toxine aus diesen Herden sind Permeabilitätsveränderungen auch der Endothelien möglich, die, wie wir gehört haben, den Beginn der Gefäßerkrankungen einleiten können. Diese Herdinfekte sind darum zunächst einmal zu beseitigen, doch ist hier *Pässler* und *Sunder-Plassmann* beizupflichten in ihrer Meinung, daß die Herdsanierung allein dann keinen Erfolg bringen kann, wenn die Toxinstreuung in der neurovegetativen Substanz bereits irreversible Veränderungen gesetzt hat, denn es werden durch die Toxine ja nicht nur die Gefäßendothelien angegriffen. In diesen Fällen ist weiteres chirurgisches Vorgehen vonnöten. Immerhin sind allein durch die Herdsanierung viele Fälle völlig gesund zu machen, so daß sie unbedingt vor allen weiteren eingreifenden Maßnahmen durchzuführen ist. Aber auch hier wieder ist eine Vorsichtsmaßnahme am Platze, die auf *Veil* und *Slauck* zurückgeht und von *Boshamer* für die Angiitis obliterans betont wurde, nämlich die „sensibilisierenden Herde" nicht ohne Vorbereitung anzugehen, sondern eine gründliche Pyramidon-Vorbehandlung vorauszuschicken und erst den Allgemeinzustand zu bessern.

2. Physikalische Maßnahmen

An erster Stelle sind hier Bäderbehandlungen zu nennen. Am geeignetsten dürften Teilbäder mit ansteigenden Temperaturen sein. Vor zu heißen Bädern ist dabei ebenso wie vor direkter örtlicher Wärmeanwendung mit Heizkissen, Wärmflaschen, auch vor Sollux-Bestrahlungen, Blau- und Rotlichtbestrahlungen zu warnen (*Schlesinger*, *Ratschow*, *Freeman*). Die dadurch erzielte Wärme kann nämlich so groß werden, daß das Sauerstoffbedürfnis der Gewebe durch die eingeengten Gefäße nicht befriedigt werden kann und somit einer Ischämie und Nekrose Vorschub geleistet wird. Auftretende Schmerzen und Zyanose künden die Gefahr an, sofern nicht durch die Durchblutungsstörung auch schon die Schmerzempfindung gestört ist. Zudem können kranke Gefäße paradox reagieren, nämlich auf Wärmeeinwirkung mit Kontraktion (Dysreflexie nach *Schlesinger*).

Deshalb sind 15 Minuten dauernde heiße Fernteilbäder von 40—45° vorzuziehen, die von 25° aufsteigend durch Zugießen in dieser Höhe bis zur gründlichen Durchwärmung des ganzen Körpers gehalten und dann langsam abgekühlt werden (*Paolucci di Valmaggiore*). Als Fuß-, Hand- oder Halbbäder finden sie Anwendung, oder auch als Bestrahlung des Rumpfes im Heiz- oder Glühlichtkasten. Im letzteren Fall erfolgt die Temperatursteigerung bis auf 45—50° bis zu einer Stunde Dauer. Durch die Fernteilbäder wird vor allem jede Schädigung ausgeschaltet, die bei direkter Erwärmung der kranken Glieder eintreten kann.

Bei Erythralgien sind kalte Teilbäder von 1—2 Minuten bei 15°, Wasser- oder Tautreten empfohlen.

Für alle Teilbäder ist die *Dustre-Morat*sche Regel als Erklärung heranzuziehen, nach der die peripheren Gefäßgebiete einheitlich gleichartig reagieren.

Schaumbäder werden vor allem von russischen Autoren gerühmt (*Babkin*, *Salkidson*).

Wechselbäder sind seit langem schon bei allen Durchblutungsstörungen, namentlich bei beginnenden, in den Heilschatz des Volkes aufgenommen. Zweckmäßig wird dabei so verfahren, daß das Glied wechselweise nur wenige Sekunden in ein Wasserbad von 35° und abgestandenes Wasser getaucht wird. Im Laufe der Behandlung kann die Temperatur auf 50° erhöht und bis auf die des Leitungswassers abgekühlt werden. 30—40mal hat der Wechsel zu erfolgen.

Eine erhebliche Steigerung der Hautdurchblutung läßt sich durch Kohlensäurebäder erreichen. *Cobet* gibt Kohlensäuregas ins Glühlichtbad, weil die schwitzende, erwärmte Haut große Mengen Kohlensäure resorbiert. Nicht nur bei funktionellen Störungen, sondern auch noch bei nekrotisierenden Prozessen werden Erfolge berichtet.

Vor Überwärmungsbädern möchte ich aus demselben Grunde warnen wie vor örtlicher Wärmeanwendung. Sind schon bei bloßen sensiblen Störungen der Gliedmaßen erhebliche trophische Störungen nach Anwendung von warmen Bädern bei 37° beschrieben, so sind ernste weitere Schädigungen erst recht zu erwarten bei den ohnehin schon stark ernährungsgefährdeten Gliedern mit Durchblutungsstörungen. Die im letzten Krieg mancherorts geübte Verabreichung von heißen Bädern über 40—42° bei Erfrorenen und stark Unterkühlten ist hiermit nicht in Vergleich zu setzen, weil diese Leute meist ja gefäßgesund waren und oft erst als Folgekrankheit Durchblutungsstörungen bekommen haben.

Die nordischen Länder haben mit dem Aberglauben aufgeräumt, daß erfrorene Glieder nur mit Schnee vorsichtig oder energisch abzureiben und aufzutauen wären. Auch unsere Kriegserfahrungen haben uns in dieser Hinsicht eines besseren belehrt. Denn der Vorteil der durch das Reiben erzeugten Erwärmung wird in solchen Fällen durch den damit verbundenen erneuten Wärmeverlust mehr als wettgemacht. Die Finnen (*Brofeldt*) und auch die Russen (*Kohler*) tauen die erfrorenen Gliedmaßen dadurch langsam auf, daß sie die Leute in warmen Stuben in einiger Entfernung vom Ofen hinsetzen.

Unter Umständen können Massagen von Nutzen sein. Das zeigen uns wieder die Kranken selbst durch ihr Verhalten. Denn wenn sie mit schmerzverzerrten Gesichtern im Bett sitzen und ihre Füße reiben, so ist das auch eine Art Massage, mit der sie sich Erleichterung verschaffen: Wenn man genau beobachtet, so bemerkt man, daß sie entgegen der Grundregel der „gewöhnlichen" Massage das Blut gerade in die Peripherie, in die Zehen hineindrücken. Das blutarme Gewebe scheint also dankbar schon das Angebot auch des sauerstoffarmen venösen Blutes zu empfinden. Damit ist umgekehrt aber auch die Gefahr der Massage aufgezeigt, die darin liegt, daß durch das ohne Bedacht meist herzwärts erfolgende Ausstreichen der Venen die Blutarmut erhöht wird, weil die spastisch kontrahierten oder organisch verengten Arterien außerstande sind, genügend Blut nachzufördern. Aus diesem Grunde ist Vorsicht und Überlegung notwendig, jedenfalls ist vor kritikloser Anwendung der Massage zu warnen.

In der Überlegung, daß das stagnierende Blut toxisch wirkt und die Gefäßwandschädigung vermehrt, rät *Harbinson* zum Beispiel zur Massage mit Streichen und Beklopfen und will dadurch mechanisch das Gleichgewicht zwischen Tonus und Erschlaffung wiederherstellen. Das gleiche Prinzip liegt der Vibrationsmassage zugrunde.

Die von *Sylvan* vorgeschlagenen Widerstandsübungen, die im Wechsel einzelne Muskelgruppen an Arm, Bein oder Rumpf aktiv beanspruchen, verbessern die Blutdurchströmung im Gesamtkörper.

Auch die Periostmassage *Vogler*s wird empfohlen, weil sie durch Bahnung nutritiver Reflexe wirke (*Krauß*).

Bei der „syncardialen Massage" nach *Fuchs* werden auf die Gefäße der behandelten Gliedmaße in der Peripherie während der Gefäßkonstriktion — also während der Herzdiastole — pneumatische Druckstöße in dem eigenen Rhythmus des Kranken von außen ausgeübt. In ähnlichem Sinne wie in der Technik bei weitläufigen Röhrensystemen durch den Einbau von Turbinen wird hier, allerdings durch Druck von außen, durch aufgelegte pneumatische Manschetten der Flüssigkeitsstrom weitergetrieben. Doch nur dann, wenn die Druckimpulse die entsprechenden Gefäßabschnitte während der Gefäßkontraktion treffen, kann die Pulswelle während der Gefäßdilatation ungehindert durchlaufen. Ein solchermaßen „auxiliäres Herz, das die physiologische Arbeit der Gefäße im physiologischen Rhythmus der behandelten Person unterstützt" (*Fuchs*), stellt das neue Gerät „Synkardon" der Firma *Jaquet*, Basel, dar, bei dem durch eine sinnreiche Konstruktion die Synchronisation gewährleistet ist. Unter anderen berichtet *Holle* bei Zirkulationsstörungen durch Inaktivität, chronischen Ödemen, Ulcus cruris und Angiitis obliterans Gutes darüber; mir selbst fehlen hier die Erfahrungen.

Auf ganz anderen Vorstellungen ist die Massage reflektorischer Zonen im Bindegewebe von *Leube-Dicke* begründet.

Sie wird so ausgeführt, daß mit dem streichenden Finger ein Zug im Bindegewebe (Haut, Unterhaut, Faszien) ausgeübt wird, der in erhöht gespanntem Gewebe einen vegetativen Reflex auslöst, in normal gespanntem Gewebe dagegen ohne Wirkung bleibt. Ausdruck des vegetativen Reflexes ist subjektiv bei dem Behandelten ein eigentümliches „Schneide"- oder „Ritz"-gefühl beim Durchziehen mit der Fingerkuppe. Ein objektives Zeichen für die pathologisch erhöhte Bindegewebsspannung und den durch die Bindegewebsmassage erzielten vegetativen Reflex ist eine in Stärke und Dauer von der erhöhten Gewebsspannung abhängige Dermographia rubra und elevata und das allmähliche Nachlassen der Gewebsspannung. Wo der vegetative Reflexbogen bei der Massage jeweils geschlossen wird, ist offen. Möglich ist die periphere, spinale und cerebrale Schaltung, wahrscheinlich bestehen alle drei Möglichkeiten nebeneinander. Bei angiospastischen Gefäßerkrankungen würde der vegetative Reflex vom Bindegewebe zu dem erkrankten Gefäß also entweder im Sinne eines Axonreflexes in der Peripherie oder — bzw. und — über höher gelegene Schaltstellen verlaufen. Die Massage wird im allgemeinen zunächst in den Wurzelabschnitten der erkrankten Segmente vorgenommen, bei Beinerkrankungen also über Kreuzbein, Becken, Lendenwirbelsäule und unteren Rückenabschnitten, bei Armerkrankungen über Kreuzbein, Rücken, Brustkorb, Schultergürtel. Die Massage über dem Kreuzbein ist in allen Fällen notwendig, auch wenn die Gefäßerkrankung außerhalb der L- und S-Segmente liegt (vgl. Abb. 63). Diese empirisch gefundene Tatsache, die für den Erfolg der Bindegewebsmassage ausschlaggebend ist, beruht wahrscheinlich auf der bei allen vegetativen Erkrankungen vorhandenen Beteiligung des sakralautonomen parasympathischen Systems. Zusätzlich werden die erkrankten Extremitäten ebenfalls bearbeitet. Es kann hier nicht näher auf die praktische Durchführung dieser Massagebehandlung eingegangen werden. Sie ist nicht aus dem Buch zu lernen, sondern nur durch praktische Unterweisung, weil durch Auslösen falscher Reflexe unter Umständen ernste Schädigungen hervorgerufen werden können. Persönlich sehe ich in ihr aber eine willkommene wirksame Bereicherung unserer konservativen Maßnahmen gegen Durchblutungsstörungen. Nach *Rostosky* übertrifft der erzielbare Effekt teilweise die Wirkung der üblichen medikamentösen Maßnahmen.

Den verschiedenen mechanischen Verfahren, die durch zeitweilige Venenstauung oder arterielle Sperre oder abwechselnde Saug- und Druckbehandlung eine bessere Durchblutung erzielen wollen, liegen die Prinzipien der *Bier*schen Hyperämiebehandlung zugrunde. Namentlich in Amerika haben diese Verfahren eine breite Anwendung gefunden (*Herrmann* und *Reid*, *Landis* und *Gibbon* u. a.).

Herrmann hat einen mit Glasfenster ausgestatteten metallenen Saugstiefel konstruiert, der luftdicht am Oberschenkel abschließt und mittels Elektromotor in rhythmischem Wechsel einen negativen Druck von — 80 mm Hg von 13 Sekunden Dauer und anschließend einen Überdruck von + 20 mm Hg von 8 Sekunden Dauer herstellt. Die passiven Gefäßübungen (passive vascular exercise = „PAVAEX" als Bezeichnung für den Apparat) dieser Art sind also gewissermaßen ein künstlicher peripherer Kreislaufmotor. *Rosenstil* und *Garsaux* haben den Apparat so modifiziert, daß er an den verschiedensten Gliedmaßen gebraucht werden kann, indem sie eine Metallröhre mit beidseitig luftdicht abschließenden Gummimanschetten verbanden. Gute Erfolge werden berichtet bei genügend langer Behandlungsdauer, die sich auf etwa 100 Stunden bei täglich fünfstündiger Anwendung erstreckt, doch sind die Dauererfolge nicht gerade ermutigend. Bei Arteriosklerosen schlägt die Behandlung besser an als bei Angiitiskranken (*Korns* und *Feller*, *Wilson* und *Roome*, *Convay* u. a.). Von *Bernheim* werden Warnrufe laut wegen der Gefahr der Thrombose Phlegmone und Hautschädigungen.

Mit der ursprünglichen Venenstauung nach *Bier*, bei der von den sich ansammelnden Ermüdungsstoffen eine Gefäßerweiterung erwartet wird, erzielten *Collens* und *Wilensky* gute Resultate.

Eine 15 cm breite Gummimanschette mit einem Gummiballon und Manometer, gegebenenfalls mit einer automatisch regulierenden Druckpumpe verbunden, wird um das Glied gelegt, das Glied erhoben und nach einer Minute der Ballon auf den diastolischen Blutdruck aufgepumpt. Unter Horizontallagerung wird die Venenstauung für 2 Minuten unterhalten und dann nach Ablassen des Blutes das Glied für 1 Minute in Ruhe gelassen. In regelmäßigen Wiederholungen über 4—6 Wochen werden diese Stauungen täglich fortgesetzt. Emboliekranke sollen schon nach achtstündiger Behandlung ihre Schmerzen verloren haben. Auch hier ist der Erfolg bei Arteriosklerotikern, selbst bei diabetischer Gangrän, besser als bei Angiitikern. Wegen der leichten Anwendbarkeit, die keinerlei besondere Apparatur erfordert, ist ein diesbezüglicher therapeutischer Versuch stets zu empfehlen, zumal die dem Verfahren nachgerühmte Befreiung von Schmerzen allein schon einen Erfolg bedeutet.

Durch Kompression einer Gliedmaßenarterie kommt es zu einer starken und langanhaltenden Gefäßerweiterung in dem distalen Abschnitt des Gliedes. Hierauf gründet sich der Vorschlag einer zeitweiligen arteriellen Sperre, die *Albert* in der Weise vornimmt, daß die Femoralis für 5 Minuten komprimiert und danach für 2 Stunden der Blutzufluß wieder freigegeben wird. Nach dieser Zeit wird die Drosselung wiederholt. Namentlich das chirurgische Ödem soll gut auf diese Behandlung ansprechen, vor allem sollen auch die Schmerzen schwinden.

Ratschow hat das Verfahren etwas abgewandelt und unterbricht den arteriellen Zufluß durch einen Druck, der 10—15 mm Hg über dem systolischen Maximaldruck liegt, und durch 15 Minuten unterhalten wird: Nach einem freien Intervall von ebenfalls 15 Minuten soll die Sperre wiederholt werden, doch nicht häufiger als fünfmal hintereinander.

Alle bisher bekannten Maßnahmen werden als Gefäßtraining bezeichnet, zu denen auch die künstliche Fiebererzeugung gerechnet werden kann, durch die ganz allgemein die Durchblutung der Gewebe erhöht und eine Erweiterung der Gefäße bewirkt wird.

Typhusvakzine, 1926 von *Brown* erstmalig zu prognostischen Zwecken vor chirurgischen Eingriffen wegen Durchblutungsstörungen verwandt, wurde zu Heilzwecken von *Smithwick* als Erstem verabfolgt.

Durch intravenöse Gaben von 50—250 Millionen abgetötete Typhusbazillen tritt einFieber ein, das eine Oberflächentemperatursteigerung der Glieder von 6—7° im Gefolge hat, die bis zu einer Woche meßbar bleibt. Die Ausbildung des Kollateralkreislaufs wird angeregt, Schmerzen verschwinden mit dem Auftreten des Fiebers. Bei Angiitis obl. und *Raynaud* wird von *Allen* die Wirksamkeit des Mittels einer periarteriellen Sympathektomie gleichgesetzt. An der *Mayo*-Klinik sind nach *Barker* nur 24% bei dieser Therapie nicht beeinflußt worden.

Andere fiebererzeugende Eiweißkörper können selbstverständlich auch versucht werden. In Deutschland wird jetzt meist das Pyrifer verwandt zur intravenösen Einspritzung mit steigenden Dosen alle 3—4 Tage, etwa zehnmal hintereinander. Bei Kranken, die mit starkem Fieber (40°) reagieren, wird die Dosis zunächst nicht weiter gesteigert, sondern beibehalten. Ein Behandlungsschema ist jeder Packung beigegeben.

Auf die Gefahren der Wärmebehandlung habe ich schon mehrmals kurz hingewiesen. Darunter fallen auch Vorschläge zur Anwendung von Ultraviolett-, Blau- und Rotlichtlampen. Weil der Kühlstrom des Blutes bei diesen Kranken ungenügend ist, ist die Gefahr zusätzlicher Schädigung bei der schon vorhandenen Zirkulations- und meist auch Gefühlsstörung besonders groß. Regelrechte Verbrennungen sind schon unter Bedingungen möglich, die bei Gesunden noch keinerlei Gefahr bedeuten. Ein abschreckendes Beispiel gibt Abb. 104a—c wieder, die eine Frau mit arteriosklerotischen Durchblutungsstörungen zeigt, die auf der Flucht sich ein Bein erfror, das dann in bester Absicht von Laien durch warme Umschläge aufgetaut und dadurch regelrecht verbrannt wurde.

Auch die örtliche Diathermiebehandlung ist abzulehnen, weil dabei die Elektroden unmittelbar der Haut anliegen müssen, hier die stärkste Wärmebildung stattfindet und gerade deshalb leicht an den Berührungsstellen Schädigungen eintreten.

Diese Nachteile fallen bei der Kurzwellendurchflutung fort, da bei richtiger Technik — d. h. wenn die Elektroden nicht die Haut berühren — selbst bei großen Feldstärken die elektrodennahen Stellen keine Gefahrenquelle für örtliche Überhitzung sind. Hierbei ist die Streuung der elektrischen Feldmitte gleichmäßiger, außerdem wird eine größere Tiefenwirkung erzielt.

Die Durchflutung muß athermisch sein, jedenfalls darf der Kranke keine Wärme empfinden. Nach *Rintelen* werden dabei entsprechend der Intensität verschiedene Reaktionen im Kapillarkreislauf hervorgerufen, und zwar bei geringer Stärke und mittlerer Dauer der Durchflutung eine Gefäßerweiterung und Beschleunigung des Blutkreislaufs, bei übertriebener Stärke und allzu langer Dauer aber eine Stockung oder gar völlige Stillegung. Die Wirkung der Durchflutung auf die Durchblutung habe ich früher schon nicht als auf Wärmeentwicklung, sondern auf Freiwerden vasoaktiver Stoffe beruhend dargestellt (Kap. I, A, 3). Über gute Resultate berichten *Scholz*, *Galm*, *Merdinger*. Meine eigenen zufriedenstellenden Erfahrungen erstrecken sich auf Behandlung von Frühfällen. Ich lege Wert darauf, daß große Elektroden genommen und die Glieder längsdurchflutet werden, d. h. von der Fußspitze zur Ferse und von der Fußsohle zum Knie bei Beugehaltung des Unterschenkels. Zu der von anderer Seite empfohlenen Einbeziehung auch gangränöser Bezirke in das elektrische Feld habe ich mich nie entschließen können in der Befürchtung, daß die abgestorbenen Gewebsabschnitte wie Fremdkörper als Kondensatoren wirken. Die tägliche Behandlung mit einer Wellenlänge von 15 m hat 15—20 Minuten lang für etwa 6 Wochen zu erfolgen.

Die Diathermierung oder Kurzwellendurchflutung der sympathischen Ganglien, die nach *Magnus* die zugehörigen Gefäßbahnen erweitert, vermeidet die Gefahren der örtlichen Anwendung.

Ganz neu ist die Ultraschallbehandlung der Ganglien, über die *Buchtala* berichtet. Bei Beschallung der Halsganglien verschlechtert sich gelegentlich das Allgemeinbefinden, Herzbeklemmung tritt ein, nach einigen Tagen verschwinden die Symptome wieder. Einige wenige Beschallungen sollen schon die Schmerzen nehmen können. Bevor hierzu empfehlend oder ablehnend Stellung genommen werden kann, müssen weitere Erfahrungen abgewartet werden.

Um die Röntgenbestrahlung der Grenzstrangganglien ist es ruhiger geworden. *Adson* hält sie für nutzlos, was andere bestätigen. Meine eigenen, allerdings spärlichen Erfahrungen, sind auch nicht ermutigend. Beabsichtigt wird damit ebenfalls eine Ausschaltung des Sympathikotonus. Die von *Borak* (1926), *Cottenot*, *Zimmern*, *Dariaux* u. a. erzielten Erfolge der sogenannten Rückenmarkbestrahlung sind nach *Altschul* auf Strahlenbeeinflussung des vegetativen Nervensystems zurückzuführen. *Altschul*, *Delherm* und *Beau* treten bei spastischen Durchblutungsstörungen, *Raynaud* usw., dafür ein.

Langeron und *Desplats* bestrahlten außer dem Grenzstrang vor allem die Nebennierengegend, desgleichen *Silbert* und *Babaiantz*. *Elgart* schlägt die Bestrahlung der großen Gefäße vor. Die Gesamtdosis soll etwa 500—800 r betragen und sich über 2—3 Wochen erstrecken und nach wiederum 2—3 Wochen wiederholt werden. Als Bestrahlungsfelder kommen für die obere Gliedmaße 2—3 cm beiderseits der Halswirbelsäule und der beiden ersten Brustwirbel und für die untere Gliedmaße der Abschnitt vom 10. Brust- bis zum 5. Lendonwirbel in einer Breite von 12 cm mit Tiefeneinstellung von 10—12 cm in Betracht.

3. Medikamentöse Behandlung

Das Schrifttum über die Behandlung der Durchblutungsstörungen mit chemischen Mitteln ist so umfangreich, daß es kaum möglich ist, in der hier gebotenen Kürze auch nur einigermaßen einen erschöpfenden Überblick zu geben. Und noch schwieriger ist es, sie nach ihrer Wirkungsweise oder Zusammensetzung zu ordnen. Der Zahl der Mittel und dem Umfang der Literatur entspricht leider nicht der praktische Erfolg. Im Kap. I, A, 3 und I, B, 4 habe ich schon eine ganze Reihe von körpereigenen Substanzen und ihren synthetischen Ersatzstoffen angeführt, welche die Durchblutung beeinflussen. Die dortigen Angaben sollen hier durch einige Zusätze und vor allem Dosierungsvorschläge ergänzt werden. Mein Mitarbeiter *Pieper* hat auf meine Veranlassung einmal die gebräuchlichsten Mittel zusammengestellt, die im folgenden neben anderen mitaufgeführt sind. Die Wirkungsweise der chemischen Mittel ist recht unterschiedlich. Ausschließlich auf abnorme Weitenreaktion wirksame Gefäßmittel gibt es nicht *(Ratschow)*, die meisten entfalten ihre Wirkung über eine Tonusregulierung bei erhöhter Vasokonstriktion oder Vasodilatation, eine Heilung vermögen sie niemals herbeizuführen, oft aber in akutem Schmerzzustand Linderung zu verschaffen. Es sollte das Ziel jeglicher Medikation sein, nicht nur eine ergiebige Mehrdurchblutung der Peripherie zu erreichen durch Gefäßerweiterung, sondern gleichzeitig die Förderleistung des Gesamtkreislaufs zu vergrößern.

Der Japaner *Majesima* hat 1911 die Viskosität des Blutes bei Angiitis obliterans erhöht gefunden und sein Landsmann *Koga* 1913 erstmalig intravenös hypertonische Kochsalzlösung gegeben, um die Viskosität des Blutes herabzusetzen. Durch die hierdurch hervorgerufene Vergrößerung des Blutvolumens wird die Durchblutung gebessert und gleichzeitig eine Gefäßerweiterung verursacht.

In einer Konzentration von 3—5% wird die Kochsalzlösung in einer Menge von 250 bis 300 ccm zunächst in zweitägigen, später größeren Abständen innerhalb von 10 Minuten einlaufen gelassen. *Stern* und *Mac Arthur* haben mittels der Duodenalsonde 4—6 l, *Meyer* (zit. nach *Leibowici*) sogar 8—10 l Ringerlösung ihren Kranken eingebracht. Selbst über lange Zeit fortgesetzt, mindestens 6 Wochen bis zu 2 Jahren (!), scheint die Behandlung gut vertragen zu werden. Ernste Zwischenfälle sind nirgends beschrieben, außer gelegentlichem Ikterus, der nach Aussetzen der Behandlung wieder zurückging. Herz- und Nierenkranke sowie Kranke über 60 Jahre sind von dieser Therapie auszuschließen. Bei vasomotorischen Neurosen und beim *Raynaud* ist die Methode nutzlos *(Silbert)*. Besonders in Amerika ist sie aber zur Zeit recht beliebt. *Silbert* will damit bei 687 Kranken die Notwendigkeit größerer Amputationen auf 6,4% beschränkt haben.

Den gleichen therapeutischen Zweck verfolgt *Sokolowskij* mit der intravenösen Verabreichung von 100—200 ccm destillierten Wassers; bei Überschreiten der Dosis ist einmal unter 3000 Eingießungen Hämolyse aufgetreten.

Gewebsextrakte: Das gebräuchlichste Mittel Kallikrein, als Padutin im Handel, von *E. K. Frey* in Gemeinschaft mit *H. Kraut* dargestellt, bewirkt nach Untersuchungen der Breslauer Klinik eine mit der *Rein*schen Thermostromuhr meßbare Hautmehrdurchblutung, die mit Temperatursteigerung einhergeht, aber leider von einer länger anhaltenden Minderdurchblutung gefolgt wird. Intramuskuläre Einspritzungen schwächen diesen negativen Effekt etwas ab.

Bis zu 2 Ampullen täglich über mehrere Wochen, in schweren Fällen auch als intravenöse Dauertropfinfusion (60—80 Einheiten in 1—2 l Kochsalzlösung innerhalb 6—8 Stunden) gegeben, sollen nach *Nordmann*, *Bender* und *van Erps* Berichten vor allem bei Arteriosklerotikern gute Erfolge zeigen, was auch *Ratschow* und *Emrich* anerkennen. Im allgemeinen ist die Einstellung dem Mittel gegenüber zurückhaltender geworden (*Rieder*, *Kaufmann*, *v. Hasselbach*), zumal wegen seines Versagens bei Angiitis obliterans. *Schneider* und *Springorum* aus der Breslauer Klinik nehmen auf Grund der angeführten negativen Nachwirkung eine ablehnende Stellung gegen Dauertropfinfusion ein. Ein Depot-Padutin wird z. Z. klinisch ausprobiert.

Sunder-Plassmann sah nach intravenöser Dauertropfinfusion mit physiologischer Kochsalzlösung + 80 E. Padutin einen schweren delirösen Zustand, der in wenigen Stunden zum Tode führte, obwohl der Puls bis zuletzt ruhig und gleichmäßig blieb. Die Sektion deckte bei einer generalisierten Angiitis ein erhebliches Hirnödem bei strotzender Blutfülle des venösen Stromgebietes und der nicht obliterierten Arterien und feinen Gefäße auf.

Embran, aus dem Herzmuskel gewonnen, läßt zwar entzündliche Erkrankungen unbeeinflußt, unterstützt jedoch andere Mittel bei koronarer Insuffizienz und wirkt dadurch fördernd auf den Blutumlauf (insgesamt 20—30 Einheiten i. v. oder 3—6 Flaschen Embranum liquid.).

Aus der Leber ist das Eutonon extrahiert, das bei Claudicatio intermittens, 2mal täglich 1 ccm i. v., dazu 3mal täglich 30 Eutonontropfen, von *Tiemann* empfohlen wird.

Mit dem Skelettmuskelextrakt Myoston hat *Schwarzmann* periphere Durchblutungsstörungen behandelt, mit Polylysaten aus Nebennieren, Bauchspeicheldrüse, Hoden, Leber und Schilddrüse *Lagov*.

Synthetische Mittel: Eines der weitest verbreiteten Mittel neben Padutin ist Priscol, ein 2 Benzyl-4,5 Imidazolin, von *Hartmann* und *Isler* entdeckt. Es wird oral 2 × 2 Tabletten, parenteral 1—2 Ampullen bis zu einer Menge von 60 mg i. m. im ganzen und örtlich in Salbenform (5%) gegeben (*Schnetz*). *Raynaud* (*Lindvuist, Eckbom*), Perniones und Ulcus curis (*Buckreus*, *Brack*), klimakterische Beschwerden bei Hochdruckkranken und Vasoneurosen (*Weitzmann*) sollen besonders gut darauf ansprechen. Im Gegensatz zu dem an den Kapillaren angreifenden Histamin entfaltet es seine erweiternde Wirkung an den kleinen Arterien und Arteriolen. Während *Lindvuist* neben der unmittelbaren Gefäßbeeinflussung eine Wirkung auch über die sensiblen Nerven annimmt, fanden *R. Meier* und *R. Th. Meyer* das terminale Retikulum unter Umgehung der zerebralen Ganglien direkt angegriffen. An Nebenerscheinungen werden Parästhesien, leichte Kopfschmerzen, Hitzegefühl, Tachykardien (*Schnetz*, *Fluch*), Magenbrennen und Brechreiz (*Brack*) beschrieben. Da nach *Siedeck* die Reaktionen auf Priscol beim Sympathikotoniker anders als beim Vagotoniker sind, i. v.-Darreichung beim ersteren z. B. leichte Blutdruckerhöhung unter Vermehrung des Minutenvolumens, beim letzteren dagegen Blutdrucksenkung macht, sind die unterschiedlichen Beurteilungen (*Bietendüfel*, *Weitzmann*) erklärlich. Die Gefäße der unteren Gliedmaße sollen nach *Lippros'* gewebsthermometrischen Untersuchungen stärker reagieren als die der oberen.

Das Eupaverin hat sich in den chirurgischen Kliniken bei akuten Schmerzzuständen nach Gefäßverschlüssen durch seine krampflösende Eigenschaft einen festen Platz gesichert. Mit hohen und über längere Zeit immer wiederholten Gaben lassen sich bei peripheren, weniger gut bei Lungenembolien bisweilen überraschende Erfolge in den ersten zehn Stunden erzielen. Der Grund für das unterschiedliche Verhalten ist in der verschiedenen Ausstattung der Arterienwände mit Muskelelementen zu suchen, die herznahe reich an elastischen Fasern, aber arm an Muskulatur sind (*E. Meyer*). Trotzdem will *Kutschera* auch bei Aortenembolien Ausgezeichnetes damit erreicht haben. Da die Wirkung ziemlich schnell verpufft, sind halb- bis einstündig i. v. Gaben in einer Stärke von 0,06 g = 2 Amp. 0,03 g erforderlich. Von *Denk* wurde es 1935 intraarteriell wärmstens bei Embolien empfohlen, von *Rendano* intraarteriell bei verzweifelten Schmerzzuständen von Endangiitis gegeben.

Für Dauerverabreichung geeignet ist das verwandte Papaverin hydrochloricum 0,04 tägl. nach *Ratschow* oder dreimal wöchentlich 0,06 bis 0,12 nach *Mulinos*.

Theophyllin natrioacetat 0,04 2—3mal tägl., Deriphyllin und Euphyllin als Zäpfchen oder 0,4 bzw. 0,2 mehrfach wöchentlich in Traubenzucker eingespritzt, werden bei intermittierendem Hinken infolge Sklerose der mittleren und größeren Gefäße gern gegeben.

Natrium nitrosum 0,01—0,02 steigernd bis zu 40 Injektionen, selbst Nitroglyzerin (Sol. Nitroglycerini 0,02 : 150,0) stündlich, in sehr dringenden Fällen halbstündlich 1 Eßlöffel bis zur Wirkung werden bei akuten Gefäßspasmen verabfolgt *(Franke)*. Die Nitropräparate sollen nicht länger als acht Tage gegeben werden.

Strychnin subkutan 0,01—0,03 soll bei Altersdurchblutungsstörungen bisweilen Erfolg haben *(Ratschow)*.

Besserungen von Durchblutungsstörungen nach Strophantin werden von *Ratschow* auf eine bessere Sauerstoffversorgung der Gewebe bezogen.

Als Vagusreizmittel ist Pilocarpin 0,005—0,01 subkutan zu versuchen, wodurch Gefäßerweiterung erzielt werden kann. *Stühlern* verwendet es bei Angiitis obl. in Verbindung mit Insulin.

Adenosinverbindungen, besonders in Form der Adenosintriphosphorsäure können nach *Fleisch* und *Domenjoz* täglich über vier Wochen gegeben werden. Sowohl konstriktorische wie dilatatorische Reizerscheinungen an den Gefäßen sollen darauf ansprechen, ja selbst die Abheilung von Nekrosen begünstigt werden.

Vom Omnivit, einem aus Thymol gewonnenen Spasmolyticum der Diwag will *Ratschow* ausgezeichnete Wirkung gesehen haben. Es ist in Tablettenform und in Ampullen im Handel.

Das Sympathin ist vielleicht identisch mit dem neuerdings aus dem Nebennierenmark gewonnenen Arterenol. Durch Hinzufügen eines Benzolkernes an einer Kette von vier Kohlenstoffen wird aus der Konstruktionsform des letzteren das Dilatol abgeleitet und als durchblutungsfördernd empfohlen. Diese Mittel sind von ergotroper Wirkung, aus der Adrenalinreihe; sie verengern aber nicht, sondern erweitern die Gefäße *(Schneider* und *Wiemers)*. Nach den pharmakologischen Untersuchungen scheint das Dilatol eine Zukunft zu haben. Auch peroral soll es optimale Wirkung zeigen, was wir aus eigener Erfahrung vor allem bei Arteriosklerotikern bestätigen können. Unsere Beobachtungsversuche laufen noch weiter. Gelegentliche anfängliche Herz- und Kreislaufsensationen werden durch Verminderung der Dosis und vor allem durch Gewöhnung leicht überwunden.

Über sehr gute Besserung bei endarteriitischen Prozessen mit Carbogen, bestehend aus 5% CO_2 und 95% O_2, berichtet *Castex* auf Grund von 300 Fällen.

AT 10, obwohl chemisch vom Nebenschilddrüsenhormon durchaus verschieden, ist in der Lage, dieses voll zu ersetzen, und vermag nach den Erfahrungen des Entdeckers *Holtz* nicht nur die schweren Formen der Tetanie, sondern auch Gefäßspasmen zu beseitigen. Regelmäßige Serumkalkspiegeluntersuchungen im Verlauf der therapeutischen Anwendung sind jedoch bei diesem nicht ganz indifferenten Mittel unbedingtes Erfordernis.

Da Kalzium und Kalium Antidote bei Vagus- bzw. Sympathikushypertonie sind, ist es verständlich, daß auch Ca therapeutisch gegeben wurde, und zwar von *Weichsel* als Ca-Gluconat. Vor einer Kombination der Ca-Anwendung mit Digitalis wird wegen ernster Zwischenfälle, Herzstillstand, eindringlich gewarnt.

Mit intravenösen Gaben der Schwefelpräparate Natriumthiosulfat *(E. V. Allen)*, Natriumtetrathionat *(Theis* und *Freeland)*, Calciumthiosulfat *(Weichsel)*, 10% Magnesiumsulfatlösung 20 ccm *(Haury)* verfolgt man den Zweck der Herabsetzung der Blutviskosität entsprechend den Untersuchungen von *Koga*. Dieselbe Ansicht liegt auch der Verabreichung von 2% Natrium citricum-Lösung in Menge von 250 ccm i. v. zugrunde *(Steel)*. Ein isotonisches Gemisch von Natriumcitrat, Natriumchlorid und sekundärem Kaliumphosphat (20 : 3 : 1 : 100 aqu. dest.) in Menge von 100—250 ccm jeden zweiten Tag, sechs Monate hindurch, dann weitere sechs Monate jeden 6. Tag, brachte *Jablons* in 50% seiner Fälle Symptomfreiheit, 10% wurden vorübergehend gebessert, 20% blieben unbeeinflußt und 20% mußten amputiert werden. Im allgemeinen aber werden die Erfolge mit den hier zusammengefaßten Mitteln nur als vorübergehend hingestellt.

Vor dem Entschluß zu einer Amputation sollte man nach *Ratschow* noch einen Versuch mit intraarterieller Einspritzung der Jodsalzlösungen Abrodil und Uroselektan machen, womit gleichzeitig eine Arteriographie verbunden werden kann.

Eine verhältnismäßig große Anwendung haben die Cholinderivate gefunden. Im Gegensatz zu der mehr plötzlichen Blutdrucksenkung durch Mecholyl ist bei subkutaner Anwendung von Doryl die Wirkung mehr verzögert. Besonders gut soll die schmerzlindernde Wirkung von Doryl sein (*Starr, Uggeri*). Die Dosierung schwankt zwischen 0,05—1,0 mg subkutan und 0,4—1,0 mg oral. Nur ist die Wirkung sehr flüchtig. Auch das im amerikanischen Schrifttum empfohlene Pacyl verdient hier Erwähnung. Örtliche Anwendung namentlich an den Nekroseherden, besonders auch in Form der Iontophorese, desgleichen als Salbe (Dermarodyl und Akrothermsalbe) werden gepriesen. *Ratschow* spritzt mit Erfolg 0,1 g Azetylcholin in Kombination mit 5 ccm 1°/₀ Novocainlösung in den ganzen von der Nekrose bedrohten Bezirk und lobt die Schmerzlinderung, die das Morphin übertreffe.

Prostigmin hemmt bekanntlich die Cholinesterase und läßt damit das körpereigene Azetylcholin zur ungehemmten Entfaltung kommen. Oral werden 45—60 mg täglich, subkutane Einspritzungen von 0,5 bis zu 6mal täglich vertragen. Zur Behandlung von peripheren Durchblutungsstörungen hat es sich *Perlow* geeignet erwiesen, was *Abramson* wieder nicht bestätigen konnte; letzterer konnte dagegen Alkohol per os durch vergleichende plethysmographische Untersuchungen wirksamer als alle intravenösen Salzlösungen nachweisen.

Verbunden mit kleinen Insulindosen sahen *Stühlern, Agulowa* und *Babkowa* Pilocarpin eine große Wirkung auf die Spontangangrän ausüben.

Je 2 ccm einer 3% Nikotinsäure-Cholinsalzlösung jeden 2. bis 5. Tag 10mal, bei gutem Ansprechen mit größeren Pausen bis zu einer Woche, haben *Prusik* und *Svatos* periarteriell mit Erfolg angewandt. Gleichzeitig werden Nikotinsäuretabletten 0,1 g per os gegeben, bis zu 140 Stück. Auch *Brigatti* beschreibt Erfolge, ebenso *Barath*, der Nikotinsäureamid i. v. 2mal täglich 0,025 g über 15 Tage gibt. Angiospasmen bei Arteriosklerose zeigten auffallende Besserung. Die Nikotinsäure, als Bestandteil des Vitaminkomplexes B_2, scheint die gefäßerweiternde Wirkung des Cholins auf bisher noch unbekannte Weise zu steigern.

Durch subkutane Injektion von 1 ccm Gynergen gelang es *Albert* beim *Raynaud*-Anfall die völlig blutlosen, blassen und kalten Finger und Zehen über Stunden hinaus und länger in ein fast normales rosiges Kolorit überzuführen und eine beträchtliche Erweiterung der Hautgefäße zu erzielen.

Von Substanzen der Antipyrin- und Salizylreihe verspreche ich mir etwas nur in den Anfangsstadien einer Angiitis. Hier sollen sie nach *Ratschow*, in der Dosierung wie beim Gelenkrheumatismus, allerdings Wunder wirken. Von verschleppter und besonders längerer Anwendung bei Angiitis obliterans rate ich jedoch dringend ab auf Grund von Überlegungen über den Wärmehaushalt, die ich in meiner Arbeit über Erfrierungen angestellt habe, weil nämlich diese Mittel gleichzeitig auf die vegetativen dienzephalen Zentren einwirken, das sympathische Wärmezentrum, besonders das krankhaft erregte, lähmen (*Steidle*) und durch diese und die nachfolgenden Reaktionen die Temperatur senken. Besonders bei kaltem Wetter und namentlich im Winter wird die Stase in den peripheren Gefäßen verstärkt und somit die Durchblutung weiter verschlechtert (*Block*). Es gehört nicht viel Beobachtungsgabe dazu, um im Eigenversuch festzustellen, daß diese Mittel gegen Kälte besonders empfindlich machen und damit für Durchblutungsstörungen gefährlich werden. Ihre gute Wirkung in den Anfangsstadien soll dadurch nicht bestritten werden, sie beruht auf ganz anderen Voraussetzungen.

Die Iontophorese zur Einbringung einiger der vorgenannten Mittel in den Körper hat, um das gleich zu sagen, für unsere Aufgabe keinen besonders großen Liebhaberkreis erworben.

1932 empfahl *Kuntzen* die Histaminiontophorese, 1937 teilten *Weight*, *Cohn* und *Benson*, *Kramer* ihre Erfolge mit Azetyl-β-methylcholinchlorid = Mecholyl bei Arteriosklerose und Angiitis obliterans mit. In 0,2% Lösung 15—25 mg, jedesmal eine halbe Stunde lang, 10 mal im ganzen, sollen sich schon von der ersten Behandlung an bei funktionellen Störungen gute Resultate zeigen. Die aktive Elektrode wird dabei mit dem positiven, die andere mit dem negativen Pol verbunden, die Stromstärke auf 5—20 mm Ampère eingestellt. 1943 berichtete *Dittmar* über Erfolge bei der Iontophorese mit Histacon-Histaminsalicylat und einem Akonitdispert. Ansonsten ist es ziemlich ruhig um die Methode geblieben, und *Ratschow* meint auch, daß selbst die Adrenaliniontophorese in ihrer Wirkung fraglich ist.

Mittel gegen abnorme Gefäßweitstellung: Etwas Besonderes stellt das Mischpräparat Provenase dar, in dem außer Nebennieren, Hypophysen- und Schilddrüsensubstanz Extrakte aus Ginster, Zypresse, Hamamelis und Schneeball enthalten sind. Es scheint den Gefäßtonus zu stärken und dadurch die periphere Durchblutung anzuregen, kommt daher vor allen bei abnormen Weitstellungen der Gefäße in Betracht. *Ratschow* sah Gutes von ihm bei Akrozyanosen und beim varikösen Komplex. Das Präparat ist jetzt auch ohne Hormonzusatz unter dem Namen Provenorgin zu haben.

In die gleiche Reihe gehört ein neuerdings vor allem gegen Akroparästhesien und diese Zustände hervorrufende Gefäßkrämpfe in den Handel gebrachtes Präparat: Venostasin, ein Roßkastanienextrakt in Verbindung mit Vitamin B_1. Als Thromboseverhütungsmittel, bei Hämorrhoiden, Krampfadern und anderen Venenerkrankungen ist es schon seit längerem als entspannend und schmerzlindernd bekannt; die gefäßtonisierende Wirkung wurde erst jüngst erkannt.

Auch Okavena, ein Mischpräparat aus Hypophysenhinterlappen, männlicher bzw. weiblicher Keimdrüse, Pankreas, Convallaria majalis, Ephedrin, den Vitaminen B, A und D und Ca-Salzen, wird von *E. Koch* für dieselben abnormen Erweiterungsreaktionen der Gefäße mit Erfolg verwandt.

Gegen Thrombose und Embolie kommen noch einige Mittel in Betracht, bei deren Anwendung man von anderen Voraussetzungen ausgeht. Nicht auf die Vasomotorik sucht man dabei Einfluß auszuüben, sondern auf die Blutgerinnung und Thrombuslösung. In der Leber findet sich ein Antikoagulans, das 1916 von *Howell* entdeckt und von *Jorpes* erstmalig rein dargestellt werden konnte: das Heparin. Hiermit gelingt es, in das Gerinnungssystem wirksam einzudringen und Gerinnungshemmung zu erzielen. Es hat fibrinolytische Eigenschaften, die jedoch erst bei Anwesenheit eines Cofaktors, der im Plasma reichlich, im Serum spärlich vorhanden ist, zur Wirkung kommen. Damit wird ihr unterschiedliches fibrinolytisches Verhalten erklärt. Die deutschen Heparine Vetren und Thrombovetren wirken zwar antikoagulierend, doch kaum lytisch. Besonders thrombolytisch soll das schwedische Vitrum sein, dem das schweizerische Liquemin nicht nachsteht. Aus einer anderen Körperklasse ist das Dicumarol oder Dicumarin hervorgegangen (3,3-methylen-bis-4-oxycumarin). Durch teilweise reaktive Hemmung der Prothrombinbildung in der Leberzelle wird mit ihm eine Wirkung erzielt, welche die des flüchtigen Heparin überdauert. Mit dem neuerdings entwickelten synthetischen Heparinoid Thrombocid (der Firma Dr. Benend, München-Solln) hat die Freiburger Chirurgische Klinik beachtliche Erfolge erzielt. Nach der Mitteilung von *Halse* scheint es alle bisherigen Mittel in den Schatten zu stellen. Unsere eigenen Erfahrungen können das bestätigen. Vor allem wird der Prothrombinspiegel nicht so schnell und so bedrohlich gesenkt wie beim Dicumarol. Es aktiviert das fibrinolytische Ferment durch Ausschüttung der mobilisierbaren Phospho-Lipoide. Bei akuter Embolie sowie frischer Thrombose werden am ersten Tage viermal 200—300 mg, sonst etwa 4—5 Tage lang dreimal täglich 200 mg i. v. gegeben. Eine nach 3—4 Tagen auftretende Hypoprothrombinämie mit Gerinnungsverlängerung ist am 10. Tage wieder ausgeglichen, so daß dann nochmals 200 mg verabreicht werden können.

Vitamine: Altersdurchblutungsstörungen reagieren unumstritten gut auf Vitamin B_1, sofern auch die Vasa nervorum befallen sind und dadurch Schmerzen und Parästhesien verursacht werden; denn gerade für die Behebung von Krampfschmerzen ist dieses Vitamin erwiesenermaßen gut. Vitamin A, als Epithel- und

Endothelwirkstoff, hemmt die Entwicklung der entzündlichen Vorgänge an der Gefäßrohrauskleidung. Allgemein wird angenommen, daß Kranke mit Durchblutungsstörungen an Vitamin C-Mangel leiden, so daß eine unterstützende Zugabe dieses mesenchymalen Wirkstoffes durchaus zweckmäßig erscheint. Die Präparate und Dosierungen dieser Mittel dürften bekannt sein.

Hormone: Bezüglich der Medikation von Hormonpräparaten bei Durchblutungsstörungen können wir uns kurz fassen, weil wir über die wechselseitige Abhängigkeit des vegetativen Nerven- und des endokrinen Systems im Kap. I, A, 3 und I, B, 4 ausführlicher gesprochen haben.

Vor allem spielen die Sexualhormone therapeutisch eine Rolle. *Deutsch* sowie *Schlesinger* hatten Erfolge mit Menformon, *v. Bergmann* mit Follikulinbehandlung bei peripheren Durchblutungsschäden, *Teitge* mit letzterer auch beim Ulcus cruris. Kombination von Priscol und Sexualhormonen, von *Schnetz* empfohlen, findet bei *Rieder* und *Kaufmann* Anerkennung. Der Erfolg der oestrogenen Substanzen soll nicht nur durch die cholinergische Wirkung der Präparate bedingt sein, sondern auch durch die indirekte Beeinflussung der vasomotorischen Zentren im Diencephalon über die Hypophyse. Wie dem Progynon, so wird auch dem synthetischen Diaethyldioxystilben, dem Cyren, ein sehr guter, teilweise sogar noch stärkerer vasodilatatorischer Erfolg nachgesagt. Da durch das Follikulin vor allem die Arteriolen erweitert und die Endothelien abgedichtet werden, durch die männlichen Sexualhormone mehr die glatte Muskulatur der Gefäße tonisiert wird, ist von einer Verbindung der beidgeschlechtlichen Hormone vielleicht eine besondere Wirkung zu erwarten.

Ratschow schlägt hierfür folgendes Behandlungsschema vor:

a) Bei Frauen täglich 1 mg Progynon oder 1 mg Cyren i. m.; dazu 5 mg Testoviron über 10 Tage. Nach einer ebenso langen Pause einmal 10 mg Testoviron und 5 mg Progynon i. m.; nach abermaliger 10tägiger Pause Wiederholung des ersten Injektionsschemas.

b) Bei Männern täglich 25 mg Testoviron und 1 mg Progynon über zehn Tage; nach zehn Tagen Pause einmalig 50 mg Testoviron und nach abermals zehn Tagen Wiederholung des ersten Turnus.

Das Behandlungsschema von *Rieder* und *Kaufmann* ist anders: Sie geben über vierzehn Tage 5mal wöchentlich 1 mg Progynon und 2mal wöchentlich 5—10 mg Testovironeinspritzungen; hiernach 1—2 Wochen lang Erhöhung der Dosis auf 5 mg Progynon und 25 mg Testoviron; anschließend Wiederholung des ersten Turnus für abermals zwei Wochen. Gleichzeitige Priscolgaben erhöhen den therapeutischen Effekt.

Auch die Anwendung von Schwangerschaftshormonen hat *Valdoni* ermutigende Resultate ergeben. Er stützt seinen Vorschlag auf die mehrfach bestätigte Beobachtung, daß die charakteristischen Symptome des *Raynaud* während Schwangerschaften so vollständig zu verschwinden pflegen, daß man an eine Spontanheilung denken könnte.

Durch langandauerndes Fortbestehen der für die Entstehung einer Angiitis obliterans verantwortlich gemachten Schädigung kommt es nach vorübergehender Steigerung der Nebennierenleistung zum Schwund des Adrenalins und der gesamten Lipoide. Die funktionelle Überlastung der Nebennieren kann schließlich zur Erschöpfung derselben führen, was sich auch anatomisch erkennen lassen soll. Eine solche Überlastung der Nebennieren, die *Bähl* aus dem Schrifttum, eigener Nachprüfung und Beobachtung beweist, kann im Verlauf der Angiitis obliterans wesentliche Ursache für das weitere krankhafte Geschehen werden. Erhöhte Durchlässigkeit der Gewebe und die Eindickung des Blutes infolge Wasserabstromes aus dem Blut in die Gewebe zeigen solche Nebennierenstörung an. Aus diesen Schlußfolgerungen zog *Bähl* die therapeutische Nutzanwendung, in den Fällen von Unterfunktion die Verabreichung von Nebennierenrindenhormon zu versuchen. Als Nebennierenpräparate wurden das Percorten, Cortiron und Cortenil gegeben, vor allem bei Kranken mit niedrigem Blutdruck, und zwar anfangs täglich 10—20 mg, dann über zehn bis vierzehn Tage 3 mal täglich 5—10 mg. Die Verkoppelung der Medikation mit Progynon damit zu begründen, daß die Sexualhormone gleichfalls auf die Nebennierenrinde einwirken sollen, erscheint *Ratschow* vorläufig noch unbewiesen.

Pribram und *Kopf* (zit. nach *Polak*) gelang es, mit Hypophysin bei der *Raynaud*-Krankheit und bei klimakterischen Angiospasmen Erfolge zu erzielen.

Bei Stoffwechselleiden, die Durchblutungsstörungen im Gefolge haben können, vor allem bei diabetischem Brand, verlangt das Grundleiden natürlich eine besondere Beachtung und Behandlung. Der unbehandelte Diabetes verschlimmert hier den Brand und der Brand den Diabetes. Die Lebensfähigkeit entzündeter Gewebsabschnitte ist dabei besonders gefährdet. Unsere ganze Sorge hat der Verhütung des feuchten Brandes und bei bereits bestehender Gangrän der Verhinderung ihres Fortschreifens zu gehören. Feuchte Verbände sind ebenso wie feste Nähte nach oft notwendigen Operationen als Kunstfehler anzusehen, Plastiken unbedingt zu vermeiden. Örtliche Betäubungen verträgt das beschädigte Gebiet nicht, Allgemeinnarkose ist wieder dem Diabetes nicht zuträglich, am besten ist die Lumbalanästhesie. Vor dem Eingriff sind 30 E. Insulin mit gleichzeitig intravenöser Verabreichung von 50 ccm 20%iger Traubenzuckerlösung zu geben. *A. W. Fischer* hat dieser Fragestellung sein besonderes Interesse gewidmet. Über präoperative Insulingaben sind sich die meisten Chirurgen einig, doch hat nach *Seifert* das Insulin auf den Ablauf des Brandes ausgesprochen ungünstigen Einfluß. Man sichert sich am besten bei jedem Diabetes die Mitarbeit eines Internisten. Notwendige Amputationen sind beim diabetischen Brand stets von vornherein möglichst hoch vorzunehmen, es hat keinen Sinn, die Glieder zentimeterweise abzusetzen. Wir werden darauf noch kurz zurückkommen.

4. Psychotherapie

Da eine ganze Reihe von Durchblutungsstörungen psychischen Einflüssen unterworfen ist und durch sie verschlimmert werden kann, müßte es eigentlich auch möglich sein, umgekehrt durch seelische Behandlung in gewissen Fällen ausgleichend und bessernd zu wirken. Durch das autogene Training *(I. H. Schultz)*, das sich aus den Erfahrungen mit Hypnose entwickelt hat, gelingt es nämlich, Gefäßentspannung und periphere Körpererwärmung zu erzielen. Wie weit hieraus für die Behandlung der Durchblutungsstörung Nutzen zu ziehen ist, müßte einmal versucht werden. *Kretschmer* hält ein solches Training als Unterstützung physikalischer Methoden für die Umstimmung des vegetativen Systems bei spastischen Verkrampfungen an Gefäßsystem und inneren Organen für durchaus geeignet.

5. Zusammenfassung

Die außerordentliche Mannigfaltigkeit der konservativen Therapievorschläge, von denen hier nur ein Teil wiedergegeben wurde, drückt zur Genüge aus, daß es kein Universalmittel gegen Durchblutungsstörungen gibt. Da niemand über alle Mittel das gleiche Maß von Erfahrungen besitzt und auch im Einzelfalle nur ein kleiner Teil derselben in Anwendung kommen kann, so ist eine richtunggebende Übersicht und Empfehlung vielleicht erwünscht. Unsere Entschlüsse sind hierbei abhängig von dem Zustand, in dem der Kranke zu uns kommt, und weit weniger von der Art der Erkrankung. Zeit und Geduld werden in jedem Fall vom Kranken und vom Arzt verlangt.

Bei den ersten Anfängen von Durchblutungsstörungen, die durch leichtes Auftreten von „toten Fingern", übermäßige Kälteempfindlichkeit und krampfartige

Beschwerden beim Gehen eine gesteigerte Reaktionsfähigkeit der Gefäße anzeigen, können wir es bei allgemeinen Maßnahmen bewenden lassen: Warmhaltung, Gefäßtraining, besondere Heilgymnastik, Wechselbäder, Beseitigung von Fokalherden, Rauchverbot. Die Kranken müssen selbstverständlich unter dauernder Beobachtung bleiben.

Sind jedoch schon die ersten Zeichen einer Minderdurchblutung durch Funktionsprüfung nachzuweisen, so sind, selbst wenn nur gelegentlich Beschwerden auftreten, neben den allgemeinen Maßnahmen doch schon solche vorzuschlagen, die eine Besserung der Durchblutung erwarten lassen: längere Bettruhe, Saug- und Druckbehandlung, intermittierende Venensperre, Reflexzonenmassage, Fernteilbäder, CO_2-Bäder, Kurzwellendurchflutung der Glieder und der Ganglien, Deriphyllin, Vitamine, Sexualhormone, Priscol, Adenosintriphosphorsäure, Padutin und Dilatol können versucht werden. Klinische Durchuntersuchung ist ratsam, klinische Behandlung oft schon zweckmäßig.

Kranke mit ernsteren Schädigungen, häufigeren Anfällen von Claudicatio intermittens und dauernden Schmerzen, und erst recht solche mit drohenden Nekrosen, auch kleinsten Ausmaßes, gehören dagegen unbedingt in klinische Obhut, wo alles darangesetzt werden muß, den Brand trocken zu halten und vor Weiterschreiten zu schützen, die Schmerzen zu nehmen und die Gefäßkrämpfe zu lösen. Hier ist mit allen zur Verfügung stehenden Mitteln der Generalangriff gegen das Grundleiden einzuleiten, wobei nichts unversucht bleiben darf, vor allem aber — und das betone ich als Chirurg auf Grund eigener Erfahrungen — sollte nicht zu lange mit chirurgischen Maßnahmen gewartet werden, von denen wir eine ganze Reihe schnellstens und zuverlässig wirkender Verfahren kennen, die zum Teil ebenfalls konservativ im besten Sinne sind, nämlich gliederhaltend. Auch auf den chrirurgischen Abteilungen sollten alle übrigen konservativen Mittel bekannt sein und versucht werden, sofern sie nur den geringsten Erfolg versprechen. Und umgekehrt sollten den inneren Abteilungen die oft mit keinem anderen Mittel zu erreichenden Erfolge der Chirurgie vor Augen geführt werden.

B. Chirurgische Maßnahmen

Auch die chirurgischen Maßnahmen bei Durchblutungsstörungen haben nur Sinn, wenn die Gefäßmotorik noch funktionell auf Reize bzw. auf die Unterbrechung krankhafter Reize anspricht. Praktisch brauchbare chirurgische Angriffsmöglichkeiten bei den hierher gehörigen Krankheitszuständen haben wir in der Anästhesie, örtlich, lumbal und intravenös, in der Plexus- bzw. Leitungsanästhesie der spinalen Nerven, Grenzstrang- oder Ganglienblockade, periarteriellen Sympathektomie, Sympathikodiaphtherese, Arteriektomie, Skarifikation und in operativen Eingriffen unmittelbar am Grenzstrang.

Die ursprüngliche Vorstellung von der Wirkungsweise und der daraus abgeleitete Zweck aller diesbezüglichen Eingriffe bei den Durchblutungsstörungen ist die Aufhebung bzw. Herabsetzung des gesteigerten Sympathikotonus mit seiner vermehrten Vasokonstriktion. Wir erreichen damit in allen noch ansprechbaren Krankheitsfällen eine reaktive Hyperämie durch Vasodilatation in der peripheren Strombahn, vor allem der Kollateralen, und als Folge der besseren Gewebsdurchblutung ein Verschwinden der Zyanose, dafür stärkere Hautrötung und eine meßbare Temperaturerhöhung in den zugehörigen Organabschnitten, stärkere Oszillationen, Befreiung vom Schmerz, eine Veränderung des Gewebstonus und eine Verminderung der Schweißsekretion. Meist sinkt auch der Blutdruck. Die Gewebeanoxie wird beseitigt, was sich durch Sauerstoffanreicherung des die Gliedmaße durchfließenden Blutes und die Konstanz des Blutvolumens nachweisen läßt. Infolgedessen heilen Wunden und Geschwüre schneller, abgestorbene Teile demarkieren sich rascher. Das intermittierende Hinken wird aber oft durch keine der Maßnahmen beseitigt, wenn auch meist erheblich vermindert. Im Laufe mehr oder weniger langer Zeit, meist nach 18 bis 21 Tagen, bildet sich auch die am stärksten ins Auge fallende Hyperthermie, zum Teil wesentlich, wieder zurück, selbst nach radikaler Ausrottung der Ganglienkette.

Peripherie und Organe bleiben sympathisch wie parasympathisch erregbar. Es ändert sich nur die krankhaft übersteigerte Erregbarkeit durch Abschaltung übergeordneter Nervengebilde und es stellt sich insbesondere an den Gefäßen nach Aufhebung der übermäßigen Vasokonstriktion, also des Sympathikohypertonus, und nach Aufhören der zunächst erzielten Vasodilatation, als Ausdruck eines zeitweiligen Überwiegens des Parasympathikus, eine Eutonie des vegetativen Nervensystems wieder her. Man kann darin eine Selbstregulierung des Organismus erblicken und als deren Ursache entweder eine weitgehende Autonomie des peripheren vegetativen Nervensystems oder eine Ausbildung neuer Ganglienzellen in der Peripherie, also Regenerations- oder Substitutionsvorgänge, oder eine Umschaltung der Reizleitungen auf andere Bahnen von anderen übergeordneten Zentren oder schließlich eine Kombination dieser Vorgänge vermuten. Da mit der gleichzeitigen Unterbrechung auch afferenter vegetativer Fasern die Zuleitung organfremder, krankhaft gesteigerter reflektorischer Erregungen von den betroffenen peripheren Organ- bzw. Gliedabschnitten aufgehoben wird, wird vor allem der früher (Kap. I, B, 4) geschilderte Circulus vitiosus durchbrochen und der Weg des Reizablaufes in vegetative Nebenbahnen über gesunde Schaltstellen, Ganglien, freigemacht. Bei der Eigenart der Netzausbreitung des gesamten vegetativen Nervensystems und der synzytialen Verflechtung des sympathischen wie parasympathischen Terminalretikulums untereinander und mit dem der zerebro-spinalen Nerven verdient diese Vorstellung, die auch *Althoff* bei seiner Betrachtung über die Novocainwirkung vertritt, vielleicht den meisten Anspruch auf Anerkennung. Wir erreichen nämlich, um das noch einmal zu sagen, mit allen unseren chirurgischen Maßnahmen keine einseitige Wirkung im Sinne einer Lähmung des Sympathikus, sondern nur eine Abschaltung aller übergeordneten krankhaften Erregungen durch die Unterbrechung der vegetativen Reflexvorgänge und eine Begrenzung auf die organeigene periphere vegetative Innervation. In der so erfolgenden Wiederherstellung einer vegetativen Harmonie ist dann auch wiederum eine gewisse periphere Autonomie zu erblicken, sofern man nicht doch den vegetativen Zentren eine beherrschende Stellung einräumen will, da sie überall und irgendwie dennoch mit dem gesamten Netz der vegetativen Fasern, selbst bei Unterbrechung mehrerer Verbindungsstränge, verkoppelt bleiben, wie vielerlei Fernwirkungen bei Reizung des Systems an irgendeiner Stelle uns wieder und wieder erkennen lassen. Diese Eigenart der Reaktion des ganzen vegetativen Nervensystems auf Reize und Leitungsunterbrechungen müssen wir uns immer vor Augen halten, wenn wir uns bei Durchblutungsstörungen zu chirurgischen Eingriffen am Sympathikus entschließen.

Der Weg der Sympathikuschirurgie bis zu unserer heutigen Erkenntnis ist mühsam gewesen. Die Fortschritte beruhen nicht selten auf exakten Beobachtungen gerade bei Mißerfolgen, Rückschlägen, Verschlimmerungen und widersinnigen Reaktionen nach Sympathikusoperationen (vgl. *Block*, sowie *Danielopolu*, *Aslan* und *Marcao*). So hat z. B. die von *Royle* 1923 als Erstem ausgeführte Resektion der Rami communicantes bei spastischer Paralyse zwar keine allgemeine Anerkennung hinsichtlich der Beseitigung der spastischen Zustände gefunden, doch haben seine Nebenbeobachtungen, daß die auf diese Weise ihrer sympathischen Versorgung beraubten Gliedmaßen deutliche und anhaltende Zeichen von Gefäßdilatation aufwiesen, ganz wesentlich dazu beigetragen, die Sympathektomie bei abnormer Vasomotorenfunktion anzuwenden. Zuvor schon hatte *Jaboulay* 1899 die periarterielle Sympathektomie an der A. femoralis zur Behandlung des Malum perforans des Fußes ausgeführt, die seit 1913 von *Leriche* systematisch bei den verschiedensten Formen der Durchblutungsstörungen vorgenommen wurde und 1922 von *Handley* und fast gleichzeitig von *Doppler* dadurch abgewandelt wurde, daß sie die periarterielle Desympathisierung chemisch bewirkten. Und schon 1916 hatte *Jonnesco*, einer Idee von *Francois Frank* (1899) folgend, erstmalig bei Angina pectoris die Resektion des zerviko-thorakalen Sympathikus ausgeführt. Aber erst seit 1924 sind die operativen Sympathikusunterbrechungen in Anwendung gekommen (*Ito*, *Diez*, *Royle*, *Adson*) und seitdem ist eine schier unübersehbare Flut von Veröffentlichungen erschienen.

Eine Wertung und allgemeine Empfehlung der verschiedenen vorgeschlagenen chirurgischen Eingriffe bei den Durchblutungsstörungen ist aber auch heute noch schwierig, obwohl sie, bei der richtigen Anzeigestellung technisch und anatomisch richtig durchgeführt, meist verblüffend sicher wirken. Man ist mit Recht geneigt zu fragen, ob bei der Vielzahl der uns zur Verfügung stehenden konservativen Behandlungsmittel die Anwendung solcher tief in das System eingreifenden Verfahren, wie sie die chirurgischen Operationen am Sympathikus darstellen, überhaupt noch zu rechtfertigen ist. Ganz allgemein darf wohl gesagt werden, daß die mehr konservativen chirurgischen Verfahren für jene Krankheitsfälle angezeigt sind, bei denen funktionelle Durchblutungsstörungen im Vordergrund stehen und die organischen Schäden nicht oder noch nicht stark ausgeprägt sind, wogegen bei diesen die operativen Maßnahmen unbedingt den Vorzug verdienen. Selbstverständlich sollen sie nicht als ultima ratio nach Versagen aller internistischen Therapieversuche in Anwendung kommen, denn, um das noch einmal zu betonen, auch mit den radikalsten Methoden können schwere organische Gewebsveränderungen und insbesondere bereits eingetretener Gewebstod nicht mehr rückgängig gemacht werden. Der Einwurf, daß wir mit Eingriffen am vegetativen Nervensystem oft nur eine symptomatische Therapie treiben, ist leicht zu entkräften mit dem Hinweis, auf das oben in den Kapiteln über die Physiologie und Pathologie Gesagte. Denn in den zentralen vegetativen Nervengebilden dürfen wir tatsächlich oft die Primärschädigung und in den Durchblutungsschäden nur deren sekundäre Folgen sehen, zum mindesten aber sind sie in den allermeisten Fällen verantwortlich für eine krankhafte Reizunterhaltung im Sinne eines Circulus vitiosus, so daß wir letzten Endes also doch mit der Unterbrechung bzw. Ausrottung der übergeordneten pathologisch veränderten sympathischen Bahnen und Schaltstellen eine kausale Therapie treiben.

Einer leichtfertigen Entscheidung zu Operationen am Sympathikus soll in keiner Weise das Wort geredet werden, dafür sind einmal die sympathischen Nervengebilde, namentlich wenn sie nicht schwerst verändert sind, auch in krankhaftem Zustand oft noch funktionell von großer Bedeutung, zumal eine ganze Anzahl von pathologischen Veränderungen der Ganglien offenbar rückbildungsfähig ist (Kap. I, A, 3), und zum zweiten sind die Eingriffe, weil technisch nicht leicht, auch für den kranken Organismus nicht harmlos. Immerhin bleiben den mancherlei Arten des chirurgischen Eingreifens die schwereren Fälle des *Raynaud*schen Formenkreises, der Angiitis obliterans, der durch Stoffwechselleiden bedingten Gefäßerkrankungen, insbesondere der Arteriosklerose, des Altersbrandes und der diabetischen Gangrän, ferner der Thrombose und Embolie und der Varikose vorbehalten. Auch die Kausalgie, der neben anderen vegetativen Dysfunktionen erhebliche vasomotorische Störungen zugrunde liegen, die reflektorisch über die Schmerzfasern gesteigert werden, sowie noch andere Formen von Durchblutungsstörungen, z. B. das posttraumatische Ödem, die Gliedmaßendystrophie und manches mehr sind mit chirurgischen Maßnahmen zu bessern und oft zu heilen. Akute Durchblutungsstörungen, die im Gefolge von Gefäßverletzungen, Gefäßunterbindungen, bei Störungen der Wundheilung, bei Erfrierungen und in der Wiederherstellungschirurgie, namentlich bei plastischen Operationen auftreten, sprechen besonders gut darauf an *(Block)*. Die jeweils zweckmäßigen chirurgischen Maßnahmen sind im Kapitel III bei den verschiedenen Krankheitszuständen besonders aufgeführt. Hier sollen neben der Begründung ihrer Anwendung vor allem technische Einzelheiten für den praktischen Gebrauch geschildert und allgemeine Erfahrungen gebracht werden, die den unterschiedlichen Wert der einzelnen Verfahren gegeneinander abgrenzen.

Den letzten Ausschlag für die Anzeigestellung zu einer Operation am Sympathikus müssen die Beurteilung des Allgemeinzustandes des Kranken, sein Alter, die vasomotorische Reaktionsfähigkeit und die Möglichkeit der Ausbildung des Kollateralkreislaufes geben. Hierfür stehen uns eine ganz Reihe von Untersuchungsmitteln zur Verfügung, die ich im Kapitel über die allgemeine Diagnostik geschildert habe.

1. Ausschaltung peripherer sympathischer Bahnen

Novocainanwendung

In dem synthetischen Anästhetikum Novocain fand man sehr früh schon einen gefäßerweiternden Effekt, den das Cocain nicht aufzuweisen hat, und dem man, da er bei Operationen unerwünscht war, durch Zusatz von Suprarenin, Corbasil und anderen gefäßverengernden Substanzen entgegenzuwirken suchte. Schon 1894 hatte *Schleich* darin eine von der Anästhesie unabhängige Heilwirkung erkannt, auf die insbesondere von *Spiess* 1902 und 1906 bei Entzündungen aufmerksam gemacht wurde. Dieser schloß aus seinen Beobachtungen, daß das Auftreten einer entzündlichen Hyperämie sich vermeiden lasse, wenn der Reflexbogen auf die Vasomotoren durch Anästhesie sensibler Nerven unterbrochen wird. Auf seinen Erfahrungen und Vorstellungen bauen alle nachfolgenden Autoren auf (*Huneke* 1924, *Leriche* 1930, *Speransky* 1935 und viele andere), auch wenn sie die Wirkung anders auszulegen geneigt sind. Durch *Kappis*, *Läwen*, *Wiedhopf*, *Braeucker*, *Payr* u. v. andere ist uns die Lösung der hierdurch aufgeworfenen Fragen nähergebracht worden, doch sind wir auch heute noch ohne endgültige Erklärung der Wirkung.

Pharmakologisch ist das Novocain imstande, Erregbarkeit und Leitfähigkeit aller Nervenbahnen befristet und rückbildungsfähig zu lähmen *(Laubender)*. Über den Abbau seiner chemischen Konstitution im Körper weiß man noch nichts Genaues. Wenn auch bisher keine Gewebsschädigungen durch das Novocain nachgewiesen sind, so schließt das nicht aus, daß dennoch zumindest eine vorübergehende Schädigung der Zellen stattfindet, wie durch jede andere indifferente Lösung, so daß schließlich Reaktionen ausgelöst werden, die im Sinne *Biers* als Reizsteigerung in Erscheinung treten und auf dem Wege über das vegetative System den Organismus „umstimmen" können. Auch an eine toxische Wirkung ist zu denken, zumal im Hinblick auf die Fern- und Allgemeinwirkungen, die sich im Bereich des zentralen Nervensystems abspielen. Die im vegetativen System oftmals schlagartig umstimmende Wirkung ist jedoch schwerlich anders als spezifisch zu erklären. Auf dem deutschen Therapiekongreß 1949 vermutete *Ratschow* in der Diäthylaminoäthanol-Komponente ein vielleicht spezifisch wirksames Agens. Vegetativ unausgeglichene und endokrin gestörte Patienten können eine sehr niedrige Toleranzgrenze gegen Novocain haben. Schwindel, Bradykardie, Schweißausbruch, Pupillenerweiterungen, vertiefte Atmung, Blutdrucksenkung, ja regelrechter Kreislaufkollaps und Bewußtseinsverlust sind als Zeichen solcher resorptiv zentralen Wirkung zu deuten und nicht nur nach intravenöser Verabreichung von Novocain und Impletol (= komplexe Verbindung von Novocain und Coffein), sondern auch nach paravertebraler Einspritzung von 40—50 ccm $^1/_2$% Novocainlösung, die etwa 0,2 g Substanz entsprechen, hin und wieder zu erleben.

Die Linderung örtlicher Schmerzen durch intravenöse Verabreichung von Novocain läßt eine Wirkung auf zerebrale Zentren vermuten. Der Tonus der quergestreiften Muskulatur und die Temperatur bleiben unbeeinflußt, dagegen läßt sich ein Ansteigen der Leukozyten und des Serumeiweißes nachweisen. Nach intramuskulärer Einverleibung sind nicht gleichmäßige Blutdrucksteigerung *(Althoff)*, nach mehr zentraler Einbringung an die Ganglienkette und in den Rückenmarkskanal Blutdrucksenkung sowie eine adrenalinsensibilisierende Wirkung unterschiedlicher Stärke als weitere Beeinflussung vegetativer Regulationen festzustellen. Neben zweifellos sympathikusfördernden Wirkungen fallen aber namentlich entgegenstehende Beobachtungen auf, die die schon erwähnten Gefäßerweiterungen betreffen, die ja gerade der Anlaß für die therapeutische Verwendung des Novocains auch bei Durchblutungsschäden waren. Die uneinheitliche Wirkung ist auch hier wieder der Ausdruck für die individuellen Schwankungen des vegetativen Gleichgewichts, die je nach Konstitution, aber auch je nach Disposition Umfang und Stärke der Reaktionen bestimmen und damit bis zu einem gewissen Grade die unterschiedlichen Heilergebnisse erklären.

In der allerjüngsten Zeit ist das pharmakologische Interesse am Novocain gerade auf Grund der klinischen Beobachtungen erneut erwacht. So wurde nach *Eichholtz* im Tierexperiment bei intravenöser Verabfolgung kleiner Dosen eine zentrale analgetische Wirkung sichergestellt. Das Novocain verhindert weiter die Kapillarbrüchigkeit, wirkt also antiphlogistisch und tritt damit in die Reihe der Rutingruppe, der leichten Analgetika, der Nebennieren-Rindenhormone, der Kalziumsalze, der modernen Tuberkulosemittel (Pas, Conteben), der Herzglykoside und der Antihistaminstoffe. In stärkerer Dosierung zeigt es vor allem eine starke Anti-Azetylcholinwirkung. Die im Sympathikus-Parasympathikusbereich wichtige Überträgerfunktion des Acetylcholins kann durch Novocain unterdrückt werden, so daß z. B. an den parasympathischen Nervenendigungen ein atropinähnlicher Effekt auftritt. In hoher Dosierung kann das Novocain umgekehrt aber auch Anti-Adrenalinwirkung zeigen und sich somit, wenn auch schwach wirksam, als sympathikolytisch erweisen. Gerade durch die letztere Wirkungsweise läßt sich nach *Eichholtz* vielleicht der Erfolg seiner Anwendung bei Durchblutungsstörungen erklären.

Von den *Fleckenstein*schen Ansichten bezüglich der Repolarisierung und Wiederherstellung der Nervenleitung vermittels Novocain habe ich mich im Kap. I, A, 3 bereits ausgelassen. Es muß aber meiner Meinung nach noch mehr oder anderes dabei vor sich gehen, wenn wir mit Novocain z. B. den sympathischen Grenzstrang umspritzen und damit nach der bisher geltenden Anschauung also blockieren, nach der entgegenstehenden Meinung aber den blockierten Nerven wieder leitfähig machen; denn der krankhafte Reiz, der doch wohl offenbar von den pathologisch einwandfrei veränderten Grenzstrangganglien ausgeht, wird tatsächlich hierdurch ausgeschaltet und nicht etwa, wie man es bei einer reparierten „Bahnung“ der Nervenleitung erwarten sollte, gesteigert in die Peripherie fortgeleitet. Ich kann mir nicht vorstellen, daß eine Wiederaufladung des elektrischen Potentials die pathologisch schwer veränderten Ganglienzellen so zu beeinflussen imstande sein soll, daß die degenerativen Zellvorgänge mehr oder weniger schnell geändert werden. Denn hier handelt es sich ja nicht nur um Potentialveränderungen der Zellmembran, sondern um Substanzveränderungen des Zellinhaltes und Zellkerns (vgl. Kap. I, B, 3). Wir stehen da auch bei dem alten Mittel Novocain noch vor neuen Entdeckungen.

Durch die Einspritzung von anästhesierenden Mitteln werden alle Nervenanteile, ob vegetativ, sensibel oder motorisch, wenn auch zeitlich und gradlich verschieden, beeinflußt. Hierbei steht das vegetative System zwischen dem sensiblen und motorischen: Die motorischen Fasern sind dabei bedeutungslos, die Rolle der sensiblen ist nicht eindeutig und im vegetativen Faserbereich erklären die Ausschaltung der vegetativ-sensiblen Erregbarkeit und die gesteigerte Durchblutung den Novocainerfolg nicht genügend; denn ebenso wie bei der operativen Durchtrennung der vegetativen Bahnen bleiben auch nach der Novocainisierung Peripherie und Organe weiter sympathisch und parasympathisch reaktionsfähig. Da ferner die Wirkung nicht auf die Dauer der Anästhesie der sensiblen Bahnen befristet, vielmehr offensichtlich eine Umstimmung des vegetativen Systems festzustellen ist, so muß der Grund hierfür in einer Änderung der Reaktionslage der vegetativen Reflexbögen gesucht werden. *Althoff* hat diese Theorie ausführlich begründet. Sie verdient am meisten Anerkennung, weil jegliche Art von Anwendung anästhesierender Mittel wie Schleimhautanästhesie, Hautquaddel, örtliche Infiltration, Leitungsanästhesie einschl. Grenzstrangblockade, Lumbalanästhesie, ja jede Art operativer Eingriffe am sympathischen System sich ihr einordnen läßt: Durch alle diese Maßnahmen wird der vegetative Reflexbogen in irgendeiner Weise zeitlich oder dauernd unterbrochen oder umgeschaltet.

Für die Behandlung der Durchblutungsstörungen ist die Novocainanwendung in Form der Quaddelbildung, wie sie von *Huneke* bei vielen anderen Krankheiten im Bereich der *Head*schen Zonen empfohlen wird, bisher meines Wissens nicht versucht worden. Man darf gewiß für die verschiedenen Gefäßabschnitte, in ähnlicher Weise wie für die inneren Organe, solche Überempfindlichkeitszonen vermuten und ist bereits entsprechenden Zusammenhängen auf der Spur. Ich erinnere hier an die „Massage reflektorischer Zonen im Bindegewebe" nach *Leube-Dicke*, von der ich schon gesprochen habe (Kap. II, 8, Abb. 63). Eine klinische Prüfung dürfte sich im Beginn vieler Durchblutungsstörungen wohl einmal lohnen, weil diese Art von Unterbrechung der Axon-Reflexbögen den harmlosesten Therapieversuch darstellt. Daß ich mich bei anderen Organerkrankungen in einer Reihe von Fällen für die Wirksamkeit dieser Therapie im Sinne *Hunekes* eingesetzt habe, sei nur am Rande vermerkt *(Block)*. Auch *Scheidt* beschreibt einen Dermographismus, der segmentar den einzelnen Gefäßabschnitten zugeordnet ist und sich besonders neben der Wirbelsäule in örtlicher Abgrenzung beobachten läßt. Die schematische Zeichnung (Abb. 63) zeigt die bei der Reflexzonenmassage von *Leube* gefundenen Maximalpunkte der „Gefäßzonen" auf. In deren Bereich werden die Quaddeln versuchsweise gesetzt.

Über Versuche mit intravenöser Verabreichung von Novocain oder Impletol ist mir wenig bekannt geworden, um auf dem Wege über die vegetativen Zentren eine Umstimmung des ganzen Systems für unsere Zwecke zu erreichen. Außer bei *Barbour* und *Tovell* fand ich keine Angaben.

Durch intraarterielle Einspritzung von 1% Novocain hat *Leriche* (1932) die Angiitis obliterans zu beeinflussen versucht. Bei Einspritzung von 4—10 ccm der Lösung überzeugte er sich mit *Fontaine*, daß bei Nekrosegefahr eine deutliche Hyperämie und Hyperthermie eintritt und die spätere Demarkationslinie sich frühzeitig dadurch zu erkennen gibt, daß die der Nekrose verfallenen Teile an der Erwärmung nicht mehr teilnehmen.

Bei der Besprechung der örtlichen Novcainumspritzung bei Durchblutungsstörungen bekommen wir wieder festeren Boden unter die Füße. Nicht nur die Russen haben bei Erfrierungen ausgiebig davon Gebrauch gemacht und bei der Frühbehandlung mit örtlicher Umspritzung mittels $^3/_4$% Lösung neben Schmerzfreiheit eine Aufhebung des Gefäßkrampfes erreicht (*Moser*). Sie wird auch als Querschnittsinfiltration oberhalb der gefährdeten Gebiete an den Gliedern ausgeführt. *Ratschow* sieht bei der Behandlung der oft ungemein heftigen Schmerzen, welche viele Nekrosen infolge Durchblutungsstörungen begleiten, nach jahrelangen Versuchen in der örtlichen Infiltration einer Kombination von 0,1 g Azetylcholin (*Roche*) in 5 ccm einer 1% Novocainlösung ein überlegenes Mittel. Er unterspritzt den ganzen Krankheitsherd, unter Umständen den ganzen Fuß mit der körperwarmen Lösung. In Gemeinschaft mit *Meinhof* konnte er durch thermoelektrische Messungen am Kranken die starke Mehrdurchblutung vor allem der tieferen Gewebe dabei feststellen. Theoretische Bedenken gegen eine solche Herdunterspritzung wurden durch die praktischen Erfolge zerstreut. Nach Wiederholung der Einspritzung über 3—4 Tage kommt das Rüstzeug der physikalischen Therapie in Anwendung.

Eine besondere Form der Anwendung ist das „schleichende Novocaininfiltrat", über das *Wischnewsky* seine und seines Vaters Erfahrungen auf der Chirurgentagung in Berlin 1947 mitgeteilt hat. Es ist auf einem anderen Prinzip aufgebaut, da das Verbreitungsfeld des Novocains nach anatomischen Voraussetzungen ausgesucht ist, und wird deshalb von den Autoren auch als „Futteralanästhesie" bezeichnet.

An entwicklungsgeschichtlich begründeten Stellen, nämlich vor die Mitte des Kreuzbeins, unmittelbar auf das Femur in Gegend des Adduktorenschlitzes, auf den Humerus etwa in der Mitte des Gefäßstranges, am Hals in die Gegend der Zungenbeinhörner oder in das Nierenlager werden große Mengen Novocainlösung (100—200 ccm) eingespritzt, die nicht nur eine für Operationen ausgezeichnete Anästhesie eintreten lassen, sondern auch leitungsbedingte Fernwirkungen auf das vegetative, vor allem sympathische System ausüben. Durch Infiltration an diesen Stellen werden nach den Vorstellungen *Speranskys*, der das Nervensystem als einheitliches Organ betrachtet, die Gesamtheit des vegetativen Nervensystems getroffen und damit seine pathologischen Abläufe und Erregungszustände angreifbar und der neurodystrophische Zustand umgewandelt. Die Anwendungsmöglichkeiten dieser Anästhesie soilen nach persönlicher Mittellung *Wischnewskys* an *Althoff* in Rußland keine Grenzen kennen. Auf unserem Interessengebiet werden ihr bei Spontangangrän, Erfrierungen und Verbrennungen die besten Erfolge nachgerühmt.

Mit der Plexus- bzw. Leitungsanästhesie hat sich *Läwen* eingehender befaßt. Diesem Vorgehen liegen die anatomischen Verlaufsbedingungen der Vasokonstriktoren in den spinalen Nerven zugrunde, die *Braeucker* sogar als ihre Hauptbahnen bezeichnete. Da *Läwen* selbst bei Erfrierungen durch Leitungsanästhesie in erhaltenen Fußteilen nur eine geringe Reaktion der arteriellen Blutgefäße auf diese Unterbrechung der Vasomotoren feststellen konnte, war er geneigt, diesen geringen Erfolg mit dem Ergebnis seiner anderen Gefäßuntersuchungen bei Soldaten in Zusammenhang zu bringen und damit zu entschuldigen, daß eine angeborene Enge der Gefäße häufiger vorliege als ein Arteriospasmus. Dagegen möchte ich jedoch zu bedenken geben, daß, obwohl vielleicht der größere Teil der sympathischen Fasern in den spinalen Nerven verläuft und segmentär an die Gefäßabschnitte herantritt, doch, wie ich im Abschnitt über die Anatomie gezeigt habe, ein nicht unbeträchtlicher Teil streckenweise mit den Hauptgefäßstämmen zieht und ein anderer Teil vielleicht von oberhalb der Anästhesie ausgetretenen Sympathikusfasern herrühren kann, die bei der Leitungsanästhesie eben nicht getroffen werden. Möglicherweise auch gehen Ausläufer von den letztgenannten Geflechten auf die aus den Spinalnerven kommenden über oder stellen rasch Anastomosen mit ihnen her. Bei Erfrierungen äußert sich *Kohler* befriedigt über die Plexusanästhesie, *Moser* brachte sie keinen Erfolg. Zur Erzielung einer länger anhaltenden Wirkung spritzten *Perlow* und *Halpern* 1% ölige Procainlösung in die peripheren Nerven. Auf die längere Wirkungsdauer von Symprocain komme ich später noch zu sprechen.

Periphere operative Eingriffe

Die Dauerausschaltung eines beträchtlichen Teiles der Vasokonstriktoren über Wochen und Monate läßt sich mit der Nervenvereisung erreichen, die ebenfalls einem Vorschlag *Läwens* zu verdanken ist und hauptsächlich am Ischiadikus vorgenommen wird. Sachgemäß ist die Nervenvereisung nur dann ausgeführt, wenn alle Nervenleitungen des betreffenden Nerven unterbrochen sind, also nicht nur die vasokonstriktorischen, sondern auch die motorischen und sensiblen.

Der Nerv muß hierzu durch Schnitt freigelegt werden. Der *Läwen*sche Vereisungsapparat wird mit Kohlensäureschnee gefüllt und am Ischiadicus mindestens 40 Minuten wirken gelassen. Die motorische Lähmung muß in Kauf genommen werden. Ein Peroneusstiefel hilft über die erste Zeit hinweg. Da immerhin trotz der zu erwartenden Rückbildung der Lähmungen das Verfahren nicht harmlos und eine Hyperämie nicht in jedem Fall zu garantieren ist, soll nach *Läwen* zuvor durch einfache Novocaineinspritzung in den Ischiadikus die Erfolgsaussicht geprüft werden.

Diez hat den Medianus und Ischiadikus nach Spaltung der Nervenscheide in 12—15 bzw. 28—40 Äste aufgefasert und das interfaszikuläre Gewebe dabei entfernt, mit dieser intraneuralen Sympathektomie jedoch keine Anhänger gefunden und selbst die Methode bald wieder aufgegeben.

Es ist naheliegend, durch Umspritzung der Arterien zwecks Ausschaltung der in ihrer Adventitia verlaufenden Vasokonstriktoren eine bessere Durchblutung zu versuchen. *Bertocchi* erzielte an der A. femoralis mit Novocain oder Tutocain eine Hyperämie. Diese sogenannte Sympathicodiaphtherese wird von anderen mit wenigen Tropfen Alkohol oder 4% Phenollösung vorgenommen und in ihrer Wirkung der periarteriellen Sympathektomie gleichgesetzt. Bei Verwendung dieser nicht indifferenten Mittel ist die Freilegung des Gefäßrohres erforderlich. Davon abgesehen ist das Verfahren nicht ungefährlich, Gefäßwandnekrosen, selbst tödliche Blutungen sind bekannt geworden. 1922 hat *Handley* wohl als erster eine solche chemische periarterielle Sympathektomie ausgeführt, doch erst durch *Doppler* ist sie bekannter geworden. Die Dauer der erzielten Hyperämie ist anscheinend sehr wechselnd und hängt von der Widerstandsfähigkeit und Regenerationskraft des Einzelnen ab.

Mit der periarteriellen Sympathektomie erstrebt man die Ausschaltung der im adventitiellen Bindegewebe ziehenden Vasokonstriktorenbahnen. *Jaboulay* hat 1899 als Erster eine solche Operation an der A. femoralis zur Erzielung einer besseren Durchblutung beim Malum perforans pedis ausgeführt, doch erst seit 1913 hat die Methode durch *Leriche* eine außerordentliche Verbreitung zur Behandlung der beim *Raynaud*schen Formenkreis und bei Angiitis obliterans vorliegenden Durchblutungsstörungen gefunden. Heute wissen wir — das habe ich an verschiedenen Stellen des Buches schon hervorgehoben —, daß diese Operation, vom anatomischen Standpunkt aus gesehen, hinsichtlich der Ausschaltung der Vasomotoren gänzlich unzulänglich ist. Sie wird deshalb in der Literatur von den meisten Fachleuten aller Länder in den letzten Jahren zunehmend abgelehnt. Immerhin wird sie, da man ihr bei richtiger Indikation und richtiger Technik entgegen vielen theoretischen Einwänden dennoch gewisse Erfolge nicht absprechen kann, auch heutzutage noch öfter ausgeführt, als man nach den Veröffentlichungen schließen könnte, anscheinend aber von Chirurgen, die sich entweder mit den anatomischen Voraussetzungen des vegetativen Nervensystems nicht genügend befaßt haben oder die eine Scheu vor den doch schwierigeren Operationen am Grenzstrang nicht überwinden können. Deshalb müssen wir uns auch hier, und nicht nur aus historischem Interesse, etwas mit ihr befassen.

Auch ich habe in früheren Jahren gelegentlich die periarterielle Sympathektomie ausgeführt, bin aber zu der Überzeugung gekommen, daß in den Fällen, in denen sie wirksam ist, man auch mit harmloseren Mitteln, z. B. paravertebralen Sympathikusblockaden dasselbe erreichen kann. Vor allem reflektorisch-spastische Durchblutungsstörungen im Gefolge von Verletzungen und andere akute Durchblutungsstörungen werden als ihr Anwendungsbereich genannt. *Härtel* und *Leriche* wollen sie bei den Kranken gelten lassen, die zu schwach für größere Eingriffe sind, z. B. in gewissen Fällen von arteriosklerotischer Gangrän. Ich kann der letzteren Indikation nicht beipflichten. *Gask-Ross* halten es für unklug, die Methode bei *Raynaud*schem Phänomen und Angiitis obliterans zu empfehlen. Von den vielen ursprünglich von *Leriche* aufgestellten Indikationen ist nicht mehr viel übrig geblieben.

Ohne die anatomischen und physiologischen Untersuchungsergebnisse wiederholen zu wollen, erinnere ich nur noch einmal daran, daß der gesamte Gefäßbaum von der Aorta bis zur Peripherie auf doppelte Weise mit vasomotorischen Nerven beschickt wird: von den Grenzsträngen aus ziehen marklose Nervenbündel streckenweise entlang den großen Gefäßen in die Peripherie, wo sie mannigfach anastomosieren und in feinstem Geflecht in den verschiedenen Wandschichten ein unentwirrbares Fasernetz bilden, das mit jeder einzelnen Gewebszelle peri- und intraplasmatische Verbindungen eingeht. Die Mehrzahl der efferenten und afferenten vegetativen Nervenäste tritt segmentär aus den spinalen peripheren Nerven an die Gefäße heran. Sie verflechten sich mit den vorgenannten und anastomosieren wahrscheinlich mit ihnen. Auf diesem letzteren Wege treten auch spinale Nervenfasern in die Adventitia mit ein. Diese werden bei der periarteriellen Sympathektomie ebenfalls mit zerstört bzw. fortgenommen. Entfernt man nun mit dem peri- und adventitiellen Bindegewebe die in ihnen verlaufenden Nervenfasern, so bleiben doch immer noch feinste Nervenverbindungen erhalten, die sich in den übrigen Wandschichten ausgebreitet haben. Außerdem wird infolge der segmentären Einstrahlung der Nerven in die von der Operationsstelle weiter abwärts gelegenen Gefäßabschnitte die Verbindung dieser tieferen Abschnitte mit den übergeordneten Nervenbahnen eben doch nicht ganz unterbrochen.

Die technische Unzulänglichkeit der Methode, zugleich auch die Schwierigkeit der Erklärung ihrer Wirkungsweise liegt darin, daß ja nur ein Teil der Vasokonstriktoren gelähmt wird. Die Theorie von *Läwen* und *W. Lehmann*, nach der im Operationsgebiet ein Reflexvorgang ausgelöst wird, der über sensible Bahnen zentralwärts geleitet, auf dem Wege über Vasokonstriktoren und Vasodilatatoren die Hyperämie bewirkt, kommt der von mir früher dargelegten Theorie der Abschaltung krankhafter Reflexe aus der Peripherie noch am nächsten. Das Verfahren stellt jedenfalls keineswegs eine sympathische Denervierung dar. Wenn trotzdem Erfolge damit zu verzeichnen sind, so hat das anscheinend seinen Grund in der eigenartigen Reaktionsweise des vegetativen Nervensystems, das durch irgendeinen Reiz bzw. Eingriff an irgendeiner Stelle insgesamt verändert werden kann, zumal wenn ein krankhaft erhöhter Reizzustand damit abgestellt und ein krankhafter Reflexvorgang unterbrochen wird.

D. Schneider hat bei gesunden Tieren nach der periarteriellen Sympathektomie mittels der Thermostromuhr nach *Rein* keine wesentliche und vor allem keine länger dauernde Besserung der Durchblutung beobachten können. Das deckt sich mit den klinischen Erfahrungen beim durchblutungsgestörten Menschen, wo die ausgeprägte Mehrdurchblutung nach 14 Tagen und mehr nachzulassen pflegt und selbst im Anfang das Ausmaß des Temperaturanstieges nicht annähernd an die Wirkung der Ganglionektomie heranreicht *(Gask-Ross)*. Je ausgedehnter die Arterie entnervt wird, um so länger scheint die Hyperämie anzuhalten, was wiederum aus den angeführten Gründen nicht wunder nehmen darf. Die gleichzeitige Schmerzbeseitigung wird als Begleiterscheinung der Aufhebung der Hypoxämie der Gewebe erklärt, obwohl auch darüber andere Thesen vorliegen.

Zur Technik der periarteriellen Sympathektomie will ich nicht viel sagen. Uneinigkeit besteht darüber, welche Abschnitte des Gefäßrohres man wählen soll. Im allgemeinen wird die Arterie an dem kranken Glied möglichst zentral aufgesucht, in der Überlegung, daß die abgehenden Gefäßäste ja Nervenfasern mitnehmen, die bei tieferer Enthülsung des Hauptgefäßrohres nicht getroffen würden. Diese Überlegung ist aber nicht richtig, denn infolge der segmentalen Zuordnung tritt die Mehrzahl der Vasokonstriktoren entsprechend den Dermatomen an die Gefäße heran, sodaß also gerade die peripheren Gliedabschnitte, z. B. A. poplitea, tibialis usw., anzugehen wären.

Nach Freilegung der Arterie auf mindestens 7—8 cm wird möglichst in der Länge des Schnittes die Gefäßscheide und die Tunica adventitia gespalten und die letztere vorsichtig schrittweise von der übrigen Gefäßwand abpräpariert, wobei zunächst eine *Deschamp*sche Nadel und dann ein ganz dünnes weiches Gummiröhrchen hinter dem Gefäß durchgeführt werden, um dieses schonend handhaben zu können. Ob alles adventitielle Gewebe von der Media abgelöst ist, läßt sich durch Ausgießen des Wundgebietes mit Kochsalzlösung leicht daran feststellen, daß etwa zurückgebliebene Gewebsreste in der Flüssigkeit flottieren. Auch diese Gewebsfetzen sind noch nachträglich zu entfernen. Auf ein völliges Abtragen der ganzen Gefäßscheide ist zu achten.

Als im Operationsgebiet sichtbarer Erfolg zeigt sich dann die Arterie stark taillenartig verengt, blaß und manchmal sogar pulslos. Ein Ausbleiben dieser unmittelbaren örtlichen Gefäßreaktion auf das Operationstrauma ist ein prognostisch sehr ungünstig zu wertendes Zeichen.

Es ist eine Anzahl von Abwandlungen für die periarterielle Sympathektomie beschrieben, die alle wiederzugeben sich wirklich nicht verlohnt. Nur ein kleiner Kniff sei noch erwähnt: Wenn mittels allerfeinster Kanüle die Adventitia ringsum mit Kochsalzlösung infiltriert wird, so erleichtert das ihre Ablösung. Der Geübte hat auch das nicht nötig. Manche betupfen nach der Enthülsung das Gefäß noch mit 90% Alkohol und spülen den Überschuß mit Kochsalz aus.

So einfach die Technik an sich ist, es sind doch eine ganz große Zahl von technischen Fehlern möglich und selbst bei einwandfreier Technik schwerste Gefahren heraufbeschworen worden. Blutungen infolge Arrosion oder Wandnekrose, unmittelbare Gefäßverletzungen, Rupturen ohne Gefäßverletzung, Überdehnung an der Operationsstelle, spätere Aneurysmen, arterielle Thrombosen, sklerosierende Narben, die das Gefäß zusammendrücken und die periphere Durchblutung noch mehr schädigen, belasten die Methode. Die unter der Operation auftretende örtliche Gefäßveränderung kann sich unter Umständen bei der oft vorhandenen Vita minima der Gewebe katastrophal auswirken, hält doch *Brüning* schon einen kurzfristigen Arteriospasmus für fähig, eine drohende Gangrän manifest werden zu lassen oder eine bestehende zu verschlimmern.

Wojeiechowski konnte an Kaninchen weder oberhalb noch unterhalb der Operationsstelle etwas von Degeneration am sympathischen Geflecht feststellen. In der Mehrzahl der Fälle blieb die Regeneration mehr oder weniger unvollständig. Ohne zu weitgehende Schlüsse aus einer Übertragung dieser Tierversuche auf den Menschen zu ziehen, darf man doch daraus folgern, daß die Mißerfolge oder zumindest die kurzdauernden Erfolge eben nicht in einer Regeneration sympathischer Fasern zu suchen sind, sondern daß das Verfahren anatomisch nicht genügend fundiert und damit im Wert anderen in der Peripherie angreifenden, nichtoperativen Verfahren gleichzusetzen ist.

Bei der Beurteilung der Erfolge muß man berücksichtigen, daß sowohl die zustimmenden (*Leriche*, *Kümmell* jr. u. viele andere) wie auch die ablehnenden Mitteilungen von *Rieder*, *Gurewitsch*, *Brown* und *Rowntree*, *Demel*, *Starlinger*, *Callender* und die Stellungnahme der Schweizer und russischen Chirurgen (*Rubašev)*, um nur einige große Kliniken und Zusammenfassungen zu nennen, alle bereits vor 25 und mehr Jahren bekannt gegeben wurden, während das heutige Schrifttum sich größtenteils über das Verfahren ausschweigt und nur im letzten Weltkrieg vor allem bei Erfrierungen noch einige Veröffentlichungen darüber herausgekommen sind (Lit. b. *Block*).

Die von *Negro* vorgeschlagene perineurale Abschälung des Stammes des Nervus ischiadicus verstehe ich in ihrer Begründung nicht. Ich kann trotz des Eintretens von *Rolando* für diese Methode darin nur einen Erfolg sehen, der aus der einfachen Schnittführung und der damit gesetzten Gewebsreizung im Sinne einer unspezifischen Reiztherapie zu erklären ist, und der nicht wie eine Plexus- oder Leitungsanästhesie zustandekommt, da ja die intraneural verlaufenden Vasomotorenfasern nicht durchtrennt werden.

Auch die Resektion peripherer sensibler oder gemischter Nerven ist gleichermaßen wie die periarterielle Sympathektomie zu beurteilen; denn in den Nerven und um sie herum verläuft nur ein Teil der vegetativen Bahnen, während der andere, operativ nicht entfernte, weiterhin krankhafte Reize fortleiten und damit die Durchblutungsstörung unterhalten kann.

Schon besser begründet ist dagegen die Entfernung der erkrankten Arterienstrecke, die Arteriektomie (*Leriche*, 1922). Die gegen die periarterielle Sympathektomie vorgebrachten Einwände treffen hier zwar auch zu, insofern als wiederum nur die sogenannten vasomotorischen „Nebenbahnen“ unterbrochen werden. Allerdings werden dabei außer dem periadventitiellen Nervengeflecht auch die sonst unerreichbaren, in den inneren Wandschichten sich ausbreitenden, Fasern durchtrennt. Vor allem aber soll mit der erkrankten, oft völlig obliterierten Arterienstrecke ein von hier seinen Ursprung nehmender vasokonstriktorischer Dauerreiz beseitigt werden, der konsensuell zu einer Vasokonstriktion und Beteiligung der anderen Seite sowie zu Störungen im gesamten vegetativen Nervensystem führen kann. Mithin wird also unter dieser Voraussetzung selbst mit der Arteriektomie ebenfalls nur ein krankhafter Reflexablauf in der Peripherie unterbrochen.

Wenn man als Begründung des Verfahrens die Entfernung dieses Dauerreizes gelten lassen will, so ist damit die Indikation des Eingriffs sehr stark eingeschränkt auf die seltenen Fälle, wo nur eine umschriebene Stelle einer Hauptarterie erkrankt und völlig verschlossen ist: arterielle Embolie oder Thrombose, Unwegsamkeit durch Aneurysmen oder Narbenstenosen. Bei den beiden letzteren Erkrankungen hat die Chirurgie schon seit langem durch Gefäßresektionen Heilung erzielt. In den meisten Fällen von Durchblutungsstörungen jedoch ist das Leiden nie örtlich begrenzt, sondern generalisiert, wenn auch in wechselndem örtlichen Ausmaß. Eine Arteriektomie in solchen Fällen kann also den Dauerreiz nicht beseitigen, sondern nur eine Reizquelle, und doch liegen günstige Erfahrungen mit dieser Operation auch hierbei vor. Zwar hat *Leriche* als Vorbedingung für die Arteriektomie die Beschränkung der Erkrankung auf eine umschriebene Stelle und eine hyperämische Reaktionsfähigkeit in der Peripherie verlangt, doch haben er selbst und seine Schule, sowie andere Autoren, den Indikationsbereich später erweitert.

In technischer Hinsicht muß man wissen, daß *Leriche* die besten Resultate erzielte, wenn die Resektion nach beiden Richtungen die Obliteration überholt, was aber nicht immer möglich ist. Im Verlauf der A. poplitea ist sie zu vermeiden, weil hier das kollaterale Gefäßnetz besonders leicht zerstört werden kann, desgleichen im Verlauf der A. tibialis postica, besonders hinter dem Knöchel, weil hier, ebenso wie in der Kniekehle, bei gefäßkranken Menschen Wunden schlecht heilen. Die Höhe des Eingriffs am Arterienrohr läßt sich durch Arteriogramm vorausbestimmen. Die Arteriographie hat aber auch nur bedingten Wert, weil sie wohl die obere Begrenzung, aber nicht immer, auch nicht an der Ausbildung der Kollateralen und dem Rückfluß durch diese ins Hauptgefäßrohr, die untere Begrenzung des organischen Verschlusses erkennen läßt, die vor der Operation zu kennen ja ebenso wichtig wäre. In der Nachkriegszeit habe ich, zunächst aus Mangel an entsprechendem Material, keine Arteriographien mehr vorher machen können und später aus den genannten Überlegungen heraus absichtlich nicht mehr gemacht. Das mag etwas gewagt erscheinen. Wenn man aber die Anzeige zur Arteriektomie streng stellt — daher vielleicht auch meine schlechten Erfolge? — und erst einmal ein schwerstkrankes Gefäß freigelegt hat, dann weiß man, daß allein schon mit bloßem Auge und mit dem tastenden Finger die völlig verschlossene Gefäßstrecke sich sicher bestimmen läßt. Die Operation muß selbstverständlich ohne künstliche Blutleere durchgeführt werden. In diesen, zunächst unter der Not der Zeit operierten Krankheitsfällen habe ich nach Feststellung völliger Pulslosigkeit stets zuerst einen kleinen Einschnitt an der weithin freigelegten Arterie in der Mitte des am stärksten verändert erschienenen Abschnittes gemacht und mich dann durch weitere kleine Einschnitte am Gefäßrohr hinab und hinauf davon überzeugt, daß nicht ein einziger Tropfen Blut aus dem organisch völlig verstopften Gefäß hervorquoll, und dann erst die abgehenden Äste unterbunden und die Resektion vorgenommen. Diese Sicherung genügt zur Vermeidung einer Unterbindung noch blutleitender Strecken. Seitenäste, die vielleicht noch Blut enthalten, gelegentlich sogar pulsieren können, auch wenn der Hauptstamm bis zum Abgang dieses Seitenastes keinerlei Pulswelle fortleitet, unterscheiden sich schon durch ihr besseres Aussehen von dem schwer erkrankten Hauptgefäß; sie sind natürlich unbedingt zu erhalten. Durchschnittlich habe ich auf diese Weise Arterienstrecken von 8—12 cm ausgeschnitten und mich nur bei meinen ersten Fällen aus begreiflicher anfänglicher Scheu mit einer Resektion von 4 cm und wenig mehr begnügt. *Leriche* entfernt bis zu 20 cm Länge; denn es soll ja eigentlich stets der ganze Krankheits-„Herd“ entfernt werden, was aber bei der Arteriosklerose und Angiitis obliterans einfach unmöglich ist. Ich wiederhole noch einmal, daß bei meinen Arterieneröffnungen und -durchtrennungen sich niemals auch nur ein einziger Tropfen Blut entleerte und das herausgenommene Arterienrohr organisch völlig verstopft war, um dem Einwand zu begegnen, daß meine Mißerfolge mit einer zu weitgehenden Resektion zu begründen wären. Auch dem Einwand, daß die von mir resezierten Arterienstrecken zu kurz gewesen seien, kann ich durch die Tatsache begegnen, daß gerade unter den Fällen mit kleinen Resektionen meine günstigen Erfolge zu verzeichnen waren. Ich möchte vielmehr als Ursache für meine Mißerfolge neben der vielleicht falschen Indikation im einen oder anderen Falle eine vasokonstriktorische Reizung der Kollateralen während der Operation annehmen, wie wir sie in derselben Weise nach stumpfen Traumen und bei periarteriellen Sympathektomien kennen. Auch die vorgängige Grenzstrangausrottung oder die sofort hinzugefügte Grenzstrangblockade stromaufwärts *(Leriche, Dubourg* und *Broustet)* zwecks weiterer Verbesserung des Kollateralkreislaufs haben die Verschlechterung der Durchblutung in meinen Fällen nicht aufzuhalten vermocht.

Die Erfolge der Arteriektomie werden recht unterschiedlich beurteilt (Lit. bei *Bernhard*). Auf dem Deutschen Chirurgenkongreß 1936 gab *Leriche* in seiner Zusammenstellung über zwölfhundert Sympathikusoperationen bekannt, daß er mit der Arteriektomie bei Arteriosklerose in 34 Fällen 76,4%, bei der Angiitis obliterans in der gleichen Anzahl Fälle 55,9% gute Erfolge hatte. Ein Jahr später (1937) fand er mit seinen Mitarbeitern *Fontaine* und *Dupertuis* auf Grund von Nach-

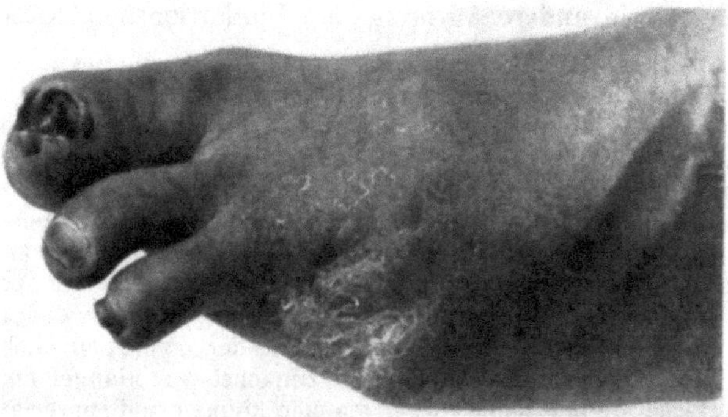

Abb. 93. P. L., 60 jähr. ♂. Arteriosklerotische Durchblutungsstörung. 16. 2. 1948 Lendengrenzstrangausrottung L_1—$_5$. Nach Besserung wieder Verschlimmerung, deshalb 23. 11. 48 Arteriektomie der A. fem. in 7 cm Ausdehnung und Amputation der 4. und 5. Zehe. 2. 5. 49 Photo: verhältnismäßig gute Durchblutung, lediglich an der Großzehenkuppe nach Abstoßung der Nekrose noch kleine Granulationsfläche. Geht verhältnismäßig beschwerdefrei.

untersuchungen nach 78 Operationen jedoch nur mehr 55% Erfolge bei Alterssklerose und 35% bei Angiitis obliterans. Auch *Bernhards* günstige Erfolgszahlen bei 8 Operationen konnte ich bei 11 Operationen nicht erreichen:

Ich habe unter 11 Arterienresektionen der Femoralis doch achtmal in baldigem Anschluß an die Operation eine Verschlimmerung der Durchblutungsstörung oder Versager erlebt, so daß die hohe Amputation nötig wurde, wobei ich eine notwendig gewordene Zehenamputation wegen der übrigen Erscheinungen noch zu den gebesserten Fällen rechne. Von 7 arteriosklerotischen Durchblutungsstörungen mit stets vorausgegangener Lendengrenzstrangentfernung mußten vier nachträglich amputiert werden, von denen einer postoperativ an einer Pneumonie starb. Alle drei Angiitisfälle kamen trotzdem zur Amputation, ebenso ein Kranker mit einer Embolie der Poplitea. Es konnten also nur drei von 11 Arteriektomierten, und zwar Arteriosklerotiker mit ebenfalls vorgängiger Grenzstrangausrottung, als gebessert angesehen werden. Diese Zahlen sind für mich ein Grund zu noch strengerer Zurückhaltung mit dieser Methode (Abb. 93).

Auf jede Wunde reagiert der Organismus mit Gefäßdilatation in größerer Umgebung. Diese physiologische Fähigkeit des Körpers nutzen *Sauerbruch* und *Jung* therapeutisch aus, wenn sie die Skarifikation von *Nußbaum* und *Noesske* zur Behandlung der Durchblutungsstörung erneut empfehlen.

Sie wird in der Weise ausgeführt, daß hunderte von kleinen Inzisionen (bis vierhundert und mehr) je 2—3 cm lang, in Haut und Unterhautgewebe dicht nebeneinander gemacht werden, die weiterhin nur steril verbunden werden und in acht bis zehn Tagen verheilt sind.

Die nachhaltige Hyperämie des ganzen Gliedes ist deutlich. Wenn *Leriche* schon in jeder Wundheilung eine sympathische Reaktion sieht, die unmittelbar vom Trauma ausgelöst wird, so ist in der Skarifikation eine gewaltige Reizung des sympathischen Nervensystems zu erblicken. Ich möchte aber annehmen, daß das so geschaffene künstliche Wundgebiet die langdauernde Hyperämie beibehält nicht so sehr infolge des einmaligen, wenn auch hundertfältigen Traumas der Stichelung, sondern vielmehr infolge der an die Wundsetzung sich anschließenden Resorption zerfallender arteigener Eiweißkörper, die eine über viele Tage anhaltende unspezifische Reiztherapie darstellt. Die hierdurch verursachte unspezifische Umstimmung wird anscheinend auch weitgehend durch das vegetative System beeinflußt. *Sunder-Plassmann* ist derselben Ansicht. Schon 1913 wurde von *Schreiber* ein nur 5 Wochen anhaltender Erfolg mit diesem Verfahren beim *Raynaud* mitgeteilt.

Umgekehrt können aber auch von Wunden selbst Störungen der Heilung ausgehen, indem reflektorische Gefäßspasmen ausgelöst werden. Derartige Gefäßspasmen treten primär bei jeder Wundsetzung auf, als Reaktion folgt aber rasch sekundär die vorhin geschilderte Wundhyperämie. Bei schlechtheilenden Wunden, insbesondere chronischen Geschwüren, Ulcus cruris varicosum usw. sind die Minderdurchblutungen durch reflektorische Gefäßspasmen bedingt, die aber erst tertiär auftreten als Folge der Einschwemmung verschiedener Noxen aus dem Geschwür. bzw. der langsam heilenden Wunde. Insbesondere Bakterientoxine, aber auch die Häufung der nunmehr toxisch wirkenden Gewebsautolysate sind ein stärkerer Reiz als die anfänglichen „unspezifischen Reize“ kurz nach Entstehung der Wunde: die Reizschwelle ist überschritten. Durch Änderung der biologischen Grundlage für die Wundheilung (Änderung der Bakterienflora mittels Salbe, feuchter Kammer nach *Bier*, Ruhigstellung, Höhensonne usw.) läßt sich dann wieder ein Umschwung zu einer besseren Reaktion des Organismus erzielen. Ein Mittel hierzu ist die von verschiedenen Seiten empfohlene Umschneidung der Wunden und Geschwüre. Hierdurch wird, und darum erwähne ich die Methode hier im Anschluß an die Skarifikation, ein neuer Reiz gesetzt, der ebenfalls über das sympathische Nervensystem geht und eine Durchblutungssteigerung in weiterer Umgebung verursacht. Ein großer Teil der in dem Geschwür gebildeten Toxine wird aber auch durch die frische Wunde ausgeschwemmt und infolge Durchtrennung der subkutanen Abflußwege am Übertritt in den Organismus verhindert und nur in dem Geschwürsgrund selbst kann noch eine Resorption erfolgen. Von verschiedenen Seiten *(Danielopolu, Simmons* und *Sheehan)* wird gerade in der Vernachlässigung chronischer Geschwüre oder eiternder gangränöser Finger- und Zehenkuppen eine Ursache für den Mißerfolg von operativen Eingriffen am Sympathikus gesehen und deren gleichzeitige Abstellung bzw. Behandlung gefordert. Ich habe darüber andernorts berichtet *(Block)*.

2. Ausschaltung übergeordneter sympathischer Bahnen und Zentren

Alle bisher angeführten chirurgischen Verfahren treffen nur periphere sympathische Nervenbahnen. Mögen sie am sogenannten Erfolgsorgan, den Gliedmaßen nämlich, oder im Verlauf der peripheren spinalen Nerven oder der Arterien aufgesucht sein, immer kann aus anatomischen Gründen nur ein Teil der Verlaufsbahnen der Vasomotoren getroffen werden. Daher rühren auch die geringen und oft nur kurz dauernden Erfolge, denn jeweils werden nur eine oder mehrere periphere Leitungen abgeschaltet, während das Hauptkabel und die Hauptschaltstellen, die, wie wir gehört haben, oft, ja meist, schwer pathologisch verändert sind, unberührt bleiben und ihre schädigenden Reize über Nebenbahnen doch wieder bis ins Erfolgsorgan schicken oder selbst krankhaft reagieren und krankhafte Reaktionen weiterleiten können. Sie gilt es also zu treffen und auszuschalten: den Grenzstrang des Sympathikus und seine Ganglien.

Von einstweilen nur theoretischem Wert ist die Überlegung, ob es möglich ist, am Dienzephalon auf die vasomotorischen Zentren einzuwirken. Chirurgisch liegt das Areal zu versteckt, um mit unseren heutigen Mitteln angegriffen werden zu können, ganz abgesehen davon, daß die positiven Kenntnisse über die Einordnung der verschiedenen Funktionen noch gar nicht sicher sind. Doch auch mit medikamentösen oder auch mit anderen Mitteln ist es uns ebenfalls noch nicht möglich, elektiv hier anzugreifen.

Ein chirurgischer Eingriff am Rückenmark ist dagegen schon eher zu begründen, da die vegetativen Fasern in ihrem Verlauf in den hintersten Lamellen des Vorderseitenstranges durchaus im Bereich des technisch möglichen chirurgischen Angehens liegen und nach den Untersuchungsergebnissen aus dem Institut von *Fedoroff*, über die ich im Kap. I, B, 3 berichtet habe, sich degenerative oder entzündliche Prozesse in den entsprechenden Seitenhornabschnitten festsetzen können. Bei der Chordotomie, die *Azuma* in 4 und *Sasaki* in 19 Fällen bei Spontangangrän vorgenommen haben, wird bekanntlich der ganze Vorderseitenstrang durchtrennt. Die Wirkung wird darauf zurückgeführt, daß durch die Schmerzausschaltung die Gefäßkonstriktion wegfällt.

Die Lumbalanästhesie vermag alle zu den unteren Gliedmaßen ziehenden präganglionären Fasern schon vor dem Austritt aus dem Rückenmarkskanal zu lähmen. Gleichzeitig fallen aber auch alle anderen zerebro-spinalen Bahnen der Lähmung zum Opfer. Eine Hyperämisierung der unteren Gliedmaßen — für die oberen Gliedmaßen kommt ja eine Rückenmarksbetäubung überhaupt nicht in Frage — durch die Lumbalanästhesie steht außer Zweifel. Ihre Wirkung ist aber, da sie nur 2, höchstens 3 Stunden anhält, zu flüchtig und darum die Lumbalanästhesie im allgemeinen zur Therapie ungeeignet und mehr als prognostisches Hilfsmittel für die Eignung einer Sympathikusoperation zu gebrauchen. Und auch für diesen Zweck gibt es harmlosere Mittel. Während des letzten Weltkrieges allerdings wurde sie bei Erfrierungen auch für therapeutische Zwecke verwandt. *Frey* berichtet über die zum Teil mehrmals wiederholte Lumbalanästhesie bei 250 Soldaten in Reservelazaretten Gutes, desgleichen *Simon* und *Filhoulaud* sowie *v. Schürer (Block)*.

Mit der Periduralanästhesie erreicht man dieselbe Wirkung. Wenn auch bei ihr das Anästhetikum nicht intralumbal gegeben wird, so ist doch die Blutdrucksenkung bei ihr gleichfalls oft recht stark, mitunter sogar bedrohlich, je nachdem welches Mittel angewandt wird. Zudem erfordert die Technik einige Übung, so daß sie nur in Kliniken Verwendung finden dürfte. Und schließlich ist auch ihre Wirkung zeitlich zu eng begrenzt.

Über die Grenzstrangblockade ist die Literatur bisher garnicht sehr groß, und dabei ist sie ein ausgezeichnetes Mittel, um schnell, zuverlässig und verhältnismäßig gefahrenlos den Sympathikus örtlich auszuschalten. Die Methode ist von *Leriche* zur wirksamen Bekämpfung des Gefäßkrampfes inauguriert. Sie hat sich namentlich im Krieg bei der Behandlung der Erfrierungen Anhänger in allen Ländern erworben (Lit. bei *Block*) und wird, neben vielen anderen, von mir mit besonderer Vorliebe bei bestimmten Krankheiten angewandt.

Über die Theorie der paravertebralen Sympathikusblockade will ich mich nicht breit auslassen. Die meisten Autoren schließen sich der Auffassung *Leriche*s an, der den Effekt allgemein als Funktion der Durchblutungssteigerung deutet. Ich sehe mit *Althoff* auch hier die Unterbrechung eines pathologischen Reflexvorganges, eine Ansicht, die auch *Speranskys* Meinung umschließt, nach der mit der paravertebralen Sympathikusblockade die normale Resistenz der peripheren Nervenschranke zerstört und dadurch eine Umstimmung des vegetativen Systems ausgelöst wird. Die These *Hunekes*, der den Nerven für einen elektrostatischen Kondensator ansieht, dessen isolierende Schicht durch die Blockade gequollen wird, wodurch die in der Nervenfaser enthaltene statische Elektrizität unmittelbar abfließe, und der damit also eine neue „Bahnung" der Nerven erreichen will, findet in der Repolarisierung der Nerven mittels Novocain durch *Fleckenstein* eine wissenschaftliche Unterlage (vgl. Kap. IV, B, 1).

Zu Lösungen werden meistens Novocain $^1/_2$—1%, Scurocain, Syncain ohne Adrenalinzusatz verwandt. *Sunder-Plassmann* hat eine Lösung zusammengestellt, die aus 30 ccm 1% Novocain + 1 ccm Aneurin (Vitamin B_1, z. B. Benervaforte) + 1 ccm Prostigmin besteht. Um eine Depotwirkung über 24—48 Stunden zu erzielen, haben *Parra* und *Tosatti* eine Mischung von basischem Novocain 2 Teile, Butyl-Aminbenzoat-para normal 6 Teile, Benzylalkohol 5 Teile, Olivenöl 100 Teile angegeben. Mit dem deutschen Präparat Symprocain der Firma Brunnengräber, einer wässerigen Lösung von 1% Procain und 2,5% Phenmethylol, läßt sich für 1—2 Tage und mit Symprocain forte (1% Procain und 5% Phenmethylol) für 8—12 Tage ein Anästhesierungseffekt erzielen. Ich kann dieses Präparat auf Grund unserer Erfahrungen bestens empfehlen.

Mit Aufhören der anästhesierenden Wirkung hört auch meist die Lähmung des Sympathikus auf, obwohl gar nicht selten Dauererfolge im Sinne einer Umstimmung eintreten. Wiederholungen steigern vielfach die Wirkung und machen sie anhaltender. Auch ein Übergreifen der Sympathikusausschaltung auf die andere, nicht blockierte Seite und sogar auf andere Gliedmaßen kommt vor. Die Wirkung äußert sich bei akuten Gefäßspasmen in einem augenblicklichen Nachlassen des Schmerzes, bei chronischen Durchblutungsstörungen nach 20—30 Minuten in einer deutlich sichtbaren besseren Durchblutung und stärkeren Rötung der Haut, die von einer schon mit der bloßen Hand meßbaren Temperatursteigerung gefolgt ist und von dem Kranken stets als wohlige Wärme ganz besonders betont wird und ihn alle Stadien vom warmen Rieseln bis zum starken Hitzegefühl beschreiben läßt. Als „Griff ins System" zeigen sich gelegentlich Fernwirkungen auf innere Organe, die nicht in dem zugehörigen Dermatombereich liegen, sowie vegetative Reaktionen allgemeiner Art wie Schweißausbruch — obwohl im zugehörigen Segmentbereich die Schweißsekretion erlischt —, Haut- und Gesichtsblässe, gesteigerte Darmtätigkeit, Pulsverlangsamung und Blutdrucksenkung, als Erscheinungen, die auf ein temporäres Überwiegen des Parasympathikus hindeuten. Bei Messung der Blutdruckwerte bei Erfrierungen z. B. vor der Sympathikusblockade und eine Stunde nachher an der blockierten und ihr gegenüberliegenden Gliedmaße fiel mir auf, daß die systolischen Werte in dem Gliedabschnitt, der dem Einfluß des Sympathikus entzogen ist, bei der 2. Messung im Durchschnitt um 30 RR und die diastolischen um 2 RR fielen, während *M. Müller* gerade entgegengesetzte Werte erhielt, nämlich Senkung von systolisch 4 mm Hg und diastolisch 23 mm Hg.

Das Überwiegen des Parasympathikus tritt noch viel sinnfälliger in Erscheinung bei Blockaden mit Alkohol, mit dem man von vornherein eine viel längerdauernde Wirkung erreichen kann, die nach meinen Erfahrungen 3—5 Monate, hin und wieder bis zu einem Jahr und noch länger anhält. Der parasympathische Hypertonus kann sich bei Alkoholblockaden sogar bis zum Kollaps steigern, was nicht allein auf Vasomotorenwirkung beruht, sondern nach meiner Ansicht zum größten Teil auf Schmerzwirkung zurückzuführen und somit nur indirekt vasomotorisch zu erklären ist. Ich mache deshalb schon seit langem grundsätzlich Alkoholblockaden nur mehr im Eunarcon- bzw. Evipan-Dämmerschlaf, wobei die Kranken im Augenblick der Alkoholeinspritzung sich zwar auch vor Schmerzen trotz Bewußtlosigkeit ein wenig winden, jedoch keine Kollapserscheinungen zeigen. Eine vorgängige Novocaininfiltration verhindert nach meinen Erfahrungen die Kollapsgefahr nicht genügend, außerdem setzt sie durch Verdünnung des eingespritzten Alkohols die Wirkungsdauer der Blockade herab.

Nun zeigt aber die Alkoholblockade des Sympathikusgrenzstranges noch einige Besonderheiten, die ich nicht verschweigen darf. Im Hals-Brustabschnitt (Ganglion stellatum) nehme ich sie überhaupt nicht mehr vor, weil hier in einer großen Zahl von Fällen trotz einwandfreier Technik, d. h. sicher ohne Pleuraverletzung, offenbar rein durch Diffusion ein starker Pleurareiz ausgelöst werden kann, der nicht nur zu lästigem Husten, sondern u. U. zu reflektorischer Stillstellung der Lunge führen kann. Zwecks Dauerausschaltung halte ich deshalb hier mit anderen Autoren das operative Vorgehen für schonender. Die Novocainblockade des Ganglion stellatum dagegen führe ich nach wie vor gern aus, wegen der längerdauernden Wirkung ziehe ich jetzt das Symprocain vor.

Die andere Besonderheit betrifft die Alkoholblockade im Lendengrenzstrangabschnitt. Wie das *Horner*sche Syndrom beim Ausschalten des Ganglion stellatum ein Beweis für die richtige Ausführung der Blockade ist, so kann man nach der Alkoholblockade des Lendengrenzstranges eine Anästhesie bzw. Parästhesie in Form eines Reithosenbesatzes am Oberschenkel und in der Leistenbeuge feststellen. Eigenartigerweise wird das in der Literatur nur selten zugegeben (*Abbott*). Ich selbst habe schon wiederholt darauf aufmerksam gemacht. *De Takats*, *Fowler*, *Jordan* und *Risley* wollen deshalb nicht länger mit Alkohol blockieren. Diese Reithosen-An- und Parästhesien finde ich nach Alkoholblockaden im Lendenabschnitt so regelmäßig, daß ich sie in Parallele zum *Horner*schen Syndrom als Kriterium für den richtigen Sitz der Blockade ansprechen möchte.

Sie sind nicht immer gleichmäßig stark ausgeprägt, manchmal muß man die Kranken, selbst unsere empfindlichen Berliner, erst darauf aufmerksam machen. Um mein Handeln vor den Kranken zu rechtfertigen und vor allem um mich vor Haftpflichtansprüchen zu sichern, halte ich es für unerläßlich, vor dem Eingriff darauf hinzuweisen, selbstverständlich ebenso vor jedem Eingriff am Ganglion stellatum, daß das *Horner*sche Syndrom unvermeidbar ist. Die Erscheinungen gehen meist in demselben Zeitmaß zurück, wie auch die Lähmung des Sympathikus nachläßt, also in 3—5 Monaten: aus der Anästhesie entwickelt sich eine manchmal recht unangenehme Hyperästhesie, die schließlich in eine Parästhesie, dann Hypästhesie und endlich in die Normästhesie übergeht. Durch Diffusion des Mittels und durch die anatomische Vereinigung von vegetativen Fasern mit den Wurzeln der nachbarschaftlichen Spinalnerven (Nn. iliohypogastricus, ilioinguinalis, genitofemoralis, cutaneus femoris lateralis, Ramus centralis N. femoralis und N. obturatorius) sind diese An- bzw. Parästhesien zu erklären. Gerade in den Abschnitten der beiden obersten Lendenwirbel sind die Ganglien räumlich besonders nahe den spinalen Nerven angelagert.

Auch treten gelegentlich sexuelle Störungen in Form der Impotentia generandi und sogar coeundi nach Alkoholblockaden auf, wie wir sie, ebenso wie *Bandmann*, auch nach entsprechenden Operationen am Sympathikus gesehen haben. Warum das nicht regelmäßig der Fall ist, muß in anatomischen Besonderheiten oder in individuell verschiedener Reaktionsfähigkeit des vegetativen Systems begründet liegen. Denn auch das Gegenteil stellten einige meiner Kranken erfreut fest, eine vermehrte sexuelle Libido und gesteigerte Potenz.

Das Auftreten des *Horner*schen Syndroms muß bei der Blockade und anderen Eingriffen am Ganglion stellatum mit in Kauf genommen werden. Sowohl nach Alkoholblockaden wie Operationen bildet sich die Lidsenkung im Laufe der Zeit von selbst meist weitgehend zurück. Bei doppelseitig Operierten fällt es überhaupt nicht mehr auf.

Hin und wieder stellen sich starke Kopfschmerzen ein, und zwar nicht nur nach zerviko-thorakaler, sondern auch nach lumbaler Sympathikusblockade. Viel häufiger dagegen verschwinden vorher vorhandene Kopfschmerzen, auch nach lumbaler Blockade, weshalb hierin neuerdings eine Indikation zur Behandlung postkommotioneller Kopfschmerzen gesehen wird (*Tönnis*). Das Auftreten von Kopfschmerzen nach Stellatumblockade ist vielleicht mit *Leriche* als Folge der intrakraniell bewirkten Hyperämie zu erklären, während ich Kopfschmerzen nach Lendengrenzstrangblockade doch im Gegenteil eher als Reizzustand des sympathischen Systems mit Vasokonstriktion der Hirngefäße, wie bei der Migräne, erklären möchte.

Einen besonders starken Reizzustand des ganzen oberen Sympathikusgebietes mit sehr starken Schmerzen und Gefäßspasmen, mit bedrohlichen Durchblutungsstörungen an den Armen sowie einer vegetativen Dystonie des ganzen Verdauungsstraktes, erlebte ich einmal nach Alkoholblockade des Lendengrenzstranges bei einem Fall von Angiitis obliterans. Daraus, daß diese Beschwerden erst nach 1—2 Tagen auftraten, möchte ich auf eine entzündliche Reaktion der höher gelegenen Grenzstrangabschnitte schließen; im Bereich des Lendengrenzstrangs blieb nämlich die Sympathikuslähmung deutlich und der Erfolg während der weiteren Beobachtung über ein Jahr bestehen. Den bedrohlichen Reizzustand im oberen Sympathikusabschnitt konnte ich durch Novocaineinspritzung des Hals-Brustgrenzstranges beheben. Die Nachwirkungen der Reizungen klangen jedoch erst langsam ab.

Andere vereinzelte Zwischenfälle bei der Novocainblockade des Grenzstrangs, die von *Leriche*, *Braeucker*, *Risteen* und *Volpitto* berichtet werden, möchten diese Autoren auf ein versehentliches Anstechen des Grenzstrangs oder seiner Ganglien, bevor die betäubende Wirkung des Mittels eintritt, ursächlich zurückzuführen. Durch Vorspritzen eines Flüssigkeitswalls vor dem Tieferdringen der Kanülenspitze dürfte sich das vermeiden lassen. Angina pectoris, Präkordialangst, Asthmaanfall, sogar Herz- und Atemlähmungen kommen schließlich auch bei Operationen vor, die nicht am Sympathikus unmittelbar angreifen, bei denen dieser aber, wie beispielsweise bei der Anästhesie zur Strumektomie, gelähmt werden kann, was dann am Auftreten des *Horner*schen Syndroms zu erkennen ist (*Bräutigam*) und im übrigen mit *Braeucker* durch Irritationsvorgänge in peripheren vegetativen Schaltstellen erklärt werden kann. Über Zwischenfälle nach Ganglionektomie und anderen Grenzstrangoperationen berichte ich weiter unten besonders.

Auf Lunge und Herz wurden bei Blockaden und nach Ausrottung des zervikothorakalen Grenzstranges von C_8—Th_3 beim Menschen nur vereinzelt Rückwirkungen beobachtet. Man erlebt hin und wieder bei Psycholabilen Zustände, die im ersten Augenblick bedrohlich erscheinen. Mehrfach habe ich in unmittelbarem Anschluß an die Hals-Brust-Grenzstrangblockade deshalb ein Elektrokardiogramm machen lassen, ebenso wie andere aber niemals eine objektiv nachweisbare Veränderung oder gar einen Schaden feststellen können. Ganz besonders beeindruckt war ich von dem EKG. einer Patientin, die wegen eines mandelgroßen Magenulkus eine ganze Reihe von Stellatumblockaden von mir bekam und jedesmal kollapsartig darauf reagierte. Das EKG. 20—30 Minuten nach der Blockade noch im Schockzustand angefertigt, zeigte auch hier keine Abweichung von dem vor dem Eingriff aufgenommenen. Auch *Althoff* fand den Einfluß der Stellatuminjektion auf die Herzfunktion so gering, daß er mit klinischen Methoden nicht nachweisbar war. Das Auftreten eines einseitigen, gegenseitigen oder doppelseitigen Alveolarspasmus und Spontanpneumothorax kommt leider gelegentlich auch ohne technische Fehler bei der Stellatumblockade vor. Ihre Erklärung finden diese Vorgänge bei der Stellatumoperation (s. d.).

Ernste Gefahren selbst bei der Novocainblockade des Grenzstranges können dagegen heraufbeschworen werden durch Fehler in der Technik. Aus meiner eigenen Klinik muß ich da leider über 2 Fälle berichten, die meinen Assistenten unterlaufen sind. Unter mehr als 350 Kranken, an denen wir fast ausnahmslos mehrere paravertebrale Blockaden, durchschnittlich 3, also im ganzen mindestens 1300 derartige Eingriffe vorgenommen haben, erlebten wir einmal 1 epidurale Blutung mit unmittelbarem Tod auf dem Operationstisch und einmal eine glücklicherweise vorübergehende inkomplette Lähmung. Wegen der außerordentlichen Wichtigkeit will ich die Fälle als Warnung genauer schildern, zumal in der Literatur solche Fehler kaum bekanntgegeben werden. Einige wenige hierher gehörige Fälle habe ich aus dem Schrifttum herausgesucht und in meiner Arbeit über „Mißerfolge nach Eingriffen am Sympathikus" angeführt *(Block)*.

1. A. M., 57jährige Frau, (1946) wegen Kardiospasmus therapeutischer Versuch mit Blockierung des Grenzstrangs von C_6—Th_3, die unter Zugang von hinten her segmentweise von oben nach unten mittels 1% Novocainlösung vorgenommen wird. Nach der 3. Injektion tritt ganz plötzlich Herz- und Atemlähmung ein, die durch keinerlei Mittel, nicht durch langdauernde künstliche Atmung und nicht durch intrakardiale Injektion usw. zu beheben ist. Die Sektion *(Plenge)* deckte als Todesursache eine umschriebene epidurale Blutung im Bereich der unteren Halswirbelsäule, etwas übergreifend auf die oberen Abschnitte der Brustwirbelsäule auf, die zu Stauungsblutüberfüllung der inneren Organe und Ödem sowie Emphysem beider Lungen geführt hatte.

2. O. A., 53jähriger Kaufmann (1948). Im Anschluß an eine große thrombophlebitische Phlegmone der linken Wade war ein hartnäckiges Ödem aufgetreten, wodurch die Wundheilung verzögert wurde. Deshalb im Eunarcon-Dämmerschlaf Grenzstrangblockade mit Alkohol in Höhe von L_2—$_4$ links. Danach gute Hyperämie des ganzen Beines, aber auch Teillähmung des Beines: Heben des gestreckten Beines nur angedeutet möglich, Kniebeugung erschwert. Unter Faradisieren langsam Besserung bis zur völligen Heilung.

Meine Mitarbeiter kennen selbstverständlich meine in eigenen Arbeiten des öfteren niedergelegte Forderung, sich vor Einspritzen des Mittels durch Ansaugen zu überzeugen, daß die Kanüle richtig liegt und weder Liquor noch Blut aufnimmt. In beiden Fällen ist mir ausdrücklich die Befolgung dieser Vorschrift versichert worden, so daß die beiden Vorkommnisse folgendermaßen zu erklären sind: Im ersten Falle hat bestimmt keine intradurale Verletzung vorgelegen, wie die Sektion erwiesen hat. Die epidurale Blutung ist offenbar bei dem tastenden Vorfühlen der Kanüle durch Anspießen eines kleinen intervertebralen oder epiduralen Gefäßes erfolgt. Da die Kanüle dann aber anders dirigiert wurde, konnte kein Blut angesogen werden. Im 2. Falle scheint die Kanülenspitze nicht weit genug am Wirbelkörper nach vorn geführt zu sein, so daß hier augenscheinlich an einer Stelle eine vordere spinale Wurzel getroffen oder durch Diffusion des Alkohols geschädigt wurde. Daher die temporäre inkomplette Lähmung. Auch hier ist sicher keine intradurale Alkoholinjektion erfolgt, sonst wäre die Lähmung komplett, wahrscheinlich beidseitig gewesen.

Blumensaat erwähnt einen Todesfall, der sich auf der inneren Abteilung seines Krankenhauses 10 Minuten nach einer von vorn vorgenommenen Stellatumblockade unter dem Bilde der zentralen Atemlähmung ereignete. Trotz sorgfältiger Sektion keine Klärung, die aber durch den Nachweis von Novocainkristallen im Liquor erbracht wurde. Auf derselben Chirurgentagung berichtete *Pieper* über 2 Todesfälle nach Blockierung des Halsgrenzstranges, die ebenfalls ohne nachweisbare Duraverletzung mit dem Übertritt des Novocains in den Duralsack erklärt werden. *Tönnis* erlebte unter 500 Halsgrenzstranganästhesien einen Todesfall, der durch die Sektion keine befriedigende Erklärung fand, und führt aus seiner Gutachtertätigkeit 3 weitere Fälle an, die an Meningitis gestorben sind.

Diese Beispiele aus der Literatur lassen sich leider noch vermehren. Die paravertebralen Sympathikusblockaden sind also auf keinen Fall so einfach und harmlos, wie sie zunächst erscheinen und die Forderung nur klinischer Ausführung derselben ist wohl unbestreitbar. Selbst bei Befolgung aller technischen Vorschläge können Zwischenfälle und nicht voraussehbare Reaktionen eintreten.

Die Frage, wann Novocain, wann Alkohol zur Blockade genommen werden soll, ist nicht eindeutig zu beantworten. Die Beantwortung ist gleichzeitig eine Stellungnahme zur Indikation. Novocain ist weniger gefährlich, aber auch weniger wirksam, vor allem von kürzerer Dauer. Die Einspritzungen müssen unter Umständen öfter wiederholt werden. Die längere Wirkung des Symprocain erweist sich dabei sehr nützlich. Wiederholungen haben aber nur dann einen Sinn, wenn die 1. Einspritzung eine Hyperthermie als die sinnfälligste Reaktionsform hat erkennen lassen oder wenn bei der voraufgegangenen Einspritzung eine technische Störung eingetreten war (z. B. Blutung), die die Durchführung unterbrechen ließ.

Die Novocainblockade ist angezeigt bei Durchblutungsstörungen vorwiegend spastischen Charakters (*Raynaud*-Phänomen in den Anfangsstadien), doch auch bei abnormer Gefäßweitstellung (Akrozyanose) und bei akuten Durchblutungsstörungen nach Gefäßverletzungen, arterieller Embolie, nach hohen Gefäßunterbindungen, Aneurysma-Operationen, bei posttraumatischen Thrombosen, frischen Erfrierungen, zur Durchblutungsbesserung bei plastischen Operationen usw. Wo aber von vornherein eine länger anhaltende Hyperämisierung vonnöten erscheint, dürfte die Alkoholblockade eher am Platze sein, d. h. also vor allem bei Durchblutungsstörungen mit bereits deutlichen organischen Gefäßveränderungen, sogar bei vereinzelten geringgradigen Zehen- und Fingerkuppennekrosen zur schnelleren Demarkierung, bei hartnäckiger Thrombose, trophischen Ulzera, hartnäckigen Ödemen, Erfrierungsfolgen. In den meisten Fällen, wo eine Alkoholblockade angezeigt erscheint, ist mit dem gleichen Recht und oft noch mehr begründet die Grenzstrangausrottung vorzuschlagen. Aus oben bereits angeführten Gründen habe ich die Alkoholblockade des Hals-Brust-Grenzstrangs, falls ich hier nicht mit wiederholten Novocain- oder Symprocainblockaden einen Erfolg hatte, gänzlich zugunsten der Operation aufgegeben.

Anstatt aus dem Schrifttum die meist günstig lautenden Urteile über die Erfolge zu wiederholen, möchte ich nur aus meinem eigenen Krankengut ein Teilergebnis bringen, das *E. Gennerich* an Hand einer ununterbrochenen Folge von 100 klinischen Fällen zusammengestellt hat.

Bei diesen 100 Kranken wurden insgesamt 271 Blockaden ausgeführt, und zwar 1—18 je Fall, durchschnittlich 3, davon 62 Alkoholblockaden. Die Anzeigestellung gaben ab 25 mal die Absicht der Ödemabschwemmung und Bewegungsbesserung nach Phlegmonen, Fraktur, Lymphstauung, 50 mal die der Wundheilförderung und Durchblutungsbesserung bei Ulcera, Erfrierungen, Angiitis obliterans, Arteriosklerose und 25 mal die der Schmerzbeeinflussung und Beseitigung von Organbeschwerden. In 83 Fällen war bei Abschluß der

Behandlung ein Erfolg zu verzeichnen, in 17 Fällen ein Mißerfolg. Nachuntersuchung an 50 Kranken ergab in 30 Fällen einen Dauererfolg und in 20 einen Rückfall oder von vornherein keinerlei Beeinflussung des Leidens. Unter den bei der Nachuntersuchung als Mißerfolge gebuchten Fällen waren 13 gute Anfangserfolge, und unter diesen 9 Ulcera cruris (von insgesamt 10 blockierten Fällen), die also im wesentlichen das Dauerergebnis beeinträchtigen.

Stellatum-Blockade

Beim Zugang von vorn gehe ich unter Abwandlung der Methode von *Leriche* folgendermaßen vor: gut fingerbreit über der Mitte des Schlüsselbeins wird die Hohlnadel einge-

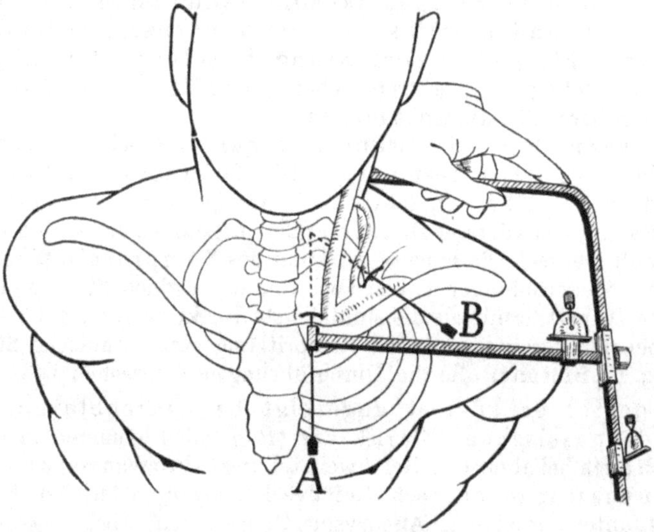

Abb. 94. Blockade des Ganglion stellatum: A = Weg u. Zielgerät nach *Philippides*, B = Weg nach *Leriche*.

stochen und auf das Köpfchen der 1. Rippe geführt, das immer viel oberflächlicher liegt, als der Anfänger annimmt. Ich lasse mir am sitzenden Kranken von einem Assistenten mit der Fingerspitze den Dornfortsatz des 7. Halswirbels anzeigen und ziele von vorn auf die hingehaltene Fingerspitze bei Wendung des Kopfes des Kranken nach der anderen Seite. Kommt man in 4—5 cm Tiefe nicht auf knöchernen Widerstand, so ist die Nadel etwas zu heben oder zu senken. Kommt man eher auf knöchernen Widerstand, so ist man gewöhnlich zu weit medial vorgestoßen und muß die Spitze nach lateral dirigieren. Wenn der Saugversuch mit der Spritze weder Blut noch Liquor zutage fördert, werden in Knochenfühlung 5 ccm 1% Novocain probeweise gespritzt, wonach durchschnittlich in etwa 5 Minuten die Lidspaltenverengerung als erstes Zeichen des *Horner*-Syndroms deutlich wird. Bei positivem Ausfall werden etwa 10 ccm derselben Lösung durch die unverrückt liegen gebliebene Kanüle nachgespritzt. Wird Blut angesaugt, so ist am besten von weiteren Tastversuchen an dieser Stelle abzusehen. Wird Liquor angesaugt, so ist auf jeden Fall sofort die Sitzung zu unterbrechen. Um ganz sicher zu gehen, daß die Pleura nicht angestochen wird, ist es ratsam, vielleicht noch etwas mehr als fingerbreit über dem Schlüsselbein einzugehen, um möglichst von oben hinter die Pleurakuppe zu gelangen. Das Exspirium ist hierbei abzuwarten. Erfahrungsgemäß werden auf diesem Wege keine Gefäße oder Nerven getroffen.

Alkohol kann 80—96% nur in einer Menge von $^1/_2$ bis höchstens 1 ccm gegeben werden. Ich vermeide ihn, wie gesagt, an dieser Stelle gänzlich.

In der letztgenannten Zeit bevorzuge ich jedoch den Weg *Philippides'*, der 2,5—3 cm lateral von der Mittellinie von vorn über dem Brustbeinansatz eingeht und die Nadel beim sitzenden Kranken in sagittaler Ebene horizontal einführt. Auch auf diesem Wege werden Gefäße und Nerven sowie Pleurakuppe gemieden. *Philippides* benutzt ein besonderes Zielgerät, das ebenfalls Beziehung zum 7. Halswirbeldornfortsatz aufnimmt (Abb. 94). Diesen, wie auch andere Zielapparate habe ich nie für nötig oder als Erleich'erung empfunden. Es ist bei den Grenzstrangblockaden wie beim Schießen: man muß nicht nur zielen, man muß auch treffen können.

Der Zugang von hinten unter der 1. Rippe her nach *White* ist unter ähnlichen Vorsichtsmaßregeln gleichfalls möglich. Zwei Querfinger seitlich des Dornfortsatzes des 1. Brustwirbels wird die Nadel senkrecht in die Tiefe eingestoßen, gesenkt und zwischen 1. und 2. Brustwirbel vorgestoßen, bis sie in den retropleuralen Raum gelangt. Das Ganglion stellatum ist dabei selten zu treffen, es muß ein größeres Novocaindepot gesetzt werden.

Von der Seite her geht *Goinard* vor unter der Voraussetzung, daß man die 1. Rippe gut durchtasten kann. Am vorderen Trapeziusrand in halber Höhe des supraklavikularen Dreiecks wird die Nadel in einem Winkel von 45° von der horizontalen Ebene nach abwärts in tangentialer Richtung und in Fühlung mit der 1. Rippe vorgestoßen. Nach 2—3 cm bekommt man Knochenfühlung, zieht dann die Nadel zurück, um sie mehr horizontal geneigt, wiederum in Fühlung mit der 1. Rippe, gegen die Wirbelsäule weiter zu schieben. Der Weg führt also hinter der Pleurakuppe her und lateral von den großen Gefäßen in die Gegend des Ganglion stellatum.

Bei allen diesen Techniken kann, mit Ausnahme des Vorgehens von hinten, nur das Ganglion stellatum getroffen werden, nicht aber das Ganglion thorakale II und III, die nach Ansicht der meisten Autoren für die oberen Gliedmaßen wichtiger sind. Doch wird umgekehrt beim Vorgehen von hinten, wie gesagt, wiederum das Ganglion stellatum nicht richtig erreicht.

Die Lendengrenzstrang-Blockade

ist dagegen viel einfacher. Durchweg wird wohl von allen der von *Leriche* beschriebene Weg gewählt. Wenn man sich vergegenwärtigt, daß der Grenzstrang hier vor und zwischen den Ursprüngen des Psoas verläuft, so erreicht man diese Gegend leicht, indem man 6—7 cm

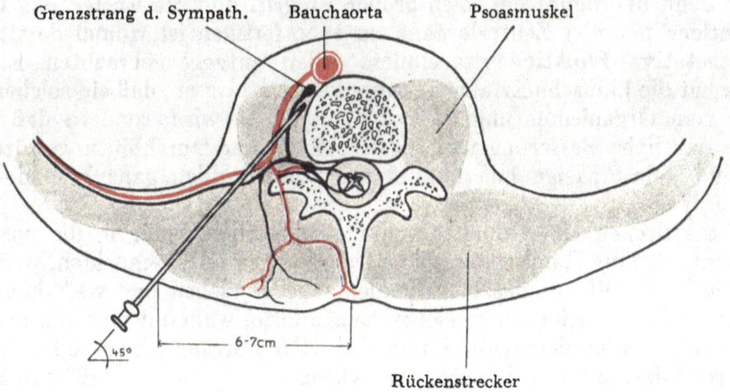

Abb. 95. Lumbale Grenzstrangblockade.

seitlich vom 2. Lendenwirbeldorn unter einem Winkel von 45° zur Sagittalebene mit 0,6 bis 0,8 mm dicker und 10 cm langer Hohlnadel eingeht. In einer Tiefe von etwa 7—8 cm trifft man auf den Wirbelkörper seitlich auf und tastet sich nun unter geringem Richtungswechsel der Nadel weiter, bis man seitlich vorn gerade vom Wirbelkörper abzugleiten verspürt (Abb. 95). Hier wird in unmittelbarer Knochenfühlung das Novocaindepot gesetzt, falls beim Husten und Ansaugen sich kein Liquor oder Blut aus der Kanüle entleert. Stößt man vorher, etwa in 4 cm Tiefe, schon auf knöchernen Widerstand, so sitzt die Kanüle einem Wirbelquerfortsatz auf, sie muß dann unter teilweisem Herausziehen etwas gehoben oder gesenkt werden. Hat man bis 8 cm Tiefe keinen knöchernen Widerstand verspürt, so ist die Nadel am Wirbelkörper seitlich vorbeigewichen und muß unter Änderung des Winkels zur Sagittalebene neu eingeführt werden. Ich gehe dann noch von einer 2. und 3. Stelle aus, in Höhe des 3. und 4. Lendenwirbeldorns, in gleicher Weise ein und verteile von hier aus fächerförmig von oben nach unten eine Gesamtmenge von 60—80 ccm $^{1}/_{2}$—1% Novocainlösung, so daß also der ganze Grenzstrangabschnitt von L_{2-4} umspült wird. Die anatomische und physiologische Begründung hierfür habe ich früher gegeben (Kap. I, A. 2). Bei Alkoholblockade werden an jeder der drei Stellen etwa 2—2,5 ccm 96% Alkohol eingespritzt. Der Alkohol wird nicht fächerförmig, sondern in kleinen Depots direkt an den Wirbelkörper gebracht. Zur Einspritzung in diesem Fall muß man einigen Druck anwenden, da der Grenzstrang unter einer ziemlich derben prävertebralen Aponeurose liegt.

Operationen am Grenzstrang

sind bei Durchblutungsstörungen weitaus am meisten erfolgversprechend, weil hier der Hauptleitstrang für die sympathischen Fasern getroffen wird und in den Ganglienknoten wichtige übergeordnete Schaltstellen enthalten sind. Durch Ausrottung des Grenzstrangs mit den Ganglien in einem bestimmten Verlaufsabschnitt kann man nicht nur eine Unterbrechung der von hier dirigierten pathologischen Reizleitungen bewirken, sondern, gerade weil die Ganglienknoten so gut wie immer schwere pathologische Veränderungen aufweisen und damit als Reizherde gelten können, auch im gewissen Sinne kausale Therapie treiben. Im Kapitel über die Pathogenese haben wir uns ausgiebig darüber unterhalten (Kap. I, B, 4). Der Circulus vitiosus zwischen erkrankter Peripherie und pathologisch veränderten Ganglienknoten kann an verschiedenen Stellen gesprengt werden: mittels einfacher Durchschneidung des Grenzstrangs oder Resektion seiner weißen oder grauen Äste, am wirksamsten jedoch durch Herausnahme der pathologisch veränderten Ganglien selbst. Immer wieder fragt man sich und muß sich bei jedem Fall von Durchblutungsstörungen erneut fragen, ob denn überhaupt ein solch großer Eingriff und die Entfernung immerhin lebenswichtiger neuraler Zentralorgane zu rechtfertigen ist, zumal damit ja auch andere vegetative Funktionen ausfallen. Allen entgegengebrachten Einwänden zum Trotz hat die klinische Erfahrung tausendfach bewiesen, daß ein solcher Eingriff nicht nur vom Organismus ungestraft hingenommen wird, sondern daß vielmehr dadurch wesentliche Besserung und sogar Heilung der Durchblutungsstörungen zu erzielen sind. Die Anzeige hierzu muß selbstverständlich ganz besonders streng gestellt werden.

Nach theoretischen Überlegungen sollte es eigentlich genügen, die postganglionären Fasern, also die Rami communicantes grisei, zu durchschneiden, weil sie vom Grenzstrang in die Plexus des betreffenden Gliedes ziehen und weil damit dessen größtmögliche Denervation zu erreichen sein müßte, während man die präganglionären, die Rami communicantes albi, und die im Grenzstrang verlaufenden Fasern, die Rami internodales, erhalten könnte. Das würde also bedeuten, daß man beispielsweise im zerviko-thorakalen Abschnitt auf diese Weise die postganglionären in den Plexus brachialis einmündenden Fasern unterbrechen und alle präganglionären Fasern für Hirn, Herz und Lunge schonen könnte, und daß man, wenn man im Lendenabschnitt durch die Ramisektion wohl die Vasomotoren und anderen sympathischen Fasern für das Bein durchtrennt, die viszeralen Äste für die unteren Bauch- und Beckenorgane erhalten könnte. Die Praxis spricht aber dagegen. Nicht nur aus anatomischen Gründen ist es unmöglich, durch Ramisektomie allein eine Gliedmaße sympathisch völlig zu entnerven, sondern auch technisch ist es ausgeschlossen, bei der Operation in situ alle grauen Äste zu erkennen und von den weißen zu trennen. Auch nicht nach der Verlaufsrichtung kann man sie zuverlässig unterscheiden, wie *Rieder* zwar angibt. Eine unvollständige Operation ist aber oft gleichbedeutend mit einem Mißerfolg. Davon ganz abgesehen, steht man allgemein, mit Ausnahme der *Mayo*-Klinik, neuerdings auf dem Standpunkt, daß die präganglionären Fasern für die pathologisch gesteigerte Vasokonstriktion wichtiger sind als die postganglionären, daß also die präganglionäre Sympathektomie bzw. Ramisektion den Vorzug der größeren Vasodilation habe. Daß mit der Durchtrennung der postganglionären Fasern eine wesentlich stärkere Adrenalinüberempfindlichkeit als mit präganglionärer Durchtrennung bewirkt wird, die unter Umständen in den zugehörigen Gliedmaßen die Vasokonstriktion sogar wieder vermehren kann, habe ich ebenfalls schon oben erwähnt. Nicht einmal die Durchtrennung der grauen und weißen Grenzstrangäste ist imstande, eine völlige Vasomotorenunterbrechung für die Gliedmaßen zu erreichen, da ja durch die Rami internodales die Verbindung zu peripheren Grenzstrangabschnitten erhalten bleibt.

Diese Überlegungen haben dazu geführt, den Grenzstrang selbst zu durchschneiden, und zwar an den Stellen, wo man die präganglionären Fasern für die Gliedmaßen möglichst zusammengefaßt treffen kann. Nach den mehrfach zitierten Untersuchungen *Foersters* durchschneidet man alle präganglionären Fasern für den Arm bei einer Grenzstrangdurchtrennung in Höhe von Th_3, ohne eine Vasodilatatorenfaser zu treffen, und die Mehrzahl der präganglionären Fasern für das Bein in Höhe von L_{2-3}.

Die einfache Grenzstrangdurchtrennung unterhalb des 2. Brustganglion, in Höhe also von Th_3 hat den Vorteil, das Auftreten des *Horner*-Syndroms zu vermeiden, was bei der Ramisektomie in Höhe von Th_{1-3} nicht gelingt. Bei dem meist beidseitigen Leiden bessert die beidseitig ausgeführte Operation das Aussehen der Operierten wieder, so daß die Augenveränderungen keinen Grund abgeben sollten, die Radikalität des Operationsverfahrens einzuschränken. *Gask-Ross* u. a. vertreten die Meinung, den Lendengrenzstrang erst direkt über dem Beckenrand nach *Danielopolu* zu durchschneiden, um so die präganglionäre Versorgung der Sakralganglien aufzuheben, deren postganglionäre Fasern für die Vasomotorik des Beines und Fußes in Betracht kommen. Nach einer einfachen Durchtrennung an diesen Stellen sollen die Grenzstrangstümpfe wieder zueinanderfinden und so infolge Regeneration die Wirkungsdauer des Eingriffs beschränkt sein. Und weiter wird hiergegen geltend gemacht, daß eine maximale Vasodilatation nur erreicht wird bei gleichzeitiger Durchtrennung auch der postganglionären Fasern. Auch der Vorschlag, nicht einfach zu durchtrennen, sondern mindestens 1 cm des Grenzstrangs zu resezieren, ändert an den grundsätzlichen Einwänden nicht viel.

Deshalb ist empfohlen worden, die Grenzstrangdurchtrennung mit der Ramisektomie zu verbinden. Stellt man sich aber auf diesen Standpunkt, so hat es meines Erachtens wenig Sinn, das Rudiment von Grenzstrang im Körper zu belassen, zumal wenn, was ja erwiesen ist, seine Ganglien krankhaft verändert sind und als Reizherde weiter störend wirken können, weil sie durch die Rami internodales die Verbindung mit der Peripherie unterhalten.

Die Ausrottung des Grenzstranges mit seinen Ganglien, die Ganglionektomie, ist daher das am besten zu begründende und allein voll befriedigende Verfahren. Durch keinen anderen Eingriff am Sympathikus ist die schmerzstillende, hyperämisierende und heilungsbeschleunigende Wirkung der Ganglionektomie zu übertreffen. Auch *Gask* und *Ross* treten dafür ein, weil die stärksten Grade der peripheren Gefäßerweiterung nur dann erreicht werden, wenn außer den präganglionären auch die postganglionären Fasern entfernt werden, was hierbei der Fall ist. Rein operationstechnisch bedeutet die Ganglionektomie keinen größeren Eingriff als die Ramisektion, weil der operative Zugang für das eine wie für das andere Verfahren derselbe ist. Wenn auch mit der Ramisektion oder Grenzstrangdurchtrennung gelegentlich gute Resultate erzielt werden, was ich aus eigener Erfahrung bestätigen kann, so bleibe ich selbst doch aus den angeführten Überlegungen und meinen Erfolgsergebnissen heraus bei der Grenzstrangausrottung im oberen Abschnitt von C_8—Th_3, wobei das Ganglion cervicale inferius, thoracale I und II fortfallen, und im unteren Abschnitt von L_2—S_1 mit den eingeschlossenen Ganglien, wobei ich wegen der anatomischen Variationen unter Umständen noch etwas mehr nach oben oder unten gehe, um am oberen bzw. unteren Ende des Resektionspräparates stets noch das entsprechende Ganglion mit wegzunehmen. Ebensowenig wie die Unterbrechung der viszeralen Äste bei der Novocain- bzw. Alkoholblockade zieht die Durchschneidung dieser Äste bei der Ganglionektomie eine nennenswerte Störung für den Kranken nach sich. Diese immerhin auffallende Tatsache erleichtert den Entschluß zu radikalem Vorgehen.

Wie bei der einfachen Grenzstrangdurchtrennung bereits erwähnt, läßt sich das Auftreten des *Horner*-Syndroms bei Durchschneidung unterhalb des 2. Brustganglions meist wohl vermeiden, immer jedoch nicht, wie mich meine Erfahrungen bei der thorakospischen transpleuralen Durchtrennung am unteren Rand der 3. Rippe gelehrt haben, obschon die Lidsenkung hierbei wesentlich geringer war. Es ist aber meines Erachtens völlig sinnlos, in der gleichen Absicht bei der oberen Ganglionektomie nur das 1. und 2. Brustganglion zu entfernen, und das untere Halsganglion zu belassen *(Flothow)*. Denn erstens gelingt die Vermeidung des *Horner*-Syndroms damit durchaus nicht immer zuverlässig und zweitens läßt man in diesem Falle ja ein für den Arm noch wichtiges Ganglion krank — darauf weise ich auf Grund histologischer Untersuchungen immer wieder hin — im Körper zurück. Die Operation ist also unvollständig und, wenn man sich schon einmal zur Ganglionektomie entschlossen hat, nicht folgerichtig angezeigt. Man sollte sich auch bei der Hals-Brustganglionektomie von anatomischen und pathologischen Gesichtspunkten leiten lassen und das *Horner*-Syndrom als das kleinere Übel mit in Kauf nehmen.

Zugang zum Hals-Brust-Grenzstrang

Der Weg von vorn: Das heutige Vorgehen ist aus dem Verfahren von *Brüning*, *Diez*, *Leriche* und *Braeucker* entwickelt. Ohne die Geschichte und mannigfachen Abwandlungen der einzelnen Verfahren zu würdigen, will ich nur mein Vorgehen schildern, das auch dem von *Gask* und *Ross* weitgehend entspricht. Die anatomische Situation geht aus der Abb. 96 hervor.

Unter Evipan-Äthernarkose wird bei Rückenlage des Kranken ein kurzer Kragenschnitt von 7—8 cm Länge dicht über dem Schlüsselbein gelegt, sodaß der Schlüsselbeinansatz des Kopfnickers nötigenfalls etwas eingekerbt werden kann. Die Vena jugularis externa wird reseziert und unter stumpfem Vorgehen der M. omohyoideus an seiner schmalsten Stelle durchtrennt, wobei meist keinerlei Blutstillung nötig ist. Weiter stumpf vordringend wird der M. scalenus anticus aufgesucht, der über ihn verlaufende N. phrenicus freipräpariert und nach medial gehalten, dann erst der Scalenus am Rippenansatz durchtrennt. An dem freigelegten oberen Rande der A. subclavia wird nun je nach der anatomischen Situation der Truncus thyreo-cervicalis bzw. die A. thyreoidea inf. reseziert, um einen ungehinderten Zugang in die Tiefe zu bekommen. Oft ist auch diese Resektion nicht nötig, gelegentlich dafür aber die Resektion der A. transversa colli. Gar nicht selten bin ich auch ohne Durchtrennung auch nur eines Gefäßes außer der V. jugularis ext. ausgekommen. Jetzt liegt die Pleurakuppe vor, die sich nach Spaltung oder stumpfer Lösung der *Sibson*schen Faszie am hinteren Rande der obersten Rippe leicht stumpf abtrennen und mit einem langen schmalen Wundhaken mitsamt der A. subclavia nach unten halten läßt. Unbedingt zu vermeiden ist in der Tiefe jeglicher Hakenzug nach außen, um den Plexus brachialis und seine spinalen Wurzeln zu schonen. Bis zum unteren Rande der 3. Rippe wird die Pleura von diesen und den Wirbelkörpern abgeschoben. Selten mal reißt trotz aller Vorsicht die Pleura etwas ein, sie wird dann sofort mit feinster Katgutnaht wieder verschlossen, was

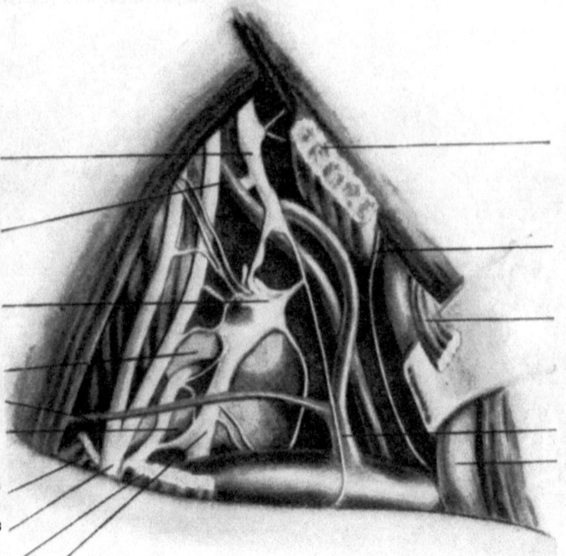

Abb. 96. Die Lagebeziehungen des rechten Ganglion cervicale medium und inferius sowie des 1. Brustganglions (Ganglion stellatum) und des oberen Brustgrenzstranges. Nach Spaltung der *Sibson*schen Faszie ist die Pleura aus dem Blickfeld heraus nach unten abgelöst, so daß der Brustgrenzstrang vor den Rippenhälsen I und II sichtbar ist. Die A. subclavia kommt bei der Operation auch nicht so zu Gesicht wie auf der Zeichnung. Die A. transversa colli geht hier vom Truncus thyreocervicalis ab anstatt, wie meist, direkt aus der A. subclavia.

mühelos gelingt, wenn sie weit abgelöst und infolgedessen gut beweglich ist. Reißt sie auch beim Nahtversuch noch weiter, so ist keine Zeit und Mühe mit weiteren Versuchen zu vertun, da ein kleiner Einriß an dieser Stelle auffallenderweise keinen großen Pneumothorax hinterläßt, der gegebenenfalls am Ende der Operation von besonderem kleinen Punktionsstich von hinten her abgesaugt werden muß. In der so geschaffenen engen trichterförmigen Wundtiefe liegt das Köpfchen der 1. Rippe verhältnismäßig gut zugänglich. Ist es nicht von vornherein sichtbar, so klärt der tastende Finger darüber auf. Unmittelbar vor ihm liegt das Ganglion cervicale inf., mit dem Ganglion thoracale I breit zu einem Ganzen vereinigt. Wenn man die darüber verlaufende, oft derbe prävertebrale Aponeurose mit der anatomischen Pinzette zerteilt, kommt es deutlich zu Gesicht. Eine Orientierung nach der A. vertebralis, von der es lateral liegt, habe ich nie für nötig befunden. Seine nach oben zum Ganglion cervicale medium ziehenden Verbindungen gehen über die A. vertebralis hinweg, da die Arterie nach oben mehr lateral und hinten ihren Weg sucht. Meist habe ich die A. vertebralis bei meinen Operationen überhaupt nicht zu Gesicht bekommen.

Hat man das Ganglion stellatum erkannt und freigelegt, ist der Grenzstrang nach unten weiter zu verfolgen bis unter die 3. Rippe, jedenfalls bis unter das Ganglion thorakale II. Nach meinen Erfahrungen sind nur sehr selten die Ganglien mit den Rippen bzw. Wirbelkörpern zahlengleich, die Variationen sind vielmehr außerordentlich zahlreich. Bei der Präparation ist Vorsicht am Platze, um die oft über die Äste des Grenzstrangs hinwegziehenden kleinen Gefäßästchen nicht zu verletzen, deren Blutung bei der Wundtiefe einen störenden Aufenthalt bedeutet, besonders da sie nachträglich schlecht zu fassen sind. Vorherige Abklemmung mit Clips erleichtert das Arbeiten ganz wesentlich. Von unten her

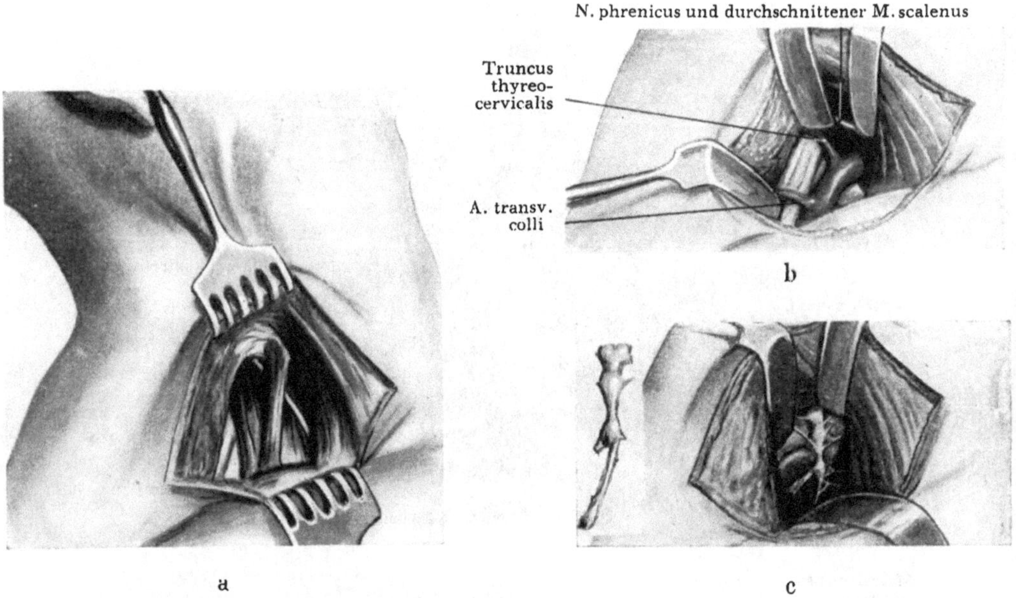

Abb. 97 a—c. Drei Operationsphasen der Freilegung des Hals-Brust-Grenzstranges von vorn (vgl. anatomische Situation auf Abb. 96).

a) Hinter dem klavikularen Kopfnickeransatz kommt unter dem M.omohyoideus der N.phrenicus auf dem M.scalenus ant. zu Gesicht.
b) Nach Durchtrennung des Skalenus und Beiseiteschieben des Phrenikus erscheinen die Abgänge aus der A. subclavia (Truncus thyreocervicalis und A. transversa colli), in der Tiefe der Plexus brachialis.
c) Nach Trennung der *Sibson*schen Faszie und stumpfer Präparation der Pleura ist der Grenzstrang auf den Rippenhälsen zu sehen. Links daneben der entfernte Grenzstrang

wird dann der Grenzstrang nach Durchtrennung abgelöst und jedes seiner Ästchen einzeln durchschnitten, um nicht noch nachträglich Gefäßverletzungen zu setzen. Die Durchtrennung der Rami communicantes ist unbedingt als letzter Akt der Operation vorzunehmen, da trotz aller Vorsicht doch noch kleine Blutungen eintreten können, die bei Durchtränkung der Gewebe die anatomische Situation erheblich verwischen würden. Gelingt die mechanische Blutstillung in der Tiefe nicht sofort, so ist bei der Unzugänglichkeit des Operationsgebietes und wenn es sich, wie zumeist, nur um kleinere venöse Blutungen handelt, Unruhe des Operateurs das Schlimmste. Instrumentelle Kompression mittels Stieltupfers für 3—4 Minuten bringt die Blutung meist zum Stehen. Ein auf die Pleurakuppe für 24 Stunden aufgelegtes dünnes Gummidrain läßt geringfügige Mengen Sickerblutes leicht austreten. Die kurzdauernde Drainage halte ich wegen der starrwandigen Höhle, an die sich die Pleura erst langsam wieder anlegen muß, für zweckmäßig. Dichte Platysma- und Hautnaht beenden den Eingriff. Steht keine verstellbare Lichtquelle zur Verfügung, so erleichtert eine Stirnlampe sehr die Übersicht (Abb. 97, 98).

Bei doppelseitig notwendiger Hals-Brust-Grenzstrangausrottung gehe ich immer zweizeitig vor, andere operieren jedoch auch beidseitig gleichzeitig (*Gask-Ross*).

Der Weg von hinten wurde von *Adson* entwickelt und wird anscheinend in Amerika bevorzugt. Ich finde ihn durchaus nicht leichter, sondern weniger gewebsschonend und die Darstellung des Grenzstrangs weniger übersichtlich. Aus denselben Gründen hat *Flothow* ihn nach 100 eigenen Operationen zugunsten des vorderen Zugangs verlassen.

Der Kranke liegt hierbei auf dem Bauch und läßt die Arme über die Tischkante herabhängen. In der Mittellinie über den Dornfortsätzen C_6—Th_4 wird der Hauptschnitt geführt. Dann werden die Ansätze der Mm. trapezius, rhomboideus und serratus posticus superior von den Dornfortsätzen abgelöst und die Muskeln nach außen gezogen, bis der M. sacrospinalis und das untere Ende des M. splenius capitis erscheinen. Der letztere wird in seiner Längsrichtung soweit gespalten, bis die Querfortsätze des 1. und 2. Brustwirbels freiliegen. Subperiostal werden etwa 3 cm der 1. Rippe reseziert und der Wirbelquerfortsatz mit Meißel oder *Luer*scher Zange fortgenommen. Vor einer Verletzung der Pleura sowie des 1. und 2. Thorakalnerven und der Interkostalarterien muß man sich bei diesem Akt hüten. Eine Längsspaltung des vorderen Periostes bzw. der Gelenkkapseln der 1. Rippe ist meist nicht nötig. Von den Seitenflächen der Wirbelkörper wird die Pleura vorsichtig abgeschoben, und man erkennt nun den Grenzstrang vor der Stelle, wo das Rippenköpfchen sich befand. Er verläuft vor dem Thorakalnerven. Soll der Grenzstrang weiter abwärts bis unter das 2. Brustganglion fortgenommen werden, wird auch noch eine Resektion der 2. Rippe nötig, während das Ganglion cervicale inf. sich durch leichten Zug am Grenzstrang darstellen und mitentfernen läßt. Die von vornherein vorgenommene Resektion auch der 2. Rippe erleichtert oft das Abschieben der Pleura und Auffinden des Grenzstrangs. Die Wunde wird schichtweise wieder geschlossen (Abb. 99a—b).

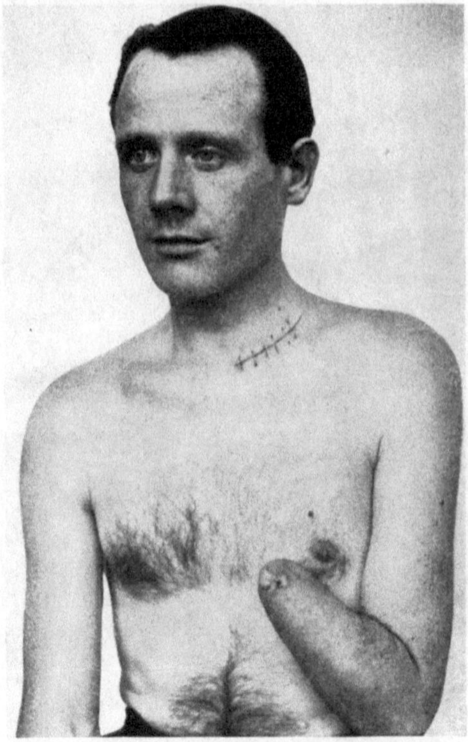

Abb. 98. K. S., 31 jähr. Kausalgie 3 Wochen p. op. Schnittführung beim Zugang zum Hals-Brust-Grenzstrang von vorn. *Horner*-Syndrom.

Um eine glatte Wundheilung zu erreichen und die lästige Spannung der Hautnaht zu vermeiden, ist *Adson* dazu übergegangen, die Dornfortsätze vor Schluß der Wunde abzutragen.

Der Weg durch die Pleurahöhle mittels Endoskopie ist durch *Kux* ganz neu aufgezeichnet worden. Der Grenzstrang mit den Ganglien schimmert am Lebenden durch die zarte Pleura durch, hebt sich deutlich als Strang hervor und ist nicht zu verfehlen (Abb. 100a—b). Die vorgängige Anlegung eines Pneumothorax wird am besten erst unmittelbar vor dem Eingriff vorgenommen, da gelegentlich die hyperämische Reaktion der Pleura die anatomische Situation etwas verschleiern kann. Nach Anlegung des Pneumothorax überzeugt man sich nochmals durch Röntgenkontrolle, daß keine Pleuraadhäsionen vorliegen, die das operative Vorgehen unmöglich machen können. Das Thorakoskop wird im 4. oder 5.

Zwischenrippenraum in der Achsellinie eingeführt und vermittelt einen unerwartet guten Überblick über den ganzen Verlauf des Grenzstrangs von der Pleurakuppel bis zum Zwerchfell. Die kollabierte Lunge kann nötigenfalls mit dem Instrument noch etwas beiseite gedrängt werden. Im Anfang erleichtert man sich das Zurechtfinden und Abzählen der Rippen innerhalb der Brusthöhle sehr, wenn man etwa 4—5 cm von der Dornfortsatzlinie entfernt in

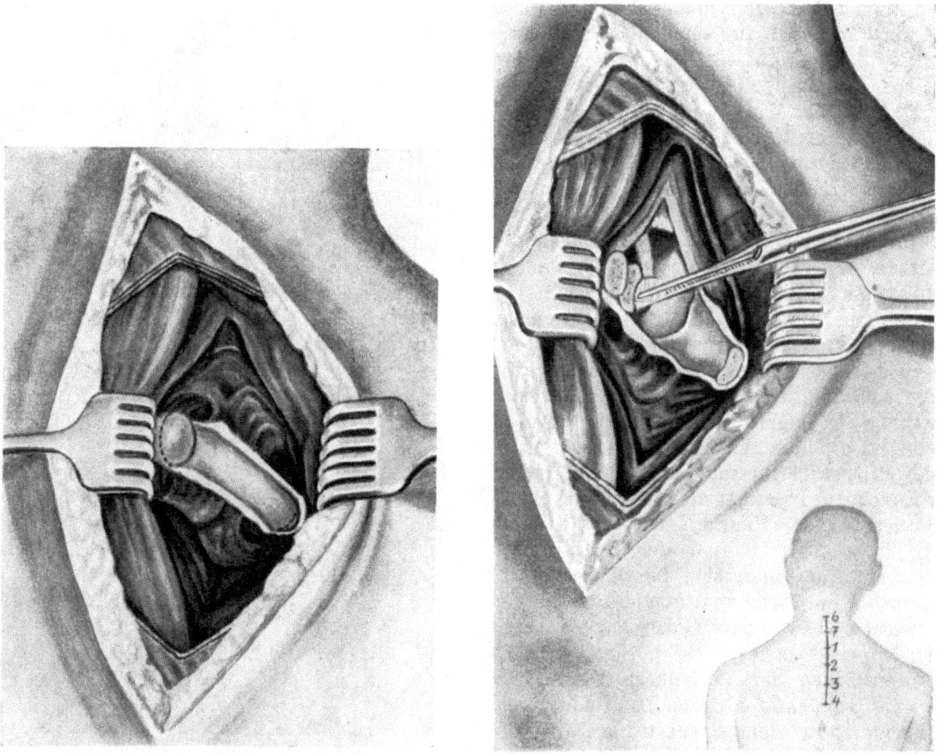

a b

Abb. 99 a—b. Zugang zum Hals-Brust-Grenzstrang von hinten nach *Adson*.
a) Der Proc. transversus des 1. Brustwirbels und 1. Rippe sind freigelegt.
b) Der Grenzstrang erscheint nach Resektion des Rippenköpfchens I und des Wirbelquerfortsatzes I (nach *Päßlers* Übersetzung von *Gask-Roß*, 1936).

der Sagittalebene eine Kanüle unterhalb der 2. Rippe von hinten in die Pleurahöhle einführt, deren Spitze endoskopisch sich dann zu erkennen gibt. Das operative Risiko wird bei dieser Methode auf ein Mindestmaß herabgedrückt und die Treffsicherheit durch die Augenkontrolle gewährleistet. Einspritzungen, Durchtrennungen, Elektrokoagulationen oder Kaustik werden dadurch möglich. Das Ganglion stellatum kann natürlich auf diesem Wege nicht erreicht werden, aber ganz vorzüglich der Grenzstrang in seinem wichtigsten Brustabschnitt zwischen Th_{2-4}.

Kux hat bei Hypertonie, Diabetes und Angina pectoris sowie Magen-Zwölffingerdarmgeschwüren das Verfahren angewandt. Ich habe bei funktionellen Durchblutungsstörungen, schweren Akrozyanosen und leichteren *Raynaud*fällen mit bestem Erfolg den Grenzstrang unterhalb der 3. Rippe mittels Kaustik durchtrennt. Vorgängige, ebenfalls endoskopisch durchzuführende Novocaininfiltration ist meist nicht nötig. Evipan-Dämmerschlaf oder andere Narkose sind unbedingt abzuraten. da die Lunge beim Pressen sich jedesmal aufbläht und die Sicht erheblich stört.

Dies Vorgehen widerspricht aber meinen grundsätzlichen Überlegungen von der Notwendigkeit der Entfernung der Ganglienkette als Krankheitsherd und Dauerreizquelle, sonst würde ich es wegen seiner technischen Eleganz viel häufiger anwenden.

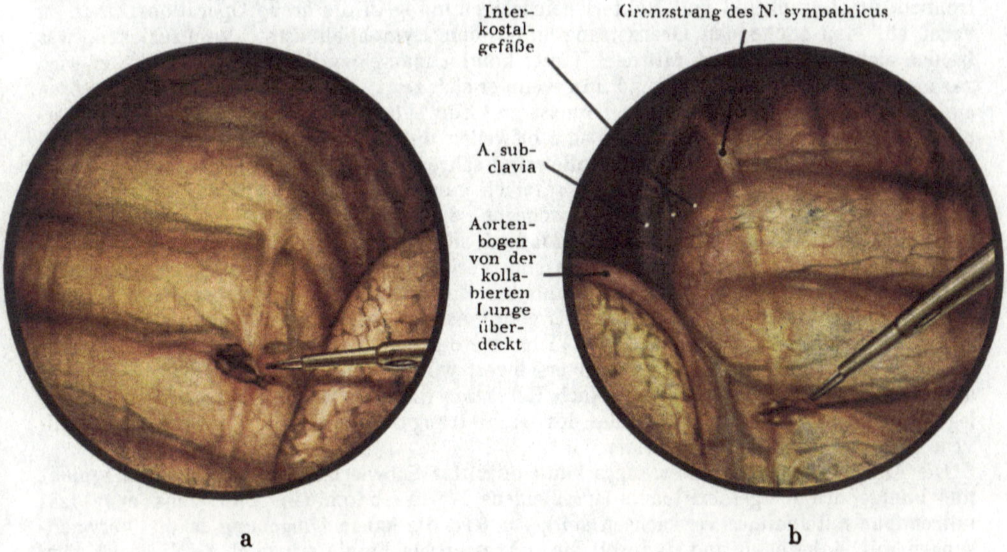

Abb. 100 a—b. Die transpleurale endoskopische Sympathikotomie mit dem Glühbrenner. Die Abbildungen des re. und li. oberen Pleuraraumes sind absichtlich mit etwas unterschiedlichem Blickwinkel gezeichnet, da ja auch der Einstich in den Brustraum jeweils etwas verschieden ist. Dadurch sind die Größenverhältnisse und der Verlauf der Gefäße und Rippen unterschiedlich zur Darstellung gekommen.

Der Zugang zum Lendengrenzstrang

kann transperitoneal oder retroperitoneal erfolgen.

Der transperitoneale Weg nach dem Vorschlag von *Diez* ist auch heute noch sehr gebräuchlich. Er wird z. B. grundsätzlich von *K. H. Bauer* gewählt und ist angezeigt, wenn beidseitig gleichzeitig die lumbale Ganglionektomie vorgenommen werden soll. Wegen der vorfallenden Darmschlingen ist Beckenhochlagerung zweckmäßig. Mit etwa 15 cm langem Schnitt, dessen oberes Drittel oberhalb des Nabels liegen muß, wird paramedian der Bauch eröffnet. Linkerseits muß wegen der Gefäßversorgung des Darmes das hintere Peritoneum an der Außenseite des Colon descendens und des Sigmas eröffnet werden, wonach sich der ganze Darm nach rechts verziehen läßt. Rechterseits kann man sowohl an der Außenseite des Colon ascendens und des Coecums wie auch neben der Aorta, d. h. an der Innenseite des Dickdarms, das Peritoneum spalten, um sich unter Schonung der Mesenterialwurzel des Dünndarms und der A. colica dextra an die Wirbelsäule heranzuarbeiten. Rechts ist im oberen Abschnitt auf das kreuzende Duodenum acht zu geben und durch dieses oft weiterem Vordringen als bis an den 2. Wirbelkörper Einhalt geboten. Der lumbale Grenzstrang liegt seitlich den Wirbelkörpern an, von dem medialen Psoasrand überdeckt und oft zwischen seinen Ansätzen versteckt. Eine Verwechslung mit dem in seiner unmittelbaren Nähe mit ihm gleichgerichtet verlaufenden Hauptlymphstrang wird dem Erfahrenen nicht leicht passieren, auch wenn wegen oft vorhandener inniger Verwachsungen die präparatorische Trennung der beiden Gebilde etwas Schwierigkeiten machen kann. Die insbesondere bei entzündlichen Veränderungen, Nekrosen und Gangrän der Zehen meist geschwollenen Lymphdrüsen haben eine andere Form und Konsistenz als die Ganglienknoten, die sich knorpelhart anfühlen und eine glattere Oberfläche bieten. Sind auch die „regionären“ Lymphdrüsen für die unteren Gliedmaßen in den Leistenbeugen gelegen, so ist doch oft auch der Lendenlymphstrang sehr weit hinaufreichend auffallend stark entzündlich verändert. Größere Lymphbahnen vermeide man zu durchtrennen, um Lymphfluß und Bakterieneinschwemmung in die große Operationswunde zu verhüten. Man suche den Grenzstrang unter den Lymphbahnästen durchzuziehen, was freilich nicht immer gelingt. Mit dem Ureter kommt man eigentlich nie in Konflikt, er wird gar nicht besonders aufgesucht und nur, wenn er sich zeigt, zur Seite gedrängt. Meist stören einige Lumbalvenen, die über den Grenzstrang hinweglaufen, sie müssen zwischen Unterbindungen durchtrennt werden. Auf eine bisweilen unter dem Staudruck der Bauchspatel bis hühnerfederkieldicke Lumbalvene, die etwas schräg von oben her in Höhe des 5. Lendenwirbels in die Vena iliaca einmündet, rate ich ganz besonders zu achten, weil sie stets über den Grenzstrang hinwegzieht, wogegen die anderen Lumbalvenen öfter auch unter ihm verlaufen. Sie ist so konstant, daß ich sie immer wieder exakt freipräpariere und nach Unterbindung durchschneide, denn eine Verletzung derselben verursacht eine starke Blutung, die zu stillen länger aufhält und bei Einreißen der Einmündungsstelle aus der Iliaca-Wand eine seitliche Gefäßnaht notwendig machen kann. Zudem macht eine derartige Blutung das ganze Operationsfeld im Nu infolge der Gewebsdurchsetzung so unübersichtlich, daß die weitere Orientierung sehr erschwert wird, zumal wenn der Grenzstrang noch an keiner Stelle freipräpariert war. Nach Resektion dieser 5. Lumbalvene gelingt die Freilegung des obersten sakralen Anteiles des Grenzstranges dann sehr leicht, weil die Iliacalvene sich nunmehr besser verziehen läßt.

Die Auffindung des Grenzstranges kann mitunter Schwierigkeiten machen, wenn nicht nur infolge des fortgeschrittenen Gefäßleidens Aorta abdominalis und Vena cava fast untrennbar miteinander verwachsen sind, sondern die ganze Umgebung in die Verwachsungen mit einbezogen und dadurch die prävertebrale Faszie erheblich verdickt ist. Am leichtesten läßt sich der Grenzstrang fast immer in Höhe des 3. Lendenwirbels darstellen. Ich suche ihn deshalb grundsätzlich hier zuerst auf und arbeite mich dann weiter nach oben und unten vor. Das Fassen kleinerer Gefäße mit Clips erleichtert und beschleunigt auch hier ganz wesentlich die Operation. Gute Sicht ist unbedingtes Erfordernis, um die Rami communicantes und den Grenzstrang oben und unten zu durchtrennen. Man durchschneide nirgends „blind“ irgendwelche Gewebsfasern, es kommen zu leicht Blutungen aus übersehenen Gefäßen vor. Langsames und ruhiges Operieren bedeutet hier in jedem Fall Zeitgewinn! Ein Herausdrehen des Grenzstranges, wie bei der Exhairese des Phrenikus, ist aus dem gleichen Grunde und wegen möglicher Verletzung spinaler Nerven nicht ratsam.

Bei transperitonealem Vorgehen können beide Seiten gleichzeitig operiert werden. Es folgt dichte Naht des hinteren Bauchfells und schichtweiser Schluß der vorderen Bauchwunde ohne Drainage. Gelingt wider Erwarten die Blutstillung im retroperitonealen Raum nicht exakt, so kann man hinter dem vernähten Bauchfell ein Drain nach hinten zur Lende durch einen besonderen kleinen Schnitt herausleiten, was ich nur einmal für notwendig gehalten habe.

Retroperitoneal wird der lumbale Grenzstrang von den meisten in Anlehnung an *Royle* durch einen Flankenschnitt wie zur Ureter- bzw. Nierenfreilegung aufgesucht. Trotz aller Vorsicht resultieren hiernach aber gar nicht so selten Bauchdeckenschwächen und selbst Hernien, so daß andere Wege beschritten wurden. *Leriche* und *Wertheimer* wählten einen Schnitt von der 12. Rippe parallel zu den Dornfortsätzen bis zur Spina iliaca post., durchtrennten die Querfortsätze der Lendenwirbel und resezierten temporär sogar den medialen Teil der Beckenschaufel, gingen also von hinten her vor. *Stahl* und andere schlugen noch andere Zugänge vor, die ich aber nicht alle aufzählen will.

Ich führe, nachdem ich früher auch andere Wege gegangen bin, den Schnitt nach *Rieder* bei Rückenlage des Kranken in der Linea alba von gut handbreit oberhalb des Nabels und dann rechts bzw. links um diesen herum in der Mittellinie weiter bis fast zur Symphyse. Die Rektusscheide wird an ihrem medialen Rand eröffnet, so daß der Rektus sichtbar wird und zur Seite gehalten werden kann. Die hintere Rektusscheide muß so eröffnet werden, daß das Peritoneum sich geschlossen abschieben läßt. Das gelingt am leichtesten von unten her, indem man sich mit dem Finger die Linea semicircularis, die den unteren Rand des Musculus transversus abzeichnet, zur Darstellung bringt und nun unter Anspannung der hinteren Rektusscheide mitsamt dem M. transversus diese etwas hochhält und dann mit Stieltupfer das Bauchfell abschiebt. Schrittweise wird so die hintere Rektusscheide parallel zum äußeren Schnitt eröffnet, wobei man in Nabelhöhe darauf achten muß,

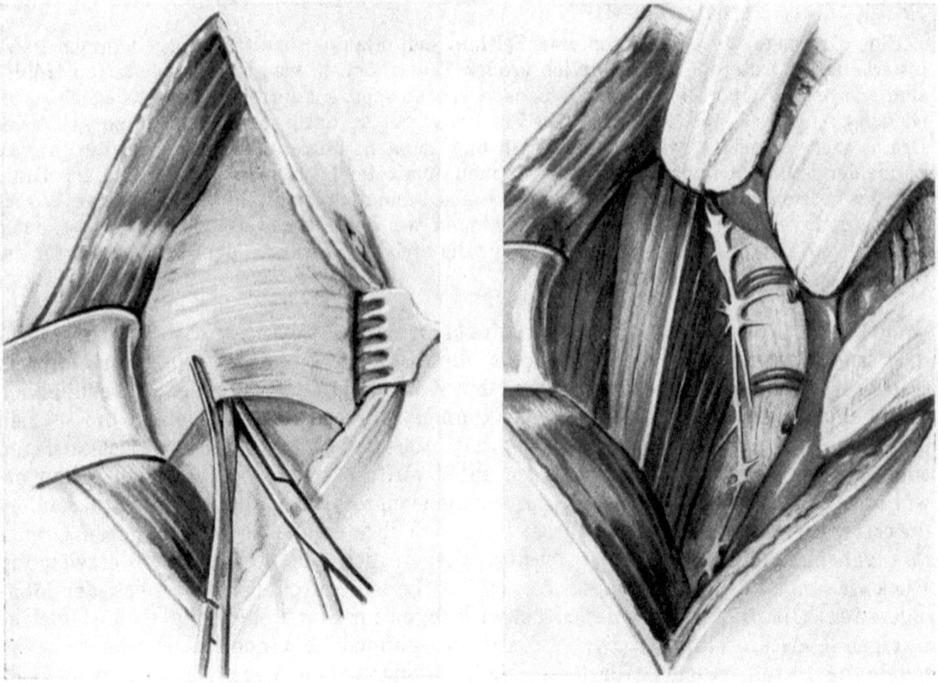

a b

Abb. 101 a—b. Operationsphasen der retroperitonealen Freilegung des Lendengrenzstrangs von vorn nach *Rieder*.
a) Ablösung des Peritoneums nach Mittelschnitt von der Linea semicircularis aus.
b) Verlauf des Grenzstrangs zwischen den Psoasursprüngen. Die A. abdominalis kommt auf der re. Seite gar nicht zu Gesicht, an der V. iliaca sind zwei größere Lumbalvenen durchtrennt, von denen die obere oft unter dem Grenzstrang herläuft.

gut 4—5 cm vom Nabel entfernt zu bleiben, da das Bauchfell sich hier besonders schlecht abstreifen läßt. Diese Präparation ist beinahe der schwierigste Teil der ganzen Operation. Gelegentliche kleine Einrisse des Peritoneums werden sogleich wieder vernäht. Weiter gelingt dann das lateralwärts gerichtete Abdrängen des Peritoneums leicht, so daß der ganze Bauchinhalt gut verpackt nach medial verdrängt werden kann. Man achte nur darauf, daß man sich nicht am äußeren Rande des Psoas in die Tiefe verliert, sondern suche sogleich seine medialen Ansätze an den Wirbelkörpern auf, wo man dann ja auch den Grenzstrang zu suchen hat (Abb. 101 a—b).

Im übrigen sind die Schwierigkeiten und Besonderheiten bezüglich Auffindung des Grenzstranges, Blutung und Blutstillung, 5. Lumbalvene usw., dieselben wie bei der transperitonealen Methode. Beim Operieren auf der rechten Seite bekommt man meist gar nicht die Bauchaorta ins Operationsfeld, sondern nur die Vena cava; auf der linken Seite ist es umgekehrt. Der Ureter kommt ebenfalls nur selten zu Gesicht, weil er sich gewöhnlich ohne weiteres mit dem Bauchfell abdrängen läßt.

Nur ganz ausnahmsweise, bei sehr mageren Menschen, ist es mir gelungen, von einer Seite her mich vor der Wirbelsäule und den großen Bauchgefäßen retroperitoneal auf die andere Seite vorzuarbeiten und von demselben Schnitt aus gleich den anderen Grenzstrang in der gewünschten Ausdehnung mit zu entfernen. Eine doppelseitige Operation des Grenzstranges retroperitoneal von zwei Seiten gleichzeitig vorzunehmen, dürfte wohl niemand planen. Die Operation der anderen Seite kann aber bei der Schnittführung nach *Rieder* unter Ausschneiden der alten Hautnarbe in der Mittellinie vor sich gehen, so daß nur eine einzige äußere Narbe resultiert.

Eine Drainage, die ich früher eine Zeitlang bei Flankenschnitten vorgenommen habe, unterlasse ich trotz der ungewöhnlich großen Wundflächen, weil hier keine starren Höhlen sind wie bei der Operation des Hals-Brust-Grenzstrangs, sondern die Weichteile sich sofort wieder aneinanderlegen. Auch bei den Flankenschnitten hatte ich in der letzten Zeit keine Drains mehr eingelegt, weil ich die Erfahrung gemacht hatte, daß die bei der nie ganz zu vermeidenden Eröffnung von Lymphbahnen austretende Lymphe bei liegendem Drain sich besonders leicht infiziert oder von sich aus besonders leicht eine Infektion der Wunde herbeiführt. Seitdem waren die Wundheilungen wie bei anderen aseptischen Operationen. Übrigens ist gerade die Infektionsgefahr für die meisten Chirurgen der Hauptgrund für das retroperitoneale Vorgehen.

Daß die Operationen am Symphatikus auch Gefahren in sich bergen, darf nicht erstaunen, da ja schon die Blockaden nicht ganz ungefährlich sind. Ich will hier gar nicht einmal von den Komplikationen sprechen, die schließlich jeden chirurgischen Eingriff bedrohen können, sondern nur von denen, die speziell dem Eingriff am vegetativen bzw. sympathischen Nervensystem zur Last zu legen sind. Einige Nebenerscheinungen, die dabei auftreten können, habe ich schon erwähnt. Obwohl die inneren Organe eigenen viszeralen Ganglien noch besonders unterstehen und auch jede Gliedmaße für sich ihre eigenen übergeordneten Grenzstrangabschnitte und Ganglien besitzt, liegen bei der netzartigen Verzweigung Rückwirkungen auf das gesamte vegetative System durchaus im Bereich der Möglichkeiten. Oft prägen sich diese Rückwirkungen im Sinne einer allgemeinen gleichsinnigen Umstimmung des Systems aus, sie können aber auch widersinnig in Erscheinung treten. Auch dafür habe ich in meiner schon mehrfach zitierten Arbeit in Bruns Beiträgen Beispiele angeführt. Ich bringe hier nur folgende:

Nach Ramikotomie von $L_3 - S_2$ links wegen Angiitis obliterans erlebte z. B. *Lehmann* bei einem „überempfindlichen" Kranken eine Störung des ganzen Vasomotorenapparates, die sich in zehnpfenniggroßen Staseherden am Dünndarm mit tödlicher Durchwanderungsperitonitis äußerte.

Einen von *Blumensaat* erstmalig beschriebenen Lungenkrampf (massiver Lungenkollaps) nach Sympathektomie von $C_8 - Th_2$, der zum Tode führte, muß ich sogar unter meinen Operationen 3 mal berichten, worunter sich auch ein Todesfall durch offenbar neurale Sympathikusreizung ereignete.

Im letztgenannten Fall war bei der 74jährigen Frau E. B., bei der wegen Fingerspitzengangrän beider Hände rechtsseitig die Sympathektomie von $C_8 - Th_3$ von mir gemacht worden war, ein Krampf der rechten Lunge aufgetreten. Der Lungenkrampf konnte durch kein Mittel behoben werden, so daß noch am Operationstag der Tod eintrat. Über der rechten Brustseite fand sich ausgesprochener Schachtelton bei kaum hörbaren Atemgeräuschen, doch konnte ein Pneumothorax durch Druckmessung mit dem Druckmeßapparat sicher ausgeschlossen werden. Dazu fand sich eine scharfrandig abgesetzte Anämie der rechten Gesichtshälfte und des rechten Armes; rechts war die Schweißsekretion völlig aufgehoben. Die linke Gesichtshälfte dagegen schwitzte und war stark gerötet. Neben Zeichen einer einwandfreien Sympathikuslähmung rechts fanden sich Zeichen starker sympathischer Reizung links. Leider wurde die Sektion von den Angehörigen verweigert. Die Operation war bei der mageren Person technisch außerordentlich einfach, so daß deswegen die Operation gefilmt wurde.

Im zweiten Fall des 31jährigen K. S., der von meinem Oberarzt operiert worden war und zum Glück mit dem Leben davonkam, waren der Lungenkrampf und ein Pneumothorax auf beiden Seiten, auch der nichtoperierten, eingetreten. Hier wurden wegen Stumpf-Kausalgie alle Äste von C_8 — Th_2 und der Grenzstrang unterhalb des 2. Rippenköpfchens durchtrennt. Infolge anatomischer Besonderheiten — das Ganglion stellatum lag fast medial hinter der A. vertebralis und umschlang diese mit mehreren postganglionären Fasern — wurde der Grenzstrang nicht entfernt. Zur Klarstellung der anatomischen Situation war die präparatorische Freilegung mit Manipulationen verbunden gewesen, die über das erträgliche Maß offenbar hinausgingen und eine mechanische Reizung des Grenzstrangs

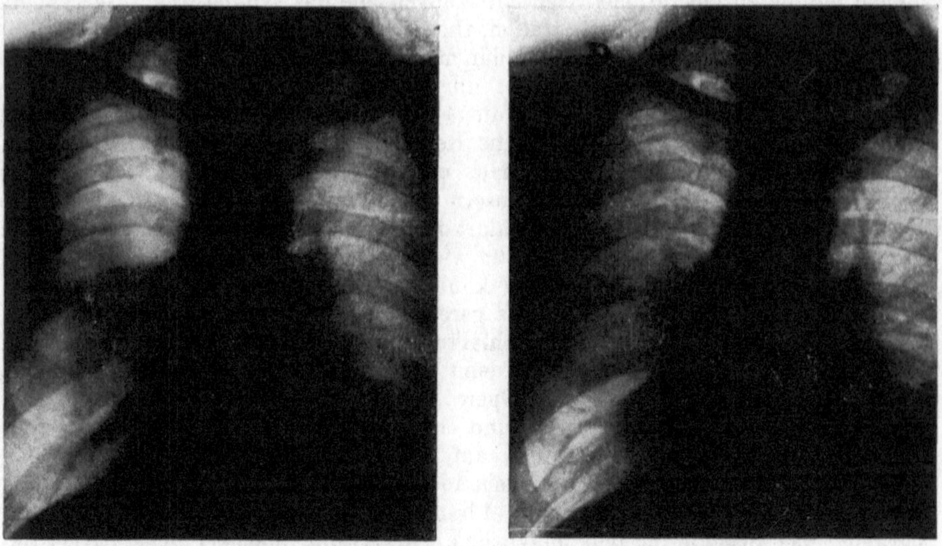

Abb. 102 a—b. F. L., 47 jähr. ♂. Angiitis obliterans. Massiver Lungenkrampf rechts (Alveolarspasmus) mit Pneumothorax nach linksseitiger Hals-Brust-Grenzstrangausrottung.

a) Zustand vor, b) nach Absaugung des Pneumothorax am Tage nach der Operation. Die Lunge ist wieder völlig entfaltet.

verursachten, womit der Lungenkrampf zu erklären sein könnte, der schon unter der Narkose schwerste Atemnot machte und erst nach 3—4 Tagen nachließ. Eine Pleuraverletzung war sicher auszuschließen, und damit wären ja auch der Lungenkrampf und Pneumothorax der anderen Seite noch nicht zu deuten gewesen. Die Operation hatte übrigens vollen Erfolg und der Kranke konnte gänzlich beschwerdefrei entlassen werden (Abb. 98 zeigt diesen Kranken).

Der dritte Fall betrifft den 47jährigen F. L., bei dem ich wegen schwerer Angiitis obliterans die linksseitige Grenzstrangausrottung von C_8 — Th_3 vorgenommen habe. Er bekam einen rechtsseitigen massiven Lungenkrampf mit Hautemphysem der oberen Brustabschnitte und des Halses trotz einwandfreier Unversehrtheit der linken Pleura während der Operation. Obwohl anderntags die Atemexkursionen auf der Kollapsseite, mit dem Pneumothorax-Apparat gemessen, einen Unterdruck von minus 2—8 anzeigten, konnten 1000 ccm Luft abgesogen werden, wonach sich die Lunge wieder vollständig entfaltete und entfaltet blieb. Das linke Zwerchfell war vorübergehend paretisch, der weitere Heilverlauf war völlig komplikationslos, der beabsichtigte Zweck voll erreicht. Hier war der Grenzstrang in auffallend schwieliger Umgebung, so daß seine Präparation mehr Manipulationen erforderte, als sonst üblich. Die Abb. 102a—b zeigen den Zustand des Lungenkrampfes und tags darauf die wieder entfaltete Lunge.

Nach *Sturm* kommt der Lungenkrampf durch eine sympathische Reizung der kontraktilen Elemente des Lungengewebes, insbesondere des Alveolarapparates zustande. Man spricht deshalb besser von einem Alveolarspasmus *(W. Bange)* Die Reizung kann zentral vom Diencephalon, wie bei einem z. B. von *Lohmann* beschriebenen Fall von Poliomyelitis oder, wie bei unseren Fällen wohl wahrscheinlich, durch Reflexwirkungen beim operativen Arbeiten am Grenzstrang verursacht werden. In den drei Fällen meiner Klinik erscheint sehr wohl der Verdacht begründet, daß durch die operativen Manipulationen eine Reizung des Grenzstranges hervorgerufen war. Außer Reizungen beim unmittelbaren Arbeiten am Grenzstrang selbst können bei diesen Operationen Nervenreizungen, die das sympathische Nervennetz mittelbar auch an anderer Stelle treffen, theoretisch zur Erklärung vielleicht herangezogen werden. Ich komme darauf, weil in meinem dritten Falle eine vorübergehende Phrenikusparese eintrat, die zweifellos durch das Beiseitehalten des Nerven verursacht war. Diese Parese betraf allerdings die linke operierte Seite und nicht die Krampfseite. Weiter liegen mechanische Reizungen des Vagus durch Hakendruck beim Zurückhalten der Gefäße durchaus im Bereich der Möglichkeit. Da Vagus sowohl wie Phrenikus sympathische Fasern enthalten, andererseits die Aufgabe des Sympathikus noch nicht eindeutig geklärt ist, wird sowohl in der dritten Auflage von *Sauerbruchs* Brustchirurgie von *Felix* wie auch von *Sturm* nurmehr vom „Vagosympathikus" gesprochen. Schließlich könnte noch, ebenfalls durch Hakendruck bei der Operation, der Sinus caroticus gereizt werden, denn nach *Hering* bewirkt Druckerhöhung im Sinusgebiet Bronchialkonstriktion und Miosis. Alle bisherigen Deutungsversuche befriedigen nicht; denn durch eine Reizung des Sympathikus allein lassen sich der sowohl nach Operationen wie nach Blockaden des Sternganglions auftretende Lungenkrampf und erst recht die begleitende Emphysembildung, die zum Spontanpneumothorax auf der behandelten Seite wie auf beiden Seiten, ja auch nur auf der nichtbehandelten Seite führen können, nicht erklären. Vielleicht liegt auch diesem Phänomen das „Kippschwingungsprinzip" zugrunde, das *Selbach* für den plötzlichen Umschwung mancher vegetativen Reaktion, insbesondere für inverse oder Paradoxreaktionen beansprucht (vgl. Kap. Physiologie).

Mein Oberarzt *W. Bange* hat kürzlich (1950) in der Berliner Chirurgischen Gesellschaft seine Ansicht hierüber zur Diskussion gestellt. Er erklärt die Entstehung des Pneumothorax als Unterbrechungswirkung der sympathischen Bahnen, die zum Lungennervensystem hinziehen. Nach dem *Wilder*schen Ausgangswertgesetz, auf das sich übrigens auch *Selbach* bei seiner eben erwähnten Kippschwingung bezieht, kann nur bei einer herabgesetzten Erregungslage des sympathischen Partners eine starke sympathische Reaktion im Lungengewebe ausgelöst werden. Ein dadurch auftretender aktiver Kollapsvorgang mit seiner diphasischen Emphysembildung im benachbarten Lungenbezirk verursacht eine umschriebene Spannungszunahme im Pleurablatt und ermöglicht hier das Auftreten von multiplen kleinen Pleurarissen, durch die Alveolarluft in den sich bildenden Pneumothorax übertreten kann. — Vorbedingung ist also eine vorhandene Herabsetzung der Erregungslage des Lungensympathikus zur Zeit des einsetzenden Reizes. Diese Vorbedingung kann sowohl durch eine Erkrankung der Lunge als durch Rückwirkung von anderen Organen auf die Lunge, wie auch durch krankhafte Veränderungen im zugehörigen Sympathikus selbst (histologisch nachgewiesene Ganglienzellveränderungen!) und schließlich sogar rein psychisch gegeben sein, ja selbst die Schnittverletzung an sich kann die Tonuslage entsprechend verändern. Jeder mögliche, diese veränderte Erregungslage treffende weitere Reiz kann dann die in Frage stehenden Reaktionen auslösen. Unter diesem erweiterten Blickwinkel ist es meiner Meinung nach gleichgültig, ob es sich um physikalische Reize (Zerrung, Dehnung, operative Maßnahmen) oder um chemische Reize (Novocain, ja selbst schon den physiologischen Atmungsreiz des CO_2) handelt.

Diese Fälle sollen jedenfalls Anlaß sein, die Notwendigkeit zarten gewebsschonenden Vorgehens bei Operationen am Sympathikus besonders zu betonen, da durch manuelle Reizung anscheinend nicht nur Gefäßspasmen hervorgerufen werden können, die *Sanchis-Perpiña* und *Usadel* beobachteten. Hieraus die Forderung abzuleiten, in jedem Fall von Arbeiten am sympathischen Grenzstrang

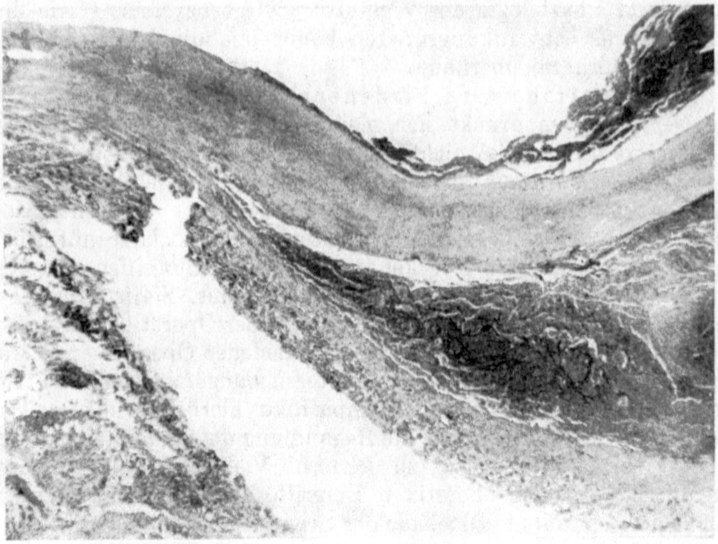

Abb. 103. Ju., 43 jähr. ♂. Angiitis obliterans. Innere Ruptur der A. iliaca comm., artifizielle Aneurysma dissecans-Bildung mit Abhebung und Blutung in die Wandschichten der Adventitia und Intima (Hämatoxylin-Eosin).

vorgängig die Novocaininfiltration vorzunehmen, um unliebsame Reflexe auszuschalten, erscheint mir jedoch zu weit zu gehen. Bei technischen oder anatomischen Schwierigkeiten ist sie vielleicht ratsam.

Eine andere eigenartige Komplikation mit tödlichem Ausgang erlebte ich bei dem 43jährigen Ju., dem ich wegen Angiitis obliterans den Grenzstrang von L_2— S_1 links resezierte. Infolge ungewöhnlich derber Verschwielung der Bauchaorta mit der Umgebung war es, anscheinend durch das Beiseitedrängen der schwererkrankten Arterie zu einer inneren Ruptur der Wand der A. iliaca communis wie bei einem Aneurysma dissecans mit thrombotischem Verschluß gekommen, ohne daß auch nur die Spur einer Blutung nach außen aufgetreten war, wie die Sektion aufdeckte (Abb. 103).

Solche Komplikationen bilden glücklicherweise Ausnahmen. Die Augenblicks- und Dauererfolge nach Sympathikusoperationen wegen Durchblutungsstörungen sind so überzeugend, daß ich mir diese Eingriffe aus der Behandlung dieser gefahrdrohenden Krankheiten gar nicht mehr fortdenken kann. Eine Zusammenstellung der Erfolge aus der Literatur zu bringen, halte ich einstweilen noch für verfrüht, weil die einzelnen Krankheitsfälle zu unterschiedlich, die

Indikationen zur Operation nicht einheitlich und infolgedessen die operativen Varianten zu zahlreich sind. Besser ist es da schon, sich auf das Urteil einiger weniger erfahrener Chirurgen zu verlassen und kleinere kasuistische Mitteilungen nicht zu überwerten. Über die Resultate meiner eigenen über 150 Grenzstrangausrottungen ist eine größere Arbeit in Gemeinschaft mit meinem Mitarbeiter *Meyran* in Vorbereitung.

Mißerfolge, Rückschläge und Verschlimmerungen sind selbstverständlich nicht ganz zu vermeiden, bei richtiger Indikation und richtiger Auswahl der Operationsmethode jedoch auf die wenigen unvorhersehbaren Reaktionen und Besonderheiten zu beschränken, denen wir bei diesem an Überraschungen reichen Organsystem immer ausgesetzt bleiben. Die Notwendigkeit einer genauen Kenntnis der Anatomie und Physiologie des vegetativen Nervensystems sowie ihrer Unterschiedlichkeiten und Schwankungsbreiten bleibt unabdingbare Voraussetzung für die Sympathikuschirurgie überhaupt.

In der Kombination verschiedener Operationsverfahren am sympathischen Nervensystem drückt sich meines Erachtens nur das mangelnde Vertrauen in die gewählten, meist nicht genügend radikalen Methoden aus. Selbst erfahrene Sympathicuschirurgen machen aber gelegentlich Gebrauch davon, und ich erwähnte schon, daß ich selbst meinen Arteriektomien eine Grenzstrangresektion oder Blockade vorausgeschickt habe. Die Grenzstrangblockade mit Novocain, die von vielen zu prognostischen Zwecken vor größeren Eingriffen am Sympathikus gefordert wird, scheidet in diesem Zusammenhang aus. Sie ist übrigens kein unbedingt zuverlässiges Kriterium für die Wertung einer Operationsvoraussage. Nur in einem Falle lasse ich die Kombination von verschiedenen Operationsverfahren gelten, nämlich beim varikösen Komplex. Nachuntersuchungen, eigene wie die anderer, haben gezeigt, daß mit Eingriffen am Sympathikus hierbei allein keine Dauererfolge aufzuweisen sind. Hier ist unbedingt die Behandlung des Krampfaderleidens und der Krampfadergeschwüre gleichzeitig zu fordern. Vielleicht sollte man aus dieser Indikation überhaupt keine operativen Eingriffe am Sympathikus mehr machen, sondern sich höchstens auf die Blockade des Grenzstrangs mit Novocain oder Alkohol beschränken und die dadurch erzielbare Hyperämie zur plastischen Deckung der Geschwürsflächen ausnutzen. Zunächst mit kleineren Eingriffen am Sympathikus einen Erfolg abzuwarten und erst bei Rückfall oder Mißerfolg sich zu größeren zu entschließen, ist nicht zu rechtfertigen, wenn man die Pathogenese der Durchblutungsstörungen folgerichtig durchdenkt.

Wiederholungsoperationen am Sympathikus sind daher oft nur ein Beweis entweder für falsche Anzeigestellung oder falsche Wahl des Eingriffs. Sie sind nicht imstande, das Vertrauen unserer Kranken in die nutzbringenden Operationen zu stärken, und sollten sich durch genaue Abwägungen der Gegebenheiten und Möglichkeiten vermeiden lassen.

Von anderen Operationen, die wegen Durchblutungsstörungen vorgeschlagen. sind, und die nicht das sympathische Nervensystem zum Ziele haben, hat die *Oppel*sche Epinephrektomie nurmehr historisches Interesse. Sie beruht auf der falschen Vorstellung einer Hyperadrenalinämie, die sich nicht hat bestätigen lassen. In seinem eigenen Lande hat er durch *Lavočkin* eine völlige Ablehnung erfahren und in anderen Ländern keine Anhänger gewonnen.

Die Venenunterbindung, von *Petrow* empfohlen, sollte durch Rückstauung in den venösen Kreislaufabschnitten ein längeres Verweilen des immer noch etwas Sauerstoff enthaltenden Blutes bewirken und damit die Gewebsversorgung bessern. Auch sie hat sich nicht durchsetzen können, ebensowenig wie arteriovenöse Anastomosierung großer Gefäße nach dem Vorschlag *Wietings*, womit eine Arterialisierung des venösen Kreislaufs in den erkrankten Gliedern beabsichtigt war.

3. Behandlung des Brandes. Amputationen

Es bleiben nur noch einige Worte zu sagen über die Behandlung des trockenen oder feuchten Brandes sowie über Amputationen.

Die Verhütung des Brandes ist eine unserer Hauptsorgen bei Durchblutungsstörungen. In den allgemeinen Maßnahmen haben wir schon kurz darauf Bezug genommen. Vor allem sind Mani- und Pediküren zu unterlassen. Immer wieder bekommt man Fälle zu Gesicht, bei denen der Brand von dabei geschehenen kleinen Verletzungen seinen Ausgang genommen hat. Bei bereits eingetretenem Brand (Nekrosen) ist das Augenmerk darauf zu richten, ihn trocken zu halten, was vor allem durch Vermeidung unnötiger Bäder und besonders feuchter Umschläge und Salbenverbände zu erreichen ist. Trockener, luftdurchlässiger oder Puderverband genügt im allgemeinen. Sulfonamidpuder sind in diesem Zustand wertlos. Liegt aber schon ein feuchter Brand (Gangrän) vor, so muß man sein Fortschreiten zu verhindern trachten. Das tun wir schon allgemein durch jedwede Maßnahme zur Behandlung der Durchblutungsstörung überhaupt, insbesondere sind aber gerade in diesem Zustand Salbenverbände und feuchte Umschläge völlig verfehlt und sehr geeignet, die Gangrän weiter zu treiben. Bei stark nässenden, namentlich den übelriechenden Gangränen beim Diabetes gebe ich jedoch gern kurze Bäder in dünner Kalium-Permanganatlösung. Erst nach vollständiger Abtrocknung darf wieder ein trockener oder Puderverband angelegt werden. Die Verabreichung von Tetanusantitoxin, die während des Krieges bei Erfrierungsgangrän Pflicht war, erscheint mir zum mindestens bei den Friedensfällen unnötig.

Ist der Brand auf die Finger- oder Zehenkuppen beschränkt, so kann unter den meisten Behandlungsverfahren, konservativen wie chirurgischen, noch eine Selbstausheilung erfolgen, indem unter der besserwerdenden Durchblutung die Demarkation schnell erfolgt und die abgestorbenen Haut- und oberflächlichen Unterhautstückchen sich abstoßen, sodaß eine Vernarbung eintritt. Wenn jedoch das ganze Finger- oder Zehenglied brandig ist, hat langes Zuwarten wenig Sinn. Ich stehe hier auf einem anderen Standpunkt als *Ratschow*, denn der Erfolg mancher unserer therapeutischen Maßnahmen kann durch entgegengesetzt wirkende Faktoren humoraler oder geweblicher Art vereitelt werden, zu denen die aus den brandigen Gliedabschnitten und Geschwüren in den Kreislauf oder in die Lymphbahnen eingeschwemmten Noxen, Eiweißzerfallsprodukte und Bakteriengifte zu zählen sind. Hierauf zurückzuführende Mißerfolge haben *Danielopolu* und auch ich in meiner Arbeit in Bruns Beiträgen berichtet (*Block*) (Abb. 104a—c).

Namentlich bei Erfrierungen 3. Grades soll man mit dem Warten auf spontanes Abfallen der brandigen Gliedabschnitte keine unnütze Zeit verlieren, da hier bei jugendlichen Kranken im allgemeinen anfangs wenigstens die Durchblutungsstörungen noch lokalisiert sind. Bei Angiitiskranken ist sparsame Amputation erlaubt, solange der Brand nur die Zehen oder Finger befallen hat. Bei Arteriosklerotikern richtet sich die Höhe der Amputationen nach der Höhe des Gefäßverschlusses und dem noch einigermaßen lebensfähigen Gewebe. Mit dem *Moskowicz*schen Hyperämieversuch und anderen auch zu diagnostischen Zwecken verwandten Methoden läßt sich die Grenzlinie in vielen Fällen leidlich gut vorherbestimmen. Bei diabetischem Brand hat sparsames Amputieren nicht nur keinen Sinn, sondern oft üble Folgen, weil jeder Eingriff auch rückwirkend den Diabetes verschlimmern kann; hier kommt man um die grundsätzliche Forderung der Oberschenkelabsetzung meist nicht herum, wenn die Gangrän bereits den Vorfuß ergriffen hat. Finger- und Zehenamputationen bei Durchblutungsstörungen

Abb. 104 a—c Ha., 65jähr. ♂. Seit 15 Jahren Arteriosklerose. Am 3. 2. 49 auf der Flucht im offenen Wagen erfroren, dann „aufgetaut“ und dabei verbrannt.

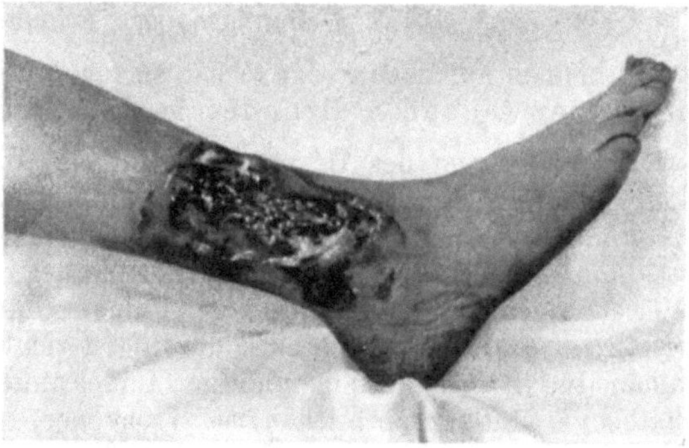

a) Zustand 6 Tage später nach sofortiger Alkoholblockade des Lendengrenzstranges.

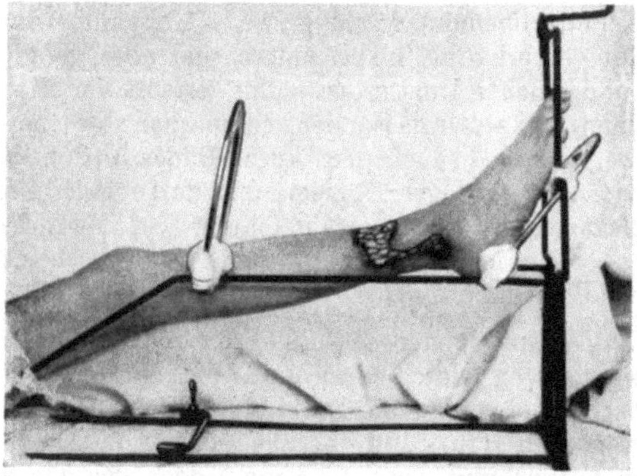

b) Gute Demarkation und Granulation der Wunde. Deshalb am 11. 4. 49 dichte *Reverdin*-Plastik mit Drahtschwebelagerung auf *Braun*scher Schiene.

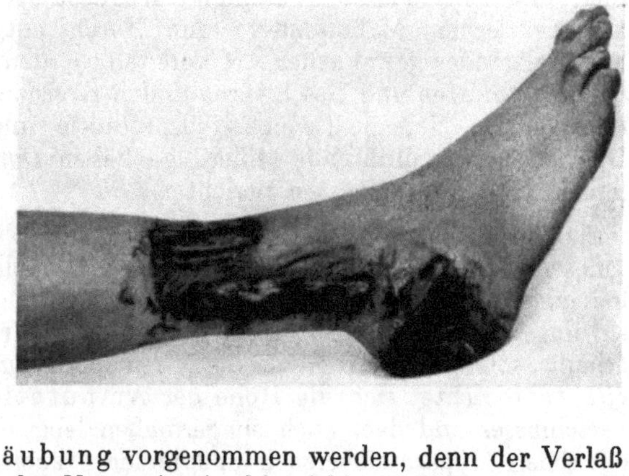

c) Dadurch offenbar unter dem Schorf Einschwemmung von Gewebstoxinen und Verschlechterung. Photo v. 30. 4. 49: Auch die Hochlagerung ist für die Verschlechterung der Durchblutung mitverantwortlich zu machen! Infolge zunehmenden Brandes der ganzen Ferse wurde Amputation doch noch nötig.

sollten nicht in örtlicher Betäubung vorgenommen werden, denn der Verlaß auf die gefäßerweiternde Wirkung des Novocains ist hier fehl am Platze, da durch die Infiltration die geschädigten Gefäße noch weiter gedrosselt werden können. Wegen der Gefahr zusätzlicher Gefäßschädigung ist keine Abschnürung zwecks Blutleere zu machen. Je einfacher die Schnittführung zur Absetzung, desto besser; auf jeden Fall sind größere Lappenbildungen zu vermeiden und in der Nähe von entzündeten Gebieten, beispielsweise bei Absetzung einzelner Zehen, keine

Hautnähte zu legen, um bei aufkommender Infektion den Kreislauf in dem gefährdeten Gebiet nicht unnötig zu belasten. Bei hohen Amputationen ist Nahtschluß selbstredend meist erlaubt.

Trotz aller unserer Maßnahmen und den vielfach erstaunlichen Erfolgen der Sympathikuschirurgie kommen wir um die Amputation manchmal nicht herum. Das liegt aber nicht an der Sympathikuschirurgie, sondern an dem Zustand, in dem wir die Behandlung der Kranken übernehmen müssen. Auch hier wieder möchte ich keine größeren statistischen Zusammenstellungen bringen, sondern nur die Zahlen von *Adson*, der unter 240 Fällen von Angiitis obliterans 80mal operierte und davon in nur 5% zu amputieren brauchte, während bei internistisch richtiger Behandlung 14% und bei nicht richtiger Behandlung sogar 25% von ihm amputiert werden mußten. Eine Amputation ist und bleibt wohl für jeden Chirurgen eine unsympathische Angelegenheit, die mit der Sympathikuschirurgie zwar nicht zu vermeiden, aber wesentlich zu vermindern ist.

Literaturverzeichnis *)

Monographien und größere Zusammenstellungen

Abramson, D. J.: Vasculars responses in the extremities of man in health and disease. Ed. 2, Chicago **1946.**

Brüning, F., und *O. Stahl:* Die Chirurgie des vegetativen Nervensystems. J. Springer, Berlin **1924.**

Buerger, L.: The circulatory disturbances of the extremities. W. B. Saunders, Philadelphia a. London **1924.**

Bumm, E.: Kreislaufstörungen an den Gliedmaßen und ihre Behandlung. Urban und Schwarzenberg, Berlin **1950.**

Craig, Winchell McK., and *Bayard T. Horton:* Diagnosis and treatment of vascular disorders of the extremities. Surg. N. amer. **18,** 899 (1938).

Dogliotti, A. M.: Terapia Endoarteriosa. Edizioni Minerva, S. A., Torino **1947.**

Gask, George E., and *J. Paterson Ross:* Die Chirurgie des sympathischen Nervensystems. Übersetzt u. erg. v. Hans Wolfgang *Pässler*, Barth, Leipzig **1936.**

Hahn, Otto: Chirurgie des vegetativen Nervensystems. Erg. Chir. u. Orthop. **17,** 1 u. 711 (1924).

—, Die Chirurgie des vegetativen Nervensystems. Leipzig: Johann Ambrosius Barth **1925.**

Hess, W. R.: Die Organisation des vegetativen Nervensystems. B. Schwabe u. Co., Basel, 1948.

Kappis, M.: Die Chirurgie des Sympathicus. Erg. inn. Med. u. Kinderheilkd. **25,** 562 (1924).

Ratschow, M.: Die peripheren Durchblutungsstörungen. **4.** Aufl. Dresden-Leipzig, Steinkopf, **1949.**

Richards, R. L.: The peripheral Circulations in health and disease. A study in clinical science. Edinburgh **1947.**

Scala, Guglielmo: Le gangrene delle estremità con particolare riguardo all'endoarterite obliterante. Parte medica. Arch. Soc. ital. Chir. 321 (**1930**).

Scalone, Ignazio: La chirurgia della innervacione periferica del simpatico. Ulrico Hoepli, Milano **1931.**

Sunder-Plassmann, P.: Durchblutungsschäden und ihre Behandlung. N. Dtsch. Chir. **65.** F. Enke, Stuttgart 1943.

Anatomie

Azbukin, A.: Akzessorische Organe des Nervus sympathicus. Festschr. f. Prof. Mysch, Tomsk, S. 288—295. 1925 (Russisch) (Z. org. Ch. **38,** 287).

Beattic, Brow and *Long:* Proc. roy. Soc. Series B. **106,** 253 (1930).

Block, W.: Der Carotissinusreflex als Ursache von Zwischenfällen bei allgemeinen und örtlichen Betäubungen. Zbl. Chir. **1943,** 291.

Block, W.: Die neurovegetativen Grundlagen und die chirurgischen Beeinflussungsmöglichkeiten der Durchblutungsschäden. Bruns Beitr. z. klin. Chir. **177,** 613, (1948).

Braeucker, W.: Die anatomischen und physiologischen Grundlagen der lumbosacralen Sympathektomie. Arch. klin. Chir. **183,** 636 (1935).

---

*) Nur die Autoren, auf deren Arbeiten im Text Bezug genommen wurde, sind hier aufgeführt.

Cannon, W. B.: Lancet **1930 I,** 1109.
Clara, Max: Die arteriovenösen Anastomosen. Anatomie, Biologie und Pathologie. J. A. Barth, Leipzig 1939.
Celestino da Costa, A.: Paraganglions et sympathique. 1. (Nebenorgane und sympathisches Nervensystem.) Ann. Endocrin. **1,** 337 (1940).
Fagarasanu, L.: Recherches anatomiques sur le sympathique lombaire. Bull. Acad. Méd. Roum. **5,** 548 (1938) (Z. org. Chir. 90, 638).
Foerster, O.: Z. Neur. 167, 439 (1939) u. Verh. dtsch. Ges. inn. Med. 253 (1939).
Gask, G. E. — I. P. Ross: Übersetzt u. ergänzt von H. W. Pässler: Die Chirurgie des sympathischen Nervensystems. J. A. Barth, Leipzig 1936.
Gaupp jr., R.: Die Neurosekretion des Sympathicus. Z. Neur. **160,** 357 (1937).
Hirt: Arch. klin. Chir. **186,** 58 (1936).
Hoepke, H.: Die heutige Auffassung vom Nervengewebe. Dtsch. med. Rundschau **1949,** Nr. 8/9 u. Nr. 31.
Kornmüller, A. F.: Die Elemente der nervösen Tätigkeit. Thieme, Leipzig 1947.
Krogh, August: Anatomie und Physiologie der Capillaren. 2. Aufl. Ins Deutsche übertragen von Wilhelm Feldberg. Springer, Berlin 1929.
Nonidez, J.: Anat. Anz. **82** (1936), 610.
Ostrogorsky, P. N.: Die Blutversorgung der Arterienstämme der Gliedmaßen. St. Petersburg 1922 (Z. org. Chir. **23,** 26).
Parrisius, Walter: Über die Autonomie des Capillarsystems. Klin. Wochschr. **1923,** 1881.
Stöhr jr., Ph.: Ergebn. d. Anat. u. Entw. Geschichte **33** (1941).
Stöhr, jr., Ph.: Die mikroskopische Innervation der Blutgefäße Erg. Anat. **32,** 1. (1938).
Sunder-Plasmann: Durchblutungsschäden und ihre Behandlung. N. Dtsch. Chir. **65.** Enke, Stuttgart 1943.
Tigerstedt, Robert: Die Strömung des Blutes in den Capillaren und Venen. Ergebn. d. Physiol. **18,** 1. 1920.

Zusammenspiel der mitwirkenden Faktoren

Althoff, H.: Die therapeutische Novocainanwendung in der inneren Medizin. Dresden, Steinkopf 1947.
Bier, August: Die Entstehung des Kollateralkreislaufs. Teil I: Der arterielle Kollateralkreislauf. Virch. Arch. **147** (1897). Die Entstehung des Kollateralkreislaufs, Teil II: Der Rückfluß des Blutes aus ischämischen Körperteilen. Virch. Arch. **153** (1898).
—, Beiträge zur Physiologie und Pathologie des Blutkreislaufs. 1. Teil Virch. Arch. **291,** H. 3 (1933). — 2. Teil Virch. Arch. **293,** H. 1 (1934). — 3. Teil Virch. Arch. **294,** H. 4 (1935).
—, Hyperämie als Heilmittel. 6. Aufl. F. C. W. Vogel, Leipzig 1907.
Bierhaus, Horst: Chirurgie und Kreislauf. Wissenschaftl. Verlagsges. Stuttgart 1949.
Block, Werner: Der Carotissinusreflex als Ursache von Zwischenfällen bei allgemeinen und örtlichen Betäubungen. Zbl. Chir. **1943,** 291.
—, Die neurovegetativen Grundlagen und die chirurgischen Beeinflussungsmöglichkeiten der Durchblutungsschäden. Bruns Beitr. **177,** 613 (1948).
Brüggemann, N.: Das autonome Nervensystem im Bilde der Kausalgie. Ärztl. Wochenschr. Jg. **1/2,** 430.
Danielopolu, D.: Die Wechselwirkung zwischen Sympathicus und Parasympathicus in ihren Erfolgsorganen. Presse méd. **55,** 19 (1947).
Ebbecke, U.: Gefäßreaktionen. Ergebn. d. Physiol. **22,** 401. 1923.
Fleisch, A. nnd *R. Domenjoz:* Die gefäßerweiternde Wirkung von Adenylsäure und Adenosintriphosphorsäure. Klin. Wochenschr. **1940,** 984.
Foerster, O.: Operativ-experimentelle Erfahrungen beim Menschen über den Einfluß des Nervensystems auf den Kreislauf. Z. Neur. **167,** 439 (1939) u. Verh. dtsch. Ges. inn. Med. **1939,** 253.
Harpuder, K., J. Stein und *J. Byer:* The rôle of the arteriovenous anastomosis in peripheral vascular disease. Amer. Heart J. **20,** 539 (1940).

Hintze, Arthur: Die Füllungszustände der Blutkapillaren und die auf sie einwirkenden Ursachen. I. Mechanische Ursachen, 1. Mitt. Arch. klin. Chir. **118,** 361. 1921.

Hoff, Ferdinand: Blut und vegetative Regulation. Ergebn. d. inn. Med. u. Kinderheilk. **33,** 195. 1928.

Holtz, P.: Zur Physiologie und Pharmakologie des vegetativen Nervensystems. Med. Kongr., Berlin 1949.

Huneke: Krankheit und Heilung anders gesehen! 5. Aufl. Staufenverl., Köln 1947.

Krogh, A.: Anatomie und Physiologie der Kapillaren. Deutsch von M. Ebbecke, Berlin 1924.

Lewis, Th.: Die Blutgefäße der menschlichen Haut. Deutsch von E. Schilf, Berlin 1928.

Magnus, Georg: Experimentelle Untersuchungen zur Frage der Gefäßinnervierung. Arch. klin. Chir. **143,** 574 (1926).

Regelsberger, H.: Über elektrische Vorgänge im Bereiche des vegetativen Nervensystems. In L. R. Müller „Lebensnerven"; 3. Aufl. Springer, Berlin 1931.

Selbach, H.: Das Kippschwingungsprinzip in der Analyse der vegetativen Selbststeuerung. Fschr. Neur. **1949,** 129.

White, James C.: Progress in surgery of the autonomic nervous system in 1938 and 1939. Surgery **9,** 115 (1941).

Wiemers, K.: Über gefäßerweiternde Stoffe aus der Adrenalinreihe. Med. klin. **1950.**

Zondek, S. G.: Zur Frage der Vagus- und Sympathicuswirkung. Naunyn-Schmiedebergs Archiv **143,** 192 (1929).

Pathologie der Gefäße

Block, Werner: Über Ausdehnung der Erfrierungsschäden und Veränderungen an den sympathischen Ganglien. Arch. klin. Chir. **205,** 719 (1944).

Buerger, L.: The circulatory disturbances of the extremities. Philadelphia a. London: W. B. Saunders, 1924 (Lit.).

Butzengeiger, K. H.: Die chronische Arsenvergiftung der Winzer. Ärztl. Wochschr. **1949,** 365.

Ceelen, W. und *E. v. Redwitz:* Beitrag zur Spontangangrän der Extremitäten. Dtsch. Z. Chir. **234,** 613 (1931).

Deneke, Kurt: Symptomatische Aufteilung der Endarteriitis obliterans. Arch. klin. Chir. **201,** 339 (1941).

Gery, Louis, R. Fontaine et P. Branzen: Les lésions chroniques obliterantes des artères des membres (études anatomocliniques). J. internat. Chir. **4,** 427 (1939).

Grieshammer, W.: Beitrag zur allergisch-hyperergischen Gefäßerkrankung. Frankf. Z. Path. **53,** 136 (1939).

Gruber, G. B.: Verh. dtsch. path. Ges. **1929** — Beitr. path. Anat. **84,** (1930) — Z. Kreislaufforsch. **23** (1931).

Hirsch, L.: Über den feineren Bau der Nerven der großen Extremitätengefäße. Ein Beitrag zur Frage der periarteriellen Sympathektomie. Arch. klin. Chir. **139,** 225. 1926.

Jäger, E.: Zur pathologischen Anatomie der Thromboangiitis obliterans bei juveniler Extremitätengangrän. Virch. Arch. **284,** 526—622 (1932).

Kaufmann, E.: Lehrbuch der spez. pathologischen Anatomie. 9. u. 10. Aufl.; de Gruyter &. Co., Berlin, 1931.

Klostermeyer, W.: Die sogenannte Endangitis obliterans und unsere Erfahrungen mit der lumbosakralen Grenzstrangresektion. Arch. klin. Chir. **202,** 84 (1941).

Krahulick, Lambert, Naurica Rosenthal and *Elmer H. Loughlin:* Periarteriitis nodosa in childhoud with meningeal involvement. Amer. J. med. Sci. **190,** 308 (1935).

Minkowski, W.: Die Coronararterien beim Kind. Amer. J. med. Sci. **214,** 623 (1947).

Oehlecker, F.: Die Sudecksche Krankheit, insbesondere nach Erfrierungen. Chirurg. **1942,** 422 u. 459.

Pančenko, D. J.: Histologische Veränderungen der peripheren Nerven bei Spontangangrän. Virch. Arch. **307,** 327 (1941).

—, Über die Bedeutung des Schmerzfaktors in der Pathogenese der spontanen Gangrän. Zbl. Neurochir.

Pyro, Reinhold: Zur Deutung verschiedener Gangrän herbeiführender Gliedmaßenschäden. Z. Kreislaufforsch. **28,** 305 u. 337 (1936).

Rix, E.: Generalisierte Endarteriitis. Frankf. Z. Path. **54,** 532 (1940).

Roth, F.: Multiple Aneurysmen der Arteriea poplitea durch rheumatische Gefäßwandschäden. Frankf. Z. Path. **50,** 331 (1937).

Sčelkunow: Über die Entwicklung des kollateralen Blutkreislaufs nach Unterbindung der Aorta abdominalis bei Tieren. Z. f. Anat. u. Entw. Gesch. **89,** 543 (1929).

Siegmund, H.: Zur Pathogenese und Pathologie von örtlichen Kälteschädigungen. Münch. med. Wochenschr. **1942,** 827.

Staemmler, M.: Die Erfrierung. G. Thieme, Leipzig 1944.

Pathologie des Sympathikus

Adson, Alfred, W.: Physiologic effects produced by ablation of the autonomic central influence. Various forms of sympathectomy in the treatment of diseases. Surgery **1,** 425 (1937).

Albers, C.: Untersuchung der Grenzstrangganglien bei Endangitis obliterans, Kausalgie und Erfrierungen. Inaug. Diss., Berlin 1943.

Brouha, Laruelle et *Reumont:* Retentissement médullaire de la sympathéctomie. Verh. 3. intern. neur. kongr. **1939,** 759. Z. org. Chir. **100,** 553.

Brücke: zit. nach *Egedy,* Z. org. Chir. **83,** 487.

Brüning, F. und *O. Stahl:* Die Chirurgie des vegetativen Nervensystems. Berlin 1924; desgl. in Kirschner-Nordmann, 1. Aufl. Urban und Schwarzenberg, Berlin-Wien 1930.

Cornil, L. J. — E. Paillas et H. Haimovici: Sur les lésions du sympathique caténaire lombaire au cours des artérits des membres inférieurs. (Considérations physio-pathologiques.) Ann. d'Anat. path. **15,** 959 (1938).

Craig, Winchell Mck. and *James W. Kernohan:* The surgical removal and histological studies of sympathetic ganglia in Raynauds disease, thrombo-angiitis obliterans, chronic infectious arthritis, and scleroderma. Surg. etc. **56,** 767 (1933).

Fedoroff: Über den Einfluß peripherer Nerven auf trophisch-ulceröse Prozesse an den unteren Extremitäten. Arch. klin. Chir. 167, 21 (1931).

Gagel, O. und *J. W. Watts:* Zur Pathogenese der Raynaudschen Gangrän. Z. klin. Med. **122,** 110 (1932).

Gehry, Bernhard Marsilius: Histologische Untersuchungen über die sekretorische Tätigkeit menschlicher Sympathicusganglienzellen. Freiburg i. Br. Diss. 1940.

Hagen, E.: Über pathologisch-anatomische Befunde an operativ entfernten sympathischen Halsganglien bei Bronchialasthma. Dtsch. Z. Chir. **255,** H. 11/12.

Harting, K.: Zur mikroskopischen Anatomie der Grenzstrangganglien. Anatomen-Tagung, Bonn, 1947. Ref.: Ärztl. Wochenschr. **1948,** 380.

Herzog, E.: Beitrag zur normalen und pathologischen Histologie des Sympathicus. Zschr. ges. Neurol. u. Psych. **103,** 1 (1926).

—, Pathologische Histologie des vegetativen Nervensystems in L. R. Müller: Lebensnerven u. Lebenstriebe, III. Aufl., 856. Springer, Berlin 1931.

—, Histopathologische Veränderungen im Sympathicus und ihre Bedeutung. Dtsch. Z. Nervenheilk. **107,** 75 u. 110 (1928).

Ingraham, F. D.: Arch. Surg. **18,** 1857 (1929).

Kai, Toshihiko: Über die Veränderungen des Rückenmarks nach der Exstirpation des Grenzstranges des Bauchsympathicus. Transact. of the Japanese pathol. soc. **13,** 105 (1923). (Z. org. Chir. **32,** 877).

Kuntz, Albert; Sympathetic ganglions removed surgically. A histopathologic study. Arch. Surg. **28,** 920 (1934).

Lebedenko, V.; Zur Frage über die Segmentation des Ganglion solare. Verhandl. d. 17. russ. Chirurgenkongr., Leningrad, (1925), 103 1926 (Russisch) (Z. org. Chir. **37,** 654).

Lériche, René et *René Fontaine;* La chirurgie du sympathique a-t-elle une base anatomopathalogique? Données histologiques fournies par les opérations portant sur le sympathique cervical. Journ. de chir. **30,** 1 1927.

Lériche. René et *René Fontaine;* Einige Bemerkungen über 1199 Operationen am Sympathicus. Arch. klin. Chir. **186**, 338 (1936).
Meyer, J. E.: Über Befunde am Ganglion stellatum bei Kausalgie. Klin. Wochschr. **1947,** 372.
Onuma, Teizo: Über die Veränderungen des sympathischen Nervensystems bei verschiedenen Krankheiten. Transact. of the Japan. pathol. soc., Tokyo, **15,** 79 (1925) (Ref. Z. org. Chir. **37,** 497).
Plenge, C.: Pathologisch-anatomische Untersuchungsergebnisse am Grenzstrang des Sympathicus bei Durchblutungsstörungen. Verhdlg. Dtsch. Ges. f. Patholog., Wiesbaden 1950.
Ross, J. P.: The results of sympathectomy: An analysis of the cases reported by fellow of the association of surgeons. Brit. J. Surg. **23,** 433 (1935).
Simmons, H. T. and *D. Sheehan:* An inquiry into „relapse" following sympathectomy. Lancet, **1937** II, 788.
Stammers, F. A. R.: Some experiences with sympathetic ganglionectomy Brit. J. Surg. **20,** 67 (1932).
Sturm, Alexander: Gedanken zur vegetativ nervösen Problematik. Dtsch. Med. Wochschr. **1948,** Nr. 45/46.
Sunder-Plassmann, P.: Kritische Bewertung histologischer Untersuchungsergebnisse von resezierten Grenzstrangganglien. Arch. klin. Chir. **186,** 57 (1936).
Sunder-Plassmann, P. und *W. H. Richter:* Beobachtungen am Nebenzellplasmodium der Grenzstrangganglien von Hingerichteten und resezierter Grenzstrangganglien bei Endangitis obliterans des Gehirns und der Extremitäten. Dtsch. Z. Chir. **258,** 133 (1943).
Terplan, K.: Zur Frage histologisch-pathologischer Veränderungen im sympathischen Ganglion und deren Bedeutung. Virch. Arch. **262,** 431 (1926).
Terplan, K.: Histologische Befunde im sympathischen Ganglion. Münch. Med. Wochschr. **1926,** 150.
Veil, Wolfgang, H.: Zur Pathologie des Stammhirns. Dtsch. Med. Wochschr. **1944,** 83.
Voßschulte, K.: Regeneration des Grenzstrangs nach Sympathektomie beim Menschen. Langenbecks Arch. u. Dtsch. Z. Chir. **263,** 106. (1949).
Waaler, E. et *E. Glück:* Études histologiques du système nerveux sympathique caténaire dans différent états pathologiques. Ann. Anat. path. **17,** 35 (1947).
Weigner, K.: Anatomische Grundlagen der Sympathicusschirurgie. Rozhl. Chir. a Gynaek. **9,** 66 (1930) (Tschechisch). (Z. org. Chir. **51,** 552).

Allgemeine Pathogenese

Abrikossoff, A. L.: Über allergische Veränderungen der Blutgefäße im Bereich lokaler entzündlicher Prozesse. Virch. Arch. **295,** 669 (1935).
Althoff, H.: Die therapeutische Novocainanwendung in der inneren Medizin. Dresden, Steinkopff, 1947.
Aschoff, L.: Verh. Ges. inn. Med. **54,** 436 (1939).
Block, Werner: Die Bedeutung des vegetativen Nervensystems beim Zustandekommen örtlicher Erfrierungen. Arch. klin. Chir. **204,** 64 (1942).
—, Über Ausdehnung der Erfrierungsschäden und Veränderungen an den sympathischen Grenzstrangganglien. Arch. klin. Chir. **205,** 719 (1944).
—, Über die Rolle der sympathischen Ganglien in der Pathogenese der Durchblutungsschäden. Zbl. Chir. **1947,** 927.
—, Die neurovegetativen Grundlagen und die chirurgischen Behandlungsmöglichkeiten der Durchblutungsschäden. Bruns Beitr. **177,** 613 (1948).
—, Mißerfolge und Eingriffe am Sympathicus bei Durchblutungsschäden der Gliedmaßen. Bruns Beitr. **179,** 481 (1950).
—, Zur Pathogenese der Durchblutungsstörungen. Verhdlg. Dtsch. Ges. f. Pathol., Wiesbaden 1950.
Borst, M.: Histologische Pathologie. 3. Aufl., Springer, Berlin.

Butzengeiger, K. H.: Über periphere Zirkulationsstörungen bei chronischer Arsenvergiftung. Klin. Wochenschr. **1940,** 523.

—, Die chronische Arsenvergiftung der Winzer. Ärztl. Wochschr. 1949, 365.

Cannon (zit. nach White).

Castellaneta, V.: Gli accidenti da freddo negli eserciti con speciale riguardo all'ultima grande guerre. Ricondi storici. Dati statistici. Etio-patogenesi e profilassi. Giorn. med. mil. **87,** 815 (1939).

Castro, F. de: Quelques recherches sur la transplantation des ganglions nerveux (cérébro-spinaux et sympathiques) chez les mammifères. Études comparatives sur la capacité réactionnelle et la résistance vitale des neurones sensitifs et sympathiques survivant dans les greffes. Trav. Labor. biol. Madrid **28,** 237 (1933).

Champy, Giraud, Coujard: Bull Acad. Mèd. Paris **3,** 123, 185 (1940).

Ederle, W.: Allergie und Nervensystem. Beih. Nr. 3 z. Medizin. Monatsschr. Wissenschaftl. Verlagsges. Stuttgart 1947.

Epping, H.: Der heutige Begriff der „Allergie". Ther. d. Gegenw. **1948,** 57.

Erb: Zur Ätiologie der Endarteriitis obliterans. 101. Tgg. niederrhein.-westfälischer Chirurgen, Neuenahr 1949.

Fahr, T.: Maligne Nephrosklerose und Periarteriitis nodosa. Dtsch. med. Wochschr. **1941** II, 1223.

Fischer, E., und *H. Kaiserling:* Experimentelle Sympathicoganglionitis. Dtsch. Z. Chir. **251,** 525 (1939).

de Forest, H. P.: Raynauds disease. Journ. of the New Jersey med. soc. **17,** 181 (1920).

Heubner, Wolfgang: Physiologie und Pharmakologie der Blutkapillaren. Klin. Wochschr. **1923,** 1965 u. 2015.

Hoff, H. und *E. Pichler:* Experimentelle Studien zur Frage der peripheren Gefäßregulation. II. Mitt. klin. Wschr. **1935,** 1824 und III. Mitt. klin. Wschr. **1936,** 1599.

Horton, Bayard T., Georg E. Brown and *Grace M. Roth:* Hypersensitiveness to cold. With local and systemic manifestation of a histaminlike character: Its emenability to treatment. J. amer. med. Assoc. **107,** 1263 (1936).

Junghanns, H.: Blutgefäßschädigungen durch Dauererschütterungen infolge Arbeit mit Preßluftwerkzeugen als Berufskrankheit. Arch. klin. Chir. **188,** 466 (1937).

Klostermeyer, W.: Zur Frage der Arterienthrombosen unter dem Krankheitsbild der Endangiitis obliterans. Langenbecks Arch. u. Dtsch. Z. Chir. **263,** 545 (1950).

Kukin, W.: Einfluß der Bleivergiftung auf Entwicklung und Verlauf der obliterierenden Endarteriitis. Chirurgia **2,** 90 (1937).

Leriche, R.: De la vie tissulaire et végétation des artères d'après l'opération chirurgicale. Amatus Lisboa 1, 137 (1942) et Presse méd. **1942** II, 593.

Lipke, Konrad: Zur Ätiologie der Endarteriitis obliterans. Dtsch. Gesdh. Wes. **1949,** 984.

Maddock, W., G. Russel, L. Malcolm und *F. A. Coller:* Thromboangiitis obliterans and tobacco. Amer. Heart. J. **12,** 46 (1936).

Matthes, K. und *W. Hauß:* Lichtelektrische Plethysmogramme. Klin. Wochenschr. **1938,** II, 1211.

Meyer, W.: A further contribution to the etiology of thromboangiitis obliterans. Med. rec. **97,** 425 (1920).

Millmann, Samuel: Thromboangitis in a woman. Report of a case. Amer. Heart J. **15,** 746 (1938).

Mumme: Z. klin. Med. **138,** 22 (1940).

Oppel, W. A.: Die Raynaudsche Krankheit als Hyperadrenalinaemia. Arch. klin. Chir. **149,** 301 (1928).

Otto, H. und *G. Hahn:* Erkennung von Bleizinkschäden mit Hilfe der Lebensbeobachtung der Hauthaargefäße. Z. klin. Med. **136,** 61 (1939).

Rieder, W.: Klinik und Pathologie der Raynaudschen Erkrankung, zugleich ein Beitrag zur Frage der Capillarfunktion und der Autonomie der peripheren Gefäßnetze. Arch. klin. Chir. **159,** 1 (1930).

—, Heutiger Stand der Sympathicuschirurgie. Arch. klin. Chir. **186,** 351 (1936).

—, Die Endangiitis und ihre Behandlung. Zbl. Chir. **1939,** 957.

Scheidt, W.: Kaffee — Tee — Tabak. Anthropologie, H. 10. R. Hermes, Hamburg, 1948.
Schrank: Dtsch. Arch. klin. Med. **187,** 491 (1941).
Seyring: Arch. Gewerbepath. **1930,** 359.
Simon, A.: Über Kupferschädigung und die Beziehung zum Raynaudschen Symptomenkomplex. Arch.-Gewerbepath. **2,** 71 (1931).
Speransky, A. D.: Grundlagen einer Theorie der Medizin. Übers. nach d. engl. Ausg. (1935) von K. R. v. Roques. (Im Manuskript eingesehen, erscheint im D. Saenger-Verlag, Berlin.)
Staemmler, M.: Zur Pathologie des sympathischen Nervensystems; im besonderen über seine Bedeutung für die Entstehung der Arteriosklerose. Beitr. z. pathol. Anat. u. z. allg. Pathol. **71,** 388 (1923).
Sturm, A.: Die vegetative regulatorische Starre bei Postencephalitis, hypophysärer Kachexie und Nahrungsmangeldystrophie als Ausdruck einer diencephalen Insuffizienz. Med. Klin. **1949,** Nr. 2.
Vigdortschik, N. A.: Über die Beziehung der sogenannten Spontangangrän des Fußes zur Bleiintoxikation. Mschr. Unfallheilk. **41,** 129 (1934).
White, J. C.: Progress in surgery of the entonomic nervous system in 1938 and 1939. Surgery **9,** 115 (1941).

Allgemeine Diagnostik und Untersuchungsmittel

Battro, A., und *A. Lanarihijo:* Diagnostischer Wert der intraarteriellen Einspritzung von Acetylcholin bei peripheren Gefäßerkrankungen. Rev. argent. Cardiol. **3,** 31 u. deutsche Zusammenfassung 51 (1936).
Bernheim, Bertram M.: Graphic method of interpreting blood vessel disease of the legs: Prelim rep. J. amer. med. Assoc. **104,** 994 (1935).
Collens, Williams S., and *Nathan D. Wilensky:* New skin thermometer for diagnosis of vascular disease. Amer. J. Surg., N. s. **33,** 157 (1936).
Cosacescu, A.: Ein einfaches Verfahren zur Prüfung der Zirkulation (vasomotorischer Strich) bei Gangrän der Extremitäten. Spitalul Jg. **41,** 384 (1921). (Ref.: Z. org. Chir. **19,** 97).
Denk, W.: Die Capillarmiskroskopie im Dienste der Sympathicus-Chirurgie. Wien. med. Wschr. 1935, I, 679.
Dimtza, A. und *Jaeger:* Arterielle Obliterationen der unteren Extremitäten bei der Arteriosklerose und bei der Endoangiitis obliterans. Auf Grund von Totalarteriogrammen nach eigener Technik. Fortschr. Röntgenstr. **60,** 65 (1939).
Doupe, Cullen and *Chance:* Journ. Neurol., Neurosurgery, Psych. **7,** 33 (1944) (zit. nach Hellner).
Euler, H. E.: Die perösophageale Aortenpunktion, ihre diagnostischen u. therapeutischen Möglichkeiten. Arch. Ohren-, Nasen-, Kehlkopfkd. **155,** 536 (1949).
Gesenius, H.: Methoden zur Erkennung von Gefäßschäden. Brugsch, Lehrbuch d. Herz- u. Gefäßkrkh., 3. Aufl., 495. Hirzel, Leipzig 1947.
—, Oszillographie und Arteriographie. Dtsch. med. Wschr. **1949,** 1.
Glaser, W.: Die Innervation der Blutgefäße. In L. R. Müller, Lebensnerven, III. Aufl. Springer, Berlin 1931.
Glincikow, V.: Symptomatologie der obliterierenden Prozesse in den Gefäßen der unteren Extremitäten. Vrac. Delo **13,** 167 (1930). (Ref.: Z. org. Chir. **52,** 851).
Habelmann, G.: Zur Operationsindikation peripherer arterieller Durchblutungsstörungen. Zbl. Chir. **1943,** 1302.
Hansen, K. und *H. v. Staa:* Reflektorische und algetische Krankheitszeichen. G. Thieme, Leipzig 1938.
Haszler, K. Probleme in der Vasographie der Extremitäten mit besonderer Berücksichtigung der Arteriographie. Arch. klin. Chir. **201,** 27 (1941).
Hellner, H.: Schmerz und Schmerzbekämpfung. G. Thieme, Leipzig 1948.
Herzog, F.: Funktionsprüfungen bei Polyarthritis. Z. Kreislaufforschg. **34,** 205 (1942).
Ipsen, K.: Hauttemperaturen, Leipzig (1936).

Ipsen, Johs.: Des méthodes qui permettent d'étudier les fonctions des artères périphériques. Acta chir. scand. (Stockh.) **65,** 226 (1929).

Klostermeyer, W.: Die Frühdiagnose der Endang itis obliterans und die Gliedmaßenarteriographie mit Trijodstearinäthylester. Bruns Beitr. **170,** 477 (1939).

Knobloch, J. und *R. Knobloch:* Aufsaugungsvermögen des Gewebes bei Gefäßstörungen an den Gliedmaßen. Cas. lék. cesk. **1936,** 1429, 1464 u. engl. Zusammenfassg. 1468. (Ref. Z. org. Chir. **83,** 353).

Kohlmayer, Hans: Beitrag zur Sympathicuschirurgie bei peripheren Gefäßerkrankungen. Wien. klin. Wschr. 1939, II, 1155.

Kroetz, Chr.: Probleme zur Arteriographie der Gliedmaßen. J. internat. de Chir. **6,** 635 (1937).

Lange, F.: Durchblutungsstörungen der Fingerspitzen. Münch. med. Wschr. **1937 I,** 121.

Läwen, A.: Untersuchungen über die Durchblutung des Fußes von Frontsoldaten im gesunden und kranken Zustand, namentlich bei Frostschäden. Dtsch. Mil. arzt. **1942,** 479.

Leriche, R. et *R. Fontaine:* Le rôle des centres vasomoteurs périphériques en physiologie et en pathologie vasculaires. Lyon chir. **26,** 323 (1929).

Molitor, H. und *M. Kwiazuk:* A new bloodless method for continuous recording of periphere circulatory changes. J. of. Pharmacol **57,** 6 (1936).

Müller, Otfried: Zur normalen Anatomie und Physiologie sowie allgemeinen Pathologie des feinsten Gefäßabschnittes bei Menschen. Stuttgart **1937.**

Nikisin, Fedor: Die prognostische Bedeutung der Brownschen Probe bei Sympathektomie wegen Gangrän und trophischen Verletzungen der unteren Extremitäten. Wien. Arch. inn. Med. **24,** 271 (1933).

Nyström, Gunnar: A method of testing the superficial blood circulation for considering the indication and the proper leval of amputation. Surgery **1,** 487 (1937).

Odermatt, W.: Die Schmerzempfindlichkeit der Blutgefäße und die Gefäßreflexe. Bruns Beitr. klin. Chir. **127,** 1 (1922).

Päßler, H. W.: Anzeigestellung zur Sympathektomie bei Gefäßerkrankungen. Arch. klin. Chir. **189,** 424 (1937).

Pfleiderer und *Büttner:* Die physiologischen und physikalischen Grundlagen der Hautthermometrie. J. A. Barth, Leipzig 1935.

Philippides, D.: Klinische Untersuchungsmethoden bei peripheren Gefäßstörungen. Chirurg. **13,** 129 (1941).

Ratschow, M.: Durchblutungsstörungen und Eiweißmangel. Dtsch. Gesdh.-Wesen **1948,** 787.

v. Recklinghausen, H.. Blutdruckmessung und Kreislauf in den Arterien des Menschen. Steinkopff, Dresden-Leipzig 1940.

Regelsberger, H.: Das Elektrodermatogramm und seine Messung. Med. Klin. **1949,** Nr. 26.

Rein, F. H.: Einführung in die Physiologie des Menschen. Springer, 1947.

Richter, C. P. and *M. Levine:* Sympathectomy in man; its effect on the electrical resistance of the skin. Arch. of. Neur. **38,** 756 (1937).

Schneider, Robert: Der Arbeitsversuch als Methode zur Prüfung der arteriellen Durchblutung der unteren Extremitäten. Schweiz. med. Wschr. **1940 II,** 830.

Voßschulte, K.: Gundlagen der Schmerzbekämpfung durch Sympathicusausschaltung. Urban & Schwarzenberg, Berlin-München **1949.**

Wentzel, Harald: Die Veränderung der Quaddelresorptionszeit nach Sympathektomie. Hamburg: Diss. **1936.**

White, James C.: Diagnostic blocking of sympathetic nerves to extremities with procaine. A test to evaluate the benefit of sympathetic ganglionectomie. J. amer. med. Assoc. **94,** 1382 (1930).

Durchblutungsstörungen vorwiegend funktionellen Charakters

Adson, Alfred W., Paul A. O'Leary and *George E. Brown:* Surgical treatment of vasospastic types of scleroderma by resection of sympathetic ganglia and trunks. Ann. int. Med. **4,** 555 (1930).

Adson, Alfred W., and *George E. Brown:* The treatment of *Raynauds* disease by resection of the upper thoracic and lumber sympathetic ganglia and trunks. Surg. etc. **48,** 577 (1929).

Albers, C.: Untersuchung der Grenzstrangganglien bei Endangiitis obliterans, Kausalgie und Erfrierungen. Inaug. Diss., Berlin **1943.**

Albert, Fritz: Étude expérimentale des troubles vaso-moteurs réflexes d'origine traumatique. Arch. intern. de physiol. **22,** 391 (1924).

Albritten, F. F. und *G. L. Maltby:* Kausalgie nach Verletzung größerer peripherer Nerven. Behandlung durch Sympathektomie. Surgery **19,** 407 (1946).

Barcroft, H., u. *Hamilton, G. T. C.:* Ergebnisse der Sympathektomie im Bereich der oberen Gliedmaßen mit besonderer Beziehung zu der Raynaudschen Krankheit. Lancet **6499,** 441 (1948).

Beneke, R.: Anatomische Folgen reflektorischer Angiospasmen. Münch. med. Wschr. **1931 II,** 1773, 1831, 1869 u. 1902.

Bing, R.: Über traumatische Erythromelalgie und Erythroprosopalgie. Nervenarzt **3,** 506 (1930).

Bing, R., und *H. Iselin:* Kausalgie. Schweiz. med. Wschr. **1934 II,** 1041.

Boggon, R. Hodgson: Removal of the stellate ganglion in Raynauds disease. Proc. roy. Soc. Med. **24,** 984 (1931).

Borak, J.: Über die Knochenveränderungen bei der Raynaudschen Krankheit. Fortschr. a. d. Geb. d. Röntgenstr. **36,** 609 (1927).

Brandt, H.: Der Achsel-Venenstau. Bruns Beitr. klin. Chir. **177,** 231 (1948) (Lit.!).

Brauecker, W.: Die Behandlung der Raynaudschen Krankheit. Chirurg **3,** 756 (1931).

Brüggemann, Meinolf: Das autonome Nervensystem im Bilde der Kausalgie. Ärztl. Wschr. **1947,** 430.

Carter, H.: On causalgia and allied painful conditions due to lesions of peripheral nerves. Journ. of neurol. and psychopathol. **3,** 1 (1922).

Cassirer, R., und *R. Hirschfeld:* Vasomotorisch-trophische Erkrankungen. In Bumke-Foerster, Handb. d. Neurol. **17,** 246—425, Springer, Berlin (1935).

Coenen, H.: Aneurysma dissecans der Arteria brachialis mit arterieller Thrombose und Gangrän des Armes durch Krücke. Zbl. Chir. **1927,** 2023.

Curschmann, Hans: Vasomotorische und trophische Erkrankungen. In v. Bergmann-Staehelin, Handb. d. inn. Med., 3. Aufl. Bd. **V/2,** 1518, J. Springer, Berlin (1939).

Danninger, Hubert: Ein Fall von Raynaudscher Krankheit mit Obduktionsbefund. Freiburg i. B., Diss. **1933.**

Deutsch, Felix; Otto Ehrentheil and *Octavia Peirson:* Capillary studies in Raynauds disease. J. Labor. a. clin. Med. **26,** 1729 (1941).

Dimtza, Alex: Über Durchblutungsstörungen der Extremitäten nach Unfall. Z. Unfallmed. u. Berufskrkh. **34,** 123 (1940).

Dimtza, A.: Über die Raynaudsche Krankheit. Helvet. med. Acta **5,** 880 (1938).

Drescher, Karl: Über Gefäßschädigungen bei Luxationen und deren Repositionen. Arch. klin. Chir. **184,** 361 (1935).

Duus, P.: Die Einengung der Foramina intervertebralia ... als Ursache von neuralgischen Schmerzzuständen ... Nervenarzt **1948,** 489.

Ebbecke, N.: Schmerz und Kausalgie. Dtsch. Gesdh. Wes. **1949,** 674.

Eichhoff, Erich: Zur Differentialdiagnose thermischer und mechanischer Gangränen. Zbl. Chir. **1942,** 1891.

Ferraboue, L.: Le syndrome de Raynaud au cours des maladies digestives. Presse méd. **1941 II,** 1387.

Forbes, G. B.: Autohaemagglutination and Raynauds phenomen. Brit. med. J. **4504,** 558 (1947).

De Forest, H. P.: Raynauds disease; a clinical study of 17 original Cases. Journ. of the New Jersey med. soc. **17,** 181 (1920).

Fotheringhan, Tejerina: Thromboarteriitis der oberen Extremitäten durch langen Krückengebrauch. Rev. méd. del. Rosario **22,** 743 (1932) (Spanisch). (Ref. Z. org. Chir. **61,** 118).

Franke, Otto: Die Verletzung der Arteria femoralis als Ursache eines sympathischen Syndroms. Zbl. Chir. **1943,** 976.

Frey, E. K.: Gefäßkrankheiten. Dtsch. Z. Chir. **254,** 669 (1941).

Gagel, O. und *J. W. Watts:* Zur Pathogenese der Raynaudschen Gangrän. Z. klin. Med. **122,** 110 (1932).

Garlock, John H.: Parathyroidectomy for Raynauds disease and scleroderma. Surg. Clin. N. Amer. **16,** 771 (1936).

Gohrbandt, E.: Sklerodermia diffusa. Zbl. Chir. **1948,** 581.

Gould, S. E., Alvin E. Price and *Harold I. Ginsberg:* Gangrene and death following ergotamine tartrate (gynergen) therapy. J. amer. med. Assoc. **106,** 1631 (1936).

Graves, Amos Maverick: Vascular diseases of the extremities. V. Raynauds disease. Amer. J. Surg. N. s. **13,** 83 und 128 (1931).

Gruber: Gefäßschädigung durch Dauererschütterung. Virch. Arch. **258,** 441 (1927); Verhdl. dtsch. path. Ges. Wien, **1929,** 290; Verhdl. dtsch. path. Ges. Berlin, **1930,** 290.

Halpert, Anny: Über Mikrocapillarbeobachtungen bei einem Fall von Raynaudscher Krankheit. Zeitschr. f. d. ges. exp. Med. **11,** 125 (1920).

Hoff, H.: Klinische Beiträge zum Problem der Sklerodermie. Klin. Wschr. **1941,** 465.

Holtzmann: Erkrankungen der Muskeln, Knochen und Gelenke durch Arbeiten mit Preßluftwerkzeugen. Liniger-Weichbrodt-Fischers Handbuch d. Begutachtung, Bd. **1,** 235 (1931).

Iselin, H.: Chirurgische Beobachtungen über die Mitwirkung des Sympathicus bei der Entstehung von Krankheiten. Schweiz. med. Wschr. **1936 II,** 840.

Junghanns, H.: Blutgefäßschädigungen durch Dauererschütterungen infolge Arbeit mit Preßluftwerkzeugen als Berufskrankheit. Arch. klin. Chir. **188,** 466 (1937).

Kölsch: Gefäßschädigung durch Dauererschütterungen. Schuhmacher **1927,** H. 13.

Lampert, F.: Pathogénie et traitment de la maladie de Raynaud. Chirurgija **6,** 96 (1939) (Russ.) (Ref.: Z. org. Chir. **98,** 601).

Lauber, H. J. und *E. Roedig:* Ursache und Behandlung der Kausalgie. Vortr. a. d. prakt. Chir., H. **34.** Enke, Stuttgart (1949).

Lehmann, Edwin P.: Traumatic vasospasm. A study of four cases of vasospasm in the upper extremity. Arch. Surg. **29,** 92 (1934).

Leriche, R., et *A. Policard:* Note sur les modifications de la circulation capillaire dans la maladie de Raynaud. Lyon chir. **18,** 214 (1921).

Leriche, René: Nature et traitement de la sclérodermie. Recherches expérimentales et résultats thérapeutiques (32 observations). Bull Soc. nat. Chir. Paris **61,** 42 (1935).

Lewis, Thomas: Raynauds disease and preganglionic sympathectomy. Clin. Sci. **3,** 321 (1938).

Lewis, Thomas and *G. W. Pickering:* Observations upon maladies in which the blood supply to digits ceases intermittently or permanently, and upon bilateral gangrene of digits; observation relevant to so-called „Raynauds disease". Heart **1,** 327 (1934).

Löhr: Über die sogen. „traumatische Thrombose" der Vena axillaris und subclavia. Dtsch. Z. Chir. **214,** 263 (1929).

Mayfield, F. H.: Causalgia. Amer. J. of. surg. **74,** 522 (1947).

Meyer-Brodnitz und *Wollheim:* Gefäßschädigungen durch Dauererschütterungen. Zbl. Gewerbe Hyg., N. F. **6,** 270 (1929).

Mouquin, H.: Étiologie et pathogénie de la maladie de Raynaud. Paris méd. **1937 I,** 59.

Müller, Otfried: Die Capillaren der menschlichen Körperoberfläche in gesunden und kranken Tagen. In Gemeinschaft mit Eugen Weiß, Bruno Nickau und Walter Parrisius dargestellt. F. Enke, Stuttgart **1922.**

Mumme, C.: Über paroxysmale Kältehämoglobinurie bei Glomerulonephritis. Z. klin. Med. **138,** 334 (1940).

Nowicki, Stanislas: Spasme artérieli traumatique chronique. Lyon chir. **28,** 317 (1931).

Oppel, W. A.: Die Raynaudsche Krankheit als Hyperadrenalinaemia. Arch. klin. Chir. **149,** 301 (1928).

du Pan, Ch. M.: Heilung einer Volkmannschen Kontraktur durch Arterienresektion. Rev. med. Suisse rom **1939,** Nr. 14.

Pearse jr., Herman E.: The influence of the heat regulatory mechanism on Raynauds disease. Amer. Heart J. **10,** 1005 (1935).
Puhl, H.: Die Behandlung der Kausalgie mit Durchtrennung des Grenzstranges nach Foerster. Dtsch. Z. Chir. **257,** 643 (1943).
Pyro: Gefäßschädigungen durch Dauererschütterungen. Kreislaufforschg. **28,** 305 (1936).
Ratschow, M.: Durchblutungsstörungen und Eiweißmangel. Dtsch. Gs lh. Wes. **1948,** 787.
Rostock, P.: Gefäßschädigung durch Dauererschütterungen. Mschr. Unfallheilkd. **40,** 564 (1933).
Rasmussen, B., und *H. Freedman*; Über die Behandlung der Causalgie, eine Auswertung von 100 Fällen. Neurosurg. **1946,** 165.
Scheller, Fr.: Zur Epicondylitis humeri. Dtsch. med. Wschr. **1949,** 362 (Lit.!).
Schleyer,.F. L.: Die Stigmatisation mit den Blutmalen. Schmorl und von Seefeld, Hannover 1948.
Schmidt, H. (Erlangen): Über angiospastische Entstehung von Organinfarkten und von Extremitätengangrän. Arch. Kreislaufforschg. **12,** 237 (1943).
Schulte, Walter: Die Brachialgia paraesthetica nocturna (Akroparästhesie). Dtsch. Gsdh. Wes. **1947,** 48 und 243.
—, Ergänzende Bemerkungen zur Behandlung der Brachialgia paraesthetica nocturna. Dtsch. med. Wschr. **1949,** 366.
Seyring: Gefäßschädigung durch Dauererschütterung. Arch. Gewerbepath. **1,** 359 (1930).
Sprung: Über die neurotische Dystrophie im Röntgenbild bei Nervenschmerzen. Arch. Klin. Chir. **204,** 564 (1943).
Sunder-Plassmann, Paul: Die Raynaudsche Erkrankung und ihr Formenkreis. Dtsch. Z. Chir. **251,** 125 (1938).
—, Zum Raynaud-Problem. Zbl. Chir. **1938,** 994.
Sunder-Plassmann, P. und *F. Jaeger:* Raynaud und Sklerodermie. Dtsch. Z. Chir. **253,** 263 (1940).
Syropoulos, Nicolas J., et *G. Georgaras:* Syndrome de Raynaud et Syphilis héréditaire. Arch. Méd. Enf. **37,** 97 (1934).
Teleky: Gefäßschädigung durch Dauererschütterungen. Med. Welt **1931,** 646.
Ulmer, J. L., und *F. H. Mayfield:* Causalgie, ein Studium von 75 Fällen. Surg., Gyn. a. Obstetr. **83,** 789 (1946).
Watson-Jones, R: Fractures and joint injuries. III. Aufl., Livingstone, Edinburgh **1944.**
Wanke, R.: Das Scalenussyndrom, ein Beitrag zur statischen Pathologie der Wirbelsäule. Erg. Chir. u. Orthop. **33,** 158 (1940).
—, Ein Beitrag zur Kausalgie nach Kriegsverletzungen. Bruns Beitr. **174,** 263 (1943).
White, J. C.: Raynauds disease. New England J. Med. **206,** 1198 (1932).
—, Progress in surgery of the autonomic nervous system. Surg. **4,** 781 (1938).
Wilson, Harwell, and *Norman W. Roome:* The effects of constriction and release of an extremity: An experimental study of the tourniquet. Arch. Surg. **32,** 334 (1936).
Winkler, Walter: Zur Behandlung der Brachialgia paraesthetica nocturna. Dtsch. med. Wschr. **1949,** 364.
Yater, Wallace M., and *James A. Cahill:* Bilateral gangrene of feet due to ergotamine tartrate used for pruritus of jaundice. Report of a case studied arteriographically and pathologically. J. amer. med. Assoc. **106,** 1625 (1936).

Durchblutungsstörungen mit vorwiegend entzündlichen Gefäßveränderungen

Abrikosov, A. und *E. Rudnik:* Über die allergischen Gefäßveränderungen im Anschluß an Infektionskrankheiten. Arch. path. Anat. **4,** 10 (1935) (Russisch), (Ref. Z. org. Chir. **78,** 356).
Allen, Philipp D.: Periarteriitis nodosa simulating an acute abdominal condition requiring operation. Arch. Surg. **40,** 271 (1940).
Allen, Edgar V. and *George E. Brown:* Thrombo-angiitis obliterans: A clinical study of 200 cases. I. Etiology, pathology, symptoms, diagnosis. Ann. of internal med. Bd. **1,** 535 (1928).

Aminjew, A. M.: Veranlagung und Beruf a's Ursache für die Entstehung von „spontaner Gangrän". Arch. klin. Chir. **166,** 320 (1931).

Averbuck, Samuel H., and *Samuel Silbert:* Thrombo-angiitis obliterans. IX. The cause of death. Arch. int. Med. **54,** 436 (1934).

Bal, V.: Spontangangrän im Astrachangebiet. Z. sovrem. Chir. **6,** 365 (1931) (Russ.), (Ref.: Z. org. Chir. **58,** 324.

Balo, Josef, und *Edmund Nachtnebel:* Über die Periarteriitis nodosa, auf Grund von 9 neueren Fällen. Virchows Arch. **272,** 478 (1929).

Barron, Maurice E. and *Harry Linenthal:* Thrombo-angiitis obliterans. General distribution of the disease. Arch. Surg. **19,** 735 (1929).

Block, Werner: Die Bedeutung des vegetativen Nervensystems beim Zustandekommen örtlicher Erfrierungen. Arch. klin. Chir. **204,** 64 (1943).

—, Über die Rolle der sympathischen Ganglien in der Genese der Durchblutungsschäden. Zbl. Chir. **1947,** 927.

—, Über Ausdehnung der Erfrierungsschäden und Veränderungen an den sympathischen Ganglien. Arch. klin. Chir. **205,** 719 (1944).

Borchard: Beitrag zur primären Endarteriitis obliterans. Dtsch. Z. Chir. **44,** 131 (1897).

Buerger, Leo: The pathology of thromboangiitis obliterans. Med. rec. Bd. **97,** 431 (1920).

—, Thromboangiitis obliterans concepts of pathogenesis and pathology. J. internat. Chir. **4,** 399 (1939).

Castex, M. H. und *A. V. di Cio:* Consideraticns on a case of symmetrical multiple cutaneous gangrene. Urologic. Rev. **43,** 407 (1939).

Ceelen, W.: Über Extremitätenbrand. Arch. klin. Chir. **173,** 742 (1932).

Denecke, Kurt: Symptomatische A fteilung der Endarteriitis obliterans. Zugleich ein Versuch zur Klärung der Ätiologie. Arch. klin. Chir. **201,** 339 (1941).

Delitala, P.: Il morbo di Buerger: T. A. O. sua identificazione con la endoarterite ed endoflebite con trombosi. Studi sassar. **13,** 205 (1935).

Dürck, Hermann: Die sogenannte „Thromboangiitis obliterans" im Rahmen der infektiös-toxischen Gefäßentzündungen. Zbl. Path. **48,** Erg.-H. 272 (1930) Aussprache: *Dietrich* und *Gruber.*

Friedlander, Mae. and *Samuel Silbert:* Thrombo-angiitis obliterans (Buerger). VI. Chemistry of the blood. Arch. int. Med. **48,** 500 (1931).

Fugazzola, Franco: Le lesioni scheletriche nel morbo du Buerger. Ann. Radiol. e Fis. med. **12,** 1. (1938).

Geisendorf, W.: Les infiltrations du sympathique lombaire dans le traitement des phlébites. Helvet. med. Acta **9,** 397 (1942).

Gerlach: Über juvenile Gangrän. Zeitschr. f. Pathol. **15,** 243 (1914).

Gesenius, Heinrich: Beitrag zur Frage der Gangrän beim Fleckfieber. Zeitschr. f. d. gesamte Innere Med. u. ihre Grenzgebiete, Jahrg. **1,** 1. (1946).

Gohrbandt, P.: Die Bedeutung der Periarteriitis nodosa für die Chirurgie. Arch. f. klin. Chir. **145,** 623 (1927).

Goodmann, Charles: Thrombo-angiitis obliterans and typhus fever. Possibilities of etiologie relationsship. J. internat. Chir. **1,** 491 (1936).

—, Thrombo-angiitis obliterans and typhus. Evidence of etiologie relationship. Arch. Surg. **35,** 1126 (1937).

Gruber, G. B.: Über die Pathologie der Periarteriitis nodosa. Zbl. Herz- u. Gefäßkrkh. **1917.**

—, Kasuistik und Kritik der Periarteriitis nodosa. Zbl. Herz- u. Gefäßkrkh. **1926.**

—, Zur Buergerschen Thromboangiitis obliterans. Zbl. Path. **46,** Erg.-H., 290 (1929).

Gurevic, N.: Zur Frage der Erkrankung der peripherischen Nervenstämme bei obliterierender Endarteriitis. Med. Mysl' **5,** 48 (1928) (Russ.) Ref.: Z. org. Chir. **46,** 686).

Hasselbach, Hanskarl von: Die Endang tis obliterans. Leipzig: Thieme, **1939.**

Horton, Bayard T.: The outlook in thrombo-angiitis obliterans. J. amer. med. Assoc. **111,** 2184 (1938).

— — and *G. E. Brown:* Unusual cases of thrombo-angiitis obliterans: Their association with polycythaemia vera and traumatic myelitis. Med. Clin. N. Amer. **12,** 1617 (1929).

Istamanova, T. S.: The pathological histology of the nerve elements of human Blood vessel walls in certain infections. Arch. biol. Nauk **60,** Nr. 1, 99 (1940) (Russ.) (Ref.: Z. org. Chir. **102,** 654).

Jaffe, Henry L., and *Maurice M. Pomeranz:* Changes in the bones of extremities amputated because of arteriovascular disease. Arch. Surg. **29,** 566 (1934).

Jäger, Ernst: Zur pathologischen Anatomie der Thromboangiitis obliterans bei juveniler Extremitätengangrän. I. Mitt. Arch. **284,** 526 u. 584 (1932).

Jegorov, M.: Über die Veränderungen der Schilddrüse bei „Gangraena spontanea" der Extremitäten. Zbl. f. Chir. **1923,** 1439.

Kenneth, R.: Temporal or Giant-Cell Arteriitis. Brit. med. Journ. **1947,** 168.

Kiaer, Sven: Thrombo-Angiitis obliterans (Buerger). Acta orthop. scand. (Københ,) **2,** 103 (1931).

Killian, H. und *E. Obertreis:* Chirurgie und Flecktyphus. Dtsch. Zeitschr. f. Chir. **258,** 445 (1943).

McKittrick, Leland S.: The diagnosis and management of chronic obliterative vascular disease. J. amer. med. Assoc. **113,** 1223 (1939).

Klostermeyer, Wilhelm: Die sogenannte Endangitis obliterans und unsere Erfahrungen mit der lumbosacralen Grenzstrangresektion. Arch. klin. Chir. **202,** 84 (1941).

Köhlmeier, W.: Multiple Hautnekrosen bei Thromboangiitis obliterans. Arch. f. Dermat. **181,** 783 (1941).

Koyano, K.: A clinical study of one hundred and twenty cases of thromboangiitis obliterans among the Japanese. Acta scholae med., imp., univ., Kioto, **4,** 489 (1922). (Ref. Z. org. Chir. **21,** 52).

Krampf, F.: Beiträge zur spontanen Extremitätennekrose und zur Frage der Endarteriitis obliterans. Dtsch. Z. Chir. **174,** 387 (1922).

Krompecher, St.: Die Pathohistologie der Endarteriitis obliterans. Teleangiostenose. Verh. d. 16. Tgg. d. Ungar. Ges. f. Chir. 321 (1930) (Ungarisch) (Ref.: Z. org. Chir. **53,** 307).

Kvale, Walter, and *Edgar V. Allen:* Sudden arterial occlusion in thromboangiitis obliterans. Amer. Heart J. **12,** 458 (1936).

Leibovici, Raymond: Étude chirurgicale des gangrènes juvéniles par artérites chroniques non syphilitiques. Paris: Gaston Doin & Cie. **1928.**

Leriche, René: Des indications de la surrénalectomie dans la thromboangéite. A propos de trois résultats de puis de 10 ans. Presse méd. **1939 I,** 377.

Leriche, René, und *R. Fontaine:* Beitrag zur Behandlung der chronischen Arteriitis obliterans. Zbl. Chir. **1939,** 1377.

Leriche, René, et *F. Froehlich:* Recherches expérimentales sur l'origine des artérites oblitérantes. Production d'artérites oblitérantes à la suite de greffes répétées de surrénales. Ann. D'Anat. path. **13,** 1039 (1936).

Leriche, René, et *Jean Kunlin:* Traitement immédiat des phlébites postopératoires par l'infiltration novocainique du sympathique lombaire. Presse méd. **1934** II, 1481.

Leriche, René: Considérations sur le traitement chirurgical de la phlébite du membre inférieur et de ses séquelles éloignées. J. internat. Chir. **3,** 585 (1938).

Leriche, René, et *Adolphe Jung:* Recherches expérimentales sur les ödemes chirurgiaux des membres d'origine phlébitique. J. de Chir. **37,** 481 (1931).

Lindenbaum, I., und *L. Kapitza:* Zur Klinik und pathologischen Histologie der Buergerschen Form der Thromboangitis obliterans. Arch. klin. Chir. **184,** 413 (1936).

Lipke, Konrad: Zur Ätiologie der Endarteriitis obliterans. Dtsch. Gsdh. Wes. **1949,** 984.

Neubürger, Karl: Zur Anatomie der peripheren Gefäßstörungen. Klin. Wchschr. **1931** I, 577.

Nikisin, F.: Zur pathologischen Physiologie juveniler obliterierender Endarteriitis. Rozhl. Chir. a Gynaek. C. chir. **14,** 259 (1935) (Tschechisch). (Ref.: Z. org. Chir. **74,** 365).

Manteuffel, W. Zoege v.: Über angiosklerotische Gangrän. Arch. klin. Chir. **42,** 569 (1891).

Mühe, J.: Periarteriitis im Bereich der oberen Luftwege. Hals-Nasen-Ohrenarzt **33,** H. 5 (1943).

Ochsner, Alton and *Michael de Bakey:* Treatment of thrombophlebitis by novocain block of sympathetics. Technique of injection. Surgery **5,** 491 (1939).

Panchenko, D. J.: Über symptomatische Ischias bei Endarteriitis obliterans. Nevropat. i t. d. **7,** 21 (1938) (Russ.). (Ref.: Z. org. Chir. **99,** 196).

—, Sur certaines particularités de la névrite au cours de la gangrène spontanée. Ann. d'Anat. path. **15,** 1013 (1938).

Pemberton, John de J., and *Howard R. Mahorner:* Aneurysma associated with thromboangiitis obliterans. Surg. Clin. N. Amer. **12,** 893 (1932).

Ramond, L., Barcillier et *Pognan:* „Coup de fonet" et claudication intermittente au cours d'une maladie de Vaquez. Bull. Soc. méd., Hôp. Paris III s, **56,** 557 (1941).

Rieder, W.: Die Endangitis obliterans und ihre Behandlung. Arch. klin. Chir. **172,** 458 (1932).

Royd, L. J., and *C. Nussbaum:* Some clinical aspects of periarteritis nodosa. Med. Clin. North Amer. **20,** 973 (1936).

Samuels, Saul S. and *Sydney C. Fernberg:* The heart in thromboangiitis obliterans. Amer. Heart J. **6,** 255 (1930).

Schum: Beitrag zur Kenntnis des Jugendbrandes. Chirurg **1,** 1062 (1924).

—, Juvenile Gangrän durch eine Gefäßerkrankung bedingt, die wieder mit der Arteriosklerose zu tun hat. Klin. Wschr. **1929 I,** 1052.

Silbert, Samuel: Thrombo-angiitis obliterans in women. Report of two cases. Ann. Surg. **101,** 324 (1935).

Staemmler, M.: Die Erfrierung. Thieme, Leipzig (1944).

Stahnke, Ernst: Zur Frage der Spontanextremitätennekrose und ihrer Erklärung im Sinne v. Winiwarters als primäre Endarteriitis obliterans. Zbl. Chir. **1928,** 914.

Stauder, K. H.: Neurologische Störungen bei Thromboangitis obliterans (Buerger). Klin. Wschr. **1934 II,** 1784.

Sternberg, K.: Endarteriitis und Endophlebitis obliterans und ihr Verhältnis zur Spontangangrän. Virch. Arch. **16,** 199 (1900).

Stricker, Pierre: Des résections artérielles étendues dans le traitement de certaines artérites oblitérantes. Rev. de Chir. **47,** 214 (1928).

Tanahasi, Ryuzo: Knochenmark bei spontaner Gangrän und bei Gasgangrän. Nagoya J. md. Sci. **12,** 127 (1938). (Ref. Z. org. Chir. **92,** 29).

Telford, E. D. and *J. S. Stopford:* Thrombo-angiitis obliterans with special reference to its pathology and the results of sympathectomie. Brit. med. J. Nr. **3877,** 863 (1935).

—, Thrombo-angiitis obliterans. Lancet **1937 I,** 549.

Theis, Frank V., and *M. R. Freeland:* The blood in thromboangiitis obliterans. Arch. Surg. **38,** 191 (1939).

Wagner, W. und *R. Neuner:* Die Endarteriitis obliterans. Erg. Chir. **32,** 175 (1939).

Winternitz, M. C., and *P. M. Le Compte:* Experimental infectious angiitis. Amer. J. Path. **16,** 1 (1940).

Wwedensky, A. A.: Über Arteriitis obliterans und ihre Folgen. Arch. klin. Chir. **57,** 98 (1898).

Zolotova, N.: Über familiäre Formen spontaner Gangrän u. obliterierende Endarteriitis. Ortop. i Travmat. **9,** 129 (1935) (Russ.). (Ref.: Z. org. Chir. **79,** 690).

Durchblutungsstörungen mit vorwiegend degenerativen Gefäßveränderungen

Andrievskij, B. und *B. Gorodeckij:* Beiträge zur Operation nach Klapp II. Vrac. Delo **17,** 771 (1934) (Russ.) (Ref.: Z. org. Chir. **76,** 581).

Anitschkow: Die patholog. Anatomie der Arteriosklerose. Internat. Ges. f. geogr. Pathologie, Utrecht **1934** (zit. nach Brugsch).

Brandt, H.: Der Achsel-Venenstau. Brun's Beitr. z. klin. Chir. **177,** 231 (1948).

Brugsch, T.: Lehrbuch der Herz- und Gefäßkrankheiten. 3. Aufl. Hirzel, Leipzig 1947.

Cureleanu, R.: Les résultats éloignés des infiltrations à la novocaine dans la paroi artérielle fémorale, selon notre procédé, dans le traitement de l'ulcère variqueux de la jambe. Rev. Chir. **44,** 69 (1941).

Dibold, H. und *L. Falkensammer:* Über den Brand der unteren Extremitäten bei Diabetikern. Dtsch. Arch. klin. Med. **181,** 125 (1937).

Graves, Amos Maverick: Vascular diseases of the extremities. I. Arteriosclerotic disease of the extremities. Amer. J. Surg. N. s. **12,** 32 (1931).

Jaeger, Felix: Krampfadern, Hämorrhoiden, Krampfaderbruch, ihre Entstehung und Behandlung. Leipzig: Johann Ambrosius Barth. 3. Aufl. **1947.**

Jores, L.: Arterien. In Henke-Lubarsch, Handb. d. spez. pathol. Anat. u. Histologie. **2,** 609. Springer, Berlin (1924).

Leriche, René et *René Fontaine:* Résultats données par la méthode combinée, sympathectomie périartérielle et greffes cutanées, dans le traitement des ulcères chroniques de jambe. Strassbourg méd. **88,** 101 (1928).

Leriche, René et *René Fontaine:* Beitrag zur Behandlung d. chronischen Arteriitis obliterans. (Endarteriitis obliterans u. Arteriitis arteriosclerotica.) Zbl. Chir. **1939,** 1377.

Leube, H.: Die vegetative Dystonie als Grundlage für die Entstehung und Behandlung variköser Unterschenkelgeschwüre Inaug. Diss., Freiburg **1946.**

Magnus, Georg: Der variköse Symptomenkomplex. Med. Klin. **1934 II,** 1481.

Müller, W.: Leistungsbilanz der lumbalen Grenzstrangblockade. D. Dtsch. Gesdhw. **1947,** H. 22.

Perpiña: Krampfadern und sympathisches Nervensystem. Zbl. Chir. **1936,** 1026.

Ritter, M.: Venenerkrankungen mit Folgezuständen und ihre Behandlung durch Eingriffe am sympathischen Nervensystem. Inaug. Diss., Berlin **1950.**

Schwarz, E.: Die Krampfadern der unteren Extremität mit besonderer Berücksichtigung ihrer Entstehung und Behandlung. Erg. Chir. u. Orth. **27,** 191 (1934).

Staemmler, M.: Zur Pathologie des sympathischen Nervensystems; im besonderen: Über seine Bedeutung für die Entstehung der Arteriosklerose. Beitr. z. pathol. Anat. u. z. allg. Pathol. **71,** 388 (1923).

Svaton, Vaclay: Ergebnisse der Gangränbehandlung in 10 Jahren. Cas. lék. česk. **1937,** 1255 (Tschech.).

De Takats, Fowler, Jordan u. *Risley:* Die Sympathektomie in der Behandlung der peripheren vaskulären Sklerose. J. A. M. A. **131,** 495 (1946).

Thoma, R.: Über die Strömung des Blutes in der Gefäßbahn und die Spannung der Gefäßwand. Ihre Bedeutung für das normale Wachstum, für die Blutstillung und für die Angiosklerose. Beitr. z. pathol. Anat. u. z. allg. Pathol. **66,** 92, 259 u. 377 (1920).

Veal, J. Ross and *Elisabeth M. Mc. Fetridge:* The surgery of gangrene of the extremities. With a study of 171 cases from the records of the New Orleans Charity Hospital. Surg. etc. **60,** 840 (1935).

Andere Formen von Durchblutungsstörungen

Abbott, Walter D.: Periodic edema of hand with seven day cycle: treatment with sympathetic ganglionectomy. J. amerc. med. Assoc. **100,** 1328 (1933).

Abramson: (zit. nach Ratschow).

Allen, Edgar V., and *Alfred W. Adson:* Congenital arterial atresia and ulcer of the foot; treatment by sympathectomy. Surg. Clin. N. Amerc. **12,** 983 (1932).

Aschoff, Ludwig: Über Thrombose und Embolie. Wien. klin. Wschr. **1938,** 1277.

Bergmann, U.; Zur Frage des posttraumatischen Ödems. Ein Beitrag zum Sympathicusproblem. Inaug. Diss., Berlin **1949.**

Block, Werner: Über die Rolle der sympathischen Ganglien in der Pathogenese der Durchblutungsschäden. Zbl. Chir. **1947,** 927.

—, Sympathicusblockade bei akuten Durchblutungsstörungen. Chirurg, **1947,** 635.

Curschmann, H.: Vasomotorische und trophische Erkrankungen. In Bergmann-Staehelin-Salles Handbuch der Inn. Med., **3. Aufl.,** Bd. V, 2. Tl., 1518. J. Springer, Berlin 1939.

Denk, W.: Zur Behandlung der Embolie. Wien. klin. Wschr. **1938 I,** 321.

Dietrich, A.: Thrombose, ihre Grundlagen und ihre Bedeutung. Berlin u. Wien: J. Springer, **1932.**

Fischer, A. W.: Gibt es ein posttraumatisches Ödem des Handrückens? Archiv f. orthop. u. Unfall-Chir. **32,** 61.

Frey, E. K.: Die Chirurgie des Herzens. N. Dtsch. Chir. **61,** F. Enke, Stuttgart 1939.

Frey,. S.: Alte und neue Anschauungen über die Entstehung der Thromben. Zbl. Chir. **1932,** 2231.

Gariepy, Urgel: Chirurgie du sympathique. Neuro-trophoses et algies post-traumatiques de l'ouvrier. Un. méd. Canada **65,** 630 (1936).

Geissendörfer, R.: Thrombose u. Embolie. Leipzig, **1935.**

Grönblad, E.: Ansioid streaks — Pseudoxanthoma elasticum. Acta opthalm. **10;** Suppl. **1,** 1 (1932).

Halse, Th.: Fortschritte bei der Behandlung der akuten Thrombose, Thrombophlebitis und Embolie mit Heparin, Dicumarol und Thrombocid. Dtsch. med. Wschr. **1949,** 1326.

Hilgenfeldt, Otto: Sympathicusdurchschneidung bei chronisch hartem Ödem der Hand. Zbl. Chir. **1938,** 2163.

Hübner, A., und *K. Freudenberg:* Statistik über postoperative Lungenembolien. Chirurg.**3,** 324 (1931).

Junge, Werner: Zur Frage der Ätiologie und Therapie der Elephantiasis der Extremitäten. Dtsch. med. Wschr. **1949,** 78.

Karitzky, B.: Akute Gliedmaßendystrophie in ihrer Bedeutung für die Behandlungsmaßnahmen in der Unfallchirurgie. Hefte zur Unfallheilkunde, H. **22.** F. C. W. Vogel, Berlin 1938.

Kehrer, F.: Über funktionelle Störungen traumatisch geschädigter Extremitäten. Beiträge. zur Frage der „lokalen Neurose". Dtsch. Zeitschr. f. Nervenheilk. **65,** 242 (1920)

Larget, Maurice, J.-Lamare et *René Gourdon:* Ostéoporose post-traumatique. Sympathectomie péri-artérielle. Amélioration considérable. Bull. Soc. nat. Chir., Paris **58,** 155 (1932).

Läwen, A.: Über Indikationsstellung, Technik und Erfolge der operativen Behandlung der blanden Venenthrombose. Zbl. Chir. **1938,** 1089.

Leriche, René: Vue d'ensemble sur la physiologie pathologique et le traitement des troubles trophiques et douloureux des moignons. Chirurg. d. org. di movimento **8,** 425 (1924).

—, et *René Fontaine:* Réflexions sur les indications des opérations sympathiques dans le traitement des troubles réflexes posttraumatiques. Presse méd. **1933 II,** 2093.

Martorel, O.: Tumores Clomicos. Monografics Miquel Servet. Estudio anatomo-clinico. Barcelona-Madrid, **1940.**

Pask, E. H. Allon: Gangrene of the left arm due to occlusion of the subclavian artery in the wall of an old tuberculous cavity. Lancet **1934 II,** 987.

Philippides, D.: Der klinische Wert der temporären Ausschaltung des Ganglion stellatum. Arch. klin. Chir. **200,** 227 (1940).

Polenov, A.: Beiträge zum Problem der chirurgischen Behandlung von dystrophischen Prozessen an den Extremitäten. Verhandl. d. 17. russ. Chirurgen-Kongr., Leningrad, **1925,** 172 (1926) (Russ.) (Ref. Z. org. Chir. **37,** 500).

Reischauer, F.: Das sogenannte chronisch-traumatische Handödem. Hefte zur Unfallheilk., H. **30,** Vogel, Berlin **1940.**

Rubasev, S. und *I. Perelmann:* Zur Behandlung der vasomotorischen und trophischen Störungen und ihre Begründung. Verhandl. d. 17. russ. Chirurgenkongr., Leningrad, **1925,** 175 (1926) (Russ.) (Ref.: Z. org. Chir. **37,** 500).

Schörcher: Das traumatische Ödem der Hand. Bruns Beitr. z. klin. Chir. **171,** 176 (1940).

Serfling, H.-J.: Über die Elephantiasis mit einem Beitrag zur Behandlung der Elephantiasis des männlichen äußeren Genitales. Bruns Beitr. z. klin. Chir. **177,** 569 (1948).

Sturm, A.: Ist eine chirurgische Prophylaxe der internen Spätfolgen einer Beinamputation möglich? Bruns Beitr. **175,** 455 (1944).

Sturm, H.: Die Permeabilität der Gefäße. Z. exp. Med. **112,** 78 (1943).

Sulger, E.: Die postoperative Venenthrombose und Lungenembolie. Erg. Chir. u. Orthop. **24,** 326 (1931).

Sundermann, A.: Zur Pathogenese des Ödems. D. Dtsch. Gesdhw. **1949,** 974.

Sunder-Plassmann, P.: Glomustumoren. Dtsch. Chir. Kongr. **1949.** Langenbecks Arch. u. Z. Chir. **267.**

Swift, George W., and *Paul G. Flothow:* Pain of sympathetic origin. Surg. Clin. N. Amer. **11,** 1181 (1931).

Takats, Géza: Über Kreislaufstörungen der Extremitäten. Orvosképzés **24,** Verebely-Sonderh. 1, 84 (1934) (Ungarisch) (Ref.: Z. org. Chir. **71,** 447).

Tavernier: Ostéoporose douloureuse posttraumatique grave guérie après deux infiltrations à la novocaine du sympathique lombaire, Lyon, chir. **33,** 450 (1936).

Wagner, W.: Das posttraumatische Ödem und seine Behandlung. Ther. Gegenw. **82,** 120 (1941).

—, Das posttraumatische Ödem. Bruns Beiträge z. klin. Chir. Bd. **171,** 261 (1940).

Therapie (konservative Maßnahmen)

Abramson, David I.: Herman Zazeela and *Norman Schkloven:* The vasodilating action of various therapeutic procedures which are used in the treatment of peripheral vascular disease. A plethysmographic study. Amer. Heart J. **21,** 756 (1941).

Adson, Alfred W.: Physiologic effects produced by ablation of the autonomic centre influence. Various forms of sympathectomy in the treatment of diseases. Surgery **1,** 425 (1937).

Albert, F.: Les compressions vasculaires. Étude artériographique. Rev. Belge Sci. méd. **9,** 141 (1937).

—, Artérites et gangrènes par artéritis. Le Scalpel **1930** II, 1207.

Allen, Edgar V.: Recent advances in the medical treatment of peripheral vascular diseases. J. amer. med. Assoc. **113,** 2375 (1939).

—, and *George E. Brown:* Intermittent pressure and suction in the treatment of chronic occlusive arterial disease. J. amer. med. Assoc. **105,** 2029 (1935).

—, and *R. H. Smithwick:* Use of foreign protein in the treatment of peripheral vascular diseases. J. amer. med. Assoc. **91,** 1161 (1928).

Altschul, Walter: Bei welchen Bestrahlungen spielt der Sympathicus eine Rolle? Strahlenther. **50,** 669 (1934).

Bähl, Edmund: Die Behandlung der Endangiitis obliterans mit Nebennierenrindenhormon. Dtsch. Z. Chir. **255,** 616 (1942).

Barath, Eugen: Über die Nicotinsäurebehandlung von Hochdruck und Gefäßkrankheiten. Zbl. inn. Med. **1942,** 833.

Barbour, Ch. M., and *R. M. Tovell:* Anesthesiology **9,** 514 (1949), zit. nach Eichholtz.

Barker, N.: Results of treatment of thromboangiitis obliterans by foreign protein. J. amer. med. Assoc. **97,** 841 (1931).

—, *George E. Brown* and Grace *M. Roth:* Effect of tissue extracts on muscle pains of ischemic origin (intermittent claudication). Amer. J. med. Sci. **189,** 36 (1935).

Bender: Erfahrungen mit der Hormonbehandlung nach Frey. Zbl. Chir. **1932,** 61.

Bernheim, Bertram M.: Amputation following „Pavaex" treatment. Report of a case. Ann. Surg. **102,** 464 (1935).

Bietendufel, H.: Akute Blutdrucksteigerung nach Priscol. Münch. med. Wchschr. **1941,** 888.

Block, Werner: Die Bedeutung des vegetativen Nervensystems beim Zustandekommen örtlicher Erfrierungen. Arch. klin. Chir. **204,** 64 (1942).

Boshamer, K.: Bemerkungen zur Behandlung der Endangitis obliterans Chirurg, **1940,** 661.

Brack, W.: Über die Perniosis und die Raynaudsche Krankheit und ihre Behandlung mit Benzylimidazolin (Priscol). Schweiz. med. Wchschr. **1940** II, 948.

Brigatti, Luigi: Tentativi di terapia del morbo di Raynaud con l'acido nicotinico. Giorn. Acad. Med. Torino **105,** Pte. 2, 103 (1942).

Buchtala, V.: Ultraschalltherapie. Ärztl. Wchschr. **1948,** 321.

Buckreus, F.: Zur Behandlung peripherer Durchblutungsstörungen. Med. Welt **1941,** 736.

Castex, Mariano R.: Die Gangrän der Extremitäten. Einige Betrachtungen über ihre Behandlung. Schweiz. med. Wchschr. **1940 II,** 1206.

Cobet, R.: Zur konservativen Behandlung der Extremitätengangrän. Verh. dtsch. Ges. inn. Med. **1929,** 480.

Cohn, Theodore and *Simon Benson:* Iontophoresis of acetyl-betamethylcholine chloride in peripheral vascular diseases. Arch. physic. Ther. **18,** 583 (1937).

Collens, W. S., and *N. D. Wilensky:* Intermittent venous occlusion in treatment of peripheral vascular disease. An experience with hundred and twentyfour cases. J. amer. med. Assoc. **109,** 2125 (1937).

Conway, J. Herbert: Obliterative vascular disease. Report of fiftyone cases treated with passive vascular exercise. J. amer. med. Assoc. **106,** 1153 (1936).

Delherm und *Beau:* Die Röntgentherapie des Sympathicus. Strahlenther. **52,** 629 (1935).

Denk: Zur Behandlung der Embolie. Zbl. Chir. **1938,** 396.

Desplats, R.: Radiothérapie fonctionelle sympathique et glandulaire dans les séquelles de traumatisme. J. de Radiol. **18,** 575 (1934).

—, Über die Wirkung von Röntgenbestrahlungen des Sympathicus und der Nebennieren bei traumatisch bedingten Funktionsstörungen. Strahlenther. **52,** 263 (1935).

Deutsch, Hugo: Zur Frage der Thrombophlebitis migrans. Zbl. Chir. **1935,** 2732.

Dittmar, F.: Die Behandlung peripherer Durchblutungsstörungen mit der Histacon-Iontophorese. Fortschr. Ther. **19,** 73 (1943).

Eckbom, K. A. and *Ingrid Fogstrand:* Priscol bei Raynaudscher Krankheit. Sv. Läkartidn. **1942,** 1223 (Schwedisch) (Ref.: Z. org. Chir. **108,** 446).

Eichholz, F.: Die Anwendung von Novocain in der inneren Medizin. I. Teil: Zur Pharmakologie. Klin. Wschr. **1950,** 761.

Elgarth, Jaroslav: Unblutige Sympathektomie. Casopis lekaru ceskych Jg. **64,** Nr. 28, S. 1068 (1925) (Tschechisch) (Ref.: Z. org. Chir. **32,** 661).

Emrich, Herbert: Gefäßerkrankungen und ihre Behandlung in den letzten 20 Jahren an der Chirurgischen Klinik der Medizinischen Akademie in Düsseldorf. Diss. 1939.

Erps, van: Sur le traitment des troubles vasomotores et trophiques des extrémités par les extraits pancréatiques désinsulinés. J. Chir. et. Ann. Soc. belge Chir. Nr. **9,** 499 (1934).

Fischer, A. W.: Diabetes und Chirurgie. Stuttgart, 1937.

Fleckenstein, A.: Die periphere Schmerzauslösung und Schmerzausschaltung. Th. Steinkopff, Stuttgart, **1950.**

—, und *A. Hardt:* Der Wirkungsmechanismus der Lokalanästhetica und Antihistaminkörper — ein Permeabilitätsproblem. Klin. Wschr. **1949,** 360.

Frank, E.: Pathologie des vegetativen Systems. In Bumke-Foerster, Handb. d. Neurol. **VI,** 1050, Springer, Berlin 1936.

Franke, Felix: Das Nitroglyzerin in der Chirurgie. Zbl. f. Chir. Jg. **50,** Nr. 34, 1325—1328 (1923).

Frey, E. K. (Berlin): Therapeutische Verwendbarkeit des Kreislaufhormons. 53. Tagg. d. Dtsch. Ges. f. Chir., Berlin 1929.

Frey, E. K.: Kreislaufhormon und innere Sekretion. Münch. med. Wchschr. **1929** II, 1951.

—, Über neuere Kallikreinforschung. 61. Tagg. d. Dtsch. Ges. f. Chir., Berlin 1937.

—, Gefäßkrankheiten. Zbl. Chir. **254,** 669 (1941).

—, *H. Kraut* und *E. Werle:* Kallikrein, Padutin. F. Enke, Stuttgart, **1950.**

Galm, H.: Erfolge der Kurzwellenbehandlung des Sympathicus bei durch Gefäßkrämpfe hervorgerufener Störung der Gewebsdurchblutung. Med. Klin. **1937** II, 1573.

Gilbert, R., et. *L. Babaiantz:* Le roentgenthérapie des troubles vaso-moteurs des extrémités. J. de Radiol. **18,** 417 (1934).

Halse, Th.: Fortschritte bei der Behandlung der akuten Thrombose, Thrombophlebitis und Embolie mit Heparin, Dicumarol und Thrombocid. Dtsch. med. Wochschr. **1949,** 1326.

Harbinson, J. E.: Thromboangiitis obliterans. The medical menagement of trophic changes, including gangrene. Therap. gaz. **51,** 96 (1927).

Haury, V. G.: The effect of intravenous injections of magnesium sulfide on the volume of the extremities. J. Labor. a. clin. Med. **24,** 951 (1939).

Herrmann, Louis G., and *Mont R. Reid:* The conservative treatment of arteriosclerotic peripheral vascular disease. Passive vascular excercises (Pavaex therapy). Ann. Surg. **100,** 750 (1934).

—, and —*:* Passive vascular exercises. Treatment of peripheral obliterative arterial diseases by rhythmic alternation of environmental pressure. Arch. Surg. **29,** 697 (1934).

Holle, F.: Die syncardiale Massage in der Chirurgie. Ärztl. Wschr. **1950,** 926.

Holtz, F.: Welche Störungen im Nerven- und Kreislaufsystem lassen sich durch A. T. 10 beseitigen? Med. Welt **1937,** 172.

Jablons, Benjamin: Thrombo-angiitis obliterans. Internat. clin. Bd. **3,** Ser. 35, S. 193 (1925).

Koga, G.: Zur Therapie der Spontangangrän an den Extremitäten. Dtsch. Zeitschr. Chir. **121,** 371 (1913).

Korns, Horace Marshall, and *Alto Edmund Feller:* Treatment of occlussive arterial disease of the extremities by passive vascular exercise. Report of sixty-eight cases. Arch. int. Med. **59,** 705 (1937).

Kramer, David W.: The use of acetyl-B-methylcholine chloride by iontophoresis in peripheral vascular diseases. Amer. J. med. Sci. **193,** 405 (1937).

Krauß, H.: Über physikalische Behandlung peripherer Durchblutungsstörungen. Ärztl. Wchschr. **1948,** 433.

Kretschmer, E.: Psychotherapeutische Studien. Thieme, Stuttgart 1949.

Lagov, S.: Über Lysatotherapie der obliterierenden Endarteriitis. Klin. med. **13,** 374 (1935) (Russisch). Ref.: Z. org. Chir. **77,** 198.)

Langeron, L. et *Desplats:* Troubles vaso-moteurs des extrémités et radiothérapie surrénale et sympathique. Presse méd. **1933** I, 189.

Leube, H. und *E. Dicke:* Massage reflektorischer Zonen im Bindegewebe. 4. Aufl. Fischer, Jena 1941—49.

Leibovici, Raymond: Remarques sur le diagnostic et le traitement des gangrènes par artérites oblitérantes del'adulte. Journ. de chir. Bd. **31.** 354 (1928).

Lindvuist, Torsten: Die Behandlung der Raynaudschen Krankheit mit 2-Benzyl-4, 5-Imidazolin (Priscol Ciba). Acta med. scand. **113,** 83 (1943).

Lippros, O.: Vergleichende Gewebsthermometrie. Klin. Wchschr. **1941,** I, 49.

Meyer, Erich: Grundlagen der spasmolytischen Behandlung der Extremitätenembolie. Fortschr. Ther. **15,** 209 (1939).

Merdinger, O.: „Fraktionierte" Behandlung der Zirkulationsstörungen an den Extremitäten mit KW. Verh. internat. Kongr. Kurzwell. **1937,** 311 (Z. org. Chir. **85,** 153).

Nordmann, O.: Die Behandlung der Thromboangiitis mit dem Kreislaufhormon nach Frey. Dtsch. Z. Chir. **227,** 145 (1930).

Perlow, Samuel: Prostigmine in the treatment of peripheral circulatory disturbances. J. amer. med. Assoc. **114,** 1991 (1940).

Pieper, K.: Die konservativen Behandlungsmethoden der peripheren Durchblutungsstörungen. Ther. d. Gegw. **1950,** 74, 157 u. 185.

Polak, E. B.: Heilung juveniler atherosklerotischer Gangrän durch Hypophysin und Jod. Rozhl. Chir. a Gynaek. **9,** 121 (1930) (Tschech.) Ref.: Z. org. Chir. **51,** 565.)

Prusik, B. und *F. Svatos:* Neue Wege zur Behandlung trophischer Veränderungen bei obliterierenden Arteritiden. Cas. lek. cesk. **1939,** 1081 (Tschech.). (Ref.: Z. org. Chir. **100,** 292.)

Reid, M. R. and *L. G. Herrmann:* Non-operative treatment of peripheral vascular diseases. Ann. Surg. **102,** 321 (1935).

Rendano, Carlo: Le iniezioni endo-arteriose di eupaverina nel trattamento delle lesioni trofiche degli arti da malattie dei vasi. Policlinico Sez. chir. **48,** 455 (1941).

Rintelen, G.: Klinische Untersuchungen zum Mechanismus der Ultrakurzwellenwirkung. Dtsch. Z. Chir. **256,** 575 (1942).

Rogers, W. N.: Sul meccanismo d'azione delle iniezioni ipertoniche di coloruro di sodio nella tromboangioite obliterante. Riv. Clin. med. **38,** 509 (1937).

Rosenstil et *Garsaux:* Une méthode nouvelle de traitement des artérites oblitérans. Presse méd. **1937** II, 1013.

Samuels, Saul S.: Gangrene due to thrombo-angiitis obliterans. Further experiences with treatment. J. amer. med. Assoc. **102,** 436 (1934).

Siedeck, H.: Die vegetative Struktur des Individuums im Lichte der Kreislaufwirkung des Priscols. Z. klin. Med. **139,** 239 (1941).

Shipley, Arthur M. and *George H. Yeager:* Passive vascular exercise in the treatment of peripheral circulatory disease. Surg. etc. **59,** 480 (1934).

Silbert, S.: Evaluation of results in treatment of peripheral circulatory diseases. Amer. Heart J. **15,** 265 (1938).

—, Thrombo-angitis obliterans. (Buerger.) V. Results of treatment with repeated injections of hypertonic salt solution. J. amer. med. Assoc. **94,** 1730 (1930).

—, Amputations in thrombo-angiitis obliterans. Surg. Clin. N. Amer. **18,** 389 (1938).

Sokolovskij, M.: Die Behandlung der spontanen Gangrän mit intravenösen Infusionen von destilliertem Wasser. Chirurgija **5,** 42 (1937) (Russisch) (Ref.: Z. org. Chir. **86,** 558.)

Schnetz, H.: Zur Behandlung peripherer Durchblutungsstörungen. Fortschr. Ther. **18,** 315 u. 351 (1942).

— und *M. Fluch:* Priscol, eine neues gefäßerweiterndes Mittel. Z. klin. Med. **137,** 667 (1940).

Schneider, Dietrich, und *Paul-Werner Springorum:* Über die Kreislaufwirkungen des Padutin. Arch. klin. Chir. **194,** 373 (1939).

Schneider-Wiemers: Gefäßerweiternde Stoffe aus der Adrenalinreihe. 101. Tgg. niederrhein.-u. westfälischer Chirurgen. Neuenahr, 1949.

Scholz, H.: Kurzwellentherapie peripherer Gefäßerkrankungen. Wien. klin. Wchschr. **1935** II, 1576.

Schultz, J. H.: Das autogene Training. 6. Aufl. Thieme, Leipzig 1950.

Schwartzmann, M. S.: Muscle extract treatment of some grave vascular disease. Brit. med. J. Nr. **3663,** 492 (1931).

Starr, Isaac: Carbaminolycholine- (doryl or lentin). Its action on normal persons, in peripheral vascular disease, and in certain other clinical conditions. Amer. J. med. Sci. **193,** 393 (1937).

Steel, Williams A.: Sodium citrate treatment of thrombo-angiitis obliterans. J. amer. med. Assoc. **76,** 429 (1921).

Stern, Walter G.: The blood viscosity in trophic disturbances of circulation. A prelim. report. Journ. of bone a. joint surg. Bd. **6,** 902 (1924).

Stühlern, V. R., M. J. Agulowa und *A. A. Babkowa:* Über den Einfluß des Pilocarpins und Insulins bei der Gangraena spontanea. Med. Klin. Jg. **21,** 1765 (1925).

Svatos, Frantisek: Erkrankungen der peripheren Blutgefäße und deren Behandlung mittels eines Cholinsalzes der Nicotinsäure. Cas. lék. cesk. **1941,** 1079 (Tschech.) Ref.: Z. org. Chir. **106,** 423.

Sylva, F.: Die Heilung von Gangrän durch Gymnastik und Massage. Med. Klin. **1936,** 118.

Takats, G. de: Oblitérative vascular disease. Preliminary report on treatment by alternating negative and positive pressure. J. amer. med. Assoc. **103,** 1920 (1934).

—, and *W. D. Mackenzie:* Diagnosis and treatment of circulatory disturbances of the extremities. Surg. etc. **58,** 655 (1934).

Teitge, H.: Die Behandlung der Endangitis obliterans und des Ulcus cruris mit Sexualhormon. Med. Klin. **1937** II, 1153.

Theis, Frank V. and *M. R. Freeland:* Thromboangiitis obliterans. Treatment with sodium tetrathionate and sodium thiosulfate. Arch. Surg. **40,** 190 (1940).

Tiemann: Die Behandlung der Angina pectoris und des intermittierenden Hinkens. Münch. med. Wchschr. **1931** I, 475.

Uggeri, Carlo: Contributo allo studio della gangrena spontanea delle estremità. Arch. ital. Chir. **42,** 1 (1936).

Valdoni, Pietro: Osservazioni cliniche in due casi di M. di Raynaud recidivati a operazioni sul simpatico. Policlinico Sez. chir. **43,** 32 (1936).

Valmaggiore, Paolucci di, R.: Die Therapie der Endarteriitis obliterans bei vorhandener Gangrän. Wien. med. Wchschr. **1942** II, 711.

Veal, J. Ross: Alternate suction and pressure therapy in peripheral obliterative vascular diseases. Arch. physic. Ther. **18,** 640 (1937).

Weichsel, H. S.: Studies in peripheral vascular diseases. I. Intravenous calcium in occlusive vascular disease. Ann. int. Med. **13,** 1150 (1940).

Weitzmann, Georg: Zur Behandlung der peripheren Durchblutungsstörungen mit Priscol. Münch. Med. Wchschr. **1941** I, 99.

Wilson, Marwell and *Norman W. Roome:* Passive vascular exercise. Observations on its value in the treatment of peripheral vascular diseases. J. amer. med. Assoc. **106,** 1885 (1936).

Wright, Irving S.: Physical therapy in peripheral vascular disease. Arch. physic. Ther. **19,** 161 (1938).

Chirurgische Therapie

Adson, A. W.: Changes in technique of cervio-thoracic ganglionectomy and trunc resection. Amer. J. Surg., N. s. **23,** 287 (1934).

Althoff, H.: Die therapeutische Novocainanwendung in der inneren Medizin. Steinkopff, Dresden-Leipzig **1947.**

Atlas, L. N.: The rôle of the second thoracic spinal segment in the preganglionic sympathetic innervation of the human hand, surgical implications. Amer. Surg. **114,** 456 (1941).

Braeucker, W.: Die operative Durchtrennung der sympathischen Leitungsbahnen zur Hand. Arch. klin. Chir. **150,** 455 (1928).

„*Bayer*“, Wissenschaftl. Abteilung: Anaesthesie als Heilmittel. Erfahrungen von 1906—1945. Bayer-Werke, Leverkusen.

Bandmann, F.: Über die Beeinflussung der Hodenfunktion durch Resektion des lumbalen Grenzstranges. Chirurg. **1949,** 132.

Bernhard, F.: Die Resektion der Arteria femoralis bei Durchblutungsstörungen am Bein. Chirurg. **1948,** 193.

Block, W.: Eingriffe am sympathischen System bei örtlichen Erfrierungen. Arch. Klin. Chir. **205,** 56 (1943).

—, Sympathicusblockade bei akuten Durchblutungsstörungen. Chirurg. **1947,** 635.

—, Die neurovegetativen Grundlagen und die chirurgischen Beeinflussungsmöglichkeiten der Durchblutungsschäden. Bruns Beitr. **177,** 613 (1948).

—, Anästhesie als Therapie. Dtsch. Gesdh. W. **1949,** 49.

—, Mißerfolge nach Eingriffen am Sympathicus bei Durchblutungsschäden der Gliedmaßen. Bruns Beitr. **179,** 481 (1950).

Blumensaat, C.: Lungenkrampf (sog. massiver Lungenkollaps) nach Sympathektomie. Zbl. Chir. **1948,** 27.

Bräutigam, H.: Zentrale Atmungslähmung nach Novocainisierung des sympathischen Grenzstranges. Med. Rdsch. **1947,** 185.

Brown, George E. and *Leonhard G. Rowntree:* Vasodilatation following sympathetic neurectomy. Amer. heart journ. **1,** 144 (1925).

Callander, C. Latimer: A surgical study of arterial decortication. California state journ. of med. **20,** 346 (1922) Ref.: Z. org. Chir. **21,** 193.

Colle, Q., et *R. Pecco:* Ricerche sperimentali e osservazioni istologiche sulle arterie dopo simpatectomia. Arch. ital. di chir. **21,** 1 (1928).

Daalsgard, Erik C.: Die Gefahr der Novocainbetäubung des Ganglion stellatum. Ugeskr. Laeg. **1942,** 524. (Ref.: Z. org. Chir. **107,** 556.)

Danielopolu, D., A. Aslan und *J. Marcao:* Les bases physiologiques du traitement chirurgical des artérites des membres, sympathicotomie inter-lombo-sacrée. Presse méd. **1933 I,** 668.

Demel, Rudolf: Die Leistungen der periarteriellen Sympathektomie und ihr verwandter Verfahren bei Erkrankungen an den Gliedmaßen. Arch. klin. Chir. **160,** 179 (1930).

Diez, Julio: Eine neue Methode der Sympathektomie zur Behandlung trophischer und gangränöser Affektionen der Glieder. Arch. de la conferencia de med. del hosp. Ramos Mejia **8,** 130 (1924). (Ref.: Z. org. Chir. **33,** 208.)

Dubourg et *Broustet:* Oblitération aiguë de l'humorale au cours d'une érythrodermie eczémetiforme généralisée. Échec de l'artériectomie isolée. Guérison après infiltration stellaire. J. Med. Bord. **118,** 681 (1941).

Flothow, P. G.: Au adequate anterior approach for the removal of cervico-dorsal sympathetic ganglion. West. J. Surg. etc. **43,** 589 (1935).

Gennerich, E.: Über klinische Beobachtungen bei paravertebralen Sympathicusblockaden. Inaug. Diss., Berlin, 1950 (Lit.!) und Zbl. Chir. **1950,** 980.

Goinard, P.: Infiltration novocainique du ganglion stellaire par voie externe. Mém. Acad. Chir. **62,** 258 (1936).

Huneke: Krankheit und Heilung anders gesehen! 5. Aufl. Staufen-Verlag, Köln 1947.

Kux, E.: Der endoskopische transpleurale Zugang zum vegetativen System in der Brusthöhle. Dtsch. med. Wchschr. **1949,** 753.

—, Die endoskopische transpleurale Sympathicotomie. Berliner med. Z. **1949,** 9.

Lavočkin, J.: Die Krisis der Oppelschen Theorie (Spontangangrän). Moskau, Verl. d. Russ. Klin. **1930** (Russisch). (Ref. Z. org. Chir. **55,** 419.)

Lehmann, Walter: Die Grundlagen der periarteriellen Sympathektomie, zugleich ein Beitrag zur Dysfunktion des sensiblen sympathischen Systems. Ergebn. Chir. u. Orth. **17,** 608 (1924).

Leriche, René: Some researches on the peri-arterial sympathetics. Ann. of surg., **74,** 385 (1921).

—, Sur l'étude expérimentale, la technique et quelques indications nouvelles de la sympathectomie périartérielle. Presse méd. **30,** 1105 (1922).

—, Des points litigieux de la question de la sympathectomie periartérielle. Arch. francobelges de chirurg. **27,** 859 (1924).

—, Gaz. Hôp. **1930,** Bd. 6.

—, A propos des sympathectomies périartérielles et des insuffisances testiculaires. Bull. Soc. nat. Chir. Paris **58,** 754 (1932).

Leriche, R. et *R. Fontaine:* L'anesthésie isolée du Ganglion étoile. Sa technique, ses indications, ses résultats. Presse méd. **1934,** 849.

— —, Technique de l'infiltration novocainique du sympathique lombaire. Presse méd. **1934** II, 1843.

— —, Einige Bemerkungen über 1199 Operationen am Sympathicus. Arch. klin. Chir. **186,** 338 (1936).

Leriche, R., R. Fontaine et *S. M. Dupertuis:* Arterectomy with follow-up studies on 78 operations. Surg. etc. **64,** 149 (1937).

Lériche, René et *Robineau:* Indications et résultats de la sympathectomie périartérielle dans la chirurgie des membres. Presse méd. **35,** 1265 u. 1288 (1927).

Lohmann, W.: Kontraktionsatelektase und symptomatische Epilepsie bei Poliomyelitis. Ärztl. Wchschr. **1949.** 570.

Moser, H.: Über Erfrierungen. Dtsch. med. Wchschr. **1942** I, 549.

Parra, Mauro ed *Egidio Tosatti:* La infiltrazione del sistema nervoso simpatico con soluzioni anestetiche oleose. Giorn. ital. Anest. **6,** 251 (1940). (Z. org. Chir. **101,** 431.)

Perlow, Samuel and *S. Sherman Halpern:* Surgical relief of a pain due to circulatory disturbances of the feet. Report of a new method. Amer. J. Surg., N. S. **45,** 104 (1939).

Philippides, D.: Die gezielte Punktion des Ganglion stellatum. Chirurg., **1940,** 239.

Pieper, W.: Zwischenfälle bei Blockierung des Halsgrenzstranges. Zbl. Chir. **1949,** 887 und **1950,** 4.

Reid, M. R.: Cervicothoracic sympathectomy. J. Med. Cincinnati **9,** 232 (1928).

Rieder, W.: Eine Operationsmethode zur Ausschaltung der die Extremitäten versorgenden sympathischen Fasern. Arch. klin. Chir. **158,** 355 (1930).

Risteen, A. und *P. Volpitto:* Die Rolle der Stellatum-Blockade bei gewissen neurol. Zustandsbildern. South. M. J. **1946,** 431.

Rolando, Silvio: Simpatectomia periarteriosa e simpatectomia peritronculare nervosa. Policlinico, sez. prat. Jg. **32,** 411 (1925). (Z. org. Chir. **31,** 871).

Rubasev, I.: Praktische Bedeutung der periarteriellen Sympathectomie. Verhandl. d.. 18. russ. Chir.-Kongr., Moskau 1927, 338 (1927) (Russisch) (Z. org. Chir. **41,** 271).

—, Ergebnisse der periarteriellen Sympathektomie nach Angaben einer Rundfrage im Jahre 1926 unter russ. Chirurgen. Vracebnaja gazeta Jg. **30,** 515 (1926). (Z. org. Chir. **38,** 440).

Sasaki, Kengyo: Über die Wirkung der Chordotomie auf Spontangangrän. Arch. klin. Chir. **192,** 448 (1938).

Sauerbruch, F. und *A. Jung:* Die Behandlung funktionell oder anatomisch bedingter Durchblutungsstörungen durch Umschneidung und Scarifikation. Dtsch. Z. Chir. **258,** 319 (1943).

Scheidt, W.: Die vegetativen Steuerungen. Das vegetative System, H. 4/5. Rich. Hermes, Hamburg 1947.

Schweizer Chirurgen: Über chirurgische Eingriffe am Sympathicus. Schweiz. med. Wchschr. **1927,** 788.

Simmons, H. T. and *D. Sheehan:* An inquiry into „relapse" following sympathectomy. Lancet **1937** II, 788.

— —, The causes of relapse following sympathectomy of the arm. Brit. J. Surg. **27,** 234 (1939).

Smithwick, R. H.: The problem of producing complete and lasting sympathic denervation of the upper extremity by preganglionic section. Ann. Surg. **112,** 1085 (1940).

Sturm, A.: Die klinische Pathologie der Lunge. Wissenschaftl. Verl. G. m. b. H., Stuttgart **1948.**

De Takats, Fowler, Jordan and *Risley:* J. A. M. A. **131,** 495 (1946) (Ref. 1946 Year Book of Neurology etc., Chicago).

Tönnis: Diskussionsbemerkung. Zbl. Chir. **1949,** 887.

Tosatti, Z.: Le infiltrazioni de simpatico. Bologna, L. Cappelli, **1942.**

White, J. C.: Amer. J. med. Assoc. **94,** 1382 (1930). zit. nach Gask-Ross.

—, Progress in surgery of the autonomic nervous system in 1938 and 1939. Surg. **9,** 115 (1941).

Wiedhopf, O.: Der Verlauf der Gefäßnerven in den Extremitäten und deren Wirkung bei der periarteriellen Sympathektomie. Münch. med. Wchschr. **1925,** 413.

Wischnewsky, A. W. und *A. A.:* Das schleichende Novocaininfiltrat in der Chirurgie und Nerventrophik. Zbl. Chir. **1947,** 1404.

Sachverzeichnis

Band 22

GERHART JORNS

Arterielle Therapie

Groß-Oktav. Mit 17 Abbildungen. VII, 139 Seiten. 1950. Ganzleinen DM 14,–

Seit 25 Jahren beschäftigt sich der Verfasser eingehend mit Heilmittel-Einspritzungen in Hauptschlagadern des Körpers, mit denen allgemeine und örtliche therapeutische Ziele verfolgt werden. Er erörtert alle mit der „arteriellen Therapie" zusammenhängenden theoretischen und praktischen Fragen. Eine solche zusammenfassende Darstellung hat sich seit langem als notwendig erwiesen.

Band 26

ERICH KÖNIG

Die Chirurgie der Speicheldrüsen

Groß-Oktav. Mit 44 Abbildungen. VII, 123 Seiten. 1951. Ganzleinen DM 12,–

Das Buch zeigt eine Reihe wichtiger Krankheitsbilder der Speicheldrüsen. Die praktisch klinischen Gegebenheiten sind in den Vordergrund gerückt, die wissenschaftlichen Grundlagen mehr zur Unterbauung der Klinik herangezogen.

Band 40

PAUL ROSTOCK

Tetanus

Groß-Oktav. Mit 18 Abbildungen. 151 Seiten. 1950. Ganzleinen DM 12,50

„Die Monographie ist eine kurzgefaßte Abhandlung von all dem, was der praktische Arzt und Chirurg über den Tetanus wissen soll. Die gut gegliederte Darstellung wird durch ausgezeichnetes Bild- und recht umfangreiches statistisches Material sehr belebt. Neben einem kurzen geschichtlichen Abriß ist der Bakteriologie und Serologie breiter Raum eingeräumt, was gerade bei dieser Erkrankung sehr zum Verständnis beiträgt, ohne, daß dadurch die Besprechung der Therapie zu kurz käme. Dem in plastischer Darstellungsweise behandelten Thema schließt sich ein beachtliches Literaturverzeichnis von 20 Seiten und ein ausführliches Sachregister an."

Ärztliche Praxis, 10. 3. 1951

Band 41

PAUL ROSTOCK

Die Wunde

Groß-Oktav. Mit 35 Abbildungen. XII, 368 Seiten. Ganzleinen DM 28,—

Der zweite Weltkrieg stellte die Wunde wieder in den Mittelpunkt des ärztlichen Interesses. Dies um so mehr, als zwei grundsätzlich neue Behandlungsvorschriften, die Sulfonamide und das Penicillin mit Recht immer mehr von sich reden machen. Wir stehen sicher vor einer neuen Ära biologischer Therapie im Bereich der Wunde.

FSC
www.fsc.org
MIX
Papier | Fördert gute Waldnutzung
FSC® C083411

Kolibri 360 GmbH
Ferdinand-Jühlke-Straße 7
99095 Erfurt, Deutschland
produktsicherheit@kolibri360.de